供护理专业研究生及专科护士使用

同济大学研究生教材建设项目资助（项目编号：2021JC26）

临床急危重症护理

理论与实践

U0284205

主 审 施雁 应豪

主 编 段霞 曾莉 姜金霞

副主编 庄英 王毅 夏杰

编 者（按姓氏汉语拼音排序）

陈 璐（南京大学医学院附属鼓楼医院）

陈丹丹（海军军医大学第一附属医院）

董晗琼（同济大学附属第十人民医院）

段 霞（同济大学附属第一妇婴保健院）

段晓磊（上海交通大学医学院附属第一人民医院）

范玲燕（上海交通大学医学院附属儿童医院）

范巧玲（上海交通大学医学院附属儿童医院）

方文姣（海军军医大学第一附属医院）

顾 宁（海军军医大学第一附属医院）

姜金霞（同济大学附属第十人民医院）

金微娜（同济大学附属第一妇婴保健院）

李 凡（中国医学科学院北京协和医院）

李荣青（同济大学附属第十人民医院）

林 琪（上海交通大学附属第六人民医院）

刘 佳（南京医科大学附属苏州医院）

刘小青（上海市老年医学中心）

刘怡琳（海军军医大学第二附属医院）

毛艳丽（同济大学附属第十人民医院）

庞启英（复旦大学附属华山医院）

施玲丽（海军军医大学第一附属医院）

孙卫楠（首都医科大学附属北京朝阳医院）

王 毅（同济大学附属第十人民医院）

王文静（同济大学附属东方医院）

王一龙（同济大学附属第十人民医院）

夏 杰（上海健康医学院）

徐 蕾（同济大学附属第十人民医院）

徐 曼（海军军医大学第一附属医院）

徐春静（上海中医药大学附属第七人民医院）

杨 欣（同济大学附属第十人民医院）

杨静怡（同济大学附属第十人民医院）

于 婵（同济大学附属第一妇婴保健院）

曾 莉（同济大学附属同济医院）

曾 咪（同济大学附属第十人民医院）

张 涵（无锡市儿童医院）

张 莉（同济大学附属第一妇婴保健院）

张 璐（太仓市第一人民医院）

张佳男（同济大学附属第十人民医院）

周 易（同济大学附属第一妇婴保健院）

周万芳（海军军医大学第一附属医院）

朱小霞（海军军医大学第一附属医院）

庄 英（同济大学附属第一妇婴保健院）

编写秘书 张 涵

人民卫生出版社

·北 京·

图书在版编目（CIP）数据

临床急危重症护理理论与实践 / 段霞，曾莉，姜金
霞主编 . —北京：人民卫生出版社，2022.7
ISBN 978-7-117-32660-5

Ⅰ.①临…　Ⅱ.①段…②曾…③姜…　Ⅲ.①急性病
－诊疗②险症－诊疗　Ⅳ.①R459.7

中国版本图书馆 CIP 数据核字（2021）第 272226 号

临床急危重症护理理论与实践
Linchuang Jiweizhongzheng Huli Lilun yu Shijian

主　　编	段　霞　曾　莉　姜金霞	
出版发行	人民卫生出版社（中继线 010-59780011）	
地　　址	北京市朝阳区潘家园南里 19 号	
邮　　编	100021	
印　　刷	三河市潮河印业有限公司	
经　　销	新华书店	
开　　本	787×1092　1/16　印张：28	
字　　数	664 千字	
版　　次	2022 年 7 月第 1 版	
印　　次	2022 年 9 月第 1 次印刷	
标准书号	ISBN 978-7-117-32660-5	
定　　价	98.00 元	

E － mail　pmph @ pmph.com
购书热线　010-59787592　010-59787584　010-65264830
打击盗版举报电话：010-59787491　　E-mail：WQ @ pmph.com
质量问题联系电话：010-59787234　　E-mail：zhiliang @ pmph.com
数字融合服务电话：4001118166　　E-mail：zengzhi @ pmph.com

前言

本书由来自全国十多所医院及高校的临床护理专家和老师编写。书中介绍了急危重症患者常用评估工具、急危重症患者的安全管理、临床急危重症专科护理人才培养,并且通过由临床真实案例改编的典型急危重症案例,讲解了各系统疾病的护理评估、常用监测手段及护理要点。临床案例的介绍从患者一般信息、病情观察过程、护理思考路径到案例总结分析,层层递进,将读者带入临床情境中,将疾病相关并发症的处理流程及思考路径呈现在读者面前,引发读者的思考及学习探索的兴趣,培养读者评判性思维及独立解决问题的能力。

本书基于循证的理念,将临床实践中最新的指南、专家共识、系统综述等文献的内容引入案例的理论支持中,帮助读者掌握急危重症方面最新的护理前沿和救护技术,从而提高临床实践能力,满足不断发展的医疗技术和护理专业的需求,以更好地为患者提供优质服务,保障患者安全,促进急危重症护理专业的持续发展。

在本书编写、审定过程中,全体编者精诚合作,不辞辛苦,对内容进行反复斟酌与修改,同时全国十多所医院及高校的临床护理专家和老师给予了大力支持。在此,对多位临床护理专家以及急危重症专科护士参与审阅、整理及校对等工作深表感谢和敬意!

主　编

2022 年 1 月

目录

第二篇 各论 ·· 49

第一篇 总论

第一章

急危重症护理概述

急危重症护理学(emergency and critical care nursing)是以挽救患者生命、提高抢救成功率、促进患者康复、减少伤残率、提高生命质量为目的,以现代医学科学、护理学专业理论为基础,研究急危重症患者抢救、护理和科学管理的一门综合性应用学科。急危重症护理学是与急诊医学及危重症医学同步建立和成长起来的,在我国,它经历了急诊护理学、急救护理学、急危重症护理学等名称上的不断演变,内涵也得到极大的拓展,目前主要研究急诊和急危重症护理领域的理论、知识及技术,已成为护理学科的一个重要专业。

一、国际急危重症护理学的起源与发展

现代急危重症护理学可追溯到19世纪弗罗伦斯·南丁格尔时代的急救护理实践。1854—1856年的克里米亚战争期间,前线的英国伤病员死亡率高达42%,南丁格尔率领38名护士前往战地救护,使死亡率下降到2%,这充分说明了护理工作在抢救危重伤病员中的重要作用。

此后,随着急诊和危重症医学实践日益受到重视,急救护理得到了进一步发展,并出现了危重症护理的雏形。1923年,美国约翰·霍普金斯医院建立了神经外科术后病房。1927年,第一个早产婴儿监护中心在芝加哥建立。第二次世界大战期间,还建立了休克病房,救护在战争中受伤或接受手术治疗的伤员。之后,由于护士短缺,迫使人们将术后患者集中在术后恢复病房救治,在明显的救治效果的推动下,1960年几乎每所美国医院都建立了术后恢复病房。

然而,危重症护理真正得到发展始于20世纪50年代初期。当时北欧发生了脊髓灰质炎大流行,许多患者因呼吸肌麻痹不能自主呼吸,临床上对其予以集中在一个病房辅以"铁肺"治疗,并配合相应的特殊护理技术,效果良好,堪称世界上最早的用于监护呼吸衰竭患者的监护病房。此后,各大医院开始建立类似的监护单元。美国巴尔的摩德莫医院麻醉科医生Peter Safar建立了一个专业性的监护单位,并正式命名为重症监护病房(intensive care unit,ICU)。到20世纪60年代末,美国大部分医院至少有一个ICU。

此时,随着电子仪器设备的发展,急救护理也进入了有抢救设备配合的新阶段。心电监护、电除颤器、人工呼吸机、血液透析机的应用,使急救护理学的理论与技术得到相应发展。20世纪70年代中期,国际红十字会参与在西德召开的医疗会议,提出了急救事业国际化、国际互助和标准化的方针,要求急救车装备必要的仪器,国际上统一紧急呼救电话号码,并交流了急救经验等。

急危重症护理起源于 19 世纪中期,但作为一门独立的学科,急危重症护理学是随着急诊医学和危重症医学的建立,于近 40 年才真正发展起来的。1970 年美国危重症医学会组建;1972 年美国医学会正式承认急诊医学为一门独立的学科;1979 年国际上正式承认急诊医学为医学科学中的第 23 个专业学科;1983 年危重症医学成为美国医学界一门最新的学科。到 20 世纪 90 年代,急救医疗服务体系得到了迅速发展,研究内容拓展至院前急救、院内急诊、危重症救治、灾害医学等多项。这些都预示着急诊医学和危重症医学作为边缘或跨学科专业具有强大生命力。与之相呼应,急危重症护理学也表现出较好的发展势头,急诊护士、危重病护士学会相继成立,在培训急诊护士(emergency nurse)和危重症护士(critical care nurse)方面起着重要的作用,这些护士活跃在医院内外,包括急诊科、各类重症监护病房、心导管室、术后恢复室,甚至社区、门诊手术中心等岗位。

二、我国急危重症护理学的起源与发展

我国急危重症护理实践早期并没有专门的急诊、急救和危重症护理学概念,急诊只是医院的一个部门。直到 1980—1983 年卫生部发布关于"加强城市急救工作""城市医院急诊室建立"的文件后,北京、上海等地才相继成立了急诊室、急诊科和急救中心,这促进了急诊医学与急诊护理学的发展,开始了我国急危重症护理学的初级阶段。20 世纪 80 年代,各地相继成立专科或综合监护病房。北京协和医院在 1982 年设立了第一张 ICU 病床,1984 年正式成立了作为独立专科的综合性 ICU。

1989 年,卫生部将医院建立急诊科和 ICU 作为医院等级评定的条件之一,明确了急诊和危重症医学在医院建设中不可或缺的地位,我国急危重症护理学随之进入了快速发展的阶段。目前,各级医院已普遍设立了急诊科或急救科,坚持"以患者为中心",开通"绿色生命通道";以急救中心及急救站为主体的院前急救网络也已成立,试图以较短的反应时间,提供优质院前急救服务。2003 年,国家又投入巨资建立和健全突发公共卫生事件紧急医疗救治体系,急诊医学与急危重症护理学在应对大型灾害中的地位得到进一步提升。

与国外相比,我国急危重症医学及护理学成为独立学科较晚,但在院前急救、院内急诊、危重症救治乃至灾害救援等方面发挥着越来越重要的作用。1983 年,急诊医学被卫生部和教育部正式承认为独立学科。1985 年,国家学位评定委员会正式批准设置急诊医学研究生点。此后中华医学会急诊医学、重症医学及灾害医学分会相继成立,中华护理学会也分别成立了门急诊护理和危重症护理专业委员会。1988 年,第二军医大学开设了国内第一门"急救护理学"课程。此后,教育部将"急救护理学"确定为护理学科的必修课程,中华护理学会及护理教育中心设立多个培训基地并多次举办急危重症护理学习班,培训了大量急危重症护理人员。尤其在急危重症护理理论方面,不单纯局限于人的生理要求,更着眼于人的整体生理、心理、病理、社会、精神要求,不断地将现代急危重症护理观、急危重症护理技术由医院内延伸到现场,扩展到社会。

（于　婵　段　霞）

参考文献 ◆

[1] 文若兰.急危重症护理学[M].北京:中国协和医科大学出版社,2012.

[2] VINCENT JL.Critical care——where have we been and where are we going？[J].Critical Care,2013,17(Suppl 1):S2.

[3] 谭进.急危重症护理学[M].北京:人民卫生出版社,2011.

[4] 郭晓东,彭碧波,杨贵荣,等.重症医学的起源、发展及展望[J].中华灾害救援医学,2015,3(6):16-19.

[5] 张波,桂丽.急危重症护理学[M].北京:人民卫生出版社,2019.

[6] 关红,冯小君.急危重症护理学[M].北京:人民军医出版社,2012.

[7] 蒋东英.临床危急重症处理与护理[M].北京:科学技术文献出版社,2013.

[8] 台瑞,方芳,杨富.国外 ICU 联络护士的发展现状[J].中国护理管理,2019,19(3):477-480.

[9] 任小芳.新编临床急危重症护理学[M].西安:西安交通大学出版社,2015.

[10] 吴晓英.急危重症护理学[M].北京:北京大学医学出版社,2015.

[11] 王欣然,杨莘,韩斌如.急危重症护理手册[M].北京:北京科学技术出版社,2012.

第二章
急危重症患者常用评估工具

急危重症患者病情危重,抢救时间紧迫,需要医护人员早发现、早识别,尽快采取干预措施。急危重症患者评估工具可以给临床提供量化、公平的指标,用于评价疾病严重程度,是急危重症护理质量控制要求的一部分。

一、疼痛评估

疼痛是由组织损伤或潜在组织损伤引起的不愉快感觉和情感体验。世界卫生组织(World Health Organization,WHO)将疼痛程度划分为以下 5 种。0 度:不痛;Ⅰ度:轻度痛;Ⅱ度:中度痛;Ⅲ度:重度痛;Ⅳ度:严重痛。疼痛评估是疼痛管理的第一步,患者的主诉是疼痛评估的"金标准"。通过患者主诉进行疼痛评估的方法有脸谱法、数字评分法等。急危重症患者由于意识障碍或镇静等原因,不能对其疼痛进行主观表达,因此可用疼痛行为量表(behavior pain scale,BPS)或重症监护疼痛观察工具(critical care pain observation tool,CPOT)对其进行疼痛评估。

(一)疼痛行为量表

疼痛行为量表(BPS)(表 2-1)是最早专门针对 ICU 昏迷患者设计开发的量表。量表评估患者 3 个方面的行为:面部表情、上肢活动以及人机同步性。每个条目 1~4 分,总分3~12 分,得分越高提示疼痛程度越强(3 分代表没有疼痛相关行为反应,12 分代表最强的疼痛行为反应)。

表 2-1　疼痛行为量表

项目	描述	分值 / 分
面部表情	自然放松	1
	部分扭曲(如皱眉)	2
	全部扭曲(如闭眼)	3
	做鬼脸	4
上肢活动	无活动	1
	部分屈曲	2
	上肢手指均屈曲	3
	上肢强直收缩	4

续表

项目	描述	分值/分
人机同步性	人机同步性良好	1
	除咳嗽外,多数时间同步性好	2
	人机对抗	3
	机械通气无法进行	4

(二)重症监护疼痛观察工具

重症监护疼痛观察工具(CPOT)(表2-2)对气管插管和非气管插管患者均适用。CPOT共有4个测量条目,前3个条目两类患者共用;第4个条目,对于气管插管患者观察其通气依从性,对于非气管插管患者观察其发声。每个条目计分为0~2分,总分为0(无痛)~8分(最痛)。分值越高,表明患者的疼痛程度越高。

表2-2 重症监护疼痛观察工具(CPOT)

指标	条目	描述	得分/分
面部表情	放松、自然	无肌肉紧张表现	0
	表情紧张	皱眉、眉毛下垂、眼窝紧缩、轻微的面肌收缩,或其他改变(如侵入性操作中睁眼或流泪)	1
	脸部扭曲、表情痛苦	出现上述所有面部运动,并有眼睑紧闭(可以表现出张口或紧咬气管插管)	2
身体活动	没有活动或正常体位	根本不动或正常体位	0
	防卫活动	缓慢、小心地活动,触摸或摩擦痛处,通过活动寻求关注	1
	躁动不安	拔管,试图坐起,肢体乱动/翻滚,不听指令,攻击医务人员,试图爬离床	2
肌肉紧张度	放松	被动运动时无抵抗	0
	紧张、僵硬	被动运动时有抵抗	1
	非常紧张或僵硬	强烈抵抗,无法完成被动运动	2
机械通气顺应性(插管患者)或发声(无插管患者)	耐受呼吸机或活动	无报警,通气顺畅	0
	咳嗽但可耐受	咳嗽,可触发报警但自动停止报警	1
	人机对抗	不同步,人机对抗,频繁引起报警	2
	言语正常或不发声	说话音调正常或不发声	0
	叹息,呻吟	叹息,呻吟	1
	喊叫,哭泣	喊叫,哭泣	2

二、吞咽功能评估

(一) 标准吞咽功能评价量表

标准吞咽功能评价量表(standardized swallowing assessment,SSA)(表2-3)是由 Ellul 等于 1996 年首先报道的,经科学设计专门用于评定患者的吞咽功能,分为 3 个部分:①临床检查,包括意识、头与躯干的控制、呼吸、唇的闭合、软腭运动、喉功能、咽反射和自主咳嗽,总分 8~23 分;②让患者吞咽 5mL 水 3 次,观察有无喉运动、重复吞咽、吞咽时喘鸣及吞咽后喉功能等情况,总分 5~11 分;③如上述无异常,让患者吞咽 60mL 水,观察吞咽需要的时间、有无咳嗽等,总分 5~12 分。该量表的最低得分为 18 分,最高得分为 46 分,分数越高,说明吞咽功能越差。

表 2-3 标准吞咽功能评价量表(SSA)

评估项目	分值及描述
第 1 步:初步评价	
意识水平	1 分:清醒 2 分:嗜睡,可唤醒并做出言语应答 3 分:呼唤有反应,但闭目不语 4 分:仅对疼痛刺激有反应
头部和躯干部控制	1 分:能正常维持坐位平衡 2 分:能维持坐位平衡但不能持久 3 分:不能维持坐位平衡,但能部分控制头部平衡 4 分:不能控制头部平衡
唇控制(唇闭合)	1 分:正常 2 分:异常
呼吸方式	1 分:正常 2 分:异常
声音强弱(发[a]、[i]音)	1 分:正常 2 分:减弱 3 分:消失
咽反射	1 分:正常 2 分:减弱 3 分:消失
自主咳嗽	1 分:正常 2 分:减弱 3 分:消失
合计	_____分

评估项目	分值及描述
第2步:饮1匙水(量约5mL),重复3次	
口角流水	1分:没有/1次 2分:≥1次
吞咽时有喉部运动	1分:有 2分:没有
吞咽时有反复的喉部运动	1分:没有/1次 2分:≥1次
咳嗽	1分:没有/1次 2分:≥1次
哽咽	1分:有 2分:没有
声音质量	1分:正常 2分:改变 3分:消失
合计	_____分

(备注:如果本步骤的3次吞咽中有2次正常或3次完全正常,则进行下面第3步)

评估项目	分值及描述
第3步:饮1杯(约60mL)水	
能够全部饮完	1分:是 2分:否
咳嗽	1分:无/1次 2分:≥1次
哽咽	1分:无 2分:有
声音质量	1分:正常 2分:改变 3分:消失
合计	_____分

(二) 洼田饮水试验

洼田饮水试验(表2-4)适用于格拉斯哥昏迷量表(Glasgow coma scale,GCS)评分在12分以上的患者:患者在端坐的情况下口服温开水30mL,记录饮水所需时间并注意观察其在饮水过程中有无呛咳。洼田饮水试验的结果分为5个等级:其中1级为无吞咽功能障碍;2级为轻度吞咽功能障碍;3级为中度吞咽功能障碍;4级和5级为重度吞咽功能障碍。

表 2-4　洼田饮水试验

分级	内容
1 级	5s 内能顺利将 30mL 水 1 次饮下,无呛咳
2 级	5s 内能顺利将 30mL 水分 2 次饮下,无呛咳
3 级	大于 5s 将 30mL 水 1 次饮下,但有呛咳
4 级	大于 5s 将 30mL 水分 2 次以上咽下,但有呛咳
5 级	频繁呛咳,大于 5s 不能将 30mL 水全部咽下

三、跌倒 / 坠床风险评估

临床上常用 Morse 跌倒危险因素评估量表(表 2-5)来评估患者的跌倒 / 坠床风险。该量表由美国宾夕法尼亚大学 Janice Morse 教授于 1989 年研制,具有明确的有效性和可靠性,是公认的专为评估住院患者跌倒风险而设计的标准引用评估工具。该量表根据评分将跌倒 / 坠床风险分为 3 类:评分 <25 分为跌倒低危;评分 25~45 分为跌倒中危;评分 >45 分为跌倒高危。

表 2-5　Morse 跌倒危险因素评估量表

项目	评价标准	得分 / 分
1. 跌倒史	近 3 个月内无跌倒史	0
	近 3 个月内有跌倒史	25
2. 超过 1 个医学诊断	没有	0
	有	15
3. 行走辅助	不需要 / 完全卧床 / 有专人扶持	0
	拐杖 / 手杖 / 助行器	15
	扶家具行走	30
4. 静脉输液 / 置管 / 使用特殊药物	没有	0
	有	20
5. 步态	正常 / 卧床休息 / 轮椅代步	0
	虚弱乏力	10
	平衡失调 / 不平衡	20
6. 认知状态	了解自己能力,量力而行	0
	高估自己能力 / 忘记自己受限制 / 意识障碍 / 躁动不安 / 沟通障碍 / 睡眠障碍	15

四、压力性损伤风险评估

评估患者压力性损伤风险是预防压力性损伤发生的关键,常采用评估工具对压力性损伤发生的相关因素进行量化,筛选高危人群。目前 ICU 常用的压力性损伤风险评估工具有布雷登评估量表(Braden assessment scale,Braden 量表)及沃特洛评估量表(Waterlow assessment scale,Waterlow 量表)。

(一) 布雷登评估量表

布雷登(Braden)评估量表(表 2-6)包括感觉、潮湿、活动力、移动力、营养、摩擦力和剪切力 6 个项目,每项评分为 1~4 分,总分最低为 6 分,最高为 24 分。评分≤18 分,提示患者有发生压力性损伤的危险,建议采取预防措施;评分 15~18 分为压力性损伤低风险;评分 13~14 分为压力性损伤中风险;评分 10~12 分为压力性损伤高风险;评分≤9 分为极高风险。

表 2-6 布雷登评估量表

项目	1 分	2 分	3 分	4 分
感觉	完全受限	非常受限	轻度受限	未受损
潮湿	持续潮湿	潮湿	有时潮湿	很少潮湿
活动力	卧床	可以坐椅子	偶尔行走	经常行走
移动力	完全无法移动	严重受限	轻度受限	未受限
营养	非常差	可能不足够	足够	非常好
摩擦力和剪切力	有问题	潜在问题	无明显问题	不存在问题

(二) 沃特洛评估量表

沃特洛(Waterlow)评估量表(表 2-7)对危重患者的压力性损伤风险评估特异性最高,适用于危重患者的压力性损伤风险评估。当评分 >10 分,则说明患者存在压力性损伤风险,应采取压力性损伤预防措施。

表 2-7 沃特洛评估量表

体重指数	皮肤类型	性别和年龄	营养状况评估		
中等(BMI 为 20~24.9kg/m²):0 分 高于中等(BMI 为 25~29.9kg/m²):1 分 肥胖(BMI≥30kg/m²):2 分 低于中等(BMI≤20kg/m²):3 分	健康:0 分 薄如纸:1 分 干燥:1 分 水肿:1 分 潮湿:2 分 颜色异常:2 分 破溃:3 分	男:1 分 女:2 分 14~49 岁:1 分 50~64 岁:2 分 65~74 岁:3 分 75~80 岁:4 分 >81 岁:5 分	A. 是否近期体重下降 是→B 否→C 不确定→C:2 分		
			B. 体重下降程度 0.5~5kg:1 分 5.1~10kg:2 分 10.1~15kg:3 分 >15kg:4 分 不确定:2 分	C. 是否进食少或食欲差 否:0 分 是:1 分 不确定:2 分	

续表

失禁情况	运动能力	特殊因素			
		组织营养状况	神经系统障碍	大手术或创伤	药物
完全控制/导尿：0分 偶尔失禁：1分 大/小便失禁：2分 大小便失禁：3分	完全：0分 躁动不安：1分 冷漠的：2分 限制的：3分 卧床：4分 轮椅：5分	恶病质：8分 多器官衰竭：8分 单器官衰竭：5分 外周血管病：5分 贫血(Hb<80g/L)：2分 吸烟：1分	糖尿病：4~6分 运动/感觉异常：4~6分 截瘫：4~6分	骨/脊柱手术：5分 手术时间>2h：5分 手术时间>6h：8分	长期应用细胞毒性药物/大剂量类固醇、抗生素：4分

评分结果：_____分

总分<10分为无危险；10~14分为轻度危险；15~19分为高度危险；20分以上为极度危险

BMI：体重指数(body mass index)；BMI=体重(kg)/身高(m)^2。Hb：血红蛋白(hemoglobin)。

五、下肢深静脉血栓风险评估

(一) Caprini 血栓风险评估量表

Caprini 血栓风险评估量表(表 2-8)适用于外科住院患者，共有 40 个项目，基本包含可能发生静脉血栓栓塞症(venous thrombo embolism，VTE)的所有危险因素。每项危险因素根据危险程度赋值1~5分，计算总得分，并依据总得分情况划分风险等级。低危：0~1分；中危：2分；高危：3~4分；极高危：≥5分。一般要求患者入院 2h 内完成评估，如遇急症手术等特殊情况，术后返回病房后完成评估，遇抢救等情况可延长至抢救后 6h 内完成评估。低危患者每周评估 1 次；中危患者至少每周评估 2 次；高危及以上患者每天评估 1 次。有手术、分娩或病情变化等情况者需随时评估。

表 2-8　Caprini 血栓风险评估量表

评估内容	评分/分	评估内容	评分/分
年龄 41~59 岁	1	肺功能异常(慢性阻塞性肺疾病)	1
计划小手术	1	急性心肌梗死	1
肥胖(BMI>25kg/m^2)	1	充血性心力衰竭(1 个月内)	1
异常妊娠	1	败血症(1 个月内)	1
妊娠期或产后(1 个月)	1	大手术史(1 个月内)	1
口服避孕药或使用雌激素	1	其他高危因素	1
需要卧床休息	1	年龄 60~74 岁	2
肠炎病史	1	石膏固定(1 个月内)	2
下肢水肿	1	卧床(>72h)	2
静脉曲张	1	恶性肿瘤(既往或现患)	2
严重肺部疾病(1 个月内)	1	中心静脉置管	2

续表

评估内容	评分 / 分	评估内容	评分 / 分
腹腔镜手术（>45min）	2	因子 V Leiden 阳性	3
大手术（>45min）	2	狼疮抗凝物阳性	3
年龄≥75 岁	3	血清同型半胱氨酸水平升高	3
VTE 病史	3	脑卒中（1 个月内）	5
VTE 家族史	3	急性脊髓损伤（1 个月内）	5
肝素诱导的血小板减少症	3	择期下肢关节置换术	5
其他先天性或获得性血栓症	3	髋关节、骨盆或下肢骨折	5
抗心磷脂抗体阳性	3	多发性创伤（1 个月内）	5
凝血酶原 20210A 阳性	3		

（二）Autar 血栓风险评估量表

Autar 血栓风险评估量表（表 2-9）主要适用于内科住院患者，包括年龄、体型 / 体重指数（body mass index，BMI；体重 / 身高）、运动能力、创伤风险、高危疾病、特殊风险种类及外科手术方式 7 个模块，各模块得分相加即为总分。

表 2-9　Autar 血栓风险评估量表

年龄 / 岁	评分	体型或体重指数 (BMI)/ (kg·m^{-2})	评分	运动能力	评分
10~30	0	低体重：<18.5	0	自由活动	0
31~40	1	平均体重：18.5~22.9	1	自行使用助行工具	1
41~50	2	超重：23.0~24.9	2	需要他人协助	2
51~60	3	肥胖：25.0~29.9	3	使用轮椅	3
61~70	4	过度肥胖：≥30	4	绝对卧床	4
70 以上	5				

创伤风险（术前评分项目）	评分	特殊风险种类	评分	评估指引	
头部受伤	1	口服避孕药		分值范围	危险等级
胸部受伤	1	20~35 岁	1	≤10 分	低风险
脊柱受伤	2	35 岁以上	2	11~14 分	中风险
骨盆受伤	3	激素治疗	2	≥15 分	高风险
下肢受伤	4	妊娠 / 产褥期	3	评估时机	
		血栓形成	4	①高风险人群入院 24h 内、手术后患者即时完成	
高危疾病	评分	外科手术（只选择 1 个合适的手术）方式	评分	②≥15 分者根据活动内容的改变及时评估，（至少每 3d 评估 1 次）	
溃疡性结肠炎	1	小手术 <30min	1	③<14 分者每周评估 1 次	
红细胞增多症	2	择期大手术	2		

续表

高危疾病	评分	外科手术(只选择1个合适的手术)方式	评分	评估时机
静脉曲张	3	急诊大手术	3	预防深静脉血栓的措施
慢性心脏病	3	胸部手术	3	
急性心肌梗死	4	腹部手术	3	□分级弹力袜
恶性肿瘤	5	泌尿系手术	3	□抗血栓袜
脑血管疾病	6	神经系统手术	3	□下肢静脉泵 □抬高下肢20°
静脉栓塞病	7	妇科手术	3	□每2h翻身,主动屈伸下肢
		骨科(腰部以下)手术	4	□其他

六、肌力评估

洛维特(Lovett)肌力分级(表2-10)评估患者肌力,将肌力分为0~5级。0级:无可测知的肌肉收缩;1级:肌力微缩,即有轻微收缩,但不能引起关节运动;2级:肌力差,即在减重状态下能做关节全范围运动;3级:肌力可,即能抗重力做关节全范围运动,但不能抗阻力;4级:肌力良好,即能抗重力、抗一定阻力运动;5级:肌力正常,即能抗重力、抗充分阻力运动。

表2-10　洛维特肌力分级

分级	分级标准
0级	完全瘫痪,肌力完全丧失
1级	可见肌肉轻微收缩,但无肢体活动
2级	肢体能在床上平行移动,但不能抬起
3级	肢体可以抬起,但不能对抗阻力
4级	肢体能做对抗外界阻力的运动,但肌力减弱
5级	肌力正常

七、自理能力评估

巴塞尔指数(Barthel index)量表(表2-11)对进食、洗澡、修饰、穿衣、控制大便、控制小便、如厕、床椅转移、平地行走45m、上下楼梯10项自理行为进行测评,依据上述各项目的自理现状分为不需要帮助、需要部分帮助、需要极大帮助、完全依赖4个等级,全部项目总分值100分。0~40分提示重度依赖,全部需要他人照护;41~60分提示中度依赖,大部分需要他人照护;61~99分提示轻度依赖,少部分需要他人照护;100分提示无依赖,不需要他人照护。

表 2-11 巴塞尔指数量表

日常活动项目	不需要帮助 / 分	需要部分帮助 / 分	需要极大帮助 / 分	完全依赖 / 分
进食	10	5	0	0
洗澡	5	0	0	0
修饰	5	0	0	0
穿衣	10	5	0	0
控制大便	10	5（偶尔失禁）	0（失禁）	0
控制小便	10	5（偶尔失禁）	0（失禁）	0
如厕	10	5	0	0
床椅转移	15	10	5	0
平地行走 45m	15	10	5（需坐轮椅）	0
上下楼梯	10	5	0	0

八、营养风险评估

（一）营养风险筛查 2002

营养风险筛查 2002（nutrition risk screening-2002，NRS-2002）（表 2-12）是欧洲肠外肠内营养学会（European Society of Parenteral and Enteral Nutrition，ESPEN）推荐使用的住院患者营养风险评估方法。NRS-2002 总评分包括 3 个部分，即疾病状态评分、营养状态评分及年龄评分（若 70 岁以上加 1 分）。

NRS-2002 对于疾病状态评分及其定义：①1 分为慢性疾病患者因出现并发症而住院治疗；患者虚弱但不需要卧床；蛋白质需要量略有增加，但可以通过口服补充剂来弥补。②2 分为患者需要卧床，如腹部大手术后，蛋白质需要量相应增加，但大多数人仍可以通过肠外或肠内营养支持得到恢复。③3 分为患者在加强病房中靠机械通气支持，蛋白质需要量增加而且不能被肠外或肠内营养支持所弥补，但是通过肠外或肠内营养支持可使蛋白质分解和氮丢失明显减少。

NRS-2002 对于营养状态的评分及其定义：0 分为正常营养状态；轻度（1 分）为 3 个月内体重丢失 5% 或食物摄入为正常需要量的 50%~75%；中度（2 分）为 2 个月内体重丢失 5% 或前 1 周食物摄入为正常需要量的 25%~50%；重度（3 分）为 1 个月内体重丢失 5%（3 个月内体重下降 15%）或 BMI<18.5kg/m^2 或前 1 周食物摄入为正常需要量的 0~25%。

NRS-2002 评分结果与营养风险的关系：①总评分≥3 分（或胸腔积液、腹水、水肿且血清蛋白 <35g/L）表明患者有营养不良或有营养风险，应该给予营养支持。②总评分 <3 分：每周复查营养评定。复查的结果如果≥3 分，即进入营养支持程序。③如患者计划进行腹部大手术，在首次评定时按照新的分值（2 分）评分，并最终按新的总评分决定是否需要营养支持（≥3 分）。

表 2-12　住院患者营养风险筛查 2002（NRS-2002）

1. 疾病状态

疾病状态	分数	若"是"请打钩
骨盆骨折或者慢性病患者合并以下疾病：肝硬化、慢性阻塞性肺疾病、长期血液透析、糖尿病、肿瘤	1	
腹部重大手术、脑卒中、重症肺炎、血液系统肿瘤	2	
颅脑损伤、骨髓抑制、加护病患（APACHE>10 分）	3	
合计		

2. 营养状态

营养状况指标（单选）	分数	若"是"请打钩
正常营养状态	0	
3 个月内体重减轻 >5% 或最近 1 周进食量（与需要量相比）减少 20%~50%	1	
2 个月内体重减轻 >5% 或 BMI 18.5~20.5 或最近 1 个星期进食量（与需要量相比）减少 50%~75%	2	
1 个月内体重减轻 >5%（或 3 个月内减轻 >15%）或 BMI<18.5（或血清白蛋白 <35g/L）或最近 1 个星期进食量（与需要量相比）减少 70%~100%	3	
合计		

3. 年龄

年龄≥70 岁加 1 分	1

APACHE：急性生理学和慢性健康状况评分系统（acute physiology andchronic health evaluation scoring system）。

(二) 营养不良通用筛查工具

营养不良通用筛查工具（malnutrition universal screening tool，MUST）（表 2-13）是由英国肠外与肠内营养协会多学科营养不良咨询小组开发的营养筛查工具，适用于不同医疗机构进行营养不良风险的筛查。我国临床常用的 MUST 主要包括 3 个方面：BMI（采用我国人群标准）、体重改变和急性疾病影响。以上 3 项相加，总分为 0 分者为低营养风险状态，需定期进行重复筛查；总分为 1 分者为中等营养风险状态，需记录 3d 膳食摄入状况并重复筛查；总分为 2 分或以上者为高营养风险状态，需接受营养干预。

表 2-13　营养不良通用筛查 MUST 评估表

1. BMI 测定　　　身高 /cm_____　体重 /kg_____　BMI/(kg·m⁻²)_____
0 分：BMI>20.0
1 分：18.5≤BMI≤20.0
2 分：BMI<18.5
2. 体重改变
0 分：最近 3~6 个月内体重丢失为 5% 或以内
1 分：最近 3~6 个月内体重丢失为 5%~10%
2 分：最近 3~6 个月内体重丢失为 10% 或以上
3. 急性疾病影响
2 分：因急性疾病影响导致禁食或摄入不足超过 5d

九、焦虑评估

(一) 焦虑自评量表

焦虑自评量表(self-rating anxiety scale,SAS)(表 2-14)由 Zung 于 1971 年编制,用于评定焦虑患者主观感受。该量表共由 20 个条目组成,其中第 5、9、13、17、19 条为正性反向计分条目,其他 15 个条目为负性正向记分条目;以 Likert 四点量表方式分为 4 级:没有或很少时间有、有时有、大部分时间有、绝大部分或全部时间都有。个体使用该量表评估所得总分越高,表明焦虑水平越高。焦虑自评量表主要评定依据为项目所定义的症状出现的频率,统计指标为总分。在自评者评定结束后,将 20 个条目的各项得分相加,即得总分,经过换算成标准分 = 焦虑总分 × 1.25,标准分正常上限参考值为 50 分。标准总分 50~59 分为轻度焦虑,60~69 分为中度焦虑,70 分及以上为重度焦虑。

表 2-14 焦虑自评量表(SAS)

序号	题目	没有或很少时间有 / 分	有时有 / 分	大部分时间有 / 分	绝大部分或全部时间都有 / 分
1	我觉得比平常容易紧张和着急	1	2	3	4
2	我无缘无故地感到害怕	1	2	3	4
3	我容易心里烦乱或觉得惊恐	1	2	3	4
4	我觉得我可能将要发疯	1	2	3	4
5	我觉得一切都很好,也不会发生什么不幸	4	3	2	1
6	我手脚发抖打战(手足颤抖)	1	2	3	4
7	我因为头痛,颈痛和背痛而苦恼	1	2	3	4
8	我感觉容易衰弱和疲乏	1	2	3	4
9	我觉得心平气和,并且容易安静坐着	4	3	2	1
10	我觉得心跳很快	1	2	3	4
11	我因为一阵阵头晕而苦恼	1	2	3	4
12	我有晕倒发作或觉得要晕倒似的	1	2	3	4
13	我呼气吸气都感到很容易	4	3	2	1
14	我手脚麻木和刺痛(手足刺痛)	4	3	2	1
15	我因为胃痛和消化不良而苦恼	1	2	3	4
16	我常常要小便	1	2	3	4
17	我的手常常是干燥、温暖的	4	3	2	1
18	我脸红发热	1	2	3	4
19	我容易入睡并且一夜睡得很好	4	3	2	1
20	我做噩梦	1	2	3	4
总分					

(二) 汉密尔顿焦虑量表

汉密尔顿焦虑量表(Hamilton anxiety scale, HAMA)(表 2-15)是由 Hamilton 于 1954 年编制的一个临床评定量表,被精神科医生用于评定神经症及其他疾病患者的焦虑症状严重程度。该量表共 14 个条目,分为躯体性焦虑和神经性焦虑两个因子。HAMA 的评分为 0~4 分,共 5 级评分:0 表示"无",1 表示"轻",2 表示"中",3 表示"重",4 表示"较重"。该量表总分为 0~56,分数越高,表明个体的焦虑程度越严重。若总分≥29 分,可能为严重焦虑;总分 21~28 分,肯定有明显焦虑;总分 14~20 分,肯定有焦虑;总分 7~13 分,可能有焦虑;如总分 <7 分,没有焦虑症状。

表 2-15　汉密尔顿焦虑量表(HAMA)

评定项目	评定内容	得分				
		无	轻	中	重	较重
焦虑心境	担心、担忧,感到有最坏的事情将要发生,容易激惹	0	1	2	3	4
紧张	紧张感、易疲劳、不能放松,情绪反应,易哭、颤抖、感到不安	0	1	2	3	4
害怕	害怕黑暗、陌生人、一人独处、动物、乘车或旅行及人多的场合	0	1	2	3	4
失眠	难以入睡,易醒,睡得不深,多梦,梦魇,夜惊,醒后感到疲倦	0	1	2	3	4
认知功能	或称记忆、注意障碍:注意力不能集中,记忆力差	0	1	2	3	4
抑郁心境	丧失兴趣,对以往爱好缺乏快感,抑郁,早醒,昼重夜轻	0	1	2	3	4
躯体性焦虑(肌肉系统症状)	肌肉酸痛,活动不灵活,肌肉抽动,肢体抽动,牙齿打战,声音发抖	0	1	2	3	4
感觉系统症状	视物模糊,发冷发热,软弱无力感,浑身刺痛	0	1	2	3	4
心血管系统症状	心动过速,心悸,胸痛,血管跳动感,昏倒感,心搏脱漏	0	1	2	3	4
呼吸系统症状	胸闷,窒息感,叹息,呼吸困难	0	1	2	3	4
胃肠道症状	吞咽困难,嗳气,消化不良(进食后腹痛、胃部烧灼感,腹胀,恶心,胃部饱感),肠动感,肠鸣,腹泻,体重减轻,便秘	0	1	2	3	4
生殖泌尿系统症状	尿意频数、尿急、停经、性冷淡、过早射精、勃起不能、阳痿	0	1	2	3	4
神经系统症状	口干,潮红,苍白,易出汗,易起"鸡皮疙瘩",紧张性头痛,毛发竖起	0	1	2	3	4
会谈时行为表现	(1) 一般表现:紧张,不能松弛,忐忑不安,咬手指,紧紧握拳,摆弄手帕,面部肌肉抽动,不停顿足,手发抖,皱眉,表情僵硬,肌张力高,叹息样呼吸,面色苍白 (2) 生理表现:吞咽、打嗝,安静时心率快,呼吸快(20 次/min 以上),腱反射亢进,震颤,瞳孔放大、眼睑跳动,易出汗,眼球突出	0	1	2	3	4

十、认知功能评估

(一) 简易智能量表

简易智能量表(mini-mental state examination, MMSE)(表 2-16)内容包括定向力、记忆力(即刻记忆力)、注意力和计算力、回忆能力、语言能力 5 个维度,量表总分为 0~30 分,总分≥27 分为认知功能正常。

表 2-16 简易智能量表(MMSE)

项目	内容	得分	
定向力	今年是哪一年	1	0
	现在是什么季节	1	0
	现在是几月份	1	0
	今天几号	1	0
	今天是星期几	1	0
	我们现在在哪个城市	1	0
	哪个区	1	0
	什么街	1	0
	什么养老机构	1	0
	这里是第几层楼	1	0
记忆力	我告诉你 3 件东西的名称,我说完之后请你重复一遍这 3 件东西是:		
	被子	1	0
	枕头	1	0
	床	1	0
注意力和计算力	算一算 100-7,然后用所得的数减去 7,一共连续减 5 次 7(若错了,但下一个答案是对的,那么只记 1 次错误)		
	100-7	1	0
	93-7	1	0
	86-7	1	0
	79-7	1	0
	72-7	1	0
回忆能力	现在请你说出刚才我让你记住的那 3 件东西:		
	被子	1	0
	枕头	1	0
	床	1	0

续表

项目	内容	得分	
语言能力	(出示手表)请问这是什么	1	0
	(出示铅笔)请问这是什么	1	0
	我现在说一句话,请跟我清楚地重复一遍(四十四只石狮子)	1	0
	(检查者给受试者 1 张卡片,上面写着"请举起你的右手"):请您读一读这一句话,并按上面的意思去做	1	0
	我给您一张纸,请您按照我说的做:		
	现在用右手拿着这张纸	1	0
	用两只手把它对折起来	1	0
	放在您的左腿上	1	0
	请您写一个完整的句子(句子必须有主语、动词、有意义)	1	0
	这是一张图,请您照样画出来(两个五边形,交叉处形成一个四边形)	1	0

签字: 合计得分:

评分标准:简易智能量表(MMSE)总分为 30 分,其分值数与受教育程度有关,若文盲者≤17 分、小学文化程度者≤20 分、中学或以上文化程度者≤24 分,则被认为有认知功能缺陷;反之为正常。13~23 分为轻度认知功能障碍,5~12 分为中度认知功能障碍,≤4 分为重度认知功能障碍。

(二)蒙特利尔认知评估量表

蒙特利尔认知评估量表(Montreal cognitive assessment,MoCA)(表 2-17)采用汉化加拿大 Nasreddine 编制的量表。量表内容包括视空间与执行功能、命名、记忆、注意、语言、抽象、延迟回忆及定向 8 个维度,量表总分为 0~30 分。研究显示:文盲者≤15 分、小学文化者≤20 分、中学以上文化者≤23 分则被认为存在异常。

表 2-17 蒙特利尔认知评估量表(MoCA 中文版)

姓名:	性别:	年龄: 岁	受教育程度:	日期:	总分:

项目	内容	得分
视空间与执行功能	复制立方体 [ ]	画钟表(11 点 10 分) __/5 轮廓[ ] 数字[ ] 指针[ ]

续表

项目	内容					得分
命名	[ ]	[ ]			[ ]	__/3
记忆	读出下列词语,然后由患者重复上述过程,重复 2 遍,5min 后回忆	面孔	天鹅绒	教堂	菊花 红色	不计分
	第一次					
	第二次					
注意	读出下列数字,请患者重复(1 个 /s)	顺背[ ]		21854		__/2
		倒背[ ]		742		
	读出下列数字,每当数字 1 出现时,患者敲一下桌面,错误数≥2 不给分	[ ]521 394 118 062 151 945 111 419 051 12				__/1
	100 连续减 7(4~5 个正确给 3 分,2~3 个正确给 2 分,1 个正确给 1 分,全部错误为 0 分)	[ ]93 [ ]86 [ ]79 [ ]72 [ ]65				__/3
语言	重复:我只知道今天张亮是来帮过忙的人[ ]					__/2
	重复:狗在房间的时候,猫总是躲在沙发下面[ ]					
	流畅性:在 1min 内尽可能多地说出动物名字[ ]_____(N≥11 个名称)					__/1
抽象	词语相似性:香蕉—橘子 = 水果 [ ]火车—自行车 [ ]手表—尺子					__/2

延迟回忆		面孔 [ ]	天鹅绒 [ ]	教堂 [ ]	菊花 [ ]	红色 [ ]	只有在没有提示的情况下给分	__/5
	没有提示							
	分类提示							
	多选提示							

定向	日期[ ] 月份[ ] 年代[ ] 星期几[ ] 地点[ ] 城市[ ]	__/6

十一、谵妄评估

谵妄评估常采用 ICU 患者意识模糊评估量表(confusion assessment method of the intensive care unit,CAM-ICU)进行评估(表 2-18),包括 4 个诊断特征:①意识状态急性改变或波动;②注意力障碍;③意识水平改变;④思维混乱。"特征 1"需要观察患者精神状态是否与基础水平不同或过去 24h 内是否出现意识状态的波动,如果出现上述任意一种情况,则评定为阳性;"特征 2"通过让患者在听到特定字母时捏手示意的方法或选出正确图片的方法来筛查,如果错误超过 2 个,则评定为阳性;"特征 3"根据患者的镇静程度评估表(Richmond agitation-sedation scale,RASS)评分来判定,得分只要不为 0 就评定为阳性;"特征 4"分两部分考察,一部分为 4 个常识性是非问题,共有两组问题可以交替使用,每答对一个问题得 1 分,另一部分要求患者依次完成两个指令动作,完成全部指令得 1 分,两个部分总分相加小于 4 分则评定为阳性。

表 2-18　ICU 患者意识模糊评估量表(CAM-ICU)

特征	阳性标准
特征 1:意识状态急性改变或波动 意识状态是否与其基线状况不同 或在过去的 24h 内,患者的意识状态是否有任何波动[表现为镇静量表(如 RASS)、GCS 或既往谵妄评估得分的波动]	任何问题答案为"是"
特征 2:注意力障碍 数字法检查注意力(用图片法替代请参照培训手册) 指导语:跟患者说"我要给您读 10 个数字,任何时候当您听到数字'8',就捏一下我的手表示",然后用正常的语调朗读下列数字,每个间隔 3s。 6 8 5 9 8 3 8 8 4 7 (读到数字"8"时患者没有捏手或读到其他数字时患者做出捏手动作均计为错误)	错误数 >2
特征 3:意识水平改变 如果 RASS 的实际得分不是清醒且平静(0 分)为阳性	RASS 评分不为"0"
特征 4:思维混乱 **是非题**(若需更换另一套问题请参照相关培训手册) 1. 石头是否能浮在水面上? 2. 海里是否有鱼? 3. 1 斤是否比 2 斤重? 4. 您是否能用榔头钉钉子? (当患者回答错误时记录错误的个数) **执行指令** 跟患者说"伸出这几根手指"(检查者在患者面前伸出 2 根手指),然后说"现在用另一只手伸出同样多的手指"(这次检查者不做示范) (如果患者只有 1 只手能动,第二个指令改为要求患者"再增加 1 个手指";如果患者不能成功执行全部指令,记录 1 个错误)	错误总数 >1

CAM-ICU 总体评估:"特征 1"和"特征 2"同时为阳性,再加上"特征 3"或"特征 4"其中一项为阳性即为 CAM-ICU 阳性

符合标准:阳性(谵妄存在);不符合标准:阴性(谵妄不存在)

十二、格拉斯哥昏迷量表

格拉斯哥昏迷量表(GCS)(表 2-19)是反映人体昏迷程度的一种评分方法,包括睁眼反应、语言反应以及运动反应三方面内容。GCS 总分为 15 分,一般来说,15 分为意识清楚;13~14 分为轻度意识障碍;9~12 分为中度意识障碍;3~8 分为重度意识障碍。评分越低,说

明病情越重,预后越差。

表 2-19 格拉斯哥昏迷量表(GCS)

睁眼反应	得分 / 分	语言反应	得分 / 分	运动反应	得分 / 分
自主睁眼	4	正常交谈	5	遵嘱运动	6
呼唤睁眼	3	回答错误	4	刺痛定位	5
刺痛睁眼	2	胡言乱语	3	刺痛躲避	4
刺痛无反应	1	只能发声	2	刺痛屈曲	3
		不能发声	1	刺痛伸直	2
				刺痛无反应	1

十三、ICU 获得性肌无力评估

ICU 获得性肌无力(ICU-acquired weakness,ICU-AW)主要依靠医学研究理事会评分(medical research council score,MRC-score)(表 2-20)来诊断,又称六点评分法。该评分量表将肌力分为 0~5 级,每级得分为 0~5 分。0 级:参与运动的肌肉无肉眼可见或可触及的肌肉收缩;1 级:当消除重力影响,参与运动或部分参与运动的肌肉有肉眼可见或可触及的肌肉收缩;2 级:不能抗重力,但在消除重力影响后,肌肉能完成全关节活动范围的活动;3 级:肌肉可在对抗重力的情况下完成全关节活动范围的活动;4 级:肌肉可在对抗重力和中度阻力的情况下完成全关节活动范围的活动;5 级:肌肉可在对抗重力和最大阻力的情况下完成全关节活动范围的活动。总分共 60 分,低于 48 分可诊断为 ICU-AW。

表 2-20 MRC 评分表

评分 / 分	评定标准
0	未触及肌肉收缩
1	可触及肌肉收缩,但不能引起关节的收缩(可见轻度的肌肉收缩)
2	能完成关节水平的活动,但不能抗重力(肢体能在床上平行移动)
3	能抗重力完成关节活动范围的运动,但不能抗阻力(肢体可克服重力抬离床面)
4	能抗重力及轻度的阻力,完成关节的范围活动(肢体可抗轻度阻力抬离床面)
5	肌力正常

部位	左侧(得分)	右侧(得分)
肩关节外展		
肘关节屈曲		
伸腕		
髋关节屈曲		
伸膝		
踝关节屈伸		
总分		

(于婵 段霞 庄英)

参考文献

［1］ 曹炜,野翠杰,郗晓琦,等.重症患者疼痛观察工具在开颅术后患者静息状态下疼痛评估中的应用效果［J］.中华现代护理杂志,2019,25(4):400-404.

［2］ WONG DL,BAKER CM. Pain in Children:Comparison of Assessment Scales［J］. Pediatric Nursing,1988,14(1):9.

［3］ NONE.NRS a useful rating scale for dementia［J］. Inpharma Weekly,1992,845(1):15.

［4］ 李青栋,万献尧,谷春梅,等.中文版 ICU 患者疼痛观察工具在机械通气患者应用的信度与效度［J］.中华内科杂志,2012,51(8):642-642.

［5］ YEON-HWAN P,LAN BH,HAE-RA H,et al. Dysphagia screening measures for use in nursing Homes:a systematic review［J］. Journal of Korean Academy of Nursing,2015,45 (1):1-13.

［6］ SWEIS R,ANGGIANSAH A,ANGGIANSAH R,et al. Inclusion of solid swallows and a test meal increase the diagnostic yield of high resolution manometry(HRM)in patients with dysphagia［J］. Gastroenterology,2011,140(5):77.

［7］ 林嘉琪,吴桂丽.Morse 跌倒风险评估量表的临床应用研究进展［J］.护理学报,2018 (1):42-45.

［8］ JOURNOT V,PIGNON JP,GAULTIER C,et al. Validation of a risk-assessment scale and a risk-adapted monitoring plan for academic clinical research studies the Pre-Optimon study［J］. Contemporary Clinical Trials,2011,32(1):16-24.

［9］ CAPRINI JA . Risk assessment as a guide for the prevention of the many faces of venous thromboembolism［J］. American Journal of Surgery,2010,199(1 suppl):S3-10.

［10］ KONDRUP J,ALLISON SP,ELIA M. ESPEN guidelines for nutrition screening 2002［J］. Clinical Nutrition,2003,22(4):415-421.

［11］ WILLIAM WK,ZUNG MD. The differentiation of anxiety and depressive disorders:a biometric approach［J］. Psychosomatics,1971,12(6):380-384.

［12］ FOLSTEIN MF,FOLSTEIN SE,MCHUGH PR . Mini-mental state-practical method for grading cognitive state of patients for clinicians［J］. Journal of Psychiatric Research, 1975,12(3):189-198.

［13］ ELY EW,MARGOLIN R,FRANCIS J, et al. Evaluation of delirium in critically ill patients:validation of the Confusion Assessment Method for the Intensive Care Unit(CAM-ICU)［J］. Critical Care Medicine,2001,29(7):1370-1379.

第三章

急危重症患者的安全管理

第一节　急危重症患者高危风险管理

一、急危重症患者跌倒／坠床风险管理

(一) 急危重症患者跌倒／坠床风险评估

1. 用 Morse 跌倒危险因素评估量表对所有住院患者进行跌倒／坠床风险评估。

2. Morse 跌倒危险因素评估量表评估方法

(1) 初始评估：凡新入院患者，责任护士均需对其根据 Morse 跌倒危险因素评估量表进行风险评估，评估当班完成，总分记录在护理记录单上。

(2) 再评估：对于评分 >45 分的患者，均须根据 Morse 跌倒危险因素评估量表每周进行再评估。新转入、病情变化、跌倒／坠床后或跌倒／坠床风险因子项目发生改变等情况下要及时评估，每次评估后总分记录在护理记录单和 Morse 跌倒危险因素评估量表上。

(3) 护士长定期检查护士对住院患者跌倒／坠床风险评估及预防措施的落实情况，定期检查病区安全隐患，并监督工友做好环境保护措施。

(二) 急危重症患者跌倒／坠床预防措施

1. 护士需评估患者容易跌倒的高危因素，如年龄大于 65 岁，无人照顾的年老体弱患者，曾有跌倒病史、意识障碍、视物模糊、虚弱头晕、肢体功能障碍等。

2. 对有跌倒高危因素的患者加用床档，必要时实施约束带保护性约束或留家人陪护，以保证患者安全，并做好交班。

3. 指导患者床上使用便器和渐进下床活动方法。

4. 对于有可能发生病情变化的患者，要认真做好健康教育，嘱患者不突然变换体位，以免引起血压快速变化，造成一过性脑供血不足，引起晕厥等症状；教会患者一旦出现不适症状，应立即停止活动，并按铃呼叫医务人员，以便采取必要的处理措施。

5. 提供足够的灯光；保持病房地面清洁、干燥，清除病房及床旁走道障碍物，在卫生间

等易滑的地方标识"小心地滑"警示牌;固定好床、轮椅、便椅的轮子和护栏。

6. 帮助患者选择合适的运动方式,指导患者穿着合适的鞋及衣裤,同时强调活动时必须有人陪伴。

7. 指导患者正确用药,并告知用药后的反应。

8. 值班护士要及时、准确记录病情变化,认真做好交接班。

(三) 急危重症患者跌倒 / 坠床管理制度

1. 总分 >45 分为跌倒高危患者,在护理记录单上记录分数、干预措施、家属配合态度等,并记录 Morse 跌倒危险因素评估量表,以后每周评估 1 次。

2. 跌倒高危患者床尾挂"防跌倒"标识,在患者一览表上贴专用高危警示标识,以便护士、患者及其家属共同管理和相互提醒。

3. 责任护士对跌倒高危患者及家属做好预防跌倒 / 坠床的宣教,并签署预防患者跌倒 / 坠床告知书。

4. 每班评估措施的落实,必要时记录在护理记录单上。

(四) 急危重症患者跌倒 / 坠床处理规范

1. 提供基本的生命支持和对患者的安慰　检查仍然存在的风险,确认患者有无反应(语言或者动作),检查患者气道、呼吸和循环系统,安慰患者。

2. 进行评估　对患者进行基本评估,包括脉搏、血压、呼吸、氧饱和度以及血糖水平。如果患者跌倒后头部受伤或者跌倒时无目击者,应对患者的神经系统进行评估(如使用格拉斯哥评分)。

3. 评估受伤情况　检查受伤的程度,有无擦伤、挫伤、撕裂伤、骨折。观察患者意识的改变,如头痛、遗忘或呕吐。

4. 移动患者　评估移动患者是否安全,注意移动时需要特别考虑的地方。医务人员应该使用转运工具而非徒手搬运。遵循所在医院转运患者的政策或指南。

5. 观察患者　正在使用抗凝血药物的患者跌倒后发生出血和颅内血肿的可能性较大,应注意观察此类患者。有酗酒史患者跌倒后发生流血的可能性较大。对发生跌倒的患者进行持续观察,因为一些损伤表现在跌倒发生时可能并没有明显症状。确定医务人员了解对跌倒患者进行观察的种类、频率和持续时间。

6. 报告　向上一级管理者报告任何跌倒事件,无论患者有无损伤。把对跌倒患者观察评估结果、患者反应、受伤情况、跌倒发生场所、通知医生以及采取的措施详细地记录在病史中。无论患者跌倒后的有无受伤,发生跌倒的时间和地点、有关跌倒的详细情况应根据所在医院的要求填写跌倒上报表格。

7. 讨论今后跌倒预防管理措施的改进　与所有相关医务人员、患者家属以及照护者讨论患者此次跌倒,指出患者的跌倒危险程度已增加。根据所在医院的政策和指南,与患者及其家属讨论跌倒发生的情景、后果以及今后需要采取的措施。

二、急危重症患者压力性损伤风险管理

(一) 急危重症患者压力性损伤风险评估

患者入院时初次进行压力性损伤危险因素评估可使用 Braden 评估量表。该评估包括感觉、潮湿、活动力、移动力、营养、摩擦力和剪切力 6 个项目,每项评分为 1~4 分,总分最低为 6 分,最高为 24 分。评分≤18 分,提示患者有发生压力性损伤的危险,建议采取预防措施;15~18 分为压力性损伤低风险;13~14 分为压力性损伤中风险;10~12 分为压力性损伤高风险;≤9 分为极高风险,需每班评估 1 次,并填写压力性损伤高危风险申报表,上报压力性损伤小组。患者入院 2h 内完成首次评估,如遇急症手术等特殊情况,术后及时完成评估。评估完毕后,选择适宜的护理措施,患者病情发生变化时应及时再次评估。

(二) 急危重症患者压力性损伤预防措施

预防压力性损伤主要是通过缓解压力对局部组织作用的时间来防止压力性损伤的发生。具体措施如下:

1. 体位变换 一般交替应用仰卧位、侧卧位,间隔时间不超过 2h,必要时每 30min 变换体位 1 次,并注意动作轻柔,不可拖、拉、拽。床铺应保持清洁、干燥、平整、无碎屑。对于有排泄物污染的床单,要及时更换、清洗;保持患者皮肤清洁、干燥,及时更换汗湿内衣。在骨突部位垫好软枕,以减少骨突出部位的压迫。

2. 避免外伤 清除床面、座椅上的异物;及时修剪指(趾)甲、清洗甲缝,以免划伤引起皮肤感染。

3. 加强营养 增加高蛋白、高热量、高维生素饮食,防止患者出现贫血和低蛋白血症。

4. 鼓励患者活动 在不影响疾病治疗的情况下,鼓励患者采用动静结合的休息方式,积极活动,如参与力所能及的日常活动,预防因长期卧床而导致的各种并发症。

(三) 急危重症患者压力性损伤管理制度

为落实患者安全管理目标,防范压力性损伤的发生,规范压力性损伤高危患者管理,对于急危重症患者压力性损伤应遵循以下管理制度:

1. 对所有新入院患者进行评估并记录,如有患者病情发生变化时、手术后根据 Braden 压疮风险因素评估量表进行评估,评估内容:感觉、潮湿、活动力、移动力、营养、摩擦力和剪切力,从这 6 个方面进行评估。

(1) 手术患者:手术室护士对所有手术患者在入室时和出室前进行评估,并记录。

(2) 带入和发生压疮者:当班护士准确评估部位、面积、分期或阶段,同时采取相应的治疗护理措施,并记录。

(3) 转运交接:转运双方及时评估并记录。

(4) 护士须在入院 2h 内完成评估和上报,发生压疮即刻上报,高风险患者创面有变化时及时评估,无变化根据分值对应频率进行评估。

2. 按照 Braden 压疮风险因素评估量表评估:总分 24 分,评分 15~18 分为压力性损伤

低风险;评分 13~14 分为压力性损伤中风险;评分 10~12 分为压力性损伤高风险;评分≤9 分为极高风险。12 分作为预测有压疮发生危险的诊断界值,评分≤12 分应进入护理部高危监控系统,填写压疮监控跟踪单及皮肤护理记录单,并根据不同危险程度采取适当的预防措施。评分>12 分,需每周或病情变化随时评估并记录;评分≤12 分,每天评估 1 次,护士长每周跟踪评估至少 1 次,并记录;评分≤9 分,每班评估 1 次,护士长每周跟踪评估至少 1 次,并记录。

3. 护理部或科护士长对发生压疮的性质、部位、程度、面积及相关记录进行确认及审定,每周评估 1 次。

(四)急危重症患者压力性损伤处理规范

1. 原则 解除局部受压,改善局部血运,去除危险因素,避免压力性损伤进展。

2. 不同时期压力性损伤的处理

(1)Ⅰ期压力性损伤

1)护理目标:保护皮肤,促进血运。

2)护理措施:①加强翻身与皮肤情况监测,局部可以不用任何敷料;②避免损伤部位再受压,观察局部发红皮肤颜色消退状况(对于深色皮肤者,观察局部皮肤颜色与周围皮肤颜色差异的变化);③有效改善受压部位的微循环,对于发红区,避免持续受压与受潮湿造成皮肤浸润,不可加压按摩;④减小局部摩擦力,局部皮肤洗净后保持干燥、清爽;⑤解除受压。

(2)Ⅱ期压力性损伤

1)护理目标:促进上皮细胞爬行,保护新生上皮组织。

2)护理措施:①小水疱(直径小于 1cm):对于未破的小水疱,要减少和避免摩擦,可以让其自行吸收。②大水疱(直径大于 1cm):局部消毒后,在水疱的最下端用 5 号小针头穿刺并抽吸出液体,再用无菌敷料包扎。敷料 3~7d 更换 1 次,如渗液多或敷料松动、脱落,及时更换。如果水疱破溃,暴露出红色创面,按浅层溃疡原则处理伤口。③浅层溃疡:用生理盐水清洗伤口,去除残留在伤口上的表皮破损组织,再使用聚维酮碘(碘附)消毒周围皮肤,待干后,可于创面涂湿润烧伤膏,保持创面湿润,以去腐生肌。

(3)Ⅲ期、Ⅳ期压力性损伤

1)护理目标:清除腐肉,减少无效腔,选择合适的敷料溶痂、清创、促进肉芽生长或植皮保护暴露的骨骼、肌腱或肌肉,控制感染。

2)护理措施

清除坏死组织:Ⅲ期、Ⅳ期压力性损伤的创面通常覆盖较多坏死组织,因此,应首先进行伤口创面清创处理(评估患者的全身和局部情况后,选择恰当的清创方法)。

控制感染:当伤口存在感染症状时,全身或局部使用抗生素前进行伤口分泌物或组织的细菌培养和药敏试验,根据检查结果选择合适的抗生素治疗;对于感染性伤口可选择合适的消毒液清洗伤口,再用生理盐水清洁。

伤口渗液处理:根据伤口愈合不同时期渗液的特点,选择恰当的治疗措施(可进行负压治疗)。

大面积、深达骨骼的压力性损伤:应配合医生清除坏死组织,植皮修补缺损组织。

三、急危重症患者导管风险管理

(一) 急危重症患者导管风险评估

1. 评估内容 导管留置时间、部位、深度、固定、是否通畅、局部情况、护理措施(包括宣教)等。

2. 评估时间 对于高危导管,至少每班评估 1 次;对于中危和低危导管,至少每天评估 1 次;所有导管,有情况随时评估。

3. 记录 评估内容应及时记录于病情护理记录单上;发生意外导管滑脱、拔除时均须如实及时记录。

(二) 急危重症患者非计划拔管预防措施

1. 有效固定各导管,做好各导管的标识,每班评估导管在位情况并做好记录,严格交接班。

2. 对于清醒患者,做好宣教,让其理解导管的重要性及拔管的危害性,使其配合治疗。

3. 对于躁动患者,合理进行肢体约束,每小时检查约束效果并评估约束处皮肤的完整性及肢端血运情况。

4. 根据病情合理使用镇静剂。

5. 翻身及转运时,先检查导管是否固定妥当,避免牵拉。

6. 若发生非计划拔管,立即汇报医生,做好应急处理,保证患者安全。

7. 科室组织分析原因,落实整改措施,降低发生率。

(三) 危重症患者导管管理制度

1. 导管可按风险情况分为高危导管、中危导管及低危导管 3 类。

(1) 高危导管:(口 / 鼻)气管插管、气管切开套管、脑室外引流管、胸腔引流管、食管床引流管、纵隔引流管、心包引流管、吻合口以下的胃管(食管、胃、胰十二指肠切除术后)、鼻胆管、T 管(T 形橡皮管)、经皮肝穿刺胆道引流(percutaneous transhepatic cholangial drainage,PCTD)管、胰管、空肠营养管、肠梗阻导管、腰大池引流管、前列腺及尿道术后的导尿管、吻合口以上的肛管、三腔二囊管、动脉留置针、透析管、泵导管、颈内静脉导管、外周中心静脉导管(peripherally inserted central venous catheter,PICC)。

(2) 中危导管:硬膜下引流管、硬膜外引流管、颌面部引流管、颈部负压引流管、胸壁引流管、腋下引流管、各类造瘘管、腹腔引流管、盆腔引流管、肾周引流管、肾窝引流管、后腹膜引流管、深部伤口引流管、普通肛管。

(3) 低危导管:导尿管、普通氧气管、普通胃管、普通伤口 / 皮下引流管。

2. 对于患者入院、转入、术后导管带入者,护士应立即进行导管评估,做好标识。

3. 高危导管用红色标识、中危导管用黄色标识;对无刻度的导管用记号笔做好标记,对有刻度的导管观察内置或外露长度(包括普通胃管);对气管插管,观察距门齿的刻度,并做好记录。

4. 护士应对患者及家属做好解释工作,加强安全教育,防止滑脱、扭曲等不良事件发生。

5. 按要求做好各导管的评估。

(四) 急危重症患者非计划拔管处理规范

1. 当发生患者管路滑脱时,迅速采取补救措施,避免或减轻对患者身体健康的损害或将损害降至最低。

2. 对于高危、中危导管意外滑脱事件,当班护士要立即向护士长汇报,按规定填写不良事件报告表,并上报护理部。

3. 护士长要组织科室工作人员认真讨论,提高认识,不断改进工作。

4. 对于有意隐瞒不报发生管路滑脱的科室或个人,一经发现,将严肃处理。

5. 护理部定期组织有关人员进行案例分析,制订防范措施,不断完善护理管理制度。

四、急危重症患者深静脉血栓风险管理

(一) 急危重症患者深静脉血栓风险评估

1. 评估对象　对于有下列情况之一者,护士均应及时进行评估,以筛查高危人群并采取重点预防措施:年龄大于 40 岁,肥胖($BMI \geqslant 25kg/m^2$),卧床 $\geqslant 72h$,急性创伤、中心静脉置管、行外科手术、脑卒中、心肌梗死、静脉血栓、静脉曲张、骨折史或凝血功能异常以及其他可能的血流缓慢、血液黏稠度增高、血管内皮受损等情况。

2. 深静脉血栓风险评估时机　对于住院患者,至少评估 1 次,并于入院 24h 内完成,临床情况改变时动态评估。

3. 深静脉血栓风险评估结果判定　依据 Caprini 血栓风险评估量表评分情况判定:①0~1 分为低危;②2 分为中危;③3~4 分为高危;④$\geqslant 5$ 分为极高危。

(二) 急危重症患者深静脉血栓预防措施

1. 饮食注意清淡、低脂,可多食含维生素较多的新鲜蔬菜和水果。

2. 采用抬高下肢 20°~30°(略高于心脏水平)体位。

3. 鼓励患者早期进行功能锻炼,指导、督促患者定期做下肢的主动运动或被动运动,如足背屈、膝踝关节的伸屈、举腿等活动,也可行下肢腿部比目鱼肌、腓肠肌挤压运动。

4. 鼓励患者深呼吸或有效咳嗽,以加速血液回流。

5. 使用循序减压弹力袜、患肢间断气囊压迫等,以促进下肢静脉血液回流。

6. 保持大便通畅、心情舒畅。

7. 减少和避免下肢静脉穿刺。

8. 保证给患者补充足够的液体,纠正脱水,维持水、电解质平衡,防止血液浓缩。

9. 应用低分子量肝素、低分子右旋糖酐可预防血栓形成。

(三) 急危重症患者深静脉血栓管理制度

1. 患者入院 2h 内完成评估,如遇急症手术等特殊情况,术后返回病房后完成评估,遇

抢救等情况可延长至抢救后 6h 内完成评估。

2. Caprini 血栓风险评估量表评分 0~1 分为低危,2 分为中危,3~4 分为高危,≥5 分为极度高危。低危患者每周评估 1 次;中危患者至少每周评估 2 次;高危及以上患者每天评估 1 次,有以下情况者,如手术、分娩或病情变化等需随时评估。

3. 对于高危及院内发生、院外带入者,需在 24h 内填写深静脉血栓监控表并报护理部,护理部于 24h 内督查、指导护理措施落实情况,必要时组织全院会诊。

4. 对于发生深静脉血栓者,应密切观察病情变化,并在监控表和护理记录单上分别记录发生情况。

5. 护士长需监控本科室高中危患者预防措施落实情况并记录;对于高危患者,应进行书面及床边交接班。

6. 患者转科时,应将 Caprini 血栓风险评估量表随病历交给转入科室继续评估。

7. 科室每个月汇总评估人数,并将深静脉血栓监控汇总表上报护理部。

(四) 急危重症患者深静脉血栓发生后处理措施

根据患者有无深静脉血栓的危险因素、临床表现进行临床评估。

1. 深静脉血栓栓塞症发生后的处理

(1) 对无明显诱因出现上肢和 / 或下肢肿胀、临床怀疑深静脉血栓(deep venous thrombosis,DVT)的患者,行四肢静脉超声检查,如果发现 DVT,立刻进行抗凝治疗,并请血管外科会诊。

(2) 对临床疑诊肺栓塞(pulmonary thromboembolism,PTE)的患者,应立即请呼吸内科肺栓塞专业组进行会诊;对临床疑诊深静脉血栓(DVT)的患者,应立即请血管外科会诊;对术后急性大面积 PTE(临床表现为呼吸、心搏骤停,休克或低血压)的患者,应立即请麻醉科、ICU、呼吸内科肺栓塞专业组进行会诊,协助诊断。

2. 抗凝或溶栓导致出血等并发症的处理

(1) 若患者进行抗凝或溶栓治疗后出现引流量增多,颜色加深,或出现气促、心率(heart rate,HR)增快、血红蛋白下降,需考虑可能存在抗凝或溶栓导致手术创面出血情况。

(2) 对于怀疑有出血的患者,需停用抗凝药,急查血常规、凝血功能、胸部计算机体层成像(computed tomography,CT)检查,必要时输血、注射鱼精蛋白拮抗。

(3) 如出现抗凝导致进行性出血或凝固性出血需手术清创者,需立即上报主治医生 / 住院总值班,紧急情况下可行紧急手术探查并止血、清创,必要时需要向科室主任汇报备案。

第二节 急危重症患者安全转运

急危重症患者具有病情危重、病情变化快且常依赖生命支持手段、转运难度大等特点,因此须规范并优化院内转运流程,以保证急危重症患者院内转运安全。

一、急危重症患者院内转运特点

急危重症患者院内安全转运是抢救急危重症患者的重要环节和基本保障,具有一定的难度及独特性：①病情危急、变化快，具有一定的不确定性和不可预见性；②病情危重，需要多种生命支持手段；③病情紧急，评估时间有限，需要在短时间内采取有效的救治措施；④转运工作繁杂且风险大，意外事件及并发症多。因此，必须制订适合急危重症患者自身特点的院内转运方案。

二、急危重症患者标准化院内分级转运方案

(一) 分级转运原则

1. 降阶梯预案　依据患者可能出现的最高风险，按相应分级进行转运人员和装备的准备，并选用充分、有效的应对手段，以保证患者转运安全。

2. 充分评估　院内转运评估包括患者、转运人员、仪器、药品及转运环境（转运路途是否顺畅）和转运时间的评估；转运人员应告知患者转运风险。管理者应对所有转运人员进行岗前培训。

3. 优化分级　依据患者生命体征、呼吸循环支持等情况进行综合分级（Ⅰ级、Ⅱ级、Ⅲ级），并依据分级标准配备相应转运人员及装备。

4. 最佳路径　转运前，充分评估患者、有效沟通并按分级标准安排相应的人、材、物。转运中，实时评估与监测，并做好应对突发事件的准备。为保证转运路径顺畅，可以设置转运专梯及一卡通等设备。转运后，再次评估患者的病情及医疗措施，确保医疗护理措施的连续性及持续质量改进。

5. 动态评估　急危重症患者病情危急、变化快，具有一定的不确定性和不可预见性，应将动态评估贯穿整个转运过程，将转运方案形成闭合回路，注重转运流程每个阶段的持续评估。同时，在院内转运中，转运人员要对转运流程进行多环节、多方面、无缝隙的动态评估，力求将转运风险降至最低。

(二) 分级标准

具体转运分级标准、转运人员配备标准、转运装备配备标准见表 3-1~ 表 3-3。

表 3-1　转运分级标准

评估项目	转运分级		
	Ⅰ级	Ⅱ级	Ⅲ级
生命体征情况	在生命支持条件下，生命体征不平稳	在生命支持条件下，生命体征相对稳定	不需要生命支持条件下，生命体征尚平稳
意识状态（GCS 评分）	昏迷，GCS 评分 <9 分	轻度昏迷，GCS 评分 9~12 分	GCS 评分 >12 分
呼吸支持情况	人工气道，呼吸支持条件高，PEEP≥8cmH$_2$O(1cmH$_2$O=0.098kPa)、FiO$_2$≥60%	人工气道，呼吸支持条件不高，PEEP<8cmH$_2$O、FiO$_2$<60%	无人工气道，可自主咳痰

评估项目	转运分级		
	Ⅰ级	Ⅱ级	Ⅲ级
循环支持情况	泵入2种及以上血管活性药物	泵入1种及以上血管活性药物	不需要血管活性药物
临床主要问题	急性心肌梗死、严重心律失常、严重呼吸困难、反复抽搐、致命创伤、夹层、主动脉瘤等	ECG怀疑心肌梗死、非COPD患者SaO₂<90%、外科急腹症、剧烈头痛、严重骨折、持续高热等	慢性病症
转运时间	≥20min	≥10min且<20min	<10min

注:前5项为主要评估项目,依据5项中的最高级别进行分级;转运时间为次要指标,可依据实际情况进行相应调整;1cmH₂O=0.098kPa。

PEEP:呼气末正压通气(positive end-expir-atory pressure ventilation);FiO₂:吸入气氧浓度(fractional concentration of inspired oxygen);SaO₂:动脉血氧饱和度(oxygen saturation in arterial blood,arterial oxygen saturation);ECG:心电图(electrocardiogram);COPD:慢性阻塞性肺疾病(chronic obstructive pulmonary disease)。

表3-2 转运人员配备标准

评估项目	分级		
	Ⅰ级	Ⅱ级	Ⅲ级
医生	急诊主诊医生;掌握急救技能(胸外按压、气管插管、除颤、电复律)	急诊经治医生;在生命支持条件下,生命体征相对稳定掌握基本急救技能	急诊经治医生;掌握基本急救技能
护士	N3能级护士;取得急诊专科护士证书;熟练使用抢救仪器	N2能级护士;熟练使用抢救仪器	N1能级护士;熟练使用抢救仪器

注:以上分级标准为推荐配备标准,各医院可根据自身实际情况按照推荐原则进行调整。

表3-3 转运装备配备标准

评估项目	分级		
	Ⅰ级	Ⅱ级	Ⅲ级
仪器设备	氧气1瓶、转运监护仪、转运呼吸机、口咽气道、输液泵、除颤仪、便携式吸痰器	氧气1瓶、转运监护仪、简易呼吸器、口咽气道、输液泵、除颤仪(必要时)	氧气1瓶、指夹式脉搏血氧仪、简易呼吸器(必要时)
药品	肾上腺素、多巴胺、胺碘酮、地西泮(安定)、利多卡因、阿托品、生理盐水	肾上腺素、地西泮(安定)、生理盐水	生理盐水

注:以上分级标准为推荐配备标准,各医院可根据自身实际情况按照推荐原则进行调整。

(三)标准化分级转运流程

标准化分级转运流程是确保转运操作规范和有效的关键,可大幅度降低转运风险,进一步优化急诊资源。ACCEPTANCE标准化分级转运流程根据急危重症患者的特点和临床工作实际情况制定,包括评估分级(assessment and classification)、沟通解释(communication and explanation)、充分准备(preparation)、正常转运(transportation)、应对管理标准化(administration and normalization)、总结评价(conclusion and evaluation)。

1. 评估分级 由转运决策者(抢救室主班医生)负责,从患者病情(包括生命体征、意识、呼吸支持、循环支持、主要临床问题 5 项)和预计转运时间进行评估,确定转运分级。分级标准按照转运风险由高到低分为Ⅰ、Ⅱ、Ⅲ级,按照所有评估项目对应的最高风险等级确定转运分级等级。

2. 沟通解释 根据转运分级等级进行有效沟通。①与患者家属沟通:告知转运风险,获取家属的知情同意及配合;②与团队内部沟通:明确职责,相互配合;③与接收部门沟通:详细告知患者病情及预计转运时间,做好相应准备工作。

3. 充分准备 包括转运人员、转运装备、患者及接收方的准备。①转运人员准备:一是按照转运分级人员配备标准要求选定相应的医护人员;二是做好转运人员分工,明确职责,由转运护士担当领队,负责转运过程中的协调管理工作。②转运装备准备:一是按照转运分级装备配备标准要求配备相应的仪器设备和药品;二是转运仪器设备调试并试运行,及时发现问题并解决。③患者准备:出发前按照转运分级再次评估病情(主要包括生命体征、意识、呼吸及循环情况等),并检查各种管路及引流固定妥当,确保通畅,尽量在患者病情稳定的情况下转运。④接收方准备:告知接收方患者的病情及生命体征、所用仪器设备、用药情况及到达时间等,使其做好接收患者的充分准备。

4. 正常转运 要确保患者安全及医护人员安全。①为确保患者安全,医护人员必须各司其职,在转运过程中持续监测生命体征;患者在床单位间移动过程要注意各种管路连接的有效性,避免牵拉松脱;保证仪器正常工作;力求在最短时间完成转运工作。②为确保医护人员安全,转运仪器须规范放置,防止被仪器砸伤;在转运途中也要特别注意行人,避免意外事件发生。

5. 应对管理标准化 主要是在转运过程中对突发事件的应对与控制。①若患者病情加重,根据不同转运级别,按如下原则处理:对转运分级为Ⅰ级的患者,就地抢救;对转运分级为Ⅱ级的患者,进行初步处理后如病情平稳可继续转运,否则须尽快返回病室抢救;对转运分级为Ⅲ级的患者,须尽快返回病室处理。②对未能检查,需要等待的患者,一般处理原则如下:转运分级为Ⅰ级的患者,允许等待时间不得超过 5min;转运分级为Ⅱ级的患者,允许等待时间不得超过 10min;转运分级为Ⅲ级的患者,允许等待时间不得超过 20min。

6. 总结评价 转运完成后,对整体转运工作进行综合评价,为后续完善转运方案及患者治疗决策提供依据;再次评价患者转运的获益与风险,评估病情是否稳定,并对转运人员组成的合理性、计划措施的针对性和预见性、沟通的有效性进行评价。

第三节　急危重症患者感染控制

一、呼吸机相关性肺炎

(一)呼吸机相关性肺炎概述

呼吸机相关性肺炎(ventilator-associated pneumonia,VAP)是指气管插管或气管切开患者在接受机械通气 48h 后发生的肺炎。呼吸机撤机、拔管 48h 内出现的肺炎亦属于 VAP。

VAP 是 ICU 机械通气患者常见并发症,可严重影响重症患者的预后。国外报道,VAP 发生率为 6%~52%,病死率为 14%~50%;多重耐药菌或泛耐药菌感染患者病死率可达 76%。我国 VAP 发生率为 4.7%~55.8%,病死率为 19.4%~51.6%。

(二) 呼吸机相关性肺炎患者评估

1. 健康史　除评估患者的年龄、性别、临床诊断、病程等一般情况外,应重点评估患者使用呼吸机的起始时间、连接呼吸机的方式、用药史、医源性操作史、患者的免疫功能状态等。

2. 临床表现　呼吸机相关性肺炎的临床表现缺少特异性,可有肺内感染常见的症状与体征,包括发热、呼吸道有痰鸣音等。

3. 辅助检查

(1) 胸部 X 线影像:新发生的或进展性的浸润阴影是 VAP 常见的胸部影像学特点。

(2) 微生物学检查

1) 标本的留取:VAP 的临床表现缺乏特异性,早期病原学检查对 VAP 的诊断和治疗具有重要意义。对于疑为 VAP 的患者,经验性使用抗菌药物前应留取标本行病原学检查。经气管镜保护性毛刷(protected specimen brush,PSB) 和经气管镜支气管肺泡灌洗(bronchoalveolar lavage,BAL)虽然是侵入性方法,但较经气管导管内吸引(endotracheal aspiration,ETA)获取分泌物样本诊断 VAP 的准确性更高。

2) 气道分泌物涂片:是一种快速检测方法,可在接诊的第一时间初步区分革兰氏阳性菌、革兰氏阴性菌和真菌,利于 VAP 的早期诊断与指导初始抗菌药物的选择。

(3) 气道分泌物定量培养:培养周期一般需要 48~72h,不利于 VAP 的早期诊断与指导初始抗菌药物的选择,但有助于感染和定植的鉴别分析。下呼吸道分泌物定量培养结果可用于鉴别病原菌是否为致病菌,经 ETA 分离的细菌菌落计数 ≥10^5CFU/mL、经气管镜 PSB 分离的细菌菌落计数 ≥10^3CFU/mL,或经 BAL 分离的细菌菌落计数 ≥10^4CFU/mL 可考虑为致病菌;若细菌浓度低于微生物学诊断标准,需结合宿主因素、细菌种属和抗菌药物使用情况综合评估。

(4) 其他:活检肺组织培养是肺炎诊断的金标准。因其为有创检查,临床取材困难,故早期不常进行。血培养是诊断菌血症的金标准,但对 VAP 诊断的敏感性一般不超过 25%,且 ICU 患者常置入较多的导管,即使血培养阳性,细菌大部分来自肺外,对于 VAP 的诊断意义不大。

4. 呼吸机相关性肺炎的判断

(1) 临床诊断:胸部 X 线片或 CT 显示新出现或进展性的浸润影、实变影或磨玻璃影,同时满足以下 2 项或 2 项以上,可建立临床诊断:①发热,体温 >38℃;②脓性气道分泌物;③外周血白细胞计数 >$10 × 10^9$/L 或 <$4 × 10^9$/L。

(2) 临床肺部感染评分(clinical pulmonary infection score,CPIS):可对 VAP 的诊断进行量化。该评分系统用于诊断肺炎并评估感染的严重程度,由 6 项内容组成:①体温;②外周血白细胞计数;③气管分泌物情况;④氧合指数[动脉血氧分压(partial pressure of oxygen in arterial blood,PaO_2)/ 吸入气氧浓度(fraction of inspired O_2,FiO_2)];⑤胸部 X 线片示肺部浸润进展;⑥气管吸出物微生物培养。简化的 CPIS 去除了对痰培养结果的要求,总分为 10 分,得分≥5 分提示存在 VAP,更利于早期评估患者肺部感染程度。

(三) 呼吸机相关性肺炎的预防与护理

1. ICU 的管理　应保持室内空气清新、湿润,有条件的医院可实行层流净化;室温保持在 22℃左右,相对湿度 50%~60%。每个月进行细菌学检测,ICU 空气菌落 <200cfu/m³,物体表面 <5cfu/cm²。耐甲氧西林金葡菌、铜绿假单胞菌、耐万古霉素肠球菌感染者应相对隔离。

2. 提高医护人员的防范意识,加强无菌操作　ICU 应严格限制人员流动,实行无陪护制度。进入 ICU 人员应更衣换鞋,戴口罩和工作帽,严格遵守无菌操作原则。医护人员的手部、患者的皮肤以及 ICU 环境可能成为某些抗生素耐药菌株的污染源,所以当直接接触患者时应佩戴一次性手套,在直接接触不同患者之间换手套并消毒手部。

3. 呼吸道管理

(1) 气管导管套囊管理:导管气囊充气是为了使人工气道放置牢固,同时达到合理密闭。而合理的密闭可以防止呼吸道或胃内容物反流入气管,减少 VAP 的发生并保证机械通气时不漏气。套囊内注气量一般为 5mL 左右,以辅助或控制呼吸时不漏气,气囊内压力一般为 2.7~4.0kPa。漏气或充气不均可致通气不足;套囊充气过度、时间过长,气管黏膜会出现缺血坏死,继发感染。

(2) 呼吸机管路管理:呼吸机管路内的冷凝水为污染物。呼吸机使用中,冷凝水集液瓶应置于管路最低位置,并注意及时清除集液瓶中冷凝水。在离断管道、变换体位及处理冷凝水原液之前应戴手套,之后更换手套并消毒手。呼吸机管路每 7d 更换 1 次,湿化罐、雾化器内液体应每 24h 用灭菌用水全部更换一遍,用后进行终末消毒。

(3) 机械通气患者细菌监控:院内感染科的专职人员应定期对使用中的呼吸机管路系统各关键部位进行物体表面细菌监测,掌握管路系统污染状况及病原菌的变化。对患者的痰液进行细菌培养,为临床提供控制感染的可靠资料。

(4) 有效吸痰:有效吸痰是保持呼吸道通畅,确保机械通气效果的关键。若呼吸机显示气道压力升高,患者有痰鸣音、咳嗽或呼吸窘迫、脉搏血氧饱和度突然下降,应立即吸痰。每次吸痰时间不超过 15s,吸痰前可加大吸氧浓度甚至使用纯氧,并注意观察患者生命体征。

(5) 呼吸道湿化:加强呼吸道湿化是保证呼吸道通畅、预防呼吸道感染的重要措施之一。呼吸道湿化可使痰液稀释,易于咳出;呼吸道湿化不足,易形成痰栓堵塞气道。肺部感染的发生率也可随着气道湿化程度的降低而增高。

4. 体位护理　是临床工作中一个重要部分。为有效预防 VAP 的发生,可将床头抬高 30°~40°。在实际临床护理工作中根据患者病情尽可能采取半卧位。

5. 营养及饮食护理　加强营养,提高免疫力,加强危重症患者的营养支持治疗,及时纠正水和电解质、酸碱失衡。

6. 口腔护理　有效的口腔清洁可通过改变微生物在口腔中的接触频率,减少细菌数量来维持口腔的防御体系。常用的漱口溶液及其作用:①生理盐水。清洁口腔,预防感染,适用于口腔 pH 中性时。②复方硼酸溶液(朵贝儿溶液)。可轻微抑菌,消除口臭,适用于口腔 pH 中性时。③0.02% 呋喃西林溶液。可清洁口腔,为广谱抗菌溶液,适用于口腔 pH 中性时。④1%~3% 过氧化氢溶液。遇有机物时,可释放出新生氧气以抗菌除臭,适用于口腔 pH 偏酸性时。⑤1%~4% 碳酸氢钠溶液。用于真菌感染,适用于口腔 pH 偏酸性时。⑥2%~3% 硼酸溶液。可抑制细菌的生长、防腐,适用于口腔 pH 偏碱性时。⑦0.1% 醋酸溶液。用于铜绿假单胞菌感染时,适用于口腔 pH 偏碱性时。

7. 适时去除有创性装置和器具　尽量缩短通气时间,如有可能,应尽早拔除气管导管,减少细菌在生物膜内定植,降低 VAP 的发生率。

8. 心理行为干预　护士应及时识别和满足患者的需求,并运用语言、文字、肢体语言等向患者传达信息,以增强患者的治愈信心,增加对护士的信任,将患者的不良心理减至最轻。

(四) 呼吸机相关性肺炎监测流程

呼吸机相关性肺炎监测流程如图 3-1 所示。

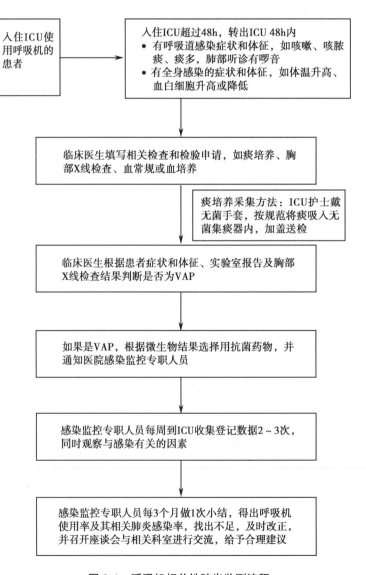

图 3-1　呼吸机相关性肺炎监测流程

二、导管相关性血流感染

(一) 导管相关性血流感染概述

导管相关性血流感染(catheter related bloodstream inaction,CRBSI)是指带有血管内导管或者拔除血管内导管 48h 内的患者出现菌血症或真菌血症,并伴有发热(>38℃)、寒战或低血压等感染表现,除血管导管外没有查出其他明确的感染源。随着血管内导管的广泛应用,CRBSI 已成为医院血液感染的最常见原因之一。有资料显示,静脉导管感染占医院感染的 13%,90% 的静脉导管感染发生于中心静脉置管。

(二) 导管相关性血流感染患者的评估

1. 健康史 主要评估患者年龄、发病过程、血管条件、血管损伤史、导管置入的目的、时间、导管种类、置入途径等。此外,还应评估患者的免疫功能状况、意识状态、心理反应与合作程度等。

2. 临床表现 CRBSI 症状常不典型,缺少特异性。不同程度的发热及脓毒症为最常见的表现形式。少数患者可出现静脉炎、心内膜炎或迁徙性脓肿的症状与体征。

3. 辅助检查

(1) 拔除导管后的检查:取导管尖端 5cm 进行病原菌培养,如果定植菌与血培养菌为同一菌株即可诊断 CRBSI。

(2) 保留导管时的检查

1) 阳性时间差法:使用抗生素前同一时间分别经导管与经皮肤抽血并进行病原菌培养,如果经导管及经皮肤采出的血标本病原菌培养均为阳性,且经导管采出的血标本呈现阳性时间较经皮肤采出的血标本早 2h 以上,可诊断 CRBSI。

2) 定量法:使用抗生素前同一时间分别经导管与经皮肤抽血并进行病原菌培养,如果经导管采出的血标本菌落计数是经皮肤采出的血标本菌落计数的 3 倍以上,可诊断 CRBSI。如果经导管采血多次病原菌培养为同一种病原微生物,且定量计数 $\geq 10^2$ cfu/mL,也提示发生 CRBSI。

(三) 导管相关性血流感染的预防与护理

1. 置管前准备

(1) 医护人员的培训:对实施和护理导管的医务人员进行教育和培训,内容包括血管内导管的使用指征、血管内导管置管及护理规范化操作、防止血管内导管相关感染的最佳预防措施等。经过培训并通过考核的医护人员方可进行外周或中心静脉导管置入与护理工作。

(2) 评估导管置入指征:对于 ICU 患者,在进行血管内导管置入前,要认真评估是否具备指征,尤其是中心静脉置管时更应注意,尽量减少不必要的中心静脉导管置入。

(3) 导管置管部位选择

1) 外周静脉导管:成人应选择上肢作为导管置管部位。当预计静脉输液治疗 >7d 时,应使用中等长度周围静脉导管或外周中心静脉导管（PICC）。

2）中心静脉导管：选择置管部位前需权衡降低感染并发症和增加机械损伤并发症的利弊。成人行非隧道式中心静脉置管时应首选锁骨下静脉。ICU 患者 PICC 出现感染的风险与锁骨下静脉或颈内静脉相当。血液透析患者应避免选择锁骨下静脉，以防静脉狭窄。预期置管超过 5d 的患者可选用抗菌材料导管（导管表面附有抗菌药物或导管材料中加入抗菌药物）。

2. 置管操作及导管的维持

（1）消毒隔离措施：置管过程中严格的手消毒和无菌操作是减少穿刺部位病原菌经导管皮肤间隙入侵的最有效手段。置管前采用消毒剂（含有效碘 500mg/L 的碘附、氯己定酊剂、2% 碘酊与 75% 乙醇或氯己定及葡萄糖盐酸混合液）进行皮肤消毒；置入导管过程中应最大限度地使用消毒隔离防护屏障。

（2）导管穿刺部位皮肤保护：使用无菌纱布或无菌的透明、半透明敷料覆盖置管部位。一般纱布敷料每 48h 至少更换 1 次，透明敷料每 7d 至少更换 1 次，当敷料潮湿、松弛或可见污渍时应及时更换。

（3）穿刺部位的观察：应每天透过敷料观察与触诊穿刺部位，当局部肿痛或有感染迹象时应移除敷料来观察穿刺部位。

（4）导管连接部位保护：反复进行导管连接部位的操作会增加感染的机会。研究表明，密闭的导管连接系统能减少导管腔内病原菌定植。在连接导管前应做好局部消毒，不需要使用抗生素封管来预防感染。

（5）导管的更换：不需要常规更换导管以预防导管相关感染。一般，短期外周套管针可维持 72~96h，短期中心静脉导管可维持 14d 左右，PICC 导管使用时间可根据供应商提供的期限确定。

（6）全身性抗菌药物预防：避免在插管前或留置导管期间常规使用全身抗菌药物以预防导管内细菌定植或 CRBSI。

（四）中心静脉导管相关性血流感染监测流程

中心静脉导管相关性血流感染监测流程如图 3-2 所示。

三、导尿管相关性尿路感染

（一）导尿管相关性尿路感染概述

导尿管相关性尿路感染（catheter-associated urinary tract inaction，CA-UTI）主要是指留置导尿管后或拔除导尿管 48h 内发生的泌尿系统感染，其发生率仅次于肺内感染，是医院感染中最常见的感染类型之一。

（二）导尿管相关性尿路感染患者的评估

1. 健康史　重点评估病情、年龄、导尿管种类、导尿管置入时间、导尿管操作过程、尿液引流情况、抗生素应用情况及患者的心理反应与合作程度等。

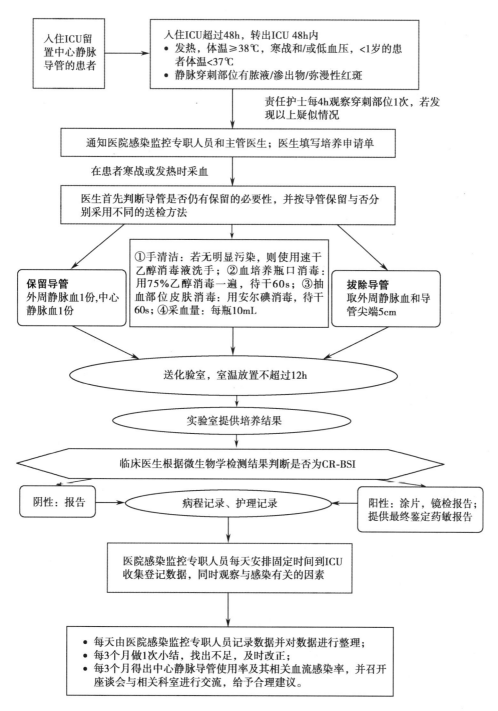

图 3-2 中心静脉导管相关性血流感染监测流程

2. 临床表现 绝大多数患者没有明显的临床症状,少数人表现出尿道刺激症状,即尿频、尿急与尿痛,膀胱区可有不适,尿道口周围可出现红肿或有少量炎性分泌物。个别患者还可有腰痛、低热(一般不超过 38℃),一般无明显全身感染症状。尿液检查可见白细胞尿,甚至血尿与脓尿。

3. 辅助检查与判断

(1) 有症状的尿路感染：患者出现尿频、尿急、尿痛等尿路刺激症状，或者有下腹触痛、肾区叩痛，伴有或不伴有发热。尿检白细胞结果：男性≥5 个 / 高倍视野，女性≥10 个 / 高倍视野，同时符合以下条件之一：①清洁中段尿或导尿留取尿液培养革兰氏阳性球菌菌落数≥10^4cfu/mL，革兰氏阴性杆菌菌落数≥10^5cfu/mL；②耻骨联合上膀胱穿刺留取尿液培养的细菌菌落数≥10^3cfu/mL；③新鲜尿标本经离心后用相差显微镜检查，每 30 个视野中有半数视野见到细菌；④手术、病理学或影像学检查发现尿路感染证据。

(2) 无症状性菌尿症：如果患者没有临床症状，但 1 周内有内镜检查或导尿管置入，尿液培养革兰氏阳性球菌菌落数≥10^4cfu/mL，革兰氏阴性杆菌菌落数≥10^5cfu/mL，应当诊断为无症状性菌尿症。

(三) 导尿管相关性尿路感染的预防与护理

1. 导尿准备

(1) 严格掌握留置导尿的适应证：留置导尿前应评估必要性，避免不必要的留置导尿，并应尽可能缩短导尿管的留置时间。

(2) 选择适宜的导尿管：应根据患者的年龄、性别、尿道等情况选择适宜型号和材质的导尿管，检查无菌导尿包、引流装置有无过期和 / 或破损。

2. 导尿及导尿后护理

(1) 手卫生与无菌技术：认真洗手后，严格遵循无菌操作原则施行导尿技术，保持最大的无菌屏障；动作轻柔，避免损伤尿道黏膜；防止发生交叉感染。

(2) 尿管固定：应妥善固定尿管，防止发生滑动和牵引尿道，避免打折与弯曲；始终保持集尿袋高度低于膀胱水平；活动或搬运时应夹闭尿管，避免尿液逆流；及时清空集尿袋中的尿液，清空过程中遵循无菌操作原则，避免集尿袋的放尿口被污染。

(3) 无菌密闭引流：对留置导尿管的患者应采用抗反流密闭式引流装置，维持引流通畅，避免不必要的膀胱冲洗。一般情况下，不要分离导尿管与集尿袋的连接管；必须分离时，应消毒尿管与连接管口，再按无菌技术连接集尿系统。

(4) 尿道口护理：保持患者尿道口清洁，留置导尿期间应每天清洁或消毒尿道口 2 次。

(5) 尿管更换：长期留置导尿的患者，不宜频繁更换导尿管。如尿管阻塞、脱出、发生尿路感染及留置导管装置的无菌性和密闭性被破坏，应立即更换。

(四) 导尿管相关性尿路感染监测流程

导尿管相关性尿路感染监测流程如图 3-3 所示。

四、多重耐药菌感染

(一) 多重耐药菌感染概述

多重耐药菌(multidrug-resistant organism，MDRO)主要是指对 3 类或 3 类以上抗菌药物同时呈现耐药的细菌。泛耐药是指对目前推荐用于相应细菌感染的经验用药(除多黏菌素、

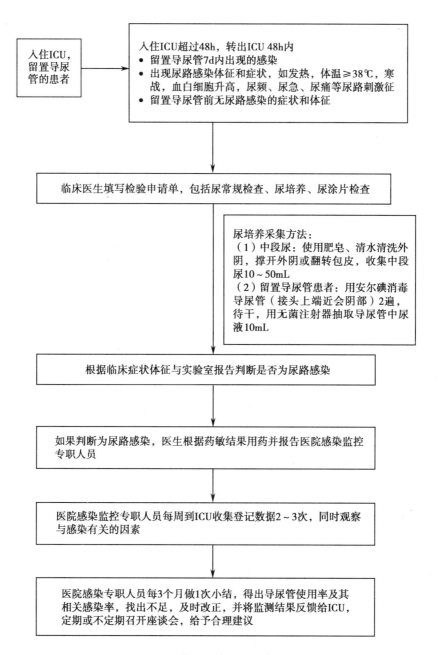

图 3-3 导尿管相关性尿路感染监测流程

替加环素外)都耐药的现象。MDRO 防控是 ICU 感染控制工作最大的挑战之一。

(二) 多重耐药菌感染患者的评估

1. 健康史 主要评估患者的年龄、疾病诊断、发病过程、用药史,尤其是抗生素的应用情况等。

2. 临床表现 多重耐药菌引起的感染呈现复杂性与难治性的特点,主要感染类型包括泌尿道感染、外科手术部位感染、医院获得性肺炎、导管相关血流感染及复杂的皮肤感染等,应根据患者的感染类型进行临床症状与体征评估。

3. 辅助检查

(1) 纸片扩散法:将浸有抗菌药物的纸片贴在涂有细菌的琼脂平板上,抗菌药物在板上由纸片中心向四周扩散,其浓度呈梯度速减,纸片周围一定直径范围内的细菌生长受到抑制。在细菌药物敏感性测定中采用纸片扩散法,可以判断药物对细菌生长的抑制情况。

(2) 稀释法:也称最低抑菌浓度测定法,是以一定浓度抗菌药物与含有被试菌株的培养基进行一系列不同浓度的稀释,经培养后观察最低抑菌浓度。

(3) 耐药基因检测:采用基因特异引物进行聚合酶链反应扩增及产物测序,确定菌株是否携带某种基因。

(三) 多重耐药菌感染的预防与护理

1. 强化预防与控制措施

(1) 加强医务人员手卫生:配备充足的洗手设施和速干手消毒剂,提高医务人员手卫生的依从性。医务人员在直接接触患者前后、进行无菌技术操作和侵入性操作前,以及接触患者使用的物品或处理其分泌物、排泄物后,必须洗手或使用速干手消毒剂进行手部消毒。

(2) 严格实施隔离措施:对确定或高度疑似多重耐药菌感染患者或定植患者,应当实施接触隔离措施,预防多重耐药菌传播。尽量选择单间隔离,也可以将同类多重耐药菌感染患者或定植患者安置在同一房间。不宜将多重耐药菌感染或定植患者与留置各种管道、有开放伤口或免疫功能低下的患者安置在同一房间。没有条件实施单间隔离时,应当进行床旁隔离。与患者直接接触的相关医疗器械、器具及物品等要专人专用,并及时消毒处理。不能专人专用的医疗器械、器具及物品要在每次使用后擦拭消毒。实施诊疗护理操作时,应当将高度疑似或确诊多重耐药菌感染患者或定植患者安排在最后进行。

(3) 遵守无菌技术操作规程:医务人员应当严格遵守无菌技术操作规程,特别是在实施各种侵入性操作时应避免污染,有效预防多重耐药菌感染。

(4) 加强清洁和消毒工作:做好 ICU 病房物体表面的清洁、消毒。对医务人员和患者频繁接触的物体表面采用适宜的消毒剂进行擦拭、消毒。出现多重耐药菌感染暴发或疑似暴发时,应当增加清洁、消毒频次。在多重耐药菌感染患者或定植者诊疗过程中产生的医疗废弃物应当按有关规定进行处置和管理。

2. 合理使用抗菌药物 严格执行抗菌药物临床使用基本原则,切实落实抗菌药物的分级管理,正确、合理地实施给药方案。应根据临床微生物检测结果合理选择抗菌药物,严格执行围手术期抗菌药物预防性使用的相关现定,避免因抗菌药物使用不当导致细菌耐药的发生。

3. 减少或缩短侵入性装置的使用 尽可能减少不必要的侵入性操作项目,减少侵入性导管的置入时间、避免使用多腔导管,以减少多重耐药菌的定植。

4. 加强多重耐药菌监测 及时采集有关标本送检,以早期发现多重耐药菌感染患者与定植患者。

(四) 多重耐药菌感染监测流程

多重耐药菌感染监测流程如图 3-4 所示。

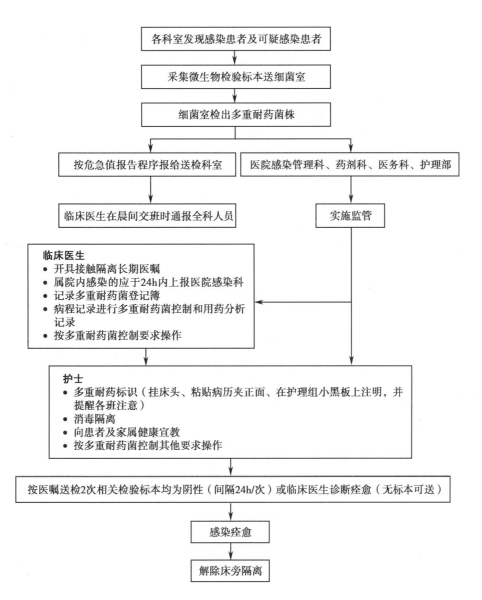

图 3-4　多重耐药菌感染监测流程

（于　婵　陈　璐　张　涵）

参考文献

［1］史冬雷,张红梅,高健,等.分级转运模式在急诊危重症患者院内转运中实施的效果评价［J］.中国护理管理,2016,16(5):639-642.

［2］许晓萍,陈毅文,陈艺延.急危重症患者院内安全转运路径的建立与实施［J］.护理学杂志,2012,27(7):11-14.

［3］丁万红,夏海鸥,徐春芳,等.急诊危重症患者院内转运流程的建立和应用评价［J］.

护理学杂志,2016,31(21):51-55.

[4] 刘容,邱艳,李湖波,等.标准化分级转运方案在急诊危重症患者院内转运中的应用及效果[J].中国实用护理杂志,2019,35(23):1798-1802.

[5] 刘晓颖,高健,史冬雷.急危重症患者标准化院内分级转运体系的实施与效果[J].中国护理管理,2019,19(3):394-400.

[6] 孙黎黎,陆艳辉,米玉红.急诊危重症患者导管相关血流感染流行病学特征及危险因素分析[J].心肺血管病杂志,2018,37(5):406-409.

[7] 中华医学会呼吸病学分会感染学组.中国成人医院获得性肺炎与呼吸机相关性肺炎诊断和治疗指南(2018年版)[J].中华结核和呼吸杂志,2018,41(4):255-280.

[8] 孙晋洁,孙永强.导管相关性血流感染的国外预防研究进展[J].护理学报,2015,22(10):26-30.

[9] 叶晓燕,金彩香,韩智云.中心静脉导管相关性血流感染的危险因素与预防研究[J].中华医院感染学杂志,2015,22(9):2157-2160.

[10] 林青青,洪小玲,林明霞.ICU导管相关性感染目标性监测[J].中华医院感染学杂志,2015,25(23):5415-5417.

[11] 霍玉萌,王莹.导尿管相关性尿路感染的易感因素及预防护理研究进展[J].护理学杂志,2015,30(13):102-104.

[12] 张波,桂丽.急危重症护理学[M].北京:人民卫生出版社,2019.

第四章

临床急危重症专科护理人才培养

学科是基础,人才是关键。急危重症护理学要深入发展,就要做好人才培训及其资质认证工作,这也是发展急危重症护理事业的一个重要方面。

一、国内外急危重症护士培训

(一) 国外急危重症护士培训

发达国家十分重视对急诊护士和危重症护士的培训工作,认为急危重症护理人员除了需要正规教育外,还要经过若干年实践磨炼和一定时间的继续教育,才能逐渐成熟并充当技术骨干力量。为此,美国急诊护士和危重症护士学会开设了大量的急诊及危重症护理继续教育项目,可供在职护士选择。急危重症专科护士的培训始于 20 世纪 30—40 年代。专科护士培训工作开始后,部分医院对护士进行短期培训,使之成为急危重症护理领域的专家。此外,许多大学还专门开设了急危重症专科护士研究生项目。加拿大、英国等国家在20 世纪 60 年代也开始实施专科护士培养制度,有专科证书课程和研究生学位课程两种形式。日本急救医学会护理分会则在 1981 年制定了急救护理专家的教育课程和实践技能标准,急救护理专家的教育主要在日本护理学会的研修学校中实施。

各国培训内容不尽相同。例如,美国急诊专科护士证书课程一般包括急诊突发事件的评估及确定优先事项、对医疗和心理紧急情况的快速反应及救生干预、创伤护理核心课程、高级心脏生命支持术、儿科急诊护理课程、急诊护理程序等。日本急救护理专家教育主要是进行能力培养,包括抢救技术能力、准确进行病情分类、调整治疗顺序、把握患者及家属需求并给予援助。教育课程包括理论和专业技术课程,其中专业技术课程涉及抢救、分诊和应急沟通技能。

(二) 国内急危重症护士培训

我国急危重症护士培训工作起步较晚,但近年来逐步受到重视。目前"急救护理学"已是各高校护理专业必修科目,适合在职护士的各类继续教育项目也较为丰富。随着我国护理学科的飞速发展,专科护士培训又成为一种更高层次的培训形式。《中国护理事业发展纲要(2005—2010)》中明确指出:要在 2005—2010 年,分步骤在急诊急救、重症监护等重点临床领域开展急诊和危重症专科护士的培训。在此思想指引下,我国安徽、江苏、上海、北京等许多地区尝试开展了急诊和危重症专科护士培训工作。

国内对急危重症专科护士的培训主要以在职教育为主,安排急诊和危重症抢救临床经验较为丰富的教师授课,培训内容包括理论教学与临床实践。理论教学内容涉及急诊和急救、危重症监护的所有内容、学科发展与专科护士发展趋势、循证护理、护理科研、护理教育以及突发事件的应对等。专科理论包括重症监护、急救创伤、各种危象、昏迷、中毒等急救最新进展。采取理论讲座、病例分析、操作示范、临床实践等多种形式授课。

二、国内外急危重症护士资质认证

(一) 国外急危重症护士资质认证

很多发达国家对急诊和危重症护士已实行资质认证(certification)制度,要求注册护士在经过专门培训获得证书后方可成为专科护士。例如,在美国成为急诊护士的条件包括:①具有护理学士学位;②取得注册护士资格;③有急诊护理工作经历;④参加急诊护士学会举办的急救护理核心课程学习并通过急诊护士资格认证考试。日本在1995年正式开始进行急诊护理专家资质认证。英国、瑞典、奥地利、丹麦等国家对急诊和危重症护士的资质认证也有各自的要求,给予的待遇也优于普通护士。

为了保证护理工作质量,这些国家还对证书的有效期做了具体规定。例如,美国急诊和危重症护士执照有效期通常为5年,在此期间必须要争取继续教育学分来保持执照的有效性,否则执照会被取消或被迫重新参加资格考试。日本护理学会及临床护理专家、专科护士鉴定部门规定:临床护理专家、专科护士每5年必须重新进行1次资格审查。审查条件包括实践(工作)时间、科研成绩、专科新知识学习情况。这种非终身制的资格审查机制给高级护理人员带来一定危机感,可促进其进一步更新完善自身知识,推动临床急危重症护理工作向更高方向发展。

(二) 国内急危重症护士资质认证

我国的急危重症专科护士资质认证尚处在尝试阶段,没有统一的资格认定标准。2006年,上海市护理学会牵头,在上海市开始进行急诊及危重症适任护士认证工作,对全上海各级医院在急诊科或ICU工作2年以上的注册护士分期、分批进行包括最新专科理论学习、医院实训基地临床实践在内的培训,并给考核合格者发放适任证书。安徽省立医院也在2006年建立了第一个急诊急救专科护士培训基地。目前,全国各地区已逐步开展急诊急救专科护士培训及认证工作并已取得一定成绩。

(于 婵)

参考文献

[1] 曹红梅,陈湘玉. 我国ICU护士培训现状及展望[J]. 中国护理管理,2011,11(11):87-89.

[2] 余萌,黄德斌,燕朋波,等. 中国ICU护理人员及专科规范化培训现状调查[J]. 中华现代护理杂志,2018,24(18):2200-2207.

［3］　成守珍,高明榕,白利平,等.ICU专科护士培养与使用［J］.中国护理管理,2013,13
　　　　(4):15-17.

［4］　孙红,郭海凌,孙建华.重症专科护士的培养:规范与发展［J］.中华现代护理杂志,
　　　　2018,24(28):3349-3352.

［5］　王君,龚娟,刘容,等.重症医学科专科护士规范化管理模式的建立及实施效果［J］.
　　　　中国护理管理,2018,18(6):787-791.

［6］　程子卉,夏海鸥.ICU专科护士培训后工作内容变化的质性研究［J］.中华护理杂志,
　　　　2017,52(12):1427-1431.

［7］　台瑞,方芳,杨富.国外ICU联络护士的发展现状［J］.中国护理管理,2019,19(3):
　　　　477-480.

［8］　张波,桂丽.急危重症护理学［M］.北京:人民卫生出版社,2019.

第二篇 各论

第五章

循环系统疾病患者的急危重症护理及案例分析

第一节　循环系统及其护理评估

一、循环系统概述

循环系统疾病包括心脏和血管疾病,合称心血管疾病。心血管疾病是全球死亡率最高的非传染性疾病(non-communicable diseases,NCD),也是影响人类健康最广泛的疾病。根据世界卫生组织发布的《2018 世界卫生统计报告》统计,非传染性疾病占总死亡人数的71%,其中首位致死原因仍然是心血管疾病,占所有非传染性疾病的44%。随着经济的发展,人们生活水平的提高、饮食结构的改变及人口迅速老龄化,我国心血管病患病率及死亡率呈上升趋势。我国心血管病现患人数为 2.9 亿,死亡率居首位,占居民疾病死亡构成的40% 以上。心血管疾病给人类健康造成严重威胁,并给社会带来沉重负担,是全球性的重大公共卫生问题。

(一) 循环系统的组成

心血管系统包括心脏、动脉、毛细血管和静脉。心脏是血液循环的动力器官。动脉将心脏输出的血液运送到全身各器官,是离心的管道。静脉则把全身各器官的血液带回心脏,是回心的管道。毛细血管是位于小动脉与小静脉间的微细管道,管壁薄,有通透性,是进行物质交换和气体交换的场所。

血液循环受神经体液因素的调节,这些因素在中枢神经高级部位的整合下能使心血管系统保持适当的血压和血流,这是确保各组织器官正常物质交换,维持正常功能活动的先决条件。根据血液在心血管系统中的循环途径和功能不同,可将血液循环分为体循环与肺循环两部分(图 5-1)。血液到达不同器官的循环(称为特殊区域循环或器官循环)也各具特点。在高等动物中,脑循环和冠状动脉循环最为重要,因为二者的短时阻断都将导致严重的后果乃至死亡,如冠状动脉阻断后几乎立即使心搏停止,脑循环阻断后脑细胞 4~6min死亡。

(二) 循环系统的功能

循环系统是为全身各组织器官运输血液,将氧、营养物质输送到组织,并在内分泌腺和

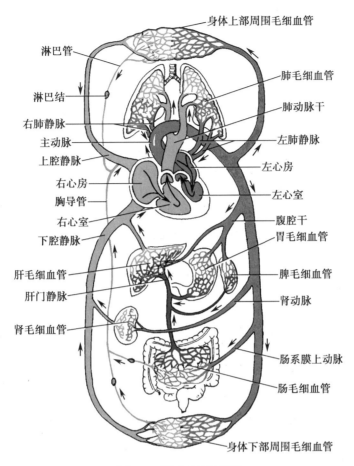

图 5-1　循环系统示意图

靶器官之间传递激素,同时将组织代谢产生的废物和二氧化碳运走,以保证人体新陈代谢的正常进行,维持机体内部理化环境的相对稳定。另外,心肌细胞和血管内皮细胞也具有内分泌功能,能分泌心钠肽、内皮素、内皮舒张因子等活性物质,在调节心、血管的运动和功能方面有重要作用。

(三) 循环系统疾病的临床表现

1. 呼吸困难　在心血管疾病中,呼吸困难是左心功能不全的主要症状。心脏病患者的呼吸困难可由各种原因引起的低心排血量、肺淤血进而发展的急性肺水肿或动脉血氧分压降低引起,可见于各种心脏病变引起的心功能不全、严重心律失常或发绀型先天性心脏病等。不同疾病性质和严重程度所致呼吸困难的症状不同。

(1) 劳力性呼吸困难:是左心室或三尖瓣病变时最早、最常见的症状。在评定呼吸困难程度时应注意结合患者的精神状态及其耐受性。例如,有些严重的三尖瓣狭窄患者主诉仅有轻度呼吸困难,其原因是疾病在长期的缓慢发展中,患者已不自觉地将自身的体力活动限制在可耐受的范围内而不感到呼吸困难。少数情况下,短暂发作性劳力性呼吸困难实际上相当于心绞痛发作,这是出于劳力负荷过重造成的严重心肌缺血,使呼吸困难的症状比胸痛的症状更明显。

(2) 夜间阵发性呼吸困难:常发生于急性左心衰竭或急性心律失常时。患者常伴胸闷、气急而憋醒,被迫坐起,称为夜间阵发性呼吸困难,于夜间入睡 1~2h 出现。轻者数分钟后症状消失,重者可伴有咳嗽、咳泡沫痰、气喘、发绀、肺部发现哮鸣音,称为心源性哮喘。

(3) 端坐呼吸:平卧时便有呼吸困难,表明左心功能减退已较明显。患者常被迫取坐位或高枕卧位,使静脉回心血量减少,肺淤血减轻。但支气管哮喘或其他严重肺部疾病也可出现端坐呼吸,需注意鉴别。

2. 胸痛　对于胸痛症状,应进一步了解起始情况、疼痛部位、放射区域、疼痛性质、严重程度、持续时间、诱发因素(如劳力负荷、精神紧张、进食等)、缓解因素(如休息、体位改变等)以及是否伴有呼吸困难、出汗、眩晕或心悸。引起胸痛的心血管疾病主要有缺血性心脏病、急性心包炎、肺栓塞及主动脉夹层。典型缺血性心脏疼痛(心绞痛)的特点为胸骨下疼痛,向左肩、左臂尺侧、上颌部放射,多为压榨感、紧张感或烧灼感,持续 1~10min,大多为 3~5min,大于 30min 应考虑心肌梗死的可能。

3. 心悸　是患者就诊的常见原因。心悸的感觉可表现为心慌、心脏下沉感、心脏振动感、撞击感、停顿感及心跳不规则等。症状的轻重取决于患者的敏感性。常见类型有:

(1) 不伴心律失常的心悸:十分常见。这是对正常心搏的感知,左侧卧位更明显,多见于紧张和敏感的患者。情绪易激动者常伴窦性心动过速,心率一般为 100~140 次/min。

(2) 心律失常所致的心悸:常见有房性或室性期前收缩(早搏)。患者常主诉心搏脱漏或停顿感,有时描述为心搏冲向喉部或下沉感,或连跳感,多见于各种器质性心脏病,有时也可为功能性早搏。此外,尚有阵发性室上性心动过速,心率为 160 次/min;阵发性心房颤动,心跳快而极不规则,伴有脉搏短细;心房扑动,心率常为 150 次/min 左右,可以规则也可不规则,心率成倍增加或突然减半。

(3) 血流动力学改变所致的心悸:多见于器质性心血管病(如二尖瓣、主动脉瓣关闭不全等)、先天性心脏病。高动力状态,如妊娠、甲状腺功能亢进(简称甲亢)时也可产生心悸。

4. 晕厥　是由于脑部供血不足所致的突然和短暂意识丧失,有时可伴惊厥、抽搐。昏眩无力或无力维持体位是晕厥的前驱症状。周围血管性、心源性及脑血管性病变是引起晕厥最为常见的病因。

(1) 周围血管性晕厥:是由于周围循环障碍所致的晕厥,即由于低血压所致的脑供血不足,也可见于健康人。常见的原因有:血管迷走反应,如过热环境中的晕厥、咳嗽性晕厥、排尿性晕厥等;直立体位性晕厥,常见于慢性低血压或有巨大静脉曲张的患者从卧位、蹲位突然站立时;血容量不足,如失血、失水或利尿过度;扩张血管的药物(如硝酸甘油等)反应。这类晕厥发生前,患者常有头昏、视物模糊、出汗、恶心等前驱症状,平卧后即可恢复意识,但常表现为脸色苍白、全身出汗、心动过缓。

(2) 心源性晕厥:是由于心排血量暂时减少而致脑供血不足所引起的,常见原因为心律失常,如阵发性室性心动过速、严重室性心动过缓、房室传导阻滞或心室停搏等;少数患者在转动头部、揉压颈部或领带和衣领过紧时发生晕厥,提示颈动脉窦过敏,当其受刺激时引起反射性严重心动过缓而致晕厥,称为颈动脉窦晕厥;血流障碍所致晕厥,如严重的主动脉瓣狭窄、肺动脉或肺动脉瓣狭窄、法洛四联症、肥厚性梗阻性心肌病、左房黏液瘤等,常发生在劳力负荷突然加重或体位改变时,使原已减少的心排血量更加不足,或使心脏排血暂时阻断而致脑缺血;严重的心脏疾病患者,平时有严重心功能不全,轻度负荷增加或血压下降即可出现晕厥。

心源性晕厥发生一般较为突然,患者无头昏、不适等前驱症状,持续时间甚短,外伤及大、小便失禁罕见,意识恢复后,除原有心脏病症状外,无其他明显症状。

(3)脑血管病变所致晕厥:常伴有失语、单侧肢体无力或意识不清、眩晕等前驱症状,持续时间较长,意识恢复也呈渐进性,常有嗜睡、乏力等伴随症状。晕厥还应与其他引起意识障碍的非心血管疾病相鉴别,如癫痫、癔症发作、低血糖、前庭病变等。

5. 发绀

(1)中心性发绀:主要见于由右向左分流的先天性心脏病,分流量 >30% 的左心搏出量时可出现发绀。单纯的心源性发绀一般没有严重的呼吸困难(除非有急性肺动脉栓塞或肺水肿)。肺源性发绀均有严重的呼吸困难,若以纯氧吸入 5~10min 后,肺源性发绀可明显减轻,甚至消失,心源性发绀则无此反应。

(2)周围性发绀:由周围循环血流障碍,血流缓慢,毛细血管血液中的氧气在组织中过多消耗引起,常见于右心衰竭、缩窄性心包炎、心源性或血管性休克的患者。周围性局限性发绀是雷诺现象的典型临床表现。

6. 水肿 心血管疾病所致的水肿是右心功能不全的主要表现。无论病因如何,引起心源性水肿的因素主要是静脉压升高与水、钠潴留。心源性水肿出现在身体下垂部位,一般患者易出现在双下肢,卧床患者出现在枕部、肩胛部及腰骶部等,严重水肿患者可出现胸腔和腹腔的积液。

7. 咳嗽、咯血 咳嗽和咯血偶尔可以是心脏病的首发症状。以咯血作为首要表现常见于二尖瓣狭窄及其他各种心血管疾病引起的肺淤血、血管破裂和肺梗死。急性肺水肿患者常伴有咳嗽,并咳粉红色泡沫样痰。咳嗽可因二尖瓣狭窄所致左心房增大,压迫左主支气管,并刺激左侧喉返神经而引起;也可因累及主动脉弓的主动脉瘤以及累及心脏的肿瘤压迫纵隔结构时引起。平卧时咳嗽,坐起后缓解,特别提示支气管受压。

二、循环系统护理评估

循环系统的评估重点是心血管系统的评估,即心脏及血管系统的评估。通过对循环系统的症状和体征评估,了解患者的临床症状、护理问题、潜在并发症等,做出早期的风险预测和判断,对于急危重症患者具有重要意义。

【健康史】

1. 现病史

(1)患病经过:询问患者患病与发病的起始时间、持续时间、有无明显诱因、发病的急缓;主要的临床表现及其特点,如出现的部位、有无放射到其他部位、严重程度、持续时间、发作的频率、缓解因素等;有无伴随症状,如大汗淋漓、发热、恶心、呕吐等;是否出现并发症;是否呈进行性加重。

(2)诊疗经过:主要的检查诊疗结果、用药情况,包括药物的名称、剂量、给药途径、疗程及疗效。评估患者的用药依从性。

(3)目前状况:评估目前的主要不适对患者的影响,并评估患者的自理能力、营养状况等;评估患者是否存在压力性损伤、跌倒、深静脉血栓、导管意外滑脱等风险。

2. **既往史**　询问患者是否有与心血管疾病相关的疾病(如糖尿病、贫血、甲亢、上呼吸道感染、链球菌感染等),是否已接受治疗以及用药情况和疗效。询问患者是否存在药物或食物过敏史。

3. **生活史与家族史**

(1) 个人史:评估患者的居住地,从事的职业类型,是否需要经常熬夜、精神高度集中、久坐少动。

(2) 饮食方式:了解患者的饮食习惯和饮食结构,评估有无烟酒嗜好,每天吸烟、饮酒的量及持续年限,目前是否已戒烟。

(3) 生活方式:评估患者作息是否规律,生活自理程度;评估患者睡眠、排便、运动等情况。

(4) 家族史:了解患者的直系亲属中有无与遗传相关的心血管疾病,如原发性高血压、冠心病、肥厚型心肌病等。

【身体评估】

1. **一般状态**

(1) 生命体征:是评估患者机体情况的最直接指标。对于急危重患者,可以使用监护仪持续监测生命体征,指标异常常提示病情的变化。

1) 脉搏和心率:注意脉搏的频率、节律、强弱及两侧是否对称。心律失常时脉搏节律不规则。左心衰竭时可出现交替脉;奇脉是心脏压塞的临床表现,听诊时心音遥远;若 1min 内出现 5 次以上的室性早搏,称为频发室性早搏,需要警惕;当患者发生心律失常时,需要判断对循环的影响,有无出现神志异常、血压降低等,警惕恶性心律失常。

2) 血压:评估患者血压波动情况及用药效果。对于心血管外科术后循环不稳定的患者,常需要持续有创血压监测。

3) 呼吸:注意患者的呼吸频次、形态、血氧饱和度,有无伴随症状,咳嗽、咯血等。若患者呼吸困难伴咳粉红色泡沫样痰,提示急性肺水肿、左心衰竭。

4) 体温:若患者体温异常,询问其发热时间、体温波动的规律、伴随症状、用药史、接触史等。病毒性心肌炎常伴随发热。

5) 疼痛:判断患者疼痛的部位、性质、持续时间、诱发因素。心肌梗死、心绞痛、主动脉夹层都以胸痛为主要表现,临床应注意区别。

(2) 面容与表情:发生心肌梗死、高血压急症时,患者常有痛苦面容;二尖瓣狭窄患者则会出现双颧淤血性发红的二尖瓣面容。

(3) 体位:评估患者是否能够平卧。严重心力衰竭的患者常取半卧位或端坐卧位。

2. **专科评估**

(1) 皮肤黏膜:评估患者皮肤黏膜的颜色、温度和湿度,有无发绀,有无心源性水肿。皮肤黏膜湿冷、花斑提示容量不足;四肢末梢发冷提示外周组织灌注不足,需要扩血管药物及补充血容量;法洛四联症因组织缺氧者四肢末梢、嘴唇会出现发绀的情况。同一个人对称部位的皮肤温度相仿(相差 <2℃),若皮温相差 >2℃或一侧肢体上某一部分的皮肤温度显著降低,则提示温度较低的一侧或一部分有动脉血流减少。常用观察皮肤颜色改变的试验有:①指压试验:用手指轻压患者指(趾)端或甲床、观察毛细血管充盈时间,了解肢端动脉血液供应情况。正常人指(趾)端饱满,皮肤呈粉红色,压迫时局部呈苍白色,松压后迅速恢复成粉红色。如充盈缓慢或皮色呈苍白或发绀,表示动脉血液供应不足。②毛细血管搏动征:用手指轻压患者指甲床末端,或以清洁玻片轻压其口唇黏膜,如见到红、白交替的节律性微血管搏动现象,称为毛细血管搏动征阳性,常见于脉压增大的疾病,如主动脉瓣关闭不全、甲亢等。

(2) 心功能评估:心功能分级是一种评估心功能受损程度的临床方法,心脏疾病患者的心功能状况分级可以大体上反映病情严重程度,对治疗措施的选择、劳动能力的评定、预后的判断等有实用价值。目前常用的评定方法是美国纽约心脏病协会(New York Heart Association,NYHA)心功能分级。此外,还有 Killip 心功能分级、Forrest 心功能分级、6min 步行试验(6-minute walk test,6MWT)、Weber 心功能分级等。

1) NYHA 心功能分级:1928 年纽约心脏病协会(NYHA)提出将心功能分为Ⅳ级,临床上沿用至今。该分级适用于单纯左心衰竭、收缩性心力衰竭患者的心功能分级。

Ⅰ级:患者有心脏病,但体力活动不受限制。一般体力活动不引起过度疲劳、心悸、气喘或心绞痛。

Ⅱ级:患者有心脏病,以致体力活动轻度受限制。休息时无症状,一般体力活动引起过度疲劳、心悸、气喘或心绞痛。

Ⅲ级:患者有心脏病,以致体力活动明显受限制。休息时无症状,但小于一般体力活动的活动量即可引起过度疲劳、心悸、气喘或心绞痛。

Ⅳ级:患者有心脏病,休息时也有心功能不全或心绞痛症状,进行任何体力活动均使不适加重。

2) Killip 心功能分级:急性心肌梗死引起的心功能不全采用 1967 年 Killip 等提出的分级法(Killip 分级)。

Ⅰ级:无心力衰竭,没有心功能不全的临床表现。

Ⅱ级:有心力衰竭,肺部啰音范围 <50% 肺野,出现第三心音,静脉压升高。

Ⅲ级:严重心力衰竭,肺部啰音范围 >50% 肺野。

Ⅳ级:心源性休克,低血压、外周血管收缩表现,如少尿、发绀和出汗。

3) Forrest 心功能分级:1977 年 Forrest 等提出了血流动力学的心功能分级,适用于应用心导管的急性心肌梗死患者。

Ⅰ级:心脏指数 >2.2L/(min·m^2),肺毛细血管楔压≤18mmHg。

Ⅱ级:心脏指数 >2.2L/(min·m^2),肺毛细血管楔压 >18mmHg。

Ⅲ级:心脏指数≤2.2L/(min·m^2),肺毛细血管楔压≤18mmHg。

Ⅳ级:心脏指数≤2.2L/(min·m^2),肺毛细血管楔压 >18mmHg。

4) 6min 步行试验(6MWT):能较好地反映患者生理状态下的心功能,是一种无创、简单、安全的临床试验。除评价心脏的储备功能外,本试验还常用于评价心力衰竭治疗的疗效。

6min 步行距离 <150m,为重度心功能不全。

6min 步行距离 150~425m,为中度心功能不全。

6min 步行距离 425~500m,为轻度心功能不全。

5）Weber 心功能分级：Weber KT 于 20 世纪 80 年代提出了按照峰值摄氧量以及无氧阈水平进行心功能分级的新方法，评价结果较为客观，更有助于判定患者的病情和预后，对于生存期的预测更精确。

A 级：无或轻度心功能损害，最大耗氧量 >20mL/(kg·min)，无氧阈 >14mL/(kg·min)，心脏指数峰值 >8mL/(min·m^2)。

B 级：轻度至中度心功能损害，最大耗氧量 16~20mL/(kg·min)，无氧阈 11~14mL/(kg·min)，心脏指数峰值 6~8mL/(min·m^2)。

C 级：中度及重度心功能损害，最大耗氧量 10~15mL/(kg·min)，无氧阈 8~10mL/(kg·min)，心脏指数峰值 4~5mL/(min·m^2)。

D 级：重度心功能损害，最大耗氧量 <10mL/(kg·min)，无氧阈 <8mL/(kg·min)，心脏指数峰值 <4mL/(min·m^2)。

（3）心脏检查评估：注意有无心前区隆起；心尖冲动的位置和范围是否正常，有无震颤和心包摩擦感；听诊心率快慢，心律是否整齐，心音有无增强或减弱，有无脉搏短绌，有无奔马律及心包摩擦音，各瓣膜区有无病理性杂音。

（4）大血管的评估：主要是通过听诊检查血管杂音，因此所有大血管区需常规做听诊检查，了解有无杂音及其性质（收缩期杂音或连续性杂音）。颈总动脉分叉部有杂音，提示颈内动脉狭窄，颈动脉处杂音需鉴别是否是主动脉瓣病变引起的传导性杂音；颈根部锁骨上、下区的收缩期杂音，常提示有主动脉至分支的大动脉狭窄存在。

（5）肺部检查：注意肺部有无干、湿啰音，啰音的部位，与体位变化的关系；是否伴有胸腔积液。两肺底湿啰音常见于左心衰竭、肺淤血患者。

（6）腹部检查：注意有无腹水征及肝颈静脉反流征。肝大、腹水、颈静脉怒张提示右心衰竭。

【心理 - 社会评估】

1. 患者角色　评估患者对疾病的性质、过程、预后及防治知识的了解程度，对就医治疗的态度；住院对患者生活、工作、学习的影响；患者对角色转变的适应和应对情况。

2. 心理状态　评估患者有无焦虑、恐惧、抑郁等心理反应及其严重程度；是否容易情绪激动、愤怒、精神紧张。A 型性格是冠心病、高血压的危险因素之一。另外，情绪激动、精神紧张会导致心肌耗氧量增加，诱发并加重心绞痛、高血压、主动脉夹层等。

3. 社会支持系统　了解患者的家庭成员组成，家庭经济、文化、教育背景，对患者所患疾病的认识，对患者的关心和支持程度；患者有无医疗保障、经济负担、居住地的社区保健资源等。

【辅助检查结果评估】

1. 实验室检查结果评估

（1）血常规检查：评估血红蛋白、血细胞比容的情况，尤其是心脏术后，血细胞比容、血红蛋白进行性下降提示存在出血可能；评估白蛋白水平，若 <35g/L，提示存在营养不良的风险；此外，应关注白细胞、中性粒细胞等情况。

（2）生化检验检查：包括血电解质、血脂、血糖、肝肾功能、心肌坏死标记物等。评估患者有无电解质紊乱；心肌坏死标记物情况，如肌钙蛋白 T（troponin T，TnT）、肌酸激酶 MB 型同工酶（MB isoenzyme of creatine kinase，CK-MB）、肌红蛋白（myoglobin，Myo）是判断急性心肌梗死的敏感指标，脑利尿钠多肽（brain natriuretic polypeptide，BNP）是心力衰竭定量的标志物，对临床疾病的诊断和治疗有重要意义。

（3）血气分析：评估患者是否存在缺氧、呼吸衰竭、内环境紊乱等情况。乳酸（lactic acid，Lac）正常 <2mmol/L，若乳酸持续升高，提示患者预后差或术后炎症反应严重。

2. 心电图　包括普通心电图、24h 动态心电图、运动心电图等。心电图特征性改变和动态演变是诊断急性心肌梗死的可靠而实用的方法。24h 动态心电图可了解临床症状（如心悸、胸闷、晕厥等）与心电图变化之间的关系，有助于分析和寻找病因。运动心电图主要用于早期冠心病的诊断和心功能的评价。

3. 影像学检查

（1）X 线检查：可显示心脏、肺脏、大血管的外形。肺循环影像有助于先天性心脏病、肺动脉高压、肺水肿的诊断。靴型心主要是由左心室增大引起，临床主要见于高血压和主动脉瓣重度关闭不全疾病；梨形心主要是由左心房增大和右心室增大引起，主要见于风湿性心脏瓣膜病二尖瓣狭窄。

（2）超声心动图：可用于了解心脏结构、心内或大血管内血流方向和速度、心瓣膜的形态和活动度、瓣口面积、心室收缩和舒张功能、左心房血栓、粥样硬化斑块的性质等情况。

（3）增强 CT：可显示大血管影像，用于主动脉夹层的诊断及内膜破口位置的判断和真假腔情况。

（4）冠状动脉造影：可显示冠状动脉分支血管堵塞情况，是诊断冠心病心肌梗死的"金标准"。

第二节　循环系统常用监测手段及护理要点

对于急危重症患者来说，循环系统指标监测十分重要。医护人员可以通过血流动力学监测（hemodynamic monitoring），即运用无创、有创的手段对循环系统各种压力、波形、心排血量、动静脉血气、氧合等数据进行测量和分析，判断循环系统的功能状态。

一、无创血流动力学监测及护理要点

（一）心电监护及护理要点

无创血流动力学监测主要通过心电监护仪获得持续的数据，常见的监测指标有心律、心率、血压、血氧饱和度等。

1. 心律及心率的监测　当患者出现胸闷、胸痛、心悸、乏力、呼吸急促等明显的循环系统症状时，需要使用心电监护仪持续监测心电图的变化。心率和心律是评估心脏跳动是否正常的指标。心脏冲动的起源部位、频率、节律、传导等发生异常，称为心律失常。心律失常对血流动力学有影响，尤其是恶性心律失常可短时间内引起血流动力学障碍，导致患者晕厥甚至猝死。因此，监测患者心率及心律，早期识别心律失常十分关键。

2. 护理要点

(1) 密切观察各监测指标的变化,掌握各指标的正常范围。

(2) 及时准确识别各种心律失常图形,对恶性心律失常能够迅速启动应急预案。

(3) 掌握各参数报警值的处理方法及仪器常见故障的处理流程。

3. 注意事项

(1) 心电监护仪各监测指标应根据患者病情设置合理的报警参数。

(2) 心电监护电极片粘贴位置应避开除颤区、起搏器置入区、伤口区、皮疹及皮肤破损处。

(3) 合理调整血压测量的频次。

(4) 密切观察血压测量侧肢体功能及皮肤情况,经皮冠状动脉介入治疗(percutaneous coronary intervention,PCI)术后 1 周内禁止在患肢测量血压。

(二) 无创心功能监测及护理要点

无创心功能测定也称无创心脏血流动力测定,是通过数字无创心功能检测仪[也称数字心阻抗血流图仪(digital impedance rheocardiogram,D-ICG)]进行测定的一种方法。

1. 无创心功能检测仪监测常用指标 无创心功能检测仪用于心功能的监测,常用的监测指标有:每搏输出量(stroke volume,SV)、心排血量(cardiac output,CO)、心脏指数(cardiac index,CI)及射血分数(ejection fraction,EF)等,实时监测血流动力学改变状况。

(1) 每搏输出量:是一侧心室每次搏动所输出的血量,安静时为 60~80mL。

(2) 心排血量:是心脏每分钟泵出的血量(CO=SV×HR)。一般正常人在安静状态下 1min 从心室内射出 5L 的出血量。心排血量受到心肌的前负荷、后负荷,以及心肌收缩力、心率的影响。

(3) 心脏指数:是静息状态下每分钟每平方米心脏泵出的血容量,正常值为 2.5~4.2L/(min·m²)。心脏指数可以用于不同个体间心功能的比较。

(4) 血管顺应性:就是血管对流动的血液的适应性,有利于血液在血管的正常流动。正常人血管壁的弹性好,血液的黏稠度正常,血管的顺应性良好。高血压、高血脂可导致血管的顺应性差,从而影响血流在血管的流动,需及时治疗,以免造成血管病变加重。

(5) 总外周阻力:外周阻力是微动脉对血流的阻力。总外周阻力是指体循环作为一个整体对血流的阻力。

(6) 射血分数:指每搏输出量占心室舒张末期容积量的百分比,是判断心力衰竭类型的重要指征之一,正常值为 55%~65%。

2. 护理要点

(1) 熟练掌握无创心功能检测仪的使用方法。

(2) 密切观察各指标数值、波形的变化,能早期识别异常指标并与医生沟通。

(3) 掌握各指标代表的意义。

3. 注意事项

(1) 保持各导线连接紧密。

(2) 排除干扰因素,保证数据监测的准确性。

二、有创血流动力学监测及护理要点

有创血流动力学监测在心脏及大血管术后患者中普遍使用,同时也是危重症患者病情评估及抢救治疗中重要的监测手段。目前常用的有创血流动力学监测主要有有创动脉血压、中心静脉压以及以心排血量为中心的系列监测。

(一)有创动脉血压监测及护理要点

有创动脉血压监测(ambulatory blood pressure,ABP)是将动脉导管置入动脉,实时监测动脉内的压力(图5-2)。与无创心功能测定相比,ABP可避免人为的干扰和一些操作因素的影响。ABP常用的穿刺部位有桡动脉、股动脉、足背动脉。

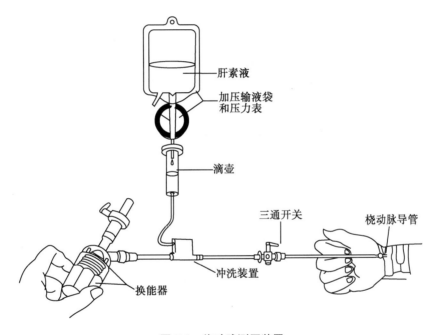

图 5-2 桡动脉测压装置

1. 有创动脉血压监测的适应证 ①大手术;②严重高血压或低血压;③各种休克及循环不稳定;④需要反复监测动脉血气;⑤特殊检查或治疗。

2. 有创动脉血压监测的禁忌证 ①穿刺部位感染;②凝血功能障碍;③血管疾病;④血管通畅试验[又称艾伦试验(Allen test)]阳性。

3. 护理要点

(1)换能器零点的位置应与心脏同一水平(即腋中线第4肋间),保证测压的准确性。

(2)妥善固定,保证管道通畅,加压冲管装置压力应维持在300mmHg,确保持续肝素化。

(3)密切关注血压的数值及波形变化,能快速分析异常波形的原因,排除干扰因素。有创血压与无创血压有5~20mmHg的差异(平均在14mmHg),上肢和下肢可有20~40mmHg

的差异。若发现有创与无创血压差异明显时,应立即查找原因。

(4) 密切观察穿刺点有无渗血、肿胀,若出现渗血,应加压固定,若出现肿胀经评估后可拔除导管。

(5) 设置合理的报警值,对于需要严格控制血压的疾病,如主动脉夹层应将报警上限设置为目标血压。

4. 注意事项

(1) 行有创动脉置管前需做血管通畅试验,若试验结果为阳性,则不可在该肢端进行穿刺置管。

(2) 交接班及每次更换体位时,需要进行换能器校零。

(3) 抽取动脉血后,应冲洗导管至导管内看不见血为宜,避免导管堵塞及血栓形成。

(4) 在降压过程中应避免血压骤降,只有持续平稳地降低平均动脉压,才能够更好地预防靶器官损害。

(二) 中心静脉压监测及护理要点

中心静脉压(central venous pressure,CVP)是上下腔静脉及右心房内血液的压力,临床上常用来反映右心容量。CVP 的正常值为 6~12cmH$_2$O,受心功能、循环血容量及血管张力 3 个因素影响,临床可利用中心静脉压与血压变化作为治疗的依据(表 5-1)。

表 5-1 中心静脉压和血压变化的处理原则

中心静脉压	血压	原因	处理原则
低	低	血容量严重不足	快速补液
低	正常	血容量不足	适当补液
高	低	心功能不全	强心利尿
高	正常	容量血管收缩过度、肺循环阻力高	扩张血管
正常	低	血容量轻度不足或心功能不全	快速补液试验

注:快速补液试验是指 5~10min 内快速滴注生理盐水 250mL,观察血压和中心静脉压的变化。若血压升高,中心静脉压不变,提示容量不足;若血压不变,中心静脉压升高,则提示心功能不全。

1. 护理要点

(1) 换能器零点的位置应与心脏同一水平(即腋中线第 4 肋间),保证测压的准确性。

(2) 妥善固定,保证管道通畅,加压冲管装置压力应维持在 300mmHg,确保持续肝素化。

2. 注意事项

(1) 交接班及每次更换体位时,需要进行换能器校零。

(2) 补液的渗透压会影响中心静脉压数值,如氨基酸、脂肪乳、白蛋白、高糖等,若补液与中心静脉测压管在同一管腔,应将中心静脉测压管放置在输液附加装置最前端,测压时暂关闭其他通路,冲洗管道,此时测量的数值为准确数值。

(3) 注意无菌操作,确保各管路连接紧密。

(三) 漂浮导管血流动力学监测及护理要点

漂浮导管又称血流导向气囊导管,1970 年首先由 Swan-Ganz 报道应用,因此又称为

斯旺 - 甘兹导管(Swan-Ganz catheter)。漂浮导管是利用热稀释技术监测血流动力学的改变,测量指标包括心排血量(CO)、心脏指数(CI)、体循环阻力(systemic vascular resistance,SVR)、肺动脉压(pulmonary artery pressure,PAP)、肺动脉楔压(pulmonary arterial wedge pressure,PAWP)、混合静脉血氧饱和度(oxygen saturation of mixed venous blood,SVO_2)等。①肺动脉压(PAP):正常值为 20~30/6~12mmHg。当平均肺动脉压≥25mmHg 时,称为肺动脉高压,可导致右心衰竭、呼吸衰竭等。②肺动脉楔压(PAWP):是反映左心功能及其前负荷的可靠指标,正常值为 6~12mmHg。当 PAWP>20mmHg 时,可见肺淤血;当 PAWP>30mmHg 时,可见肺水肿。③混合静脉血氧饱和度(SVO_2):可反映呼吸、氧和状态以及循环功能的变化、机体组织的氧消耗,是监测组织氧利用情况的重要指标,正常值为 68%~80%。

1. 漂浮导管使用的适应证　①心脏大血管手术;②左心功能不全;③严重休克等危重患者的血流动力学监测;④心肌梗死;⑤呼吸衰竭;⑥肺动脉高压。

2. 漂浮导管使用的绝对禁忌证　①三尖瓣或肺动脉瓣狭窄;②三尖瓣或肺动脉瓣修补术后;③右心房或右心室内有肿块;④发绀性心脏病;⑤肺切除术后。

3. 护理要点

(1) 换能器零点位置应与心脏平齐(腋中线第 4 肋间),保证测压的准确性。

(2) 妥善固定,保证管道通畅,加压冲管装置压力应维持在 300mmHg,确保持续肝素化。

(3) 每班记录漂浮导管刻度,每小时进行巡视;翻身、搬动患者时注意防止导管滑脱。

(4) 漂浮导管的维护与中心静脉导管维护相同,注意无菌操作。

(5) 能够正确识别 CVP、PAP 及右心室压力波。

4. 注意事项

(1) 交接班及每次更换体位时,需要进行换能器校零。

(2) 妥善固定导管,若导管滑脱至右心室则会引起室性心律失常,甚至诱发室颤。

(3) 测量肺动脉楔压时气囊充气,测量完成后应立即松开气囊以免造成人为的肺栓塞。

(四) 脉波指示剂连续心排量监测技术及护理要点

脉波指示剂连续心排量监测技术(pulse-indicated continuous cardiac output,PICCO)利用经肺热稀释技术和脉搏波形轮廓分析技术进行血流动力学监测,是一种微创的血流动力学监测手段。测量指标包括心排血量、心脏指数、每搏输出量、体循环阻力、心脏舒张末总容量、胸腔内总血容量、血管外肺水等。该导管通常置于股动脉或腋动脉,小儿只能置于股动脉。

1. 护理要点

(1) 换能器零点的位置应与心脏平齐(腋中线第 4 肋间),保证测压的准确性。

(2) 妥善固定,保证管道通畅,加压冲管装置压力应维持在 300mmHg,确保持续肝素化。

(3) 校准和测量时应用无菌冰盐水。

2. 注意事项

(1) 交接班及每次更换体位时,需要进行换能器校零。

(2) 应将注水端放置在输液附加装置最前端,避免与肾上腺素、去甲肾上腺素同一腔。

（3）注意无菌操作，确保各管路连接紧密。

第三节 循环系统典型急危重症案例分析

一、升主动脉瘤切除术后并发心脏压塞的临床案例

（一）患者一般信息

患者，男，56岁。两天前无明显诱因下出现头晕，呈阵发性，无规律，休息后有好转。现为进一步诊治，门诊以"心律失常 - 室早"收入心脏内科。入院完善相关检查，于5月8日行冠状动脉造影术，提示冠状动脉血管未见明显狭窄。心脏超声示主动脉根部明显增宽，主动脉瓣中 - 重度反流，左心增大，二尖瓣、三尖瓣轻度反流，左心室舒张功能减退，轻度肺动脉高压。请心外科会诊，拟行主动脉瓣瓣膜置换手术。

患者于5月9日转入心脏外科。心率72次/min，心律齐。辅助检查：胸主动脉计算机断层摄影血管造影术（computed tomographic angiography，CTA）示升主动脉根部动脉瘤，胸主动脉近段管壁钙化斑块形成，管腔未见明显狭窄。完善术前检查后，5月15日患者于全身麻醉（简称全麻）下行本托尔（Bentall）手术（升主动脉瘤切除伴人工血管移植术 + 主动脉瓣机械瓣膜置换术）+ 体外循环辅助开放性心脏手术 + 心脏临时性起搏器置入术。

患者既往有高血压病史20余年，血压最高170/90mmHg，口服苯磺酸氨氯地平片（兰迪）5mg 1次/d，自诉平时血压控制尚可。患者30年前曾患甲型肝炎，治疗后好转。

（二）诊治护理过程

术后当天：患者于全麻、体外循环下行Bentall手术，手术过程顺利，16时转入心外ICU，术后血流动力学不稳定，遵医嘱予心电监护仪监测生命体征，持续有创动脉血压监测血压变化，心排血量监测仪监测心功能，呼吸机辅助通气，血管活性药物维持循环稳定。用药：0.9%氯化钠50mL+肾上腺素2mg以5mL/h微量泵入，0.9%氯化钠50mL+硝酸甘油20mg以8mL/h微量泵入，0.9%氯化钠50mL+乌拉地尔100mg以8mL/h微量泵入，0.9%氯化钠50mL+艾司洛尔600mg以5mL/h微量泵入。血压维持在85~150/45~61mmHg。根据血压波动调节血管活性药物剂量以达到目标血压值（收缩压不超过120mmHg）。

术后患者留置心包、纵隔引流管，引流通畅，引流液为鲜红色，量适中。术后14h心包、纵隔引流量为450mL。

术后第1天：患者心率92次/min，有创血压114/56mmHg，中心静脉压14cmH₂O，血流动力学稳定，乳酸逐渐下降。经呼吸功能锻炼后，拔除气管插管，予双鼻导管6L/min吸氧，血氧饱和度为98%~100%。24h心包、纵隔引流量为430mL。增加口服阿司匹林肠溶片100mg 1次/d、氢氯吡格雷75mg 1次/d。

术后第2天：开始增加华法林治疗。

术后第3天：6时，患者心率113次/min，有创血压100/60mmHg，中心静脉压16cmH₂O。

24h 心包、纵隔引流量为 140mL。

6 时 40 分，护士更换床单后，发现患者血压呈直线下降，伴意识淡漠，立即摇平床头，快速评估深静脉导管有无打折、有创压力传感器零点位置是否正确并测量无创血压。护士在排除此干扰因素后，判断患者血压确实降低，并见心包纵隔引流管内充满暗红色血液，有大量血块，立即呼叫医生。

6 时 41 分，患者心率 135 次 /min，有创血压 56/37mmHg，中心静脉压 25cmH$_2$O，面色苍白，意识逐渐丧失，呼之不应。护士立即进行心脏胸外按压，暂停硝酸甘油、乌拉地尔、艾司洛尔微量泵入，加快补液速度，使用简易呼吸器辅助通气。遵医嘱予肾上腺素 1mg 静脉推注，调整 0.9% 氯化钠 50mL+ 肾上腺素 2mg 微量泵入，速度为 15mL/h，维生素 K$_1$ 10mg 肌内注射、尖吻蝮蛇血凝酶(苏灵)2U 静脉推注，并通知麻醉科行气管插管。同时，持续挤压胸管，保持引流通畅。随时准备床边开胸。

6 时 50 分，患者气管插管成功，使用呼吸机辅助通气[同步间歇指令通气(synchronized intermittent mandatory ventilation，SIMV)模式]。经积极抢救后，患者心率及血压逐渐回升，心率 100 次 /min，有创血压 125/75mmHg，血氧饱和度为 100%。逐渐调整血管活性药物剂量。

7 时 30 分，患者意识恢复，四肢活动好。

抢救过程中，引流管通畅，共引流出鲜红色血液及血块约 200mL，护士在进行心包纵隔引流管维护时，仍可见引流管内少量血块。床边心脏超声提示少量心包积液，心脏收缩活动尚可。24h 心包、纵隔引流量为 710mL，输入悬浮红细胞 2U、血浆 200mL。

术后第 5 天：患者病情稳定，生命体征平稳，经呼吸功能锻炼拔除气管插管，给予双鼻导管及面罩吸氧，于术后第 6 天转心脏外科病房进一步治疗。

(三) 护理思考路径

◆ 升主动脉瘤切除术后患者为何会出现血压持续降低？

升主动脉瘤切除术后，患者出现血压持续降低的原因主要有：①血管活性药物使用不规范。将血压控制在目标范围 100~120mmHg 是升主动脉瘤围手术期护理的关键要素，降压药剂量使用过大可导致血压持续降低(本案例中，患者术后使用了硝酸甘油、乌拉地尔、艾司洛尔联合降压)，但有创血压监测手段可规避该风险，医生可根据 ABP 波动随时调整血管活性药物剂量。②Bentall 术后人工血管吻合口破裂可导致 ABP 迅速下降至测不出，心包纵隔引流瓶内会涌出大量鲜红色血液，患者出现休克症状，甚至猝死。人工血管吻合口破裂常发生在血压骤升之后。③心脏压塞使心脏舒张功能受限，导致心排血量降低，血压持续降低。

本案例中，患者血压骤降，心包引流液为暗红色，引流管内有血块，因此排除吻合口破裂和降压药使用剂量过大导致的血压持续降低，考虑患者可能出现了心脏压塞。

需注意的是，对于患者术后血压持续降低，护士首先应快速排除干扰因素，确定 ABP 数值的准确性。常见的干扰因素有：①管路不通畅。翻身等各种因素导致深静脉导管扭曲打折致使血管活性药物泵入中断，管路通畅后药物快速进入体内。②换能器零点位置高于心脏水平。③ABP 导管打折。排除干扰因素时间不应超过 10s，以免错过最佳抢救时机(此时不建议等待测出无创血压结果进行对比)。

理论支持

- 对于主动脉夹层患者,控制目标收缩压为 100~120mmHg,目标心率为≤60 次 /min（应逐步调整到位）。
- 51%~75.9% 的主动脉夹层合并高血压,部分患者就诊时为低血压,需考虑心脏压塞。
- 夹层假腔渗漏或夹层破入心包可引起心包积液和心脏压塞,发生率约为 17.7%。

资料来源:ERBEL R,ABOYANS V,BOILEAU C,et al. 2014 ESC guidelines on the diagnosis and treatment of aortic diseases [J]. European Heart Journal,2014,35(41):2873-2926.

◆ 如何早期识别和确诊心脏压塞?

心脏压塞典型临床表现为贝克三体征,即心音遥远、中心静脉压增高、血压降低（脉压降低）。对于存在胸闷、烦躁、气短、心率快、下肢水肿、血压低、尿量少等不典型症状者,也应考虑心脏压塞的可能性。对于此类患者,心脏超声是首选诊断方法。Bentall 术后患者若出现血压降低、心率过快、中心静脉压增高等典型的心脏压塞临床表现,护士应密切关注心包纵隔引流液的色、质、量,积极处理活动性出血,若发现引流液突然减少,则应警惕心脏压塞可能。

理论支持

心脏压塞的诊断要点

- 临床诊断:对于存在低血压、颈静脉怒张、奇脉、心动过速、气促或严重呼吸困难的患者,应考虑心脏压塞的可能性;其他症状包括 QRS 低电压、电交替现象及胸部 X 线检查心界扩大。
- 影像学诊断:对于疑似心脏压塞的患者,心脏超声是首选诊断方法。对于疑似心脏压塞的患者,CT 及心血管磁共振（cardiovascular magnetic resonance,CMR）并不属于常规检查,但可以用于排除大量心包积液患者可能存在的纵隔或肺部伴发病。

资料来源:RISTIĆ AD,IMAZIO M,ADLER Y,et al. Triage strategy for urgent management of cardiac tamponade:a position statement of the European Society of Cardiology Working Group on Myocardial and Pericardial Diseases [J].European Heart Journal,2014,35(34):2279-2284.

◆ 若 Bentall 术后患者发生心脏压塞,护士应如何紧急处理?

心脏压塞是心脏大血管术后常见但严重的并发症之一,尤其在术后 36h 内。一旦患者发生心脏压塞,常需要再次送手术室剖胸探查或床边紧急开胸,此时护士应积极做好抢救配合工作:①快速输液、止血、输血,维持循环稳定,控制血压（一般收缩压不超过 100mmHg）,减少血管张力。②保持心包纵隔有效引流,加强挤压管路,保持通畅。若没有心包引流管,则需要紧急进行心包穿刺引流。③联系手术室,做好患者安全转运工作。若患者血流动力学不稳定,没有条件转运至手术室,则需床边紧急开胸。当发生紧急事件时,应以"抢救患者生命"为原则。本案例中,患者出现血压、心率进行性降低,意识丧失,下一步可能出现心搏骤停。因此,护士在医生未到达之前立即进行心脏胸外按压、简易呼吸器辅助通气。在医护紧密有序配合下,患者有效复苏成功,淤积在心包内的血液、血块被有效引出,避免了再次外科手术。

理论支持

一旦确诊心脏压塞,如果患者发生血流动力学休克,需要立即进行心包引流,以挽救生命;如果血流动力学稳定,并且在诊断后 12~24h 内,则在获取实验室检查结果(包括血细胞计数)的前提下进行心包引流。

资料来源:RISTIĆ AD,IMAZIO M,ADLER Y,et al. Triage strategy for urgent management of cardiac tamponade:a position statement of the European Society of Cardiology Working Group on Myocardial and Pericardial Diseases [J]. European Heart Journal,2014,35(34): 2279-2284.

◆ 本案例中,患者发生心脏压塞可能的原因有哪些?

心脏压塞的常见原因包括心包炎、肺结核及赘生物/恶性肿瘤;非常见原因包括胶原血管病(系统性红斑狼疮、风湿性关节炎及硬皮病)、辐射、心肌梗死、尿毒症、主动脉夹层、细菌感染及心包积气。本案例中,患者发生心脏压塞的可能原因有以下方面:

(1)术中止血不到位。

(2)术后抗凝不足或过度。

(3)体位因素:平卧位不利于心底液体引流,半卧位有利于伤口引流。

(4)术后活动减少:Bentall 手术切口为胸部正中切口,伤口创面大。患者可能因为疼痛其他因素,导致术后活动量减少,不利于术后引流和伤口愈合。

(5)术后引流不通畅:引流管内有血块,正常挤压难以清除引流管内的血块,可借助两把卵圆钳挤压进行血块清除。

(6)血压控制不到位。

理论支持

250mL 或更少量但产生迅速(数分钟到数小时)的积液可以导致血流动力学改变。但如在创伤或医源性损伤情况下,即使极少量的心包积液也可在数分钟内因心包内压急剧升高导致心脏压塞。

资料来源:ADLER Y,CHARRON P,IMAZIO M,et al. 2015 ESC guidelines for the diagnosis and management of pericardial diseases:the task force for the diagnosis and management of pericardial diseases of the European Society of Cardiology (ESC). Endorsed by:The European Association for Cardio-Thoracic Surgery (EACTS) [J]. European Heart Journal,2015,36(42):2921-2964.

◆ 如何预防 Bentall 术后心脏压塞的发生？

心脏压塞的发生会导致循环衰竭,危及患者生命。预防心脏压塞的发生可以挽救患者生命。Bentall 术后心脏压塞的预防可从以下几方面进行:

(1) 抬高床头≥30°,保持心包纵隔引流通畅。

(2) 早期识别和处理活动性出血(若连续 2~3h 心包纵隔引流≥100mL/h 或一次性引流≥500mL,提示术后活动性出血可能)。

(3) 做好围手术期止血和抗凝管理。

(4) 做好术后血压管理,控制血压在目标范围内,若患者心包纵隔引流增多,则血压需要控制在更低水平。

理论支持

推荐药物控制目标:血压 120mmHg,心率 60~80 次 /min。β 受体阻滞剂是主动脉夹层术后常用的基础降压药,可延缓残余夹层扩张、降低主动脉相关事件及改善患者远期生存率。

资料来源:中国医师协会心血管外科分会大血管外科专业委员会. 主动脉夹层诊断与治疗规范中国专家共识[J]. 中华胸心血管外科杂志,2017,33(11):641-654.

(四) 案例总结分析

本案例是升主动脉瘤行本托尔(Bentall)手术后并发心脏压塞的典型案例。心脏压塞在心脏术后及心脏介入诊疗过程中常见,临床上心脏压塞典型症状明显易于观察判断。而部分心脏压塞包括迟发性心脏压塞临床症状并不典型,容易被忽视和误诊。护士需要具备疾病并发症预见性护理的能力,保持专科的敏感度,具备快速反应、推断的能力。对心脏大血管术后心脏压塞的预防及早期识别,护士起到关键作用。除了症状和体征的观察外,心包纵隔引流的维护也十分重要,定时有效挤压引流管,密切观察、评估引流状况。在发生血压降低时能用最短的时间进行评估、排除干扰,并找出可能问题所在,启动紧急事件上报制度,为医生救治争取时间。该患者成功救治离不开护士的应急事件处理能力,在分析到心脏压塞的可能时,能精准把握心脏压塞处理流程及护理要点,这在危重症患者抢救过程中十分重要。

二、心脏瓣膜成形术后并发脑卒中的临床案例

(一)患者一般信息

患者,男,73 岁。1 个月前因二尖瓣脱垂在心脏外科行二尖瓣成形术 + 三尖瓣成形术。术后常规予以对症治疗,好转后出院。2 周前,患者无明显诱因下出现心悸,无明显心前区疼痛,无头晕、恶心。门诊查心电图示心房扑动,心率 140 次 /min,予以盐酸胺碘酮(可达龙)口服,服药后曾出现心动过缓而停药。患者自诉心悸症状时有发作,自测心率波动在

45~145 次 /min。现来院进一步诊疗。3 月 8 号以二尖瓣成形术及三尖瓣成形术后、心悸收入心脏外科。患者既往有高血压病史 10 余年，最高血压 150/98mmHg，每天规律口服美托洛尔 12.5mg 控制血压，自诉血压控制在目标范围。二尖瓣成形术 + 三尖瓣成形术后定时定量口服华法林抗凝治疗。

（二）诊治护理过程

入院第 1 天：患者神志清，对答切题，四肢活动良好。体温 36.9℃，心率 137 次 /min，呼吸 20 次 /min，血压 144/99mmHg，心电监护示心律不齐、心房颤动（房颤）。心脏超声提示二尖瓣少 - 中量反流，三尖瓣少量反流，左心室射血分数（left ventricular ejection fraction，LVEF）33%，心功能Ⅲ级。遵医嘱使用 0.9% 氯化钠 50mL+ 米力农 20mg 以 3mL/h 微量泵入、0.9% 氯化钠 50mL+ 多巴胺 200mg 以 3mL/h 微量泵入。入院风险评估结果显示血栓风险评估（Caprini 血栓）分值为 5 分，风险等级为极高危，通知医生，抬高下肢，并进入血栓高危监控。

入院第 2 天：13 时 11 分，患者主诉头晕、恶心、呕吐，监测血糖为 14.0mmol/L，汇报医生。遵医嘱停止 0.9% 氯化钠 50mL+ 米力农 20mg、0.9% 氯化钠 50mL+ 多巴胺 200mg 微量泵入用药，予甲氧氯普胺（胃复安）10mg 肌内注射后症状缓解，胰岛素 8U 皮下注射后复测血糖为 7.2mmol/L。

入院第 3 天：11 时 2 分，接检验科报告凝血酶原时间（prothrombin time，PT）31.5s，有出血风险，当班护士汇报医生。医生医嘱密切关注患者有无出血情况，未予其他处理。

19 时 33 分，患者再次出现头晕、恶心、呕吐症状，当班护士汇报值班医生。医生未予处理，护士继续观察。

20 时 7 分，患者恶心、呕吐症状未有好转。护士仔细观察，发现患者眼球有震颤，即刻询问医生是否需要行头颅 CT 检查。医生再次到床边进行评估后采纳护士意见，急查头颅 CT。并请神经内科会诊。查体：双侧瞳孔等大、对称，左视留白，右视眼震，指鼻尚可，病理征未引出，左侧肌力差。头颅 CT 示左侧后循环小脑低密度灶，诊断为后循环梗死（小脑梗死），加重可能继发脑水肿、脑出血。神经内科建议给予患者异丙嗪 25mg 肌内注射、奥美拉唑 40mg 静脉推注、甘油果糖 250mL 静脉滴注，增加甲磺酸倍他司汀片 2 粒 3 次 /d、尼麦角林胶囊 2 粒 3 次 /d 口服。

入院第 4 天：患者头晕、呕吐症状较前缓解。心率 128 次 /min，心电监护示心房扑动。PT 持续增高，为 37.1s，国际标准化比值（international normalized ratio，INR）为 3.73，故暂停华法林口服，择日复查。

入院第 5 天：患者复查头颅 CT 未见增加新发低密度灶，症状较前好转，INR 为 2.7。

入院第 11 天：患者行头颅 CTA 检查，提示右侧大脑中段动脉 MI 段（蝶骨段）管腔轻度变窄；两侧颈内动脉虹吸部、椎动脉（V4、V5 段）管壁钙化斑块形成，管腔轻 - 中度变窄。神经内科会诊后同意继续药物治疗，治疗方案同前。

在精心护理下，患者最终康复出院，除声音稍微嘶哑、嘴角稍歪斜外，未留下其他明显后遗症。

(三) 护理思考路径

◆ 心脏瓣膜成形术后患者为什么会发生小脑梗死?

患者因二尖瓣、三尖瓣关闭不全在全麻下行二尖瓣、三尖瓣成形术,术后常规需要长期口服维生素 K 拮抗剂(vitamin K antagonist,VKA)——华法林抗凝。术后 1 个月,华法林剂量还处于调整阶段,患者极易出现出血、血栓或抗凝不足现象,需要随时根据 INR 进行药物剂量调整;术后 3 个月是血栓栓塞事件发生风险最高的时期。护士从患者自测心率记录了解到,出院后患者的心率一直处于不稳定状态,频发房颤和房扑,而房颤和房扑是血栓形成的高危因素。因此,患者术后出现了小脑梗死。

理论支持

● 在主动脉瓣或二尖瓣生物瓣置换术后的前 3 个月,使用维生素 K 拮抗剂维持抗凝治疗是合理的。在出血风险较低的情况下,采用生物瓣进行主动脉瓣或二尖瓣置换的患者延长 VKA 抗凝时程至 6 个月,目标 INR 为 2.5。

● 术后 3 个月内是血栓栓塞事件发生风险最高的时期。

资料来源:NISHIMURA RA,OTTO CM,BONOW RO,et al. 2017 AHA/ACC focused update of the 2014 AHA/ACC guideline for the management of patients with valvular heart disease:a report of the American College of Cardiology/American Heart Association task force on clinical practice guidelines [J]. J Am Coll Cardiol,2017,70(2):252-289.

心房扑动患者与心房颤动患者脑卒中的风险分层和治疗方案相同。房颤患者每年脑卒中的发生率为 4.5%,死亡或永久性残疾超过 1/2,单纯的房颤会增加脑卒中风险 4~5 倍。

资料来源:CAIRNS JA,CONNOLLY S,MCMURTRY S,et al. Canadian Cardiovascular Society atrial fibrillation guidelines 2010:prevention of stroke and systemic thromboembolism in atrial fibrillation and flutter [J]. Canadian Journal of Cardiology,2011,27(1):74-90.

◆ 如何早期识别心脏术后患者小脑卒中?

心脏术后小脑卒中多没有典型的临床表现,容易被忽视。小脑卒中的临床表现主要与其累及的部位、范围、脑室有无梗阻以及侧支代偿情况相关,它是后循环缺血性卒中的一部分。患者最常见的后循环症状依次为头晕、单侧肢体乏力、构音障碍、头痛、恶心和/或呕吐;而常见的体征依次为单侧肢体肌力下降、步态共济失调、构音障碍、眼球震颤。如果患者出现头痛、眩晕、恶心、呕吐、步态不稳、眼球震颤等,可以高度怀疑小脑卒中可能。因此,需要仔细观察患者的症状和体征。在本案例中,患者出现了头晕、头痛、恶心、眼球震颤,护士敏锐地发现问题并及时向医生汇报,但进一步确诊小脑卒中是脑出血还是脑梗死,还需要进行 CT 和磁共振(magnetic resonance imaging,MRI)检查,以实现早确诊、早治疗。

　　脑卒中的识别,若患者突然出现以下症状时应考虑脑卒中可能:①一侧肢体(伴或不伴面部)无力或麻木;②一侧面部麻木或口角歪斜;③说话不清或理解语言困难;④双眼向一侧凝视;⑤一侧或双眼视力丧失或模糊;⑥眩晕伴呕吐;⑦既往少见的严重头痛、呕吐;⑧意识障碍或抽搐。

　　资料来源:中华医学会神经病学分会脑血管病学组急性缺血性脑卒中诊治指南撰写组.中国急性缺血性脑卒中诊治指南 2010[J].中华神经科杂志,2010,43(2):146-153.

　　推荐所有颅内出血、溶栓前排除脑出血,均首选 CT。计算机断层摄影静脉造影(CT-phlebography,CTP)可帮助区分永久性梗死和可逆转缺血半暗带,对扩大时间窗静脉溶栓有帮助。弥散加权成像(diffuse weighing imaging,DWI)可在发病的 1~2h 内检测出急性脑梗死。脑卒中发生 24h 内,DWI 敏感性为 80%~95%,而同期 CT 敏感性只有 16%。脑卒中症状出现 6h 内,MRI-DWI 有助于早期急性缺血性脑卒中的诊断。

　　资料来源:中华医学会神经病学分会,中华医学会神经病学分会脑血管病学组.中国脑血管病影像应用指南[J].中华神经科杂志,2016(3):164-181.

◆　心脏瓣膜成形术后发生小脑卒中的主要治疗和护理关键点是什么?

　　小脑卒中是后循环缺血性卒中的一种,早期诊断可以预防残疾和挽救生命,但与其他类型卒中相比,其诊断相对较难,且治疗效果往往不佳,迟诊或误诊均可能导致严重后果。

　　血管再灌注是急性缺血性卒中的重要治疗手段,包括药物溶栓、机械取栓及急诊血管成形术。在时间窗内进行溶栓治疗是唯一被证实的可以降低缺血性脑卒中致残率的有效方法。后循环梗死半暗带脑组织比前循环梗死半暗带脑组织的抗缺血能力强,所以治疗时间窗相对要宽。后循环缺血性卒中时间窗延长至 8~12h 仍然可以临床获益。应根据患者症状、卒中严重度来进行选择再灌注方式。对于该患者,影像学结果并未见明显梗死区,因此采取药物保守治疗。

　　该患者在护理方面的关键点有以下几方面:①定期进行神经功能评估,推荐使用美国国立卫生院神经功能缺损评分(National Institutes Health Stroke Scale,NIHSS);②密切监测和控制血压,避免血压过低影响血流灌注,也避免血压过高(溶栓前收缩压 <180mmHg,舒张压 <100mmHg),预防脑水肿;③监测并控制血糖 <11.1mmol/L;④正确使用抗凝、溶栓药物,密切观察有无药物不良反应,预防脑出血。

　　● 后循环病变、影像学证实为大血管闭塞患者,建议首选机械取栓。

　　● 发病 24h 内后循环大动脉闭塞导致严重卒中且不适合静脉溶栓的患者,经过严格选择后可以在有条件的医院进行动脉溶栓。

　　● 推荐血糖超过 11.1mmol/L 时给予胰岛素治疗,血糖低于 2.8mmol/L 时给予 10%~20% 葡萄糖口服或注射治疗。

　　资料来源:高峰,徐安定.急性缺血性卒中血管内治疗中国指南 2015[J].中国卒中杂志,2015,10(7):590-606.

◆ 如何预防心脏瓣膜成形术后小脑卒中的发生？

导致小脑卒中的原因有很多，其中公认的主要原因有椎 - 基底动脉粥样斑块脱落造成的栓塞和心源性栓塞。因此，预防心脏瓣膜成形术后小脑卒中可以从抗凝、降血脂、血压控制等方面进行。

（1）抗凝：血栓形成的长期二级预防方案推荐单独使用氯吡格雷（阿司匹林或双嘧达莫）。本案例中，患者有房颤史（为脑梗死高风险因素），应考虑使用双重抗血小板聚集药物。轻微卒中发作 24h 内，短期同时使用氢氯吡格雷和阿司匹林，可降低卒中复发率。另外，需要考虑患者是在瓣膜成形术后，口服华法林需要监测 INR、PT 等抗凝指标，随时调整剂量。

（2）降血脂：阿托伐他汀钙是常见的降血脂药物，同时也可稳定斑块。研究发现，每天口服阿托伐他汀钙 80mg，可减少致命性或非致命性卒中的发生率。另外，在饮食方面可指导患者采用低脂饮食。

（3）血压控制：高血压是脑卒中和瓣膜术后的高危因素，控制血压对脑卒中的预防至关重要。在监测过程中，应将血压降至 <140/90mmHg，避免血压过高或过低。

（4）康复运动：对于心脏术后患者，推荐早期活动，避免血液凝集形成血栓。通过 6min 步行试验可评估患者的活动量和度。

理论支持

● 推荐成年人（部分高龄和身体因病不适合运动者除外）每周至少有 5d 进行 30~45min/d 体力活动，如快走、慢跑、骑自行车或其他有氧代谢运动等。

● 高血压的主要并发症是脑卒中，控制血压是预防脑卒中的关键。降压目标：不伴有并发症的高血压患者应将血压降至 <140/90mmHg；伴有糖尿病或肾病患者，依据危险分层及耐受性还可进一步降低。血压在正常高值（120~139/80~89mmHg）者，如伴有充血性心力衰竭、心肌梗死、糖尿病或慢性肾衰竭，应给予抗高血压药物治疗。

资料来源：国家卫生计生委脑卒中防治工程委员会．中国脑卒中护理指导规范［EB/OL］．［2016-05-08］．http://guide.medlive.cn/guideline/14146.

◆ 心脏瓣膜置换或成形术后合并房颤患者如何进行抗凝管理？

对于人工心脏瓣膜置换患者来说，无论是否存在房颤，术后口服抗凝药预防血栓都至关重要。一般来说，机械瓣膜置换术后需要终身抗凝，生物瓣膜置换术后则需要口服抗凝药物 6 个月。但对于瓣膜置换或成形术后合并房颤的患者，抗凝方案则有所不同。房颤加重了瓣膜置换或成形术后患者发生血栓栓塞的风险，因此临床上治疗房颤的核心是预防血栓而不是复律。华法林用于瓣膜置换及房颤卒中预防具有最充分的循证医学证据，是临床首选抗凝药物。2017 年欧洲心律学会联合欧洲心脏病学会共同发布的《心脏瓣膜病相关性房颤的抗栓治疗共识》表明：二尖瓣成形术伴有生物瓣膜的房颤患者需要长期口服抗凝药，考虑瓣膜类型、位置和其他危险因素（包括房颤），推荐使用华法林单药治疗，抗凝效果良好；对伴有机械瓣膜且合并其他心血管疾病的房颤患者，如果没有高出血风险，可考虑使用华法林加低剂量（75~100mg/d）阿司匹林，INR 应保持在 2.0~3.0（目标值 2.5），严禁高剂量（>325mg）阿司匹林与华法林联用。在本案例中，由于患者是二尖瓣、三尖瓣成形术后合并房颤,所以推荐使用华法林联合阿司匹林抗凝。

理论支持

● 考虑到瓣膜类型、位置和其他危险因素(包括房颤)的情况下,一般推荐使用管理良好的 VKA 单药治疗和良好的抗凝控制(如治疗窗内时间 TTR>65%~70%)。[TTR (time in therapeutic range)治疗窗内时间:是指患者在随访期间 INR 达标的时间占总时间的比值。它是评价抗凝治疗中,华法林控制质量的重要指标。]

● 对伴有机械瓣膜且合并心血管疾病的房颤患者,如果没有高出血风险,可考虑使用华法林加低剂量阿司匹林(75~100mg/d),INR 应保持在 2.0~3.0(目标值 2.5),严禁高剂量阿司匹林(>325mg)与华法林联用。

● 对进行和不进行传统瓣膜手术(如瓣环成形术、切除术或瓣膜成形术)或生物瓣膜手术的房颤患者,口服非维生素 K 抗凝剂预防脑卒中／全身栓塞的有效性和安全性与华法林相似,但仍需要更多数据来确认。

资料来源:LIP G,COLLET JP,CATERINA RD,et al.Antithrombotic therapy in atrial fibrillation associated with valvular heart disease:a joint consensus document from the European Heart Rhythm Association (EHRA) and European Society of Cardiology Working Group on Thrombosis [J]. Europace,2017,19(11):1757-1758.

(四)案例总结分析

心脏术后患者也是脑血管疾病的高发人群。对于心脏术后的患者,护士不仅需要关注心脏疾病的专科护理,还要密切关注患者意识、瞳孔、语言、肢体活动等临床症状,提高对疾病进展的预见能力,早期确诊脑血管意外,掌握其治疗的"黄金时间",这对预后至关重要。同时,心血管专科护士应具备评判思维,保持专业敏感性,不能盲目执行医嘱,有疑问需要及时提出,对患者的现状进行正确评估,运用临床经验和专业知识给出预见性的护理措施和护理决策。

三、冠状动脉旁路移植术后并发气胸的临床案例

(一)患者一般信息

患者,男,76 岁。身高 170cm,体重 70kg。两天前出现头晕,就诊于当地医院,测血压170/110mmHg,查头颅 CT 示多发腔隙性脑梗死,给予马来酸桂哌齐特对症治疗后好转。6月 17 日就诊于某三甲医院,门诊查心电图示 V_4~V_6 ST 段压低 0.05mV。为求进一步治疗,以高血压、冠心病收入心脏内科。患者既往有高血压 40 余年,血压最高达 180/110mmHg,平日口服厄贝沙坦片、氨氯地平片控制血压,血压控制在 120~150/60~90mmHg;糖尿病史30 年,用胰岛素治疗,血糖控制欠佳;老年慢性支气管炎病史。既往有吸烟史,已戒烟 1 年。

患者入院后完善相关检查。心脏彩超示:主动脉瓣钙化,左心室舒张功能减退,LVEF

为 67%。冠状动脉造影术提示：冠状动脉三支病变（右冠状动脉、左冠状动脉前降支、左冠状动脉回旋支均发现严重病变）。经心脏外科医生会诊，患者同意转入心脏外科行冠状动脉旁路移植术治疗。患者入科后，遵医嘱予一级护理，绝对卧床休息，中流量吸氧，硝酸甘油 3mL/h 微量泵入扩血管、替罗非班 4mL/h 微量泵入抗凝治疗。

（二）诊治护理过程

手术当天：患者于 6 月 26 日在全麻下行冠状动脉旁路移植术，手术过程顺利。术后转入心脏外科 ICU，带入气管插管接呼吸机辅助通气，SIMV 模式，潮气量（tidal volume，VT）为 560mL，压力支持为 12cmH$_2$O，呼吸机给氧浓度（FiO$_2$）为 60%，呼气末正压（positive end expiratory pressure，PEEP）为 5cmH$_2$O。术后，予持续有创动脉血压监测、心电监护、漂浮导管监测血流动力学变化、丙泊酚镇静、肾上腺素强心、去甲肾上腺素维持血压、硝酸甘油扩血管等，患者心率为 75~86 次 /min，有创动脉血压维持在 95~132/45~61mmHg，血氧饱和度在 99%~100%。

术后第 1 天：患者神志清，常规进行呼吸功能锻炼，血氧饱和度 100%，心脏指数为 2.5~3.3L/（min·m^2），混合静脉血氧饱和度 55%~68%。患者血流动力学不稳定，血压波动明显，尤其是在更换肾上腺素泵和去甲肾上腺素泵后，血压低至 74/40mmHg，分析可能是因为只有一条单腔深静脉血管通路，所有血管活性药物与补液共用，微量泵入药物不能匀速导致血压波动明显。在与主治医生沟通后，当班医生在 9 时为患者行深静脉穿刺置管术，右锁骨下穿刺失败，最终在患者左锁骨下深静脉留置双腔导管。护士将血管活性药物与补液分不同血管通路泵注后，患者血压平稳，波动在 115~130/56~60mmHg。

6 时，护士协助患者翻身，由左侧卧位更换为右侧卧位，并行气管插管内吸痰，为 I 度白稀痰、量少。吸痰结束，常规给纯氧 2min 后，护士发现患者血氧饱和度并未上升，由翻身吸痰前 100% 降低至 93%~95%，气道压力为 24cmH$_2$O，呼吸为 26 次 /min，立即检查呼吸机管道，管道连接完好。护士立即汇报医生。医生将给呼吸机给氧浓度由 60% 上调至 80%。2min 后，患者血氧饱和度仍维持在 95% 左右。护士意识到问题可能不是供氧不足，于是再次检查，见管路连接紧密、没有冷凝水，气管插管刻度没有移位，气囊压力 25cmH$_2$O（正常）；再次吸痰，只有少量痰液吸出。于是，护士使用听诊器听双肺呼吸音，发现右上肺呼吸音明显比左侧弱，立即汇报医生。医生听诊后，行床边胸部 X 线检查，提示为气胸。立即行右侧胸腔闭式引流术，留置右胸管 1 根，观察到有大量气体逸出。数分钟后，患者血氧饱和度逐渐升至 100%。半小时后，复拍 X 线胸片，观察到患者肺纹理清晰，患者症状较前明显好转。

（三）护理思考路径

◆ 冠状动脉旁路移植术后患者为什么会发生气胸？

临床上，气胸的发生常与肺原发疾病、机械通气、外伤或有创操作等有关。冠状动脉旁路移植术本身不会直接导致气胸发生，但术后机械通气、创伤性操作等是气胸发生的危险因素。

机械通气合并气胸是因为不合理的机械通气导致肺泡破裂，称为气压伤。机械通气并发肺气压伤占机械通气患者的 2.9%。气压伤的发生主要与严重肺部病变（急性呼吸窘迫综合征、弥漫性肺纤维化、支气管哮喘、肺炎、重度慢性阻塞性肺疾病伴肺部感染）、过高的平台压、过高的呼气末正压等密切相关。本案例中,患者为老年吸烟者,既往有老年慢性支气管炎,虽然肺部有不同程度的退行性病变,但机械通气过程中,无烦躁、无明显的人机对抗等诱因,呼吸机参数设置合理,气道压力维持在正常水平,因此,可以排除机械通气气压伤。

患者冠状动脉旁路移植术后血流动力学不稳,考虑与多种血管活性药物同走一腔深静脉有关,因此医生另建静脉通路,行右锁骨下深静脉置管术穿刺失败后,最终于左锁骨下深静脉留置导管。考虑到医生行右锁骨下深静脉置管过程中可能损伤肺尖,导致气胸,在机械通气持续正压的情况下,气胸量逐渐增大,这是冠状动脉旁路移植术后发生气胸的原因。

理论支持

● 原发自发性气胸原因不明。研究表明,与高瘦体形、吸烟、吸食大麻、空气污染等有关。

● 继发自发性气胸一般指由于慢性阻塞性肺疾病(COPD)、肺结核和肺纤维化等基础肺部疾病演变所致。这些患者一般年龄较大,由于基础肺病进展和心肺储备功能降低,当气胸发作时,在临床表现、并发症和病死率等方面也表现得较为严重。

资料来源:乔贵宾,陈刚. 自发性气胸的处理:广东胸外科行业共识(2016年版)[J]. 中国胸心血管外科临床杂志,2017,24(1):6-15.

气胸可以自主发生或是创伤的结果,常见的医源性因素为中心静脉导管留置。

资料来源:ALRAJHI K,WOO MY,VAILLANCOURT C.Test characteristics of ultrasonography for the detection of pneumothorax:a systematic review and meta-analysis[J].Chest,2012,141(3):703-708.

◆　如何快速判断冠状动脉旁路移植术后血氧饱和度降低与气胸有关?

对于呼吸机辅助通气的患者,出现血氧饱和度降低而其他生命体征相对稳定,护士应进行初步的评估和判断。首先,需要排除常见可以造成血氧饱和度降低的因素。例如:

(1) 单次吸痰时间过长(超过15s)。

(2) 呼吸机管路连接不紧密,管道有积水,呼吸机回路两个积水杯没有连接紧密,有漏气。检查管路应从呼吸机出气口开始至呼气口,认真检查每一个连接处。

(3) 痰液堵塞:患者痰液黏稠,第一次吸痰不彻底,需要再次吸痰。

(4) 气管插管移位:气管插管固定不牢固、口水浸湿、移动患者、患者自行吞咽等均可能导致气管插管移位,脱出或进入单侧肺腔均会导致低氧血症。

(5) 末梢循环差:指脉氧接触不良导致监测误差。

本案例中,护士为患者进行标准化操作吸痰,痰液为I度白稀痰、量少,可排除痰液堵塞和吸痰时间长、缺氧造成的血氧饱和度降低。当护士发现患者血氧饱和度降低,立即排查了呼吸机管路连接、气管插管位置,并给患者进行床边快速血气分析检查,结果显示 PaO_2 为72mmHg。排除以上因素,调节给氧浓度后,患者血氧饱和度仍然未能改善,应追加思考体位因素。血氧饱和度降低发生在翻身之后,可能是气胸、胸腔积液等因素导致的。气胸的临床表现包括呼吸急促、呼吸困难和胸膜痛。而一些患者(尤其是小的自发性气胸)可以表现为无症状。本案例中,患者借助呼吸机辅助通气,其临床表现会被掩盖,护士通过听诊发现患者患侧呼吸音减弱,初步判断气胸的可能,但进一步确诊还需要行床边胸部 X 线检查。

理论支持

　　CT 作为诊断气胸的参考标准,往往受到客观检查条件的限制,而胸部 X 线检查(chest X-ray,CXR)是临床常用的气胸诊断方法。

资料来源:ALRAJHI K,WOO MY,VAILLANCOURT C.Test characteristics of ultrasonography for the detection of pneumothorax:a systematic review and meta-analysis [J].Chest,2012,141(3):703-708.

◆ 确诊气胸者的治疗及护理要点有哪些?

机械通气合并气胸可导致急性氧合屏障和气道压力增高,需要立即减压。因此,本案例中,护士立即配合医生进行胸腔穿刺留置胸腔闭式引流管。对于气胸患者胸腔闭式引流管的护理要点有以下方面:

(1)每班检查胸腔闭式引流管的位置及引流装置功能是否正常,避免导管打折。

(2)密切观察水封瓶内水柱波动,观察是否有气体逸出。

(3)给予适当的止痛治疗,鼓励患者咳嗽、早期活动,促进肺复张。

(4)吸痰动作轻柔,避免刺激患者,导致胸腔内压力过大。

(5)通过 X 线胸片评估胸腔闭式引流管情况,并确认引流孔在胸腔内未移位(引流孔移位可导致气胸或皮下气肿)。如出现气胸或皮下气肿,病理进程未得到纠正,皮下气肿进行性加重,应及时更换胸腔闭式引流管。

(6)若水封瓶内无气泡逸出超过 24~48h,可夹闭胸腔闭式引流管,复查 X 线胸片后可拔除胸腔闭式引流管。

理论支持

　　对于自发性气胸,主要根据患者的症状和患肺受压程度进行处理。对于症状轻、肺轻度压缩者,可门诊观察;对于肺压缩明显者,可选择胸腔置管处理,可选择细的引流管,不推荐常规持续负压吸引。而对于继发性气胸,以原发病治疗为主,手术具有重要地位;无法手术者可予注入粘连剂或安置单向活瓣等内科治疗。

　　● 经内科保守治疗仍持续漏气(持续漏气时间 >3d)或痊愈后再次发作,往往提示有隐匿的肺部病变存在,建议手术治疗。

　　● 70% 以上的自发性气胸经过胸腔引流,肺可以在 3d 内完全复张。推荐对长于 3d 仍存在延迟漏气或再次发作的自发性气胸,应尽早手术治疗(建议首选微创胸腔镜手术)。

资料来源:乔贵宾,陈刚.自发性气胸的处理:广东胸外科行业共识(2016 年版)[J].中国胸心血管外科临床杂志,2017,24(1):6-15.

◆ 冠状动脉旁路移植术后患者低氧血症的风险因素有哪些?

低氧血症是冠状动脉旁路移植术后常见并发症,其发生率为 10.95%~55%。除气胸外,冠状动脉旁路移植术后发生低氧血症与术前自身疾病、术后生理病理改变有关。冠状动脉旁路移植术后全身炎症反应及肺缺血 - 再灌注损伤等易引起肺损伤的一系列生理病理变化,包括肺水肿、肺顺应性降低、肺血管阻力增加,从而导致肺部并发症发生,同时,患者出现低氧血症的临床表现。研究发现,常见的引起冠状动脉旁路移植术后低氧血症的风险因素有以下方面:

(1) 术前长期吸烟者术后合并肺部并发症发生率高达 33%。吸烟患者发生低氧血症的概率高于不吸烟患者。

(2) 年龄是冠状动脉旁路移植术后低氧血症的独立风险因素。34 岁以后,年龄每增加 1 岁,低氧血症的风险增加 0.32%。

(3) 高血压、糖尿病病史。

(4) 术前合并老年慢性支气管炎、术前肺部感染未控制。

(5) 术前心功能差,左心室射血分数 <45%。

(6) 术前冠状动脉病变支数多,冠状动脉移植数 ≥3 明显增加术后低氧血症的发生率。

理论支持

年龄、吸烟、术前慢性肺部疾病、糖尿病、左心室射血分数、冠状动脉病变支数是冠状动脉旁路移植术后低氧血症的独立危险因素。

资料来源:向玉萍,曾玲,罗天会,等.冠状动脉旁路移植术后低氧血症危险因素的系统评价与 Meta 分析[J].中国胸心血管外科临床杂志,2020,27 (8):926-932.

◆ 冠状动脉旁路移植术后如何预防肺部并发症的发生?

肺部并发症是冠状动脉旁路移植术后常见的并发症之一,可增加患者住院时间和经济负担,甚至影响预后。冠状动脉旁路移植术后心肺康复理念的益处和安全性已有大量循证医学证据支持,可预防肺部并发症,帮助患者维持身心健康和提高生活质量,减少再次住院和手术的风险,降低发病率和全因死亡率。冠状动脉旁路移植围手术期肺康复包括术前戒烟、预康复改善肺活量;术后 ICU 阶段对于需要脱机的机械通气患者,对动脉血气、X 线胸片、症状等情况综合评估,加强吸痰,尽早拔管;进行呼吸功能锻炼,促进肺复张和分泌物排出。

理论支持

• 术前预康复:包括指导患者有效咳嗽的方法,通过腹式呼吸、缩唇呼吸、呼吸训练器等改善术前肺容量;戒烟、戒酒。

• ICU 期间肺康复:①对于机械通气患者,推荐在自主呼吸状态下进行呼吸训练;②对于有气道分泌物的患者,可通过主动呼吸循环技术及正确咳痰训练,使支气管树内的分泌物向近端移动,促进肺内分泌物有效排出,优化气道功能;③对于呼吸肌力量不足、肺不张的患者,可进行高强度吸气肌训练、腹式呼吸、腹部抗阻训练、深呼吸训练。

　　● 术后病房肺康复:①对于需改善通气功能、提高通气效率和肺功能的患者,可进行腹式呼吸训练、缩唇呼吸训练、深呼吸治疗,也可配合使用呼吸训练器,增强呼吸肌力量。②对于有痰液潴留、肺不张的患者,可在保护伤口的基础上,进行气道廓清技术。若咳嗽未达到目标效果,可结合体位管理和胸廓震颤辅助咳嗽与呼吸训练。③对于心肺功能需改善的患者,可以加强体位管理,结合术后早期活动,提高摄氧量与肢体活动能力,减少并发症。

　　资料来源:冯雪.冠状动脉旁路移植术后心脏康复专家共识[J].中国循环杂志,2020,35(1):4-15.

(四)案例总结分析

　　通过听诊发现冠状动脉旁路移植术后并发症——气胸,体现了专科护士对病情观察的敏感性和专业度。护士运用专业知识和临床经验快速展开分析,从患者的临床症状联想到整个护理诊疗过程,运用肺部听诊发现患者低氧血症的原因所在,缩短了医生确诊和救治的时间。气胸若不及时被发现和处理,可快速进展,具有较高的致残和病死率。特别是气胸在正压通气时会明显加重,导致病情恶化。护士在并发症预控中起到积极的作用,避免了病情的进一步恶化。护士(尤其是重症监护室护士)在整个诊疗过程中对患者的结局起着至关重要的作用,其价值体现在每一项日常护理工作中。护士要善于总结和转化,运用专业知识、临床经验及循证证据,为患者提供优质的护理服务,促进术后康复,提高生活质量。

四、急性心肌梗死并发室壁瘤的临床案例

(一)患者一般信息

　　患者,男,47岁。10d前因反复胸闷、胸痛不适就诊于当地医院心脏内科。患者入院后第2天行冠状动脉造影术,提示:左主干未见明显狭窄;左前降支开口闭塞病变,100%狭窄,前向血流TIMI 0级(完全没血流);回旋支未见明显狭窄及斑块,前向血流TIMI 3级(正常血流);右冠状动脉未见明显狭窄及斑块,前向血流TIMI 3级;右冠状动脉优势型。遂于前降支置入支架1枚(3.5mm×26mm),术后给予抗血小板、稳定冠状动脉斑块、抑制心室重塑、利尿、抗心力衰竭等支持治疗后,患者症状较前缓解,康复出院。出院后,患者自感活动后仍有胸闷、气促,为求进一步诊疗,以冠心病、急性心肌梗死收入某三甲医院心脏内科(PCI术后第6天)。

(二) 诊治护理过程

入院第 1 天: 入院时,患者面容为痛苦面容,体温 37.0℃,心率 115 次/min,血压 153/70mmHg,呼吸 26 次/min,疼痛评分为 6 分,疼痛部位为心前区,持续 6h。患者既往有高血压病史,长期口服雷米普利 2.5mg 1 次/d,具体控制效果不详;否认药物及食物过敏史。急诊查血 TnT 为 0.2ng/mL。

患者入院后,遵医嘱予一级护理,中流量吸氧,绝对卧床休息,心电监护。心电监护显示窦性心律、频发室性心律失常、ST 段抬高。护士遵医嘱给予患者 0.9% 氯化钠 20mL+利多卡因 0.4g 以 5mL/h 微量泵入,硝酸甘油片 0.5mg 舌下含服,并给予营养心肌、抗凝等药物治疗,完善入院相关检查。

入院第 2 天: 10 时 10 分,患者主诉胸痛明显,监护仪显示心率 123 次/min,血压 138/80mmHg。护士汇报床位医生后,予硝酸甘油片 0.5mg 舌下含服、0.9% 氯化钠 50mL+硝酸甘油 20mg 以 3mL/h 微量泵入。

10 时 40 分,患者胸痛症状缓解,心率 92 次/min,血压 114/73mmHg。

2 时 30 分,患者再次出现胸闷胸痛不适。当班护士评估患者胸痛的部位与性质后汇报医生,遵医嘱再次给予硝酸甘油片 0.5mg 舌下含服,并指导患者放松心情。护士考虑,患者行 PCI 术,前降支已置入支架 1 枚,心肌缺血的症状已改善,但仍存在反复胸闷、胸痛的症状,遂与医生沟通,探讨是否存在 PCI 术后并发症或再发心肌缺血的可能。医生即刻为患者预约床边心脏彩超做进一步判断。

15 时,患者行床边 X 线胸片,结果提示两下肺纹理增多,心影增大。

15 时 30 分,患者行床边心脏彩超,结果提示心尖血栓形成,左心室前壁收缩阶段性异常,二尖瓣、肺动脉瓣少量反流,三尖瓣少量反流(压差 13mmHg),心包积液。左心收缩功能:LVEF 为 55%;左心舒张功能:未见明显异常。

医生诊断:①心室壁瘤;②急性心肌梗死;③冠状动脉粥样性心脏病。同时告病危,邀请心脏外科医生会诊,拟转心脏外科做进一步治疗。

(三) 护理思考路径

◆ 急性前壁心肌梗死 PCI 术后患者反复出现胸痛症状的原因有哪些?

冠心病患者发生胸痛,常与心肌缺血坏死相关。PCI 术后反复出现胸痛的原因主要有血栓形成、慢血流或无血流、边支闭塞、非完全血运重建等。另外,不能忽视急性心肌梗死并发症,如室壁瘤、心力衰竭、心律失常等引发的胸痛。胸痛是临床上最常见的症状之一。急性胸痛临床表现不一,病情变化迅速,危险性差异悬殊,预后与疼痛程度不完全相关,救治时间依赖性强。

本案例中,冠状动脉造影结果显示除前降支开口闭塞病变,100% 狭窄,其余冠状动脉血管并未见明显病变,前降支已置入支架 1 枚,完成冠状动脉再通治疗。多数患者问题血管再灌注后,症状会随之好转和消失。但该患者术后仍存在不适症状,结合 PCI 术后反复出现胸闷胸痛及心电图、床边心脏超声辅助检查结果,考虑是因为室壁瘤导致的反复胸痛症状出现。

理论支持

● 临床上常见的高危胸痛包括急性冠脉综合征(acute coronary syndrome,ACS)、以急性主动脉夹层(acute aortic dissection,AAD)为主的急性主动脉综合征(acute aortic syndrome,AAS)和以急性肺栓塞(acute pulmonary embolism,APE)为主的急性肺动脉综合征及张力性气胸等。

● 所有胸痛患者在首次医疗接触后,应在10min内完成心电图检查,并动态观察;根据疑似诊断选择肌钙蛋白、D-二聚体、脑钠肽、血气分析、出凝血功能、血生化检验等;超声、X线、CT、CTA等(胸痛三联CTA可同时鉴别ACS、AAD、APE 3种高危胸痛)也是辅助胸痛患者明确诊断并评估病情的常用手段。

资料来源:中华医学会急诊医学分会,中国医疗保健国际交流促进会胸痛分会.急性胸痛急诊诊疗专家共识[J].中华急诊医学杂志,2019,28(4):413-420.

◆ 为何急性心肌梗死患者会出现室壁瘤?

室壁瘤是急性心肌梗死常见的严重并发症,在急性心肌梗死存活患者中发生率为10%~38%。室壁瘤是由于梗死面积大,梗死区心肌细胞丢失,发生缺血、缺氧、坏死、心肌收缩力下降导致的,严重者可发生心肌纤维化、心腔扩大、心室壁张力增高,从而使心室壁向外膨出而形成室壁瘤,是心肌梗死后心室重塑所致的严重后遗症。室壁瘤的形成与心肌梗死面积大、未能早期完成血管再灌注有关。该患者因胸闷、胸痛第一次就诊时,前降支开口闭塞病变,100%狭窄,却未能早期完成血管再灌注,这是形成室壁瘤的主要原因。

理论支持

急性心肌梗死再灌注策略中,推荐对所有确诊后0~12h内有缺血症状、伴持续性ST段抬高的患者,开通心肌梗死相关动脉(infarct-related artery,IRA),早期有效血运重建可有效降低急性心肌梗死并发症。

资料来源:BORJA I,STEFAN J,STEFAN A,et al.2017 ESC guidelines for the management of acute myocardial infarction in patients presenting with ST-segment elevation [J].European Heart Journal,2017,39(2):1-66.

◆ 如何早期判断和识别患者出现室壁瘤?

50%的室壁瘤发生于急性心肌梗死后48h,其余多发生于急性心肌梗死后2周,慢性室壁瘤发生在心肌梗死愈合期。室壁瘤形成的常见表现为动脉栓塞、反复发作的室性心律失常或充血性心力衰竭,心电图有ST段弓背样抬高和病理性Q波。室壁瘤患者较多发生前壁心肌梗死、前降支近中段病变,通常依据明确的急性心肌梗死病史、常规心脏彩超、CT和左心室造影来确诊,若发现室壁运动低下,局部室壁运动消失或反向运动即可诊断室壁瘤。本案例中,患者的心肌梗死部位为前降支,于PCI术后第6天再次就诊。患者虽行PCI术,但术后常伴胸闷、胸痛,心电图提示ST段抬高并频发室性早搏,完全符合室壁瘤形成的临床表现,再结合心脏彩超结果,即可确诊室壁瘤。

合并室壁瘤的急性心肌梗死患者预后较差。急性室壁瘤可因室壁瘤破裂发生心脏压塞导致猝死,慢性室壁瘤可导致顽固性心力衰竭。因此,早期判断和识别室壁瘤具有重要的临床意义。

理论支持

吸烟与前壁急性心肌梗死是急性心肌梗死后室壁瘤发生的危险因素,且前壁急性心肌梗死是室壁瘤发生的强相关因素。

资料来源:白明,王东,张博,等.急性心肌梗死后室壁瘤形成的相关因素分析[J].中国循环杂志,2015,30(10):950-953.

◆　急性心肌梗死患者发生室壁瘤的治疗和护理关键要点有哪些?

室壁瘤常并发难治性的恶性心律失常、顽固性充血性心力衰竭、左心室附壁血栓,甚至心脏破裂等危及患者生命的并发症。室壁瘤的治疗应根据室壁瘤的大小及其对血流动力学影响的程度来决定。室壁瘤大者或有反复的心力衰竭、心绞痛发作,甚至出现严重恶性心律失常,导致血流动力学改变,宜积极采用外科手术治疗。一旦确诊为室壁瘤,护理关键要点如下,①心电监护:密切监测生命体征变化,尤其是心电图的变化,早期识别恶性心律失常,正确使用抗心律失常药物,并在床边配备除颤仪;②心功能的维护:嘱患者绝对卧床休息,给予营养心肌的药物治疗,控制补液速度,准确记录患者出入量,做好液体管理;③每天监测 BNP 数值变化来判断心力衰竭的程度与进展;④抗凝治疗及观察:当患者心室壁附着血栓时,则应接受抗凝治疗(抗凝目标 INR 为 2.0~2.5)。此时,护士需指导患者每天正确服用抗凝药,并且告知患者参与药物不良反应的观察,如发现牙龈、皮肤、鼻腔等出血,需要及时告知护士。

理论支持

对于伴前壁或心尖部室壁无运动或运动异常的 ST 段抬高型急性心肌梗死,行双联抗血小板治疗加口服抗凝药物治疗 3 个月是合理的,INR 目标值为 2.0~2.5。

资料来源:O'GARA PT,KUSHNER FG,ASCHEIM DD,et al.2013 ACCF/AHA guideline for the management of ST-elevation myocardial infarction [J].Journal of American College of Cardiology,2013,62(4):E147-E239.

◆　如何预防急性心肌梗死患者室壁瘤的发生?

室壁瘤是急性心肌梗死的严重并发症。预防室壁瘤的发生,首先需要预防急性心肌梗死的发生。ST 段抬高型心肌梗死(ST-segment elevation myocardial infarction,STEMI)患者应于发病早期及出院前行超声心动图检查,评价左心室功能,明确心肌梗死范围、有无附壁血栓、室壁瘤和机械并发症等,根据风险评估结果制订详细、清晰的出院后随访计划和指导,包括药物治疗的依从性和剂量调整、心脏康复、饮食和心理干预、戒烟计划等。同时,急性心肌梗死患者出院后应积极控制心血管危险因素,进行科学合理的二级预防和以运动为主的心脏康复治疗,以改善生活质量和远期预后。

其次,心肌再灌注治疗的缺乏会进一步增加室壁瘤形成的危险因素。因此,发生急性心肌梗死后快速做心肌再灌注治疗是关键。早期、快速和完全地开通梗死相关动脉(IRA)仍是当今改善急性心肌梗死患者预后的重要措施。若心电图提示为典型的急性心肌梗死,则不需要等待心肌损伤标志物的结果,直接运送到导管室,可以有效缩短心肌再灌注时间。

理论支持

- 推荐 ST 段抬高型心肌梗死(STEMI)患者于发病早期及出院前行超声心动图检查,评价 LVEF,明确心肌梗死范围、有无附壁血栓、室壁瘤和机械并发症等。

- STEMI 患者应终身戒烟;合理膳食,控制总热量和减少饱和脂肪酸、反式脂肪酸以及胆固醇摄入(<200mg/d)。

- 对于超重和肥胖的 STEMI 患者,建议通过控制饮食与增加运动降低体重,在 6~12 个月内使体重指数(BMI)降低 5%~10%,并逐渐控制于 25kg/m² 以下。

- 若无禁忌证,所有 STEMI 患者出院后均应长期服用阿司匹林、血管紧张素转换酶抑制剂(angiotensin-converting enzyme inhibitor,ACEI)和 β 受体阻滞剂。

- STEMI 患者出院后应进行有效的血压管理,目标血压为 <130/80mmHg(收缩压不低于 110mmHg),年龄 >80 岁的患者目标血压为 <150/90mmHg。

- STEM 患者出院后应持续强化调脂治疗,低密度脂蛋白胆固醇(low-density lipoprotein cholesterol,LDL-C)治疗目标值 <1.8mmol/L。对既往有心肌梗死史、缺血性卒中史、并发症状性外周动脉疾病的 STEMI 患者,或 STEMI 并发多个危险因素[如年龄≥65 岁、杂合子家族性高胆固醇血症、既往冠状动脉主动脉旁路移植术(coronary aortic bypass grafting,CABG)或 PCI 手术史、糖尿病、高血压、吸烟及慢性肾脏病 3~4 期等]的患者,可考虑将 LDL-C 治疗目标值设定为 1.4mmol/L。治疗首选他汀类药物。

- STEMI 患者病情稳定后均应进行空腹血糖检测,必要时行口服葡萄糖耐量试验。

- 建议病情稳定的患者出院后每天进行 30~60min 中等强度有氧运动(如快步行走等),每周至少 5d,并逐渐增加抗阻训练。运动锻炼应循序渐进,避免诱发心绞痛和心力衰竭。

资料来源:中华医学会心血管病学分会,中华心血管病杂志编辑委员会.急性 ST 段抬高型心肌梗死诊断和治疗指南(2019)[J].中华心血管病杂志,2019,47(10):766-783.

(四)案例总结分析

室壁瘤是急性心肌梗死后并发症之一,通常发生于左心室室壁大面积透壁心肌梗死后,在急性心肌梗死存活患者中发生率为 10%~38%。室壁瘤的形成破坏了左心室正常结构,使心肌收缩不同步,血流动力学恶化,最终导致心力衰竭等严重后果。在疾病治疗、护理、预防等方面,医护人员均面临着巨大的挑战。患者在 PCI 术后短期内反复出现胸闷、胸痛时,可高度怀疑室壁瘤形成,此时,应结合心脏超声或胸部 CT 检查进行确诊。另外,对于急性心肌梗死患者,虽然不再强调门 - 球时间,但早期的血管再灌注可预防室壁瘤等并发症的发生。本案例从患者的临床症状出发,从并发症发生的原因、识别、判断到预防处理等方面层层展开,回顾了急性心肌梗死并发室壁瘤临床疾病的相关知识,为急危重症患者的护理提供参考。

(王　毅　毛艳丽　施玲丽)

参考文献 ◆

［1］ ERBEL R,ABOYANS V,BOILEAU C,et al. 2014 ESC guidelines on the diagnosis and treatment of aortic diseases［J］.European Heart Journal,2014,35(41):2873-2926.

［2］ RISTIĆ AD,IMAZIO M,ADLER Y,et al. Triage strategy for urgent management of cardiac tamponade:a position statement of the European Society of Cardiology Working Group on Myocardial and Pericardial Diseases［J］.European Heart Journal,2014,35(34):2279-2284.

［3］ ADLER Y,CHARRON P,IMAZIO M,et al. 2015 ESC guidelines for the diagnosis and management of pericardial diseases:the task force for the diagnosis and management of pericardial diseases of the European Society of Cardiology(ESC)endorsed by:The European Association for Cardio-Thoracic Surgery(EACTS)［J］. European Heart Journal,2015,36(42):2921-2964.

［4］ 中国医师协会心血管外科分会大血管外科专业委员会.主动脉夹层诊断与治疗规范中国专家共识[J].中华胸心血管外科杂志,2017,33(11):641-654.

［5］ NISHIMURA RA,OTTO CM,BONOW RO,et al. 2017 AHA/ACC focused update of the 2014 AHA/ACC guideline for the management of patients with valvular heart disease:a report of the American College of Cardiology/American Heart Association task force on clinical practice guidelines［J］.J Am Coll Cardiol,2017,70(2):252-289.

［6］ CAIRNS JA,CONNOLLY S,MCMURTRY S,et al. Canadian Cardiovascular Society atrial fibrillation guidelines 2010:prevention of stroke and systemic thromboembolism in atrial fibrillation and flutter［J］. Canadian Journal of Cardiology,2011,27(1):74-90.

［7］ 中华医学会神经病学分会脑血管病学组急性缺血性脑卒中诊治指南撰写组.中国急性缺血性脑卒中诊治指南 2010［J］.中华神经科杂志,2010,43(2):146-153.

［8］ 中华医学会神经病学分会,中华医学会神经病学分会脑血管病学组.中国脑血管病影像应用指南[J].中华神经科杂志,2016(3):164-181.

［9］ 霍晓川,高峰.急性缺血性卒中血管内治疗中国指南 2018［J］.中国卒中杂志,2018,13(7):706-729.

［10］高峰,徐安定.急性缺血性卒中血管内治疗中国指南 2015［J］.中国卒中杂志,2015,10(7):590-606.

［11］乔贵宾,陈刚.自发性气胸的处理:广东胸外科行业共识(2016年版)［J］.中国胸心血管外科临床杂志,2017,24(1):6-15.

［12］ALRAJHI K,WOO M Y,VAILLANCOURT C .Test characteristics of ultrasonography for the detection of pneumothorax:a systematic review and meta-analysis［J］.Chest,2012,141(3):703-708.

［13］向玉萍,曾玲,罗天会,等.冠状动脉旁路移植术后低氧血症危险因素的系统评价与Meta分析［J］.中国胸心血管外科临床杂志,2020,27(8):926-932.

［14］白明,王东,张博,等.急性心肌梗死后室壁瘤形成的相关因素分析［J］.中国循环杂志,2015,30(10):950-953.

［15］中华医学会心血管病学分会,中华心血管病杂志编辑委员会.急性ST段抬高型心肌梗死诊断和治疗指南(2019)［J］.中华心血管病杂志,2019,47(10):766-783.

［16］O'GARA PT,KUSHNER FG,ASCHEIM DD,et al.2013 ACCF/AHA guideline for the management of ST-elevation myocardial infarction［J］.Journal of American College of Cardiology,2013,62(4):E147-E239.

［17］BORJA I,STEFAN J,STEFAN A,et al. 2017 ESC guidelines for the management of acute myocardial infarction in patients presenting with ST-segment elevation［J］. European Heart Journal,2017,39(2):1-66.

［18］中华医学会急诊医学分会,中国医疗保健国际交流促进会胸痛分会.急性胸痛急诊诊疗专家共识［J］.中华急诊医学杂志,2019,28(4):413-420.

［19］冯雪.冠状动脉旁路移植术后心脏康复专家共识［J］.中国循环杂志,2020,35(1):4-15.

第六章

呼吸系统疾病患者的急危重症护理及案例分析

第一节　呼吸系统及其护理评估

一、呼吸系统概述

呼吸系统(respiratory system)是人体与外界环境间进行气体交换的器官系统,与体外环境相通。成人在静息状态下,每天约有 10 000L 的气体进出呼吸道。成人的总呼吸面积约为 $100m^2$。呼吸系统疾病包括气流受限性肺疾病(如哮喘、慢性阻塞性肺疾病等)、限制性通气功能障碍性肺疾病(如肺纤维化、胸腔积液、胸廓畸形等)、肺血管疾病(肺栓塞、肺动脉高压等)。在过去的几年里,随着大众防范意识的显著提升以及相关临床诊断技术的显著提高,我国慢性呼吸道疾病防治工作有了进一步改善。

(一) 呼吸系统的组成

呼吸系统由呼吸道和肺组成。呼吸道包括鼻、咽、喉、气管及支气管等。呼吸道以环状软骨为界分为上、下呼吸道。通常称鼻、咽、喉为上呼吸道,气管和各级支气管为下呼吸道(图 6-1)。

肺由肺实质和肺间质组成,前者包括支气管树和肺泡,后者包括结缔组织、血管、淋巴管、淋巴结和神经等。

(二) 肺的血液供应

血液循环分为体循环和肺循环。其中,肺循环的血液流动方向为:右心室→肺动脉→肺中的毛细血管网→肺静脉→左心房;体循环的血液流动方向为:左心室→主动脉→身体各处的毛细血管网→上下腔静脉→右心房。与体循环比较,肺循环具有低压(肺动脉平均压仅为主动脉平均压 1/6)、低阻力(肺动脉管壁厚度仅为主动脉的 1/3,其分支短,而管径较粗,且肺循环所有血管全都位于胸腔负压环境中,因此肺循环的血流阻力明显小于体循环)及高容量(通常情况下,肺内血管床可容纳 450~600mL,占循环系统总血容量的 9%~12%)的特点。当二尖瓣狭窄、左心功能低下时,肺毛细血管压增高,继而发生肺水肿。在各种原因引起低蛋白血症时,会发生肺间质水肿或胸膜腔液体漏出。肺有两组血管供应,肺循环的支气管动静脉为气体交换的功能血管,体循环的支气管动静脉为气道和脏胸膜的营养血

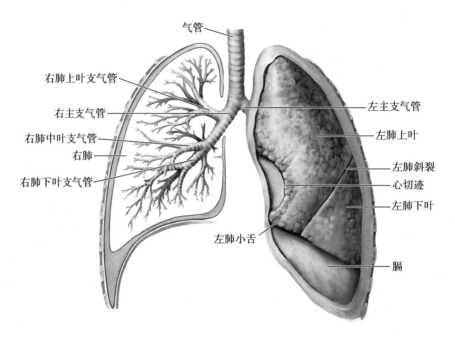

图 6-1　呼吸系统组成示意图

管。肺与全身各器官的血液及淋巴循环相通,所以皮肤软组织感染的菌栓、深静脉形成的血栓、癌肿形成的癌栓,都可以到达肺脏,分别引起继发性肺脓肿、肺血栓栓塞症和转移性肺癌等。消化系统的肿瘤,如胃癌经腹膜后淋巴结转移至肺,引起两肺转移癌病灶。肺部病变亦可向全身播散,如肺癌、肺结核播散至骨、脑、肝等器官,亦可在肺内发生病灶播散。此外,全身免疫性疾病(如结节病、系统性红斑狼疮、类风湿关节炎)、肾脏病(如尿毒症)及血液病(如白血病)等均可累及肺。

(三) 呼吸系统的功能

呼吸系统的主要功能是进行气体交换,吸入氧,排出二氧化碳,此外还有发音、嗅觉、协助静脉血回流入心等功能。

肺有内分泌功能和防御功能。肺的内分泌功能属于弥散性神经内分泌系统的组成部分之一。其内分泌细胞存在于支气管和肺泡上皮内。肺的内分泌功能表现如下:①肺血管内皮可产生 5- 羟色胺,也可从血液循环中摄取 5- 羟色胺,故 5- 羟色胺经肺循环时可被内皮细胞清除和灭活。5- 羟色胺有收缩血管的功能,当肺静脉与全身血液循环中 5- 羟色胺浓度升高时可造成肺水肿及高血压。②肺是人体中前列腺素含量最高的器官之一。肺也是前列腺素合成、释放和灭活的场所。③集中于肺动脉和支气管动脉周围的结缔组织中的肺内肥大细胞可在肺泡低氧条件下进行脱颗粒,释放组胺,并可引起肺血管收缩以及增加毛细血管的通透性,调节肺的血液循环。组胺是引起过敏反应的介质,在过敏时,肺合成组胺的能力加强。

在呼吸过程中,外界环境中的有机或无机粉尘,包括各种微生物、蛋白变应原、有害气体等,均可进入呼吸道及肺引起各种疾病,因而呼吸系统的防御功能至关重要。呼吸系统的防御功能包括物理防御功能(鼻部加温过滤、喷嚏、咳嗽、支气管收缩、黏液纤毛运输系统)、化学防御功能(具有防御功能的化学物质有溶菌酶、乳铁蛋白、蛋白酶抑制剂、抗氧化的谷胱甘肽、超氧化物歧化酶等)、细胞吞噬功能(肺泡巨噬细胞)及免疫防御功能(B细胞分泌IgA、IgM等,T细胞免疫反应等)等。当各种原因引起防御功能下降或外界的刺激过强,均可引起呼吸系统的损伤或病变。

(四) 呼吸系统疾病的临床表现

呼吸系统的局部症状主要有咳嗽、咳痰、咯血、呼吸困难、胸痛等。在不同的肺部疾病中,它们有各自的特点。

1. 咳嗽 急性发作的刺激性干咳伴发热、声嘶常为急性喉炎、气管、支气管炎;常年咳嗽,秋冬季加重,提示慢性阻塞性肺疾病;急性发作的咳嗽伴胸痛,可能是肺炎。发作性干咳且夜间多发,可能是变异性哮喘;高亢的干咳伴有呼吸困难,可能是支气管肺癌累及气管或主支气管;持续而逐渐加重的刺激性干咳伴有气促(急),应考虑特发性肺纤维化等。

2. 咳痰 痰的性状、量、色及气味对临床诊断有一定帮助。一般,痰由白色泡沫状或黏液状转为脓性,多为细菌性感染;大量黄脓痰常见于肺脓肿或支气管扩张;铁锈样痰,一般提示肺炎链球菌感染;红棕色胶冻样痰,一般提示肺炎克雷伯菌感染;肺阿米巴病为咖啡样痰;肺吸虫病为果酱样痰。痰量的增减反映感染的加剧或缓解,若痰量突然减少且出现体温升高,可能与支气管引流不畅有关。肺水肿时,则可能咳粉红色泡沫样痰。

3. 咯血 常见于支气管疾病(如支气管扩张、支气管内膜结核、慢性支气管炎)、肺部炎性疾病(如肺结核,尤其是空洞性肺结核)、肺部癌肿、肺部寄生虫病、心血管系统疾病(风湿性心脏病、二尖瓣狭窄、左心衰竭引起的肺水肿)。其中,痰中带血是肺结核、肺癌的常见症状;咯鲜红色血多见于支气管扩张,也可见于肺结核、急性支气管炎、肺炎和肺血栓栓塞症;二尖瓣狭窄可引起不同程度的咯血。

4. 呼吸困难 一般表现在呼吸频率、深度及节律改变等方面。呼吸困难可按发作快慢分为急性、慢性和反复发作性。

(1) 突发胸痛后出现急性呼吸困难,应考虑气胸,若再有咯血则要警惕肺梗死。夜间发作性端坐呼吸,提示左心衰竭或支气管哮喘发作。数天或数周内出现渐进性呼吸困难伴有一侧胸闷,要注意大量胸腔积液。

(2) 慢性进行性呼吸困难多见于慢性阻塞性肺炎和特发性肺纤维化等间质性肺疾病。

(3) 反复发作性呼吸困难伴有哮鸣音一般见于支气管哮喘。

在分析呼吸困难时应注意是吸气性还是呼气性呼吸困难。前者见于肿瘤或异物堵塞引起的大气道狭窄、喉头水肿、喉-气管炎症等;后者主要见于支气管哮喘、慢性支气管炎、肺气肿等。大量气胸、大量胸腔积液及胸廓限制性疾病则表现为混合型呼吸困难。

5. 胸痛 外伤、炎症、肿瘤等都可能引起胸痛。引起胸痛的常见疾病有胸膜炎、肺部炎症、肿瘤和肺梗死。自发性气胸患者由于胸膜粘连处撕裂易产生突发性胸痛。肋间神经痛、肋软骨炎、带状疱疹、柯萨奇病毒感染引起的胸痛常表现为胸壁表浅部位的疼痛。

非呼吸系统疾病引起的胸痛中,最重要的是心绞痛和心肌梗死,其特点是胸骨后或左前胸部位的胸痛,可放射至左肩。此外,还应注意心包炎、主动脉夹层等所致的胸痛。腹部脏器疾病,如胆石症和急性胰腺炎等有时亦可表现为不同部位的胸痛,须注意鉴别。

二、呼吸系统护理评估

呼吸系统的评估重点是呼吸系统体征评估,即呼吸道评估及胸部症状评估。护士运用专业知识及技能,通过对呼吸系统的症状和体征的评估,了解患者的临床症状、护理问题、潜在并发症等,做出早期的风险预测和判断,这对于时间就是生命的急危重症患者来说,具有重要意义。

【健康史】

1. 现病史

(1) 患病经过:询问患者发病的起始时间、持续时间、有无明显诱因、发病的急缓;主要的临床表现及其特点,是否有胸闷、咳嗽、咳痰、气急、气促、呼吸困难、胸痛等,是否出现并发症,是否呈进行性加重。

(2) 治疗经过:包括主要检查诊疗结果、用药情况(药物的名称、剂量、给药途径、疗程及疗效)。

(3) 目前状况:评估目前主要的不适对患者的影响,以及患者的自理能力、营养状况等;评估患者是否存在压力性损伤、跌倒、深静脉血栓、导管意外滑脱等风险。

2. 既往史 询问患者是否有与心血管疾病、消化道疾病相关的病史,如高血压、冠心病、胃溃疡、糖尿病等;询问患者是否存在药物、食物或花粉、动物皮毛等过敏史。

3. 家族史 询问患者的直系亲属中有无与遗传相关的呼吸系统疾病,如支气管哮喘、肺癌等。

4. 手术及外伤史 询问患者既往有无胸部的外伤史及骨折史。

5. 生活方式

(1) 饮食习惯:了解患者的饮食习惯和饮食结构,是否经常摄入高热量、高胆固醇、高脂肪食物,是否喜好饮浓茶、奶茶或含咖啡因的饮料。同时,评估患者是否抽烟,每天吸烟量及持续年限,目前是否已戒烟。这些往往是呼吸系统疾病的危险因素。

(2) 生活方式:评估患者从事的职业类型、精神压力、作息是否规律、生活自理程度以及睡眠、排便、运动等情况。了解有无失眠、多梦的情况;有无定时排便的习惯,有无便秘、排尿异常等;是否有规律地进行体育锻炼,主要的运动形式及运动量,是否清楚停止运动的指征。

【身体评估】

1. 一般状态

(1) 生命体征:是评估患者机体情况的最直接指标。对于急危重患者,可以使用监护仪持续监测。生命体征指标的异常一般提示患者病情的变化。

1）心率：当患者发生心律失常时，需要及时判断诱发因素（如是否由低氧所致），有无出现神志异常，积极处理原发疾病。

2）血压：评估患者血压波动情况、是否控制在目标范围内以及用药效果。

3）呼吸：注意患者的呼吸频次、形态、氧饱和度，有无伴随症状，如咳嗽、咯血等。若患者出现呼吸困难、神志异常，须警惕呼吸衰竭的出现；若呼吸困难伴咳粉红色泡沫痰，提示肺水肿、左心衰竭。

4）体温：若患者体温异常，询问发热时间、体温波动的规律、伴随症状、用药史、接触史等。

5）疼痛：判断胸部疼痛的部位、性质、持续时间、诱发因素。不同部位的疼痛提示着不同的疾病，临床应注意区别。

（2）面容与表情：肺炎致高热患者可见颜面潮红、鼻翼扇动、口唇发绀等急性病面容；慢性呼吸系统疾病患者可见呼气时两颊高耸和缩唇，口唇及甲床发绀。

（3）体位：评估患者是否能够平卧。严重呼吸衰竭患者常取半卧位或端坐卧位。

2. 专科评估

（1）呼吸生理功能评估：呼吸生理功能测定可了解呼吸系统疾病对肺功能损害的性质及程度，对某些肺部疾病的早期诊断具有重要价值。肺通气功能测定主要包括肺活量（vital capacity，VC）、残气量（residual capacity，RC）、肺总量（total lung capacity，TLC）、用力肺活量（forced vital capacity，FVC）、第一秒用力呼气容积（forced the first second of expiratory volume，FEV_1）等。慢性阻塞性肺疾病表现为阻塞性通气功能障碍，而肺纤维化、胸廓畸形、胸腔积液、胸膜增厚或肺切除术后均显示限制性通气功能障碍（表 6-1）。这些变化常在临床症状出现之前已存在。弥散功能测定有助于明确换气功能损害的情况，如间质性肺疾病、肺血管疾病，多表现弥散功能障碍（图 6-2）。

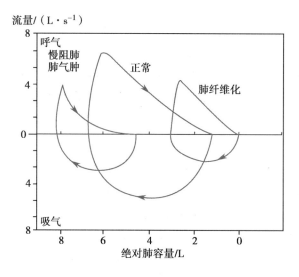

图 6-2　正常人、慢性阻塞性肺疾病和肺纤维化患者在用力吸气和用力呼气时的典型流量 - 容积曲线

表 6-1 阻塞性和限制性通气功能障碍的肺容量和通气功能的特征性变化

检测指标	阻塞性	限制性
肺活量(VC)	减低或正常	减低
残气量(RV)	增加	减低
肺总量(TLC)	正常或增加	减低
RV/TLC	明显增加	正常或稍增加
第一秒用力呼气容积(FEV$_1$)	减低	正常或减低
FEV$_1$/FVC	减低	正常或增加
最大呼气中期流速(maximal mid-expiratory flow rate，MMEFR)	减低	正常或减低

(2)呼吸肌功能评估：呼吸肌的肌力、耐力下降是导致患者生活质量下降的重要原因。呼吸肌功能障碍在晚期慢性阻塞性肺疾病患者中多见，膈肌肌力仅为正常人群的20%~30%。呼吸肌功能的评估方法包括呼吸肌功能测定(表 6-2)和耐力测定。

表 6-2 呼吸肌功能测定方法

肌肉组	测定项目	参考值
非特异性测试	肺活量测定法	FEV$_1$/FVC>80%，TLC<80%
	坐位和仰卧位用力肺活量测定	坐位 FVC<75%，仰卧位 FVC 减少 >25%
吸气	口腔最大吸气压	<80% 预计值或 <65% 预计值(<-80cmH$_2$O 为可疑下降)
	鼻吸气压	男性 <-70cmH$_2$O，女性 <-60cmH$_2$O，为可疑下降
	最大食管吸气压	男性 <-80cmH$_2$O，女性 <-70cmH$_2$O，为可疑下降
	吸气横膈膜压	男性 <-75cmH$_2$O，女性 <-50cmH$_2$O
呼气	口腔最大呼气压	<80% 预计值或 <65% 预计值(<80cmH$_2$O 为可疑下降)

1)改良版英国医学研究学会呼吸困难量表(modified British medical research council dyspnea scale，mMRC)：是临床上常用的评价患者呼吸困难程度的评分系统，虽然受到患者主观因素的影响，但各级指标采用了更为细化的客观性描述，因此可较为准确地快速评估患者呼吸困难程度(表 6-3)。mMRC 的最大优势在于快捷简单，评分过程可在 1min 内完成，不需要特殊设备，对所有文化层次的人群均适用。

表 6-3 改良版英国医学研究学会呼吸困难量表(mMRC)内容

分级	内容
0 级	我仅在费力运动时出现呼吸困难
1 级	我在平地快步行走或步行爬小坡时出现气短
2 级	我由于气短，在平地行走时比同龄人慢或者需要停下来休息
3 级	我在平地行走 100m 左右或数分钟后需要停下来喘气
4 级	我因严重呼吸困难以至于不能离开家，或在穿衣服 / 脱衣服时出现呼吸困难

2）慢性阻塞性肺疾病评估量表（COPD assessment test，CAT）：是目前国际上较公认的CAT（表 6-4）。使用该量表可以评估 COPD 对患者健康和生活质量的影响，有助于医护人员更好地管理和治疗 COPD。

表 6-4　慢性阻塞性肺疾病评估量表（CAT）

症状	分值	症状
我从不咳嗽	(0) (1) (2) (3) (4) (5)	我一直在咳嗽
我一点痰也没有	(0) (1) (2) (3) (4) (5)	我有很多痰
我没有任何胸闷的感觉	(0) (1) (2) (3) (4) (5)	我有很严重的胸闷
我爬坡时没有喘气的感觉	(0) (1) (2) (3) (4) (5)	我爬坡时感觉非常喘不过来气
我在家做任何事都不受影响	(0) (1) (2) (3) (4) (5)	我在家做任何事情都受影响
尽管有肺部疾病，我对外出活动非常有信心	(0) (1) (2) (3) (4) (5)	由于有肺部疾病，我对外出活动没有一点信心
我的睡眠非常好	(0) (1) (2) (3) (4) (5)	我的睡眠非常差
我精力旺盛	(0) (1) (2) (3) (4) (5)	我一点精力也没有

CAT 评分与疾病严重程度：被测试者根据目前的症状以及严重程度，进行勾选，(0) 表示没有症状，(5) 表示症状比较严重。确保每个问题只选一项。总分 0~40 分。0~10 分为病情轻微；11~20 分为病情中等；21~30 分为病情严重；31~40 分为病情非常严重。

3. 呼吸系统检查评估　不同疾病或疾病的不同阶段由于病变的性质、范围不同，胸部体征可以完全正常或明显异常。因此，不可只评估胸部体征而忽略其他部位的表现。

（1）气管评估

1）触诊：受检者取坐位或仰卧位，注意使颈部处于自然正中位置，两肩等高。检查者右手示指与无名指分别置于受检者两侧胸锁关节上。气管向健侧移位见于大量胸腔积液、大量气胸、纵隔位置的肿瘤及单侧甲状腺肿大等；气管向患侧移位见于肺不张、肺纤维化、胸膜粘连等。

2）听诊：支气管病变以干、湿啰音为主。

（2）肺部评估

1）叩诊：正常肺部叩诊音为清音，其音响强弱和高低与肺脏的含气量的多少、胸壁的厚薄以及邻近器官的影响有关。

2）听诊：肺部的正常呼吸音包括支气管呼吸音、肺泡呼吸音以及支气管肺泡呼吸音。支气管呼吸音音调高，吸气时弱而短，呼气时长。肺泡呼吸音声音柔和而有吹风样性质，吸气音较呼气音强，音调高时限长。支气管肺泡呼吸音是支气管呼吸音与肺泡呼吸音的混合音，一般来说，支气管肺泡吸气音与肺泡吸气音相似，支气管肺泡呼气音与支气管呼气音相似。肺部有炎症性病变时可有呼吸音性质、音调和强度的改变：大面积炎症病变可呈实变体征，肺纤维化时可听到特征性爆裂音（velcro 啰音）。

（3）胸膜腔评估：正常胸膜腔呈负压状态，有少量液体，起润滑作用。当发生胸膜炎时，可有胸膜摩擦感和摩擦音；当出现气胸、胸腔积液和肺不张时，可出现气管移位和患侧呼吸音减弱或消失。

(4) 肺外表现:支气管肺癌可引起杵状指(趾)等。

【心理 - 社会评估】

1. 患者角色　评估患者对疾病的性质、过程、预后、康复及防治知识的了解程度,患者对就医治疗的态度;评估住院对患者生活、工作、学习的影响;评估患者是否适应角色转变。

2. 心理状态　评估患者有无焦虑、恐惧、抑郁等心理反应及其严重程度。在急性发病期,患者常因疾病引起的严重症状,如呼吸困难、咯血、胸闷胸痛或因呼吸困难伴濒死感等,产生恐惧,部分患者担心支气管镜介入检查所产生的风险、大量激素使用等情况而产生焦虑、抑郁、烦躁等情绪。

3. 社会支持系统　评估患者家庭成员的组成,家庭经济、文化、教育背景,对所患疾病的认识,对患者的关心和支持程度。评估患者有无医疗保障、经济负担、出院后的就医条件、居住地的社区保障资源等。

【辅助检查结果评估】

1. 实验室检查

(1) 血常规检查:提示疾病活动或损害程度,或明确病因。常规检查指标包括外周血细胞、红细胞沉降率、C 反应蛋白(C-reactive protein,CRP)等非特异性炎症指标。当细菌感染时常有白细胞计数增高,寄生虫感染、真菌感染或过敏时会有嗜酸性粒细胞增高,大咯血时可致血红蛋白降低。

(2) 免疫学检测:可协助临床诊断肿瘤、内分泌疾病等。主要检测方法有免疫凝集试验、免疫沉淀试验、酶联免疫试验、荧光免疫技术等;怀疑感染时,除血培养外,还可以通过聚合酶链反应(polymerase chain reaction,PCR)或免疫学检测,检测病原基因或抗原分子。β-D-葡聚糖试验(简称 G 试验)可用于区分真菌和细菌感染。半乳甘露聚糖抗原试验(简称 GM 试验)可以鉴别曲霉菌感染。降钙素原(procalcitonin,PCT)检测若显示指标升高,提示细菌、真菌或寄生虫感染。

(3) 抗原皮肤过敏试验:哮喘的变应原皮肤试验阳性有助于变异体质的确定和相应抗原脱敏治疗的实施。结合菌素(purified protein derivative,PPD)试验阳性仅说明被测者曾受感染,但不能确定是否患病。

(4) 血气分析:评估患者是否存在缺氧、呼吸衰竭、内环境紊乱等情况,对确定发生低氧血症、高碳酸血症、酸碱平衡失调以及判断呼吸衰竭的类型有重要价值。

(5) 痰液检查:评估患者感染的性质,确定致病菌。痰标本中培养出结核分枝杆菌是确诊肺结核最可靠的证据。痰细胞学检查有助于肺部恶性肿瘤的诊断。

2. 特殊检查

(1) 纤维支气管镜(纤支镜):能弯曲自如、深入到段支气管,使医生直视病变;能做黏膜刷检和活检、经支气管镜肺活检(transbronchial lung biopsy,TBLB)、经支气管镜冷冻肺活检(transbronchial lung cryobiopsy,TBCB)、经纤支镜对纵隔肿块或淋巴结穿刺针吸活检(transbronchial needle aspiration,TBNA)、经纤支镜支气管肺泡灌洗(bronchial alveolar lavage,BAL)等(对取得的组织及回收的灌洗液进行检查分析,有助于明确疾病的诊断);还可结合支气管内超声(endobronchial ultrasound,EBUS),完成对纵隔肿块或淋巴结的穿刺针吸活检(EBUS-TBNA),提高检查的成功率并减少风险;还能发挥治疗作用,如取出异物、止血,用高频电刀、激光、微波及药物注射治疗良、恶性肿瘤。此外，借助纤支镜的引导，还可以做气管插管。

（2）硬质支气管镜：多已被纤支镜所替代，目前主要用于复杂性气管内肿瘤或异物的摘除手术、气管支架的置放等。

（3）胸腔镜：可直观地看见胸膜病变，主要用于诊断胸膜和部分肺部疾病的诊断，并可实施胸膜固定术。

（4）多导睡眠监测：是诊断睡眠呼吸暂停的"金标准"，可以准确判断睡眠呼吸暂停综合征的类型。

3. 肺组织活检　是确诊肺部占位性病变的重要方法。

4. 影像学检查

（1）X 线：明确呼吸系统病变部位、性质与临床问题。

（2）CT：对于明确肺部病变部位、性质以及气管、支气管通畅程度有重要价值。增强 CT 对淋巴结肿大、肺内占位性病变有重要的诊断和鉴别诊断意义。肺动脉 CTA 能够明确肺栓塞。正电子发射计算机体层显像（positron emission tomography and computed tomography，PET/CT）可以准确地对肺癌、纵隔淋巴结转移及远处转移进行鉴别诊断。

（3）胸部 B 超：可以进行胸腔积液的诊断与定位。

第二节　呼吸系统常用监测手段及护理要点

医护人员利用现代的呼吸支持手段和实时监测技术，可以更加直观、快速、动态、全面地了解患者整体的情况，追踪病情的发展变化，从而对呼吸生理和呼吸衰竭时病理生理的认识达到前所未有的深度。通过无创或有创的气道管理实施呼吸衰竭的诊治和呼吸支持是危重症医学中最常涉及的技术，在多器官功能障碍综合征（multiple organ dysfunction syndrome，MODS）或多系统器官功能衰竭（multiple systemic organ failure，MSOF）处理中也可起到至关重要的作用。

一、无创通气及护理要点

无创通气是非侵入性操作的呼吸支持治疗技术，更强调人机协调性，其监测主要依赖动脉血气分析。

（一）动脉血气分析

动脉血气分析主要是通过血气分析仪检测血液的酸碱度以及溶解于血液中的气体（氧气、二氧化碳等）的分压、含量，准确了解机体呼吸功能和酸碱平衡状态的一种方式。适宜的酸碱度是机体、细胞进行正常生命活动的保证，对诊疗方案的制订有着非常重要的指导意义。动脉血气分析常用于各种疾病、创伤或外科手术所导致的呼吸功能障碍者、急慢性呼吸功能衰竭及进行机械通气者的监测。

1. 血气分析常用指标　包括血气成分，如动脉血氧分压（PaO_2）、动脉血氧饱和度（SaO_2）、动脉血二氧化碳分压（partial pressure of carbon dioxide in arterial blood，$PaCO_2$）；酸碱

成分,如 pH、碳酸氢根(HCO_3^-)、碱剩余(base excess,BE)、乳酸(lactic acid,Lac);电解质成分,如 K^+、Na^+、Cl^- 等。

(1) pH 是动脉血中 H^+ 浓度的负对数值。临床上,pH 结合其他指标可用于判断呼吸性与代谢性酸碱失衡。

(2) PaO_2 是指溶解于动脉血中的氧所产生的压力。PaO_2 的地域差异性较大,不同地区正常值范围不同,目前国内大部分地区常用正常值范围为 80~100mmHg,高原地区较低,一般为 60~80mmHg。根据 PaO_2 的数值,可区分低氧血症和呼吸衰竭。

(3) SaO_2 是指动脉血氧与血红蛋白(Hb)结合的程度(百分数),主要取决于 PaO_2。正常值为 95%~98%。

(4) $PaCO_2$ 是指物理溶解在动脉血中的 CO_2 所产生的压力。正常值为 35~45mmHg。它可反映机体酸碱调节的呼吸因素,是监测肺通气功能的实用指标。

(5) HCO_3^- 是指血浆中的 HCO_3^- 量,包括标准碳酸氢根(standard bicarbonate radical,SB)和实际碳酸氢根(actual bicarbonate radical,AB)。它是判断代谢性酸碱失衡的依据。

(6) BE 反映总的缓冲碱变化。它只反映代谢变化,不受呼吸因素影响。

2. 护理要点

(1) 采血前向患者解释,动作轻柔,操作熟练。

(2) 严格执行无菌操作原则,预防感染,消毒面积 8cm×10cm。

(3) 穿刺部位按压 5~10min 至不出血为止,如有特殊用药,延长按压时间。

(4) 对于下肢静脉血栓患者,避免从股动脉及下肢动脉采血。

(5) 采集血标本后,应左右旋转试管以便血标本与抗凝剂充分混合,尽量避免空气接触,并尽快送检。

3. 注意事项

(1) 有出血倾向者,穿刺后应延长按压时间(15~20min);若穿刺部位有炎症、硬结,应更换穿刺部位。

(2) 桡动脉穿刺前应进行血管通畅试验(嘱患者握拳,观察两手指尖,同时压迫尺、桡动脉,然后在放松压迫尺桡动脉的同时,嘱患者松拳),阳性者应更换部位穿刺。

(3) 血氧饱和度监测值可间接反映组织缺氧的程度,用于评价组织摄氧能力,但其对于缺氧没有 PaO_2 敏感,使用中应警惕有掩盖缺氧情况的潜在危险。

(二) 氧疗

氧疗是借助提高吸入空气中氧浓度,达到提高血氧含量,纠正或缓解缺氧状态的措施,其目的是改善低氧血症。氧疗是预防组织低氧的一种暂时措施,不能代替病因治疗。

1. 护理要点

(1) 常用氧流量 2~3L/min,给氧浓度(FiO_2)在 30% 以下。

(2) 面罩给氧法:在无漏气条件下,面罩给氧的氧流量必须在 5L/min 以上,否则呼出气体会聚集在面罩内而被重复吸入,导致 CO_2 蓄积。

2. 注意事项

(1) Ⅰ型呼吸衰竭:缺氧但不伴有 CO_2 潴留,肺通气功能障碍(PaO_2<60mmHg,但是

$PaCO_2<50mmHg$),需要持续中高流量吸氧。

（2）Ⅱ型呼吸衰竭：缺氧合并 CO_2 潴留，肺换气功能障碍（$PaO_2<60mmHg$，$PaCO_2>50mmHg$），需要间断低流量给氧，以兴奋呼吸中枢。

（3）氧气是一种干燥气体，因此吸入氧气过程中一定要保持湿化瓶内有湿化水，以免导致呼吸道分泌物黏稠，纤毛运动减弱，鼻内毛细血管破裂出血等。

（4）长期氧疗时，给氧浓度（$FiO_2=21+4×$ 氧流量）不超过 50%；若给氧浓度高，则吸氧时间不宜超过 24h。

（5）注意观察氧疗效果，如皮肤、甲床、口唇、心率、神志、呼吸频率以及动脉血气分析值等。

（三）无创通气

无创通气（noninvasive ventilation，NIV）是指无须建立人工气道（气管插管等）的机械通气方法，包括气道内正压通气和胸外负压通气。气道内正压通气（noninvasive positive pressure ventilation，NPPV）是指通过各种类型头、面或鼻罩或咬合器连接患者与呼吸机的机械通气技术。无创通气是有创通气的补充，扩大了机械通气的范畴，使呼吸衰竭的早期辅助通气治疗成为可能。

1. 适应证

（1）排除应用 NPPV 禁忌证。

（2）有需要辅助通气指标（符合其中 1 条）。

（3）中 - 重度呼吸困难，表现为呼吸急促（慢性阻塞性肺疾病患者呼吸频率 >24 次 /min，充血性心力衰竭患者呼吸频率 >30 次 /min）、运用辅助呼吸肌或胸腹矛盾运动。

（4）血气异常：$pH<7.35$、$PaCO_2>45mmHg$，或氧合指数（动脉血氧分压 / 吸入氧浓度）<200。

2. 禁忌证　包括绝对禁忌证及相对禁忌证。

（1）绝对禁忌证

1）心跳或呼吸停止，自主呼吸微弱，昏迷。

2）误吸危险性高，不能清除口咽及上呼吸道分泌物，呼吸道保护能力差。

3）颈、面部创伤、烧伤、畸形。

4）上呼吸道梗阻。

5）严重低氧血症（$PaO_2<45mmHg$）、严重酸中毒（$pH≤7.20$）。

（2）相对禁忌证

1）合并其他器官功能衰竭，出现血流动力学不稳定、不稳定型心律失常、消化道大出血和 / 或穿孔、严重脑部疾病等。

2）未引流的气胸。

3）明显不合作或极度紧张。

4）近期行面部、颈部、口腔、咽部、食管及胃部手术。

5）严重感染。

6）气道分泌物多或排痰障碍。

3. 护理要点

（1）使用 NPPV 时要选择合适的面罩，以防止漏气和局部压迫；间歇松开面罩并采用多重硅胶膜软垫来减轻机械性压力性损伤。

（2）使用 NPPV 期间，患者常会出现口咽干燥，因此应做好患者健康宣教，嘱患者间歇喝水等。

（3）需根据患者身高、体重调节好潮气量等参数，密切观察各管路的连接情况，以防管道脱落影响治疗。

（4）观察患者症状：若使用 NPPV 后，患者感觉舒适，呼吸频率减慢，心率下降，辅助呼吸肌运动减少，反常呼吸消失，潮气量增加，血气分析 $PaCO_2$、PaO_2、pH 改善，说明无创通气成功。

4. 注意事项

（1）对于昏迷和一般状态较差的患者（贲门括约肌张力下降），调节吸气压力小于 $25cmH_2O$，可避免正压通气期间出现胃胀气。

（2）防止机械性压力性损伤的发生。

（四）雾化吸入

雾化吸入疗法是应用雾化装置将药物分散成细小的雾滴以气雾状喷出，使其悬浮在气体中经鼻或口由呼吸道吸入的治疗方法。

原理：利用气体射流原理，将水滴撞击的微小雾滴悬浮于气体中，形成气雾剂而输入呼吸道。雾化吸入是进行呼吸道湿化或药物吸入的治疗方法，可作为全身治疗的辅助和补充。

1. 适应证 ①上呼吸道、气管、支气管感染；②肺部感染，如支气管肺炎、肺脓肿等；③支气管哮喘。

2. 禁忌证 自发性气胸及肺大疱患者慎用。

3. 护理要点

（1）雾化时尽量保持半坐卧位，以免药液倒流引起呛咳。

（2）雾化吸入过程中，注意观察管道连接情况以防脱落，同时注意观察雾量大小，及时调整氧流量。

（3）雾化过程中注意观察患者的面色、意识、血氧饱和度、呼吸频率情况等，如有异常及时停止雾化并进行处理。

（4）对于痰液黏稠、不易咳出的患者，在雾化后及时给予拍背（手掌呈弓形，由外向内，由下向上，避开脊柱、骨隆突处，力度以患者不感疼痛为宜）。

4. 注意事项

（1）雾化吸入的药物一般属于激素类，患者需要在做完雾化后 15min 内漱口，以防药物残留口中造成口腔溃疡。

（2）雾化器每次使用过后需用温水冲洗，避免开水浸烫，以免引起仪器损害；若是超声雾化器，注意防止磕碰。

（3）注意用氧安全。

二、有创机械通气及护理要点

（一）有创机械通气

有创机械通气（invasive mechanical ventilation，IMV）是临床最为常用的呼吸支持

手段,主要用于具有严重通气和/或氧合功能障碍的呼吸衰竭患者,为诊治原发病争取时间。

1. 适应证

(1) 对于急、慢性呼吸衰竭患者,可参考下列条件应用有创机械通气:①呼吸频率在40次/min以上或5次/min以下;②呼吸节律异常、自主呼吸微弱或消失;③呼吸衰竭用一般治疗方法无效;④呼吸衰竭伴有严重意识障碍。

(2) 肺病疾病:包括各种肺实质和气道的病变,如呼吸窘迫综合征、限制性肺疾病、阻塞性肺疾病、重症哮喘等。

(3) 重症肺水肿。

(4) 呼吸中枢控制失调:如外伤、出血、感染、水肿、镇痛或地西泮药物中毒、特发性中枢性肺泡通气不足。

(5) 神经肌肉疾病:如多发性肌炎、急性炎症性脱髓鞘性多发性神经病(简称格林-巴利综合征)、重症肌无力、肌肉弛缓症、有机磷中毒等。

(6) 骨骼肌肉疾病:如胸外伤(连枷胸)、脊柱侧弯后凸、肌营养不良、皮肌炎、严重营养不良等。

2. 禁忌证 在出现致命性通气和氧合障碍时,有创机械通气无绝对禁忌证。相对禁忌证有:①气胸及纵隔气肿未行引流;②肺大疱;③低血容量性休克未补充血容量;④严重肺出血;⑤缺血性心脏病及充血性心力衰竭。

3. 护理要点

(1) 呼吸机的监测:观察呼吸功能否正常工作,各种设置有无异常变动;密切观察呼吸机的正常运转和各项指标。

(2) 注意呼吸机的报警,如有报警,应迅速查明原因及时排除故障。

(3) 人工气道管理

1) 气管插管位置:经口气管插管(22 ± 2)cm;经鼻气管插管(27 ± 2)cm。

2) 气管插管的固定:胶布固定、绳带固定。

3) 气囊的管理:选用高容低压圆柱状套囊。

4) 气管内吸痰:患者有需要时及时吸痰。

4. 注意事项

(1) 注意气管插管的位置,防止非计划性拔管。

(2) 预防呼吸机相关性肺炎(ventilator associated pneumonia,VAP)的发生:抬高床头30°~45°,保证充足的气囊压力$(25~30mmH_2O)$、声门下分泌物引流,及时清除呼吸机管路中的冷凝水,使用密闭式吸痰管,定期更换呼吸机管路,尽早拔除鼻饲管和气管插管等。

(3) 加强营养支持。

(4) 注意通气不足或过度通气导致的循环系统障碍。

(5) 注意两侧胸廓运动位置,呼吸音对称及强弱。

(6) 动脉血气监测,判断通气和氧合情况。

(二) 有创机械通气中的镇静

机械通气患者常会出现躁动和人机对抗。在排除呼吸机及呼吸管路所致的人机对抗后,应积极寻找病因,而不能患者一发生躁动就给予镇静剂;在原因明确、病情在可控范围之内时,才能给予镇静治疗。合理的镇静治疗可以降低患者的代谢速率,减少机体耗氧量及需氧量,减轻器官代谢负担,从而改善预后。

1. 护理要点

(1) 镇静剂应间断使用,并根据个体化原则和患者的需要进行调节。

(2) 临床常用 Ramsay 评分表(表 6-5)对镇静效果进行评价。

表 6-5 Ramsay 评分表

分数 / 分	表现
1	烦躁不安
2	清醒,安静合作
3	嗜睡,对指令反应敏捷
4	浅睡眠状态,可迅速唤醒
5	入睡,对呼叫反应迟钝
6	深睡,对呼叫无反应

2. 注意事项 无论是间断还是持续静脉给药,每天均需中断或减少持续静脉给药的剂量,以使患者完全清醒,做到"每天唤醒",并重新调整剂量。

(三) 有创机械通气中的气道湿化

进行有创机械通气时,上呼吸道完全丧失了对气体加温、湿化、过滤的作用,防御功能减弱。人工气道或上呼吸道中易形成痰痂,而痰痂一旦形成,可阻塞支气管,使气道阻力增大,引起周围性呼吸困难、窒息。此外,建立人工气道容易引起感染;置管时间过长,易造成气管黏膜缺血坏死,对肺功能造成一定的损害或引起气道堵塞。有资料显示,肺部感染率随气道湿化程度的降低而升高,因此气道湿化十分重要。

1. 护理要点

(1) 保证充足的液体入量:机械通气时,液体入量保持在 2 500~3 000mL/d。

(2) 加热湿化器:设置温度在 31~33℃。

(3) 雾化吸入:宜采用小雾量、短时间间断雾化(每隔 1h 雾化吸入 10min)。

2. 注意事项

(1) 湿度目标:绝对湿度为 33~44mg/L,相对湿度为 100%。

(2) 温度目标:Y 形管处为 34~41℃。温度超过 41℃会增加气道灼伤风险。43℃为气道极限温度。

第三节　呼吸系统典型急危重症案例分析

一、慢性阻塞性肺疾病并发急性呼吸窘迫综合征的临床案例

（一）患者一般信息

患者，男，62岁。因反复咳嗽咳痰伴气促7年余，近2年间病情进行性加重，多次在急诊科做抗炎、平喘治疗，但气促症状无法完全缓解，为求进一步治疗，以慢性阻塞性肺疾病（COPD）入呼吸科住院治疗。在完善相关检查后，行经支气管镜单向活瓣肺减容术（bronchoscopic lung volume reduction，BLVR）。术后，患者气促症状好转而出院。但出院后，患者反复出现午后低热，体温波动在37.6℃左右，因受凉再次出现咳嗽、咳痰加重，咳嗽时出现气促，且痰中带有血丝。门诊以慢性阻塞性肺疾病急性加重（acute exacerbation of chronic obstructive pulmonary disease，AECOPD）将患者收入病房。入院后，患者精神软，气急、喘息明显，说话及体位改变时喘息气急加重。护士遵医嘱先后予以患者鼻导管、面罩氧气吸入，并指导进行腹式及缩唇呼吸，但效果不佳。

（二）诊治护理过程

入院第1天：16时54分，患者血氧饱和度下降至75%，呼吸32次/min。护士立即调节氧流量至5L/min，告知床位医生，予以急查血气、血常规，结果显示$PaCO_2$ 75mmHg、PaO_2 55mmHg，pH 7.13，C反应蛋白217mg/L，提示Ⅱ型呼吸衰竭、肺部感染、呼吸性酸中毒。予无创呼吸机辅助通气，0.9%氯化钠注射液20mL+注射用甲泼尼龙琥珀酸钠40mg静脉推注联合0.9%氯化钠注射液100mL+注射用多索茶碱0.2g静脉滴注解痉平喘，0.9%氯化钠注射液100mL+注射用美罗培南0.5g 1次/8h联合盐酸莫西沙星氯化钠注射液250mL静脉滴注抗感染等对症治疗，并告病危。

入院第3天：17时35分，患者血压突然降低至84/53mmHg，血氧饱和度波动在85%~94%，双肺可闻及散在湿啰音。急查血气分析、血常规，结果显示白细胞$14.39×10^9/L$，中性粒细胞比值89.1%，C反应蛋白342mg/L，PaO_2 70mmHg，$PaCO_2$ 83mmHg，pH 7.34。予以0.9%氯化钠注射液250mL+盐酸多巴胺注射液200mg以50mL/h持续静脉滴注后，患者血压维持在80~90/50~60mmHg。

19时，患者血氧饱和度在75%~85%之间波动，呼吸频率37次/min，且躁动不安。经家属同意后，予气管插管，镇静下行呼吸机辅助通气［SIMV模式，潮气量480mL，呼气末正压（PEEP）8mmH₂O，氧浓度100%］。患者血氧饱和度逐渐升至90%。

21时38分，患者出现躁动，血氧饱和度再次降低，波动在75%~86%。急查血气分析，$PaCO_2$ 67mmHg、PaO_2 34mmHg。予以0.9%氯化钠注射液20mL+注射用甲泼尼龙琥珀酸钠40mg、注射用奥美拉唑钠40mg静脉推注等对症处理。调整辅助通气：潮气量480mL，PEEP 11mmH₂O，氧浓度为100%。

22时56分，予床边X线胸片检查，结果显示双肺见斑片状高密度影，肺门影模糊。诊

断为急性呼吸窘迫综合征（acute respiratory distress syndrome，ARDS）。协助患者采取俯卧位通气。

入院第 5 天：8 时 37 分，机械通气下患者血氧饱和度仍波动在 80%~90%。护士告知医生后，即刻行床旁气管镜检查，吸出大量黄脓痰。调整抗菌药物为利奈唑胺葡萄糖注射液 300mL 1 次 /12h 联合 0.9% 氯化钠注射液 250mL+ 注射用盐酸万古霉素 500mg 1 次 /8h 静脉滴注，并予人免疫球蛋白（pH 4）10g 静脉滴注免疫支持治疗。

入院第 8 天：9 时，暂停镇静药物。待患者意识清醒后，指导患者做睁开眼睛、伸舌、皱眉等动作。患者无不适，均能配合。

16 时 52 分，机械通气下患者血氧饱和度仍波动在 90%~94%。予床边 X 线胸片检查，结果显示双肺肺炎，右肺呈大片状炎症影。查血常规、血气分析，结果显示 $PaCO_2$ 34mmHg、PaO_2 74mmHg、pH 7.34，白细胞 $14.95 \times 10^9/L$、中性粒细胞比值 79%、C 反应蛋白 112.79mg/L。

入院第 15 天：10 时 43 分，机械通气下患者血氧饱和度稳定在 98%，生命体征平稳，能够配合治疗。拔除气管插管改机械通气为无创辅助通气后，患者氧浓度下降至 50%。查血常规、血气分析，结果显示 $PaCO_2$ 55mmHg、PaO_2 60mmHg、pH 7.46，白细胞 $12.31 \times 10^9/L$、中性粒细胞比值 66%、C 反应蛋白 107.21mg/L。调整抗菌药物为 0.9% 氯化钠注射液 100mL+ 注射用头孢哌酮钠舒巴坦钠 2g 联合盐酸莫西沙星氯化钠注射液 250mL 静脉滴注。

入院第 18 天：11 时 10 分，患者神志清，能够配合治疗，血氧饱和度稳定在 95%~98%，生命体征平稳。予面罩吸氧，氧浓度为 35%~40%。查血常规、血气分析，结果显示 $PaCO_2$ 43mmHg、PaO_2 92mmHg、pH 7.39，白细胞 $10.59 \times 10^9/L$、中性粒细胞比值 52%、C 反应蛋白 43.22mg/L。予床边 X 线胸片检查，结果显示双肺斑片影较前吸收，密度较前减淡。

（三）护理思考路径

◆ 慢性阻塞性肺疾病患者为什么会并发生急性呼吸窘迫综合征？

慢性阻塞性肺疾病（COPD）急性加重最常见的原因是上呼吸道病毒感染和气管 - 支气管感染，气道内细菌负荷增加或气道内出现新菌株。细菌、病毒感染以及空气污染均可诱发急性加重。肺部病毒、细菌的感染和定植，常伴随 COPD 气道炎症的加剧。患者常因为感染导致痰液分泌增加，阻塞气道，形成肺部感染，而炎症又使气道变窄，气急喘息加重。这些变化导致呼吸困难加剧。

该患者曾行 BLVR，存在肺炎、COPD 急性加重、活瓣位移、肺不张等并发症，造成肺组织萎缩面积增大、有效呼吸面积减少、通气血流比例失调；同时，由于严重的肺部感染，炎症细胞和炎症介质导致肺毛细血管内皮细胞和肺泡上皮细胞损伤，血管通透性增高和微血栓形成，大量富含蛋白质和纤维蛋白的液体渗出到肺间质和肺泡，形成透明膜，进一步导致肺纤维化，使得弥散和通气功能障碍、通气血流比例失调和肺顺应性下降。另外，由于病变分布不均［重力依赖区（仰卧时靠近背部的肺区）出现严重肺水肿和肺不张，通气功能极差；而非重力依赖区（仰卧时靠近前胸壁的肺区）的肺泡通气功能基本正常］，进一步加重了肺内分流。这些都导致缺氧加重，进而出现顽固性低氧血症、呼吸窘迫。

理论支持

AECOPD 是急性起病,即 COPD 患者出现呼吸系统症状急性加重(典型表现为呼吸困难加重、咳嗽加剧、痰量增多和/或痰液呈脓性),超出日常变异范围,导致需要改变药物治疗。AECOPD 是一种临床除外诊断,即临床和/或实验室检查没有发现其他可以解释的特异疾病(如肺炎、充血性心力衰竭、气胸、胸腔积液、肺栓塞和心律失常等)。通过治疗,呼吸系统症状的恶化可能改善,典型症状将在数天至数周内缓解,但也许不能改善。

资料来源:慢性阻塞性肺疾病急性加重(AECOPD)诊治专家组.慢性阻塞性肺疾病急性加重(AECOPD)诊治中国专家共识(2017 年更新版)[J].国际呼吸杂志,2017,37(14):1041-1057.

◆ 如何识别慢性阻塞性肺疾病患者发生了急性呼吸窘迫综合征?

急性呼吸窘迫综合征早期症状不典型,但病情发展迅猛,预后极差。

(1)早期患者仅表现为呼吸频率加快,肺部无异常体征或吸气时听诊有少量湿啰音。X 线胸片显示肺纹理增多、模糊,PaO_2 和 $PaCO_2$ 偏低。

(2)中期患者出现呼吸窘迫、吸气费力、发绀、烦躁不安;X 线胸片显示双肺广泛间质浸润;PaO_2 明显降低,血氧饱和度降低。

(3)晚期患者会出现呼吸窘迫和发绀继续加重;X 线胸片显示肺部浸润阴影大片融合,并出现混合性酸中毒,心脏停搏和多器官功能衰竭。

本案例中,患者入院后短时间内突然出现严重的呼吸困难,血氧饱和度持续下降,无创正压通气无法改善,行气管插管机械通气后血氧饱和度也没有明显上升,且症状不断加重,血气分析多次提示 PaO_2、pH 降低,$PaCO_2$ 升高,床旁 X 线胸片显示多肺叶浸润。出此,可判断患者发生了急性呼吸窘迫综合征。

理论支持

急性呼吸窘迫综合征(ARDS)是可由多种疾病引起的一种急性炎症综合征,其特点多为发病急,大量蛋白沉积,弥漫性肺水肿和呼吸衰竭等。关于 ARDS,尚没有实验室、影像学或其他"金标准"诊断研究。ARDS 患者的预后因人而异,取决于潜在原因、特定因素,如共患病、临床管理和疾病的严重程度等。

资料来源:GRIFFITHS M,McAULEY DF,PERKINS GD,et al.Guidelines on the management of acute respiratory distress syndrome [J].BMJ Open Respir Res,2019,6(1):e000420.

◆ 为何急性呼吸窘迫综合征患者需要进行俯卧位通气?

随着人们对急性呼吸窘迫综合征病理生理的认识不断深入,俯卧位通气治疗作为机械通气治疗的一个环节越来越受重视。俯卧位通气是中、重度急性呼吸窘迫综合征患者重要的治疗措施之一,具有改善氧合、改善高碳酸血症、利于肺保护性通气策略实施及改善右心功能等作用,可有效改善患者氧合,降低病死率。

本案例中,患者入院后经无创呼吸机、抗炎等治疗,效果欠佳,采用有创机械通气治疗后效果仍不理想,入院第3天诊断为ARDS,予以俯卧位通气。俯卧位通气有利于背侧部分塌陷肺泡复张,改善背侧区域通气。改变体位可实现肺内分流的改变,有效改善通气血流比例失调、减少无效腔。俯卧位机械通气可促进肺复张、改善肺部气体不均一性分布,进而改善氧合和痰液引流,减少呼吸机相关性肺损伤的发生,减少因氧合功能障碍导致的继发性器官功能障碍和病死率。

理论支持

俯卧位通气可通过体位改变增加ARDS肺组织背侧的通气,改善肺组织通气/血流比及分流和氧合。俯卧位通气主要用于治疗早期重度ARDS(PaO_2/FiO_2<100mmHg),尤其是PEEP水平>10cmH$_2$O的患者。

资料来源:中华医学会呼吸病学分会呼吸危重症医学学组.急性呼吸窘迫综合征患者机械通气指南(试行)[J].中华医学杂志,2016,96(6):404-424.

◆ 急性呼吸窘迫综合征患者使用机械通气的护理要点有哪些?

(1) 人机连接方式:①气管插管,有经口和经鼻插管两种途径;②气管切开,适用于需长期使用机械通气或头部外伤、上呼吸道狭窄或阻塞、解剖无效腔,一般不作为机械通气的首选途径。

(2) 通气模式:常用的通气模式有持续强制通气、间歇强制通气和同步间歇强制通气、压力支持通气和持续气道正压通气。

(3) 体位:通常采取俯卧位通气>12h/d。

(4) 通气参数设置

1) 吸入气氧浓度:选择范围为21%~100%,但当吸入气氧浓度大于50%时,应警惕氧中毒。调节吸入气氧浓度的原则是在保证氧合的前提下,尽量使用较低的吸入气氧浓度。

2) 潮气量:为避免呼吸机相关肺损伤的发生,目前倾向于选择较小的潮气量(一般8~10mL/kg)。

3) 呼吸频率:调节呼吸频率以保证足够的每分通气量。ARDS患者出现限制性通气障碍,选用较快的呼吸频率,配以较小的潮气量,以利于减少由克服弹性阻力所做的功和对心血管系统的不良影响。

4) 吸呼气时间比(inspiratory to expiratory ratio,I/E ratio):对于ARDS患者,可增大I/E,甚至采用反比通气(I/E>1,即吸气时间长于呼气时间)。

5) 呼气末正压:为避免因胸腔内压上升而致回心血量减少,心排血量下降,需选择使肺顺应性和氧运输达到最大、吸入气氧浓度达到最低、对循环无不良影响的最小呼气末正压值(一般在5~10cmH$_2$O左右)。

(5) 预防并发症的发生

1) 呼吸机相关肺炎:是机械通气患者常见的并发症。在护理操作中,尤其是吸痰时和插管时应严格执行无菌操作原则;在病情允许的情况下,床头抬高35°左右;每隔4h做口腔护理,每周更换呼吸机管路;每2h翻身、叩背,促进肺部痰液排出;合理雾化吸入,用蒸气加温加湿的方法维持上呼吸道的温、湿化功能;合理使用机械通气,促进人机同步。

2)呼吸机相关性肺损伤:大潮气量导致的高气道峰压、高平均气道压是机械通气性肺损伤的重要因素。典型临床表现包括纵隔气肿、皮下气肿、气胸、张力性肺大疱等。临床上注意合理使用机械通气。考虑到跨肺压在肺损伤中的重要性,应根据跨肺压来设定 PEEP,避免大潮气量。适当的 PEEP 能够降低呼吸机相关性肺损伤的发生。

3)氧中毒:长时间吸入高浓度氧气使体内氧自由基产生过多,导致组织细胞损伤,称为氧中毒。氧中毒的主要表现为呼吸系统毒性作用。患者通常在吸入氧浓度 >50% 的氧气 6~30h 后出现咳嗽、胸闷、PaO_2 下降等表现,48~60h 后可发生肺活量和肺应性下降,X 线胸片可见斑片状模糊浸润影。因此,临床使用机械通气过程中,应尽早将吸入气氧浓度降至 50% 以下。

理论支持

- 对 ARDS 患者实施机械通气时应采用肺保护性通气策略,气道平台压不超过 $30cmH_2O$。
- ARDS 患者应采取应每天大于 12h 的俯卧位通气。
- 中度或者重度 ARDS 患者,应给予较高的呼气末正压。

资料来源:FAN E,DEL SORBO L,GOLIGHER EC,et al. An Official American Thoracic Society/European Society of Intensive Care Medicine/Society of Critical Care Medicine clinical practice guideline:mechanical ventilation in adult patients with acute respiratory distress syndrome [J].Am J Respir Crit Care Med,2017,195(9):1253-1263.

- 对于需要深度镇静以促进肺保护性通气或俯卧位的患者,连续输注神经肌肉阻滞剂 48h 是一个合理的选择。

资料来源:ALHAZZANI W,BELLEY-COTE E,MØLLER MH,et al.Neuromuscular blockade in patients with ARDS:a rapid practice guideline [J].Intensive Care Med,2020,46(11):1977-1986.

◆ 如何预防慢性阻塞性肺疾病急性加重并发急性呼吸窘迫综合征?

急性呼吸窘迫综合征起病较急,可为 24~48h 发病,也可长至 5~7d。该疾病的病死率为 36%~44%,预后与原发病和疾病严重程度有明显的相关性。有效的治疗策略和措施是降低病死率改善预后的关键因素。

(1)严密监测患者生命体征及意识、精神状态;定时检查血气分析;血氧饱和度维持在 90% 以上;床旁备好呼吸机。

(2)指导患者有效咳嗽。对低氧血症的患者,给予持续低流量吸氧(1~2L/min),定时抽查血气分析,观察血气变化。遵医嘱用药,纠正酸碱平衡失调;注意观察患者是否出现烦躁不安、反应迟钝、球结膜水肿等二氧化碳潴留的表现,若出现应引起重视。同时,注意观察患者有无顽固性低氧血症以及呼吸频率加快等症状,必要时行无创通气、有创机械通气、肺保护性通气、俯卧位通气、半卧位等辅助治疗。

(3)在实施有创机械通气时应考虑使用镇静镇痛剂,以缓解焦虑、躁动、疼痛,减少过度的氧耗。临床研究中常用 Ramsay 评分来评估镇静深度、制订镇静计划,并以 Ramsay 评分 3~4 分作为镇静目标。每天 9 点中断或减少镇静药物静脉注射量,使患者完全清醒直至能回答几个简单问题或完成指令性动作,如眨眼睛、伸手指等,但对于神志较差、无法达到完全清醒的患者,以生命体征有明显变化如血压升高、脉搏加快或不自主运动增加为唤醒目标,然后重新调整镇静药物和剂量,以达到预期的镇静目标。

(4) 在常规治疗的基础上给予肺康复治疗,如拉伸起坐、桥式运动、空中踩车、呼吸全身操、缩唇及腹式呼吸。肺康复锻炼过程中辅助以活力、舒缓的音乐,可以让人产生轻松、乐观、愉悦的感觉,帮助患者稳定情绪,进而建立自信心,调动配合治疗的积极性,从而取得最佳的康复效果。

理论支持

- 在 COPD 急性加重后,应进行肺康复锻炼;出院 2 周内仍应进行肺康复锻炼。
- 中度到重度 COPD 病患者(病情稳定或 COPD 加重出院后)应进行肺康复锻炼以减少因病情加重而住院的次数。

资料来源:ALISON JA,MCKEOUGH ZJ,JOHNSTON K,et al. Australian and New Zealand pulmonary rehabilitation guidelines [J].Respirology,2017,22(4):800-819.

- 早期和短期使用神经肌肉阻滞剂:对于 $PaO_2/FiO_2 < 150mmHg$($1mmHg = 0.133kPa$)的 ARDS 患者,应考虑使用神经肌肉阻滞剂,以降低病死率;应早期(ARDS 开始后 48h 内)连续输注神经肌肉阻滞剂,持续时间不超过 48h,至少每天评估 1 次。
- 俯卧位:$PaO_2/FiO_2 < 150mmHg$ 的 ARDS 患者应采取俯卧位,每次至少持续 16h,以降低病死率。

资料来源:张斌、蒋守银、江利冰,等. SRLF 关于急性呼吸窘迫综合征处理的指南[J].中华急诊医学杂志,2019,28(7):824.

- ARDS 患者吸氧治疗的目的是改善低氧血症,使 PaO_2 达到 60~80mmHg。可根据低氧血症改善的程度和治疗反应调整氧疗方式:①对于轻症患者(PaO_2/FiO_2 为 200~300mmHg)可选用经鼻高流量氧疗(high-flow nasal cannula,HFNC)作为一线治疗手段;②对于中度 ARDS 患者(PaO_2/FiO_2 为 150~200mmHg),在无明确的气管插管指征情况下,可先使用 HFNC,1h 后再次进行评估,如症状无改善则需改为气道内正压通气(NPPV)或 IMV;③对于 PaO_2/FiO_2 为 150mmHg 的 ARDS 患者,不建议常规应用 HFNC 治疗。

资料来源:中华医学会呼吸病学分会呼吸危重症医学学组,中国医师协会呼吸医师分会危重症医学工作委员会.成人经鼻高流量湿化氧疗临床规范应用专家共识[J].中华结核和呼吸杂志,2019,42(2):83-91.

(四) 案列总结分析

慢性阻塞性肺疾病合并急性呼吸窘迫综合征(ARDS)的临床表现多呈急性起病、呼吸窘迫以及难以用常规氧疗纠正的低氧血症等。ARDS 发病隐匿并伴有不典型症状,需与多种疾病进行鉴别诊断。机械通气是急性呼吸窘迫综合征的主要治疗手段,同时采取氧疗、俯卧位通气、肺康复锻炼等措施,做到早期干预,延缓病情恶化。呼吸专科护士早期识别 ARDS,尤其是不典型的症状,对于提高慢性阻塞性肺疾病患者生存率起关键作用。

二、肺栓塞溶栓并发出血的临床案例

(一) 患者一般信息

患者,女,77 岁。咳嗽、咳痰、气急并痰中带血 7 余天,食欲减退,近 1 个月余体重下降 5kg 左右。胸部 CT 显示肺占位性病变。为进一步诊治,以肺占位性病变收入呼吸科。患者经营油炸小吃摊 30 余年。

(二) 诊治护理过程

入院第 1 天:入院时患者呈慢性病容,神志清,精神软,咳嗽无力,痰液黏稠难以咳出。体温 36.7℃,心率 107 次 /min,血压 109/62mmHg,呼吸 22 次 /min,血栓风险评估(Padua 评分)为 1 分。BMI 15.24kg/m²。实验室检查显示的异常指标有:D- 二聚体 9.60mg/L,癌胚抗原 6.64ng/L,糖类抗原 CA125 253U/mL,糖类抗原 CA199 56.80U/mL。影像学检查示:左肺下叶多发团块影及结节影,形状不规则,边缘有毛刺,恶性可能,建议详查;左肺门影增大,纵隔多发增大淋巴结;双肺多发小结节,双肺轻度间质性改变,左胸膜增厚。予以一级护理;低流量氧气吸入;中 / 长链脂肪乳注射液 250mL、复方氨基酸注射液 200mL 静脉滴注营养支持治疗,0.9% 氯化钠注射液 20mL+ 注射用泮托拉唑钠 80mg 静脉推注护胃,0.9% 氯化钠注射液 100mL+ 多索茶碱 0.2g 静脉滴注、0.9% 氯化钠注射液 100mL+ 注射用盐酸氨溴索 90mg 静脉滴注化痰、平喘、止咳。

入院第 2 天:9 时 30 分,行肺动脉 CTA 检查示双肺上下叶多发分支栓塞,复查血凝 D- 二聚体 16.70mg/L,PT 5.20s,活化部分凝血活酶时间(activated partial thromboplastin time,APTT)16.50s,纤维蛋白 5.85g/L。医嘱:告病危,绝对卧床,24h 心电监护。

再次进行 Padua 评分,结果为 5 分,风险等级为极高危。患者进入血栓高危监控。立即予床边超声,示髂静脉大段血栓、肌间静脉血栓。协助患者穿弹力袜预防肌间静脉血栓脱落,并抬高患肢 30°。血管介入科会诊,建议放置下腔静脉滤器后溶栓治疗。

14 时 5 分,经数字减影血管造影(digital substraction angiography,DSA)介入行下腔静脉滤器(inferior vena cava filter,IVCF)置入术。

17 时 45 分,患者安全返回病房。密切观察患者生命体征。股静脉穿刺部位绷带加压包扎 6h 并制动,密切观察局部有无出血、渗血情况,穿刺处有无血肿。绷带松紧适宜,定时触摸远端动脉搏动情况,观察绷带包扎部位以下皮肤颜色及温度,有无瘀斑,以免压力过大造成皮肤缺血坏死,继续给予患肢抬高 30°。

入院第 3 天:8 时 47 分,患者股静脉穿刺部位无出血、渗血情况,穿刺处无血肿,远端动脉搏动良好,绷带包扎部位以下皮肤温暖、无瘀斑,继续给予患肢抬高 30°。复查血凝示 D- 二聚体 14.98mmol/L,PT 4.80s,APTT 14.60s,纤维蛋白原 5.67g/L。左肺支气管镜活检病理结果为腺癌。

10 时 5 分,予患者 0.9% 氯化钠 100mL+ 注射用阿替普酶(rt-PA)50mg>2h 静脉滴注溶栓治疗。密切观察患者有无胸痛、咳嗽、咯血、气急加重等症状。溶栓期间腿部制动,密切观察双下肢有无疼痛、乏力、肿胀等。

12 时 34 分,溶栓治疗结束。协助患者绝对卧床休息,继续给予患肢抬高 30°。密切观察患者有无皮肤瘀点瘀斑、胸闷、胸痛、咳嗽、咯血、气急加重、呕血等症状。

14 时 45 分,复查血凝指标:D- 二聚体 10.78mmol/L,PT 13.80s,APTT 49.60s,纤维蛋白原 4.98g/L。

17 时 10 分,复查血凝指标:D- 二聚体 5.73mmol/L,PT 14.80s,APTT 47.60s,纤维蛋白原 3.74g/L。予依诺肝素钠注射液 4 000AxaIU 1 次 12h 皮下注射。

入院第 4 天:8 时 15 分,患者突然呕吐咖啡色液体量约 200mL,血压下降至 80/40mmHg,心率 131 次 /min,呼吸 33 次 /min,血氧饱和度 62%。护士即刻告知医生,并调整氧流量至 10L/min,开放两条静脉通路,遵医嘱予以乳酸钠林格注射液 500mL 快速静脉滴注补充血容量,盐酸多巴胺注射液 20mg 静脉推注升压对症处理,急查血、动脉血气。10min 后,患者血压 93/55mmHg,心率 118 次 /min,呼吸 26 次 /min,血氧饱和度 90%。

8 时 57 分,急查血常规显示,血红蛋白 89g/L,粪隐血(++++),血凝指标 D- 二聚体 1.75mmol/L,PT 13.80s,APTT 44.60s,纤维蛋白原 1.95g/L。经消化科会诊,诊断为急性上消化道出血。即刻予以冰 0.9% 氯化钠注射液 50mL 口服止血,同时佐以注射用奥美拉唑钠 40mg 静脉推注保护胃黏膜,必要时消化内镜下止血。停止使用依诺肝素钠注射液。

(三) 护理思考路径

◆ 为什么肺栓塞患者溶栓治疗后容易出现上消化道出血?

溶栓治疗可迅速溶解部分或全部血栓,恢复肺组织再灌注,减小肺动脉阻力,降低肺动脉压,改善右心室功能,降低严重 VTE 的病死率和复发率。

本案例中,患者在进行肺溶栓后,肺部血流再灌注改变,儿茶酚胺增多,内脏血流减少,胃肠黏膜缺血使上皮细胞能量不足,不能产生足量的碳酸氢盐和黏液,使由黏膜上皮细胞间的紧密连接和覆盖于黏膜表面的碳酸氢盐 - 黏液层所构成的胃黏膜屏障遭到破坏,胃腔内的 H^+ 进入黏膜,而黏膜血流量减少,不能将侵入的 H^+ 及时运走,使 H^+ 在黏膜内聚集而造成黏膜损伤。

理论支持

VTE 是医院内非预期死亡的重要原因,早期识别高危患者,及时进行预防,可以明显降低医院内 VTE 的发生率。鉴于抗凝治疗本身潜在的出血并发症,所有需要进行 VTE 预防的住院患者应评估其出血风险及其他可能影响预后的因素。评估内容应包括以下几方面:

- 患者因素:年龄≥75 岁,凝血功能障碍,血小板 $<50×10^9$ 个 /L 等。
- 基础疾病:活动性出血,如未控制的消化道溃疡、出血性疾病等;既往颅内出血史或其他大出血史;未控制的高血压,收缩压 >180mmHg 或舒张压 >110mmHg;可能导致严重出血的颅内疾病,如急性脑卒中(3 个月内);严重颅脑或急性脊髓损伤;糖尿病;恶性肿瘤;严重的肾衰竭或肝衰竭等。
- 合并用药:正在使用抗凝药物、抗血小板药物或溶栓药物等。
- 侵入性操作:接受手术、腰穿和硬膜外麻醉之前 4h 和之后 12h 等。

资料来源:中华医学会呼吸病学分会肺栓塞与肺血管病学组,中国医师协会呼吸医师分会肺栓塞与肺血管病工作委员会,全国肺栓塞与肺血管病防治协作组 . 肺血栓栓塞症诊治与预防指南[J]. 中国医学杂志,2018,98(14):1060-1087.

◆ 如何早期识别肺栓塞溶栓并发出血？

溶栓治疗可以迅速溶解血栓,改善血流动力学和氧动力学状态,但也会带来不良反应,其中最主要的就是出血。

(1) 严密监测生命体征:重点观察面色、生命体征、经皮动脉血氧饱和度(percutaneous arterial oxygen saturation,SpO_2)、尿量、神志、瞳孔、心电图等。每15~30min记录1次。溶栓治疗时,要时刻警惕脑部或内脏出血,密切观察患者是否有剧烈头痛、呕吐、视盘水肿、血压升高、意识障碍加重的情况;还要注意是否有上消化道出血的情况,观察患者是否有呕血便血、血压下降、脸色发白的情况。

(2) 关注异常主诉:每天除了观察患者入院时的主要症状是否缓解外,还要特别关注新发主诉,有无咯血、呕血、有无头痛、呕吐、意识障碍等脑出血症状。尤其是在溶栓治疗开始后或多种抗凝剂重叠使用时,一定要重视患者的异常主诉。因此,护士认真、细致的观察尤为重要。

(3) 全身皮肤黏膜、穿刺点的观察:在肺栓塞的治疗方案中,抗凝剂的使用是必须的,有时会联合使用多种抗凝剂。因此,对患者全身皮肤黏膜的观察要贯穿整个治疗期间,密切观察有无出血及再栓塞发生,特别注意牙龈、皮肤黏膜、大小便颜色等。尤其在溶栓治疗时,若患者有出血情况,更要仔细观察出血的部位、范围及深浅,及时做好护理记录并报告主管医生。用药前应充分评估患者皮肤情况,之后每天都要评估并记录。对有出血风险的患者要给予格外关注。

理论支持

抗凝溶栓治疗过程中,要密切观察患者皮下、黏膜及内脏出血征象。皮下瘀斑、牙龈出血较为常见,偶尔发生咯血和呕血。当患者出现神经系统症状,如头痛、喷射性呕吐,应首先考虑脑出血可能,须立即停用抗凝、溶栓药物,推荐行急症头颅CT检查以明确诊断。如有出血,应及时请相关专科会诊,必要时转脑外科治疗。经皮机械性血栓清除术所致创伤性溶血常为一过性,表现为尿色变红,实验室检查为血红蛋白尿,并非真性血尿,一般不需特殊处理,通常2d后自行缓解。

资料来源:顾建平,徐克,滕皋军.下肢深静脉血栓形成介入治疗规范的专家共识(第2版)[J].介入放射学杂志,2019,28(1):1-10.

在进行抗凝、溶栓治疗期间,密切监测患者凝血功能,定期观察疗效,高度重视可能发生的出血、感染等并发症,才能确保最佳治疗效果。

资料来源:李燕,郑雯,葛静萍.下肢深静脉血栓形成介入治疗护理规范专家共识[J].介入放射学杂志,2020,29(6):531-540.

◆ 如何处理肺栓塞患者溶栓并发出血？

溶栓治疗时若发生出血,应根据出血量的大小和出血部位采取相应的措施。如果在输注溶栓药物过程中发生危及生命的出血或内脏大出血情况,如颅内出血或呕血等,应立即停用溶栓药物。如果在溶栓结束后发生出血,根据具体情况决定是否继续抗凝治疗。需要注意的是,在处理出血问题的时候,应每天考虑何时可以开始抗凝治疗,一旦出血情况稳定,应尽早应用抗凝药物,抗凝时机过晚可能会导致血栓不能完全溶解,后期会出现慢性血栓栓塞性肺动脉高压。

理论支持

● 对于有明确可逆性危险因素的急性PTE,在3个月抗凝治疗后,如危险因素去除,建议停止抗凝治疗。

● 对于危险因素持续存在的PTE,在3个月抗凝治疗后,建议继续抗凝治疗。

● 对于特发性PTE,在治疗3个月后,如果仍未发现确切危险因素,同时出血风险较低,推荐延长抗凝治疗时间,甚至终身抗凝;如果出血风险高,建议根据临床情况,动态评估血栓复发与出血风险,以决定是否继续进行抗凝治疗。

资料来源:王辰.肺血栓栓塞症诊治与预防指南[J].中华医学杂志,2018,98(14):1060-1087.

◆ 肺栓塞并发出血的护理关键点有哪些?

在治疗过程中应密切观察患者有无神志改变,头痛,瞳孔和血压变化以及口腔、皮肤黏膜出血,并做尿、便潜血试验,以便及早发现消化道、泌尿道、颅内等部位出血的征象。注意观察患者有无意识模糊、烦躁不安、定向力障碍、瞳孔变化等脑缺氧的表现。定期复查血气指标,动态观察凝血功能,并注意观察胸痛、咳嗽、咯血、呼吸困难情况是否改善。必要时遵医嘱配血,做好输血准备。溶栓前至少留置两个外周静脉套管针分别用于输液和采血,方便溶栓开始后随时采血。尽量减少注射类侵入性操作,以免引起皮下瘀斑和穿刺部位出血不止。穿刺(特别是动脉穿刺)后应延长按压时间,放松压迫后观察是否有皮下渗血。加强健康教育、用药指导;准确记录溶栓、抗凝治疗时间,增加巡视次数。

理论支持

对高度疑诊或确诊急性PTE的患者,应严密监测呼吸、心率、血压、心电图及血气的变化,并给予积极的呼吸与循环支持;观察尿液性状和尿量等的变化;观察溶栓药物不良反应;观察穿刺部位渗出血情况。

资料来源:王辰.肺血栓栓塞症诊治与预防指南[J].中华医学杂志,2018,98(14):1060-1087.

◆ 如何预防肺栓塞患者溶栓并发出血的发生?

溶栓治疗的主要风险是出血,尤其是颅内出血和内脏器官出血,一旦发生则死亡率明显增加,预后较差。对于肺栓塞患者,首先评估是否具有出血的高危因素,决定是否接受溶栓治疗及抗栓、抗凝力度。严格掌握适应证、禁忌证,把握溶栓治疗时间窗;合理选择溶栓药物,可将出血的风险降到最低。

溶栓出血的高危因素包括:①3周以内的大手术;②国际标准化比值>1.7;③肥胖(体重指数≥30kg/m²);④至少具备以下1个特征,即4周以内的颅内出血事件、高血压、急性心肌梗死、3个月以内的胃肠道出血、主动脉夹层、女性、急性胰腺炎、胆红素>3mg/dL。

> **理论支持**
>
> 　　溶栓治疗的主要并发症为出血,因此用药前应充分评估出血风险。溶栓治疗的禁忌证分为绝对禁忌证和相对禁忌证。对于致命性高危PTE,绝对禁忌证亦应视为相对禁忌证。
>
> 　　溶栓绝对禁忌证:结构性颅内疾病;出血性脑卒中病史;3个月内缺血性脑卒中;活动性出血;近期脑或脊髓手术;近期头部骨折性外伤或头部损伤;出血倾向(自发性出血)。
>
> 　　溶栓相对禁忌证:收缩压>180mmHg;舒张压>110mmHg;近期非颅内出血;近期侵入性操作;近期手术;3个月以上缺血性脑卒中;口服抗凝治疗(如华法林);创伤性心肺复苏;心包炎或心包积液;糖尿病视网膜病变;妊娠;年龄>75岁。
>
> 　　资料来源:王辰.肺血栓栓塞症诊治与预防指南[J].中华医学杂志,2018,98(14):1060-1087.

(四)案例总结分析

　　肺血栓栓塞症溶栓治疗最主要的并发症是出血,部分患者会出现发热、皮疹等情况。高龄、既往有基础疾病、溶栓前后进行动静脉穿刺以及溶栓药物剂量过大是造成出血的主要原因。对于PTE患者,呼吸专科护士需要掌握溶栓治疗的适应证和禁忌证,溶栓前仔细询问相关病史,评价溶栓的风险效益比,并在治疗前采取相应的预防措施,以降低出血的发生率。一旦发现患者身体发出异常信号(情绪、面色、二便、生命体征等),应及时查找原因并进行相应的处理。

三、肺减容术后并发气胸的临床案例

(一)患者一般信息

　　患者,男,62岁。既往有慢性阻塞性肺疾病病史10年余,近几年来因慢性咳嗽、咳痰、活动后气促症状逐渐加重而多次入院治疗。患者自诉平日吸入25μg沙美特罗和250μg丙酸氟替卡松(2次/d,每次1揿),但未进行常规家庭氧疗。因上述症状再次加重而入呼吸科住院治疗。

　　入院时,患者神志清,精神软,气急、喘息明显,体温36.3℃,心率115次/min,血压135/83mmHg,呼吸29次/min;身高173cm,体重45kg,BMI为15.03kg/m^2。血气分析结果显示PaO_2 88mmHg,$PaCO_2$ 47mmHg。肺部CT示右肺间质性肺气肿,多发肺大疱,肺气肿为非均质性。立即予以低流量氧气吸入。

　　完善相关检查后,经抗炎、平喘、化痰、止咳、吸入性激素等对症治疗,患者喘息、气急、咳嗽、咳痰的症状得到有效缓解。护士指导患者进行有效的呼吸功能锻炼,以增加呼吸肌耐力和力量,改善呼吸功能和呼吸道症状,提高其日常活动耐力,方法包括缩唇呼吸联合腹式呼吸,扩胸、弯腰、下蹲等呼吸操动作。

　　患者处于COPD稳定期(Ⅲ级),6min步行试验为232m,肺功能检查结果为重度气流受限,心脏彩超正常,符合经支气管镜单向活瓣肺减容术的适应证。择期在全麻下行经支气管镜单向活瓣肺减容术。术中,旁路通气设备检测顺利,活瓣开闭良好,患者无不适症状。患者安全返回病房后,予以心电监护、低流量氧气吸入。

(二) 诊治护理过程

手术当天:术后当晚,患者起床排便后出现呼吸急促、喘息,不能平卧,口唇发绀,主诉右侧胸痛,且右侧胸部叩诊呈鼓音,听诊呼吸音减弱。呼吸频率波动在 29~34 次 /min,心率波动在 118~130 次 /min,血压波动在 81~90/38~57mmHg,血氧饱和度波动在 78%~85%。当班护士考虑患者出现继发性气胸的可能,立即通知值班医生。急查床旁胸部 X 线片示右侧气胸,右肺压缩体积约 35%,诊断为继发自发性气胸(secondary spontaneous pneumothorax,SSP)。即刻在局部麻醉(简称局麻)下行胸腔闭式引流术:在右锁骨中线与右侧第 2 肋间交叉处,置入 12F 胸腔引流管,穿刺过程顺利,引流管接水封瓶,有水柱波动,且伴有少量气泡逸出,未接负压。术后继续予以抗炎、平喘、化痰、升压等对症治疗。

术后第 3 天:患者无胸闷、胸痛、呼吸困难症状,复查胸部 CT 后予以拔除胸腔闭式引流管,无菌敷料加压包扎。患者无不适主诉。

(三) 护理思考路径

◆ 经支气管镜单向活瓣肺减容术后患者为何会并发继发自发性气胸?

(1) 继发自发性气胸多见于有基础肺部病变,如肺结核、COPD、肺癌、肺脓肿、肺纤维化、嗜酸性肉芽肿病、结节病、肺尘埃沉着病及淋巴管平滑肌瘤病等的患者,由于病变引起细支气管不完全阻塞,形成肺大疱破裂。

(2) COPD 患者的呼吸性细支气管、肺泡管、肺泡囊、肺泡等气腔增大(过度膨胀),伴有气道弹性减弱的症状,同时还存在充气、肺容积增大等问题。部分患者除了这些症状之外,气道壁也会出现明显的破坏。因此,COPD 患者的肺组织质地相对较“脆”,弹性较差。

(3) 长期过度通气,将会导致肺泡过度牵拉,肺泡壁变薄,肺泡腔扩大,血液供应减少,弹力纤维网破坏,进而发生肺泡以及呼吸性细支气管破裂。

本案例中,患者 BLVR 术后起床排便时胸腔内压力增大,脏胸膜破裂,加上活瓣置入后,肺大疱被牵引,多种因素作用致肺大疱破裂,临近肺组织撕裂,气体进入胸膜腔内,导致继发性气胸的发生。

理论支持

继发性气胸一般指慢性阻塞性肺疾病、肺结核和肺纤维化等基础肺部疾病演变所致。这些患者一般年龄较大,由于基础肺病进展和心肺储备功能降低,当气胸发作时,在临床表现、并发症和病死率等方面表现得较为严重。

资料来源:乔贵宾,陈刚.自发性气胸的处理:广东胸外科行业共识(2016 年版)[J].中国胸心血管外科临床杂志,2017,24(1):6-15.

气胸是任何一种瓣膜置入术后最常见的并发症,在肺叶不张时更为常见。

资料来源:HERTH F,SLEBOS DJ,CRINER GJ,et al.Endoscopic lung volume reduction:an expert panel recommendation-update 2019 [J]. Respiration,2019,97(6)548-557.

◆　如何早期识别经支气管镜单向活瓣肺减容术后并发自发性气胸?

胸膜腔是不含气体的密闭的潜在腔隙,当气体进入胸膜腔造成积气状态时,称为气胸。气胸时,肺失去胸腔负压的牵引作用,甚至因正压对肺产生压迫,使肺膨胀能力减弱,引起限制性通气障碍(肺容积缩小、肺活量减低、最大通气量降低),通气血流比例减少,动静脉分流,进而出现低氧血症。大量气胸(肺体积压缩 >50%)时,由于吸引静脉血回心的负压消失,甚至胸膜腔内正压对血管和心脏的压迫,使心脏的充盈减少,心排血量降低,引起心率加快、血压降低,甚至休克。

本案例中,患者术后起床排便后出现呼吸急促、喘息、不能平卧、右侧胸痛,应考虑气胸的发生。及时的影像学检查为诊断气胸最可靠的方法。标准立位后前位吸气相 X 线胸片可作为判断气胸的首要诊断措施。气胸的典型 X 线胸片表现为外凸弧形的细线条形阴影(称为气胸线),线外透亮度增高,肺纹理消失,线内为压缩的肺组织。

理论支持

气胸是指气体进入胸膜腔造成积气状态,以突发一侧胸痛、伴或不伴有呼吸困难、刺激性干咳等为主要症状的病证,原发性气胸患者通常症状较轻微,而继发性气胸患者症状明显或程度更重,多以呼吸困难为主要表现,易致张力性气胸。

资料来源:陈志斌,兰岚.气胸中医诊疗专家共识[J].中国中医急症,2019,28(2):189-191,203.

◆　行经支气管镜单向活瓣肺减容术后并发气胸患者的评估要点是什么?

气胸典型的症状是突发胸痛,继之出现胸闷、呼吸困难,可伴有刺激性的咳嗽。胸痛常为刀刺或切割样,持续时间短。大多数患者发病急剧,症状轻者有胸闷、胸痛、气促的表现,重者出现呼吸困难,主要与胸膜腔积气量和肺萎缩程度有关。肺体积压缩 <30% 为小量气胸,患者通常无明显呼吸和循环功能紊乱的症状;肺体积压缩 30%~50% 为中量气胸;肺体积压缩 >50% 为大量气胸。后两者均可出现明显的低氧血症表现。除以上症状外,患者还可出现患侧胸部饱满,叩诊呈鼓音,气管向健侧移位,听诊呼吸音减弱或消失等体征。

理论支持

少量气胸体征可不明显,大量气胸可见气管向健侧移位,患侧胸部隆起,肋间隙膨隆,呼吸运动及触觉语颤减弱,叩诊呈鼓音,心或肝浊音界缩小或消失,听诊患侧呼吸音减弱或消失。低氧血症和血流动力学不稳定提示可能存在张力性气胸。

资料来源:陈志斌,兰岚.气胸中医诊疗专家共识[J].中国中医急症,2019,28(2):189-191,203.

◆　经支气管镜单向活瓣肺减容术后患者出现继发自发性气胸后,应如何处理?

(1)继发自发性气胸的治疗原则是使用各种方法引流出胸膜腔内的气体,缓解肺组织受压引起的不适症状,促进不张的肺复张。常用的治疗方式有胸腔穿刺术、胸腔闭式引流术等。

(2)对于行胸腔闭式引流术的患者,目前多采用专用导管固定贴妥善固定导管。应嘱患者注意保护引流管,保持引流管通畅,勿扭曲、打折、牵拉,保持穿刺处清洁、干燥。将引流瓶置于患者床下,告知患者不将引流瓶置于床面水平以上的必要性及重要性。每天应准确记录水封瓶内的水量和性质。如果引流至水封瓶内的引流液出现浑浊或患者出现高热,应及时告知医生并遵医嘱取样进行生化及微生物等检查。应定期评估漏气的存在和严重程度:若水封瓶中有气泡,可以确认漏气,可以根据气泡排出时的呼吸循环阶段来评估其严重程度。当轻微漏气时,用力咳嗽水封瓶中才出现气泡;而大量漏气则会导致持续大量气泡逸出。在置入引流管后及拔除引流管之前,通常须定期复查 X 线胸片,护士应关注患者是否遵医嘱完成检查。引流管阻塞表现为持续的肺压缩以及气体积聚,此时应彻底检查管路是否通畅。同时还应注意皮肤切口处的引流管周围是否密封良好,如有意外的管路脱出或需要进一步缝合切口,应及时闭合伤口并通知医生。

(3) 通常 X 线胸片示肺复张良好,并且漏气停止 24h 后,即可拔除引流管。在移除之前,医生常将胸腔引流管夹闭一段时间以评估患者的耐受性,如果怀疑存在间歇性漏气,可以夹紧排水管并在夹紧后 4~6h 重复胸部 X 线检查。对于夹闭引流管的患者,应密切观察是否有呼吸窘迫症状,如果有,应立即停止排水管夹闭,保持引流管通畅。拔管时,让患者先深吸一口气,在吸气末迅速拔管,并立即用凡士林纱布和厚敷料封闭胸壁伤口,包扎固定。

理论支持

● 继发性气胸并发症多、症状明显且影响心肺功能,往往需要更积极的处理。即使气胸量较小,继发性气胸仍可能出现严重的临床症状。继发性气胸相对于原发性气胸而言,胸膜腔破口不易自行闭合,故外科治疗在其中具有重要的作用。

● 对自发性气胸患者,需结合临床症状和肺压缩程度决定是否进行置管引流或排气处理,而不应只根据患者的症状进行处理。

● 对于初次发作的自发性气胸,如病情需要,可直接进行细管经肋间置入胸腔引流。

● 对自发性气胸患者,胸腔置管后不常规进行负压吸引,但对漏气严重者需根据患者情况进行选择。

资料来源:乔贵宾,陈刚.自发性气胸的处理:广东胸外科行业共识(2016 年版)[J].中国胸心血管外科临床杂志,2017,24(1):6-15.

◆ 如何预防经支气管镜单向活瓣肺减容术后并发继发自发性气胸?

术后密切观察患者有无突发呼吸困难的表现,嘱患者卧床休息,避免剧烈活动。指导患者进食高蛋白、高维生素、高热量、清淡、易消化食物,保持大便通畅,必要时按医嘱术后常规口服乳果糖等轻泻药物;如仍出现便秘,则尽早给予清洁灌肠,避免用力排便。术后即刻或 4h 后复查 X 线胸片,以观察有无气胸的发生;若患者术后咳嗽较为剧烈,应适当镇咳,避免因剧烈咳嗽导致继发性气胸的发生;避免屏气、打喷嚏等,导致胸腔压力突然增高。若患者出现持续胸闷,胸痛,呼吸困难等表现,立即协助医生予床旁行胸腔闭式引流术。

> **理论支持**
>
> 　　气胸是一种严重并发症,因此有必要在术后 72h 内对患者进行严密监测。气胸最常发生在术后当时至术后的 3d 之内。
>
> 　　资料来源:HERTH F,SLEBOS DJ,CRINER GJ,et al. Endoscopic lung volume reduction:an expert panel recommendation-update 2019 [J].Respiration:International Review of Thoracic Diseases,2019, 97(6):548-557.

(四)案例总结分析

　　经支气管镜单向活瓣肺减容术是一种较新的纤维支气管内镜技术,它为重度肺气肿的慢性阻塞性肺疾病患者开辟了一条微创治疗途径。但此项治疗可能会出现气胸、肺炎、慢性阻塞性肺疾病急性加重等并发症,因此术前沟通尤为重要。除床位医生常规与患者及家属进行风险沟通之外,护士做好健康宣教对于患者来说也是十分重要的。术前在患者可以接受的情况下进行多次 6min 步行试验来评估患者的活动耐受力;指导患者进行有效的呼吸功能锻炼(腹式呼吸、缩唇式呼吸),以增加呼吸肌耐力和力量,改善其呼吸功能和呼吸道症状,提高其日常活动耐力。术后及时巡视病房,密切观察患者有无突发呼吸困难、胸闷、胸痛等表现,一旦发现,应及时配合床位医生进行处理;指导患者进食高蛋白、高维生素、高热量、清淡、易消化食物,保持大便通畅,必要时使用通便药物,避免用力排便、屏气等。这些都需要责任护士具有扎实的理论知识和丰富的临床经验。

四、肺脓肿并发支气管胸膜瘘的临床案例

(一)患者一般信息

　　患者,男,66 岁。2 个月前在无明显诱因下出现大咯血,先后进行 2 次肺动脉栓塞术治疗,后因再次出现咯血伴发热症状,就诊于某三甲医院。患者在完善相关检查后被诊断为非结核性分枝杆菌肺脓肿,经手术治疗好转后予以出院。出院数月间,患者仍间断出现胸闷气促,自行吸氧后缓解,同时伴有食欲减退,咳嗽、咳大量黄脓痰。

　　2 周前患者因低热,咳嗽、咳黄脓痰,夜间加剧,左侧卧位时咳痰量增加,伴胸闷、呼吸困难,来院就诊。查血气分析示 pH7.30,PaO_2 95.4mmHg,$PaCO_2$ 63.5mmHg,Hb 75g/L。胸部 CT 示右肺中下叶缺损,右侧胸腔积液。经解痉、平喘、抗炎等对症治疗后,以呼吸衰竭、肺脓肿收入呼吸科进一步治疗。

(二)诊治护理过程

　　入院第 1 天:患者被平车推入病房,自主体位,神志清,体温 37.5℃,心率 83 次/min,呼吸 18 次/min,血压 127/93mmHg,BMI 17.96kg/m²。查血常规示白细胞 15.44 × 10⁹/L,中性粒细胞比值 92.3%,C 反应蛋白 277mg/L。复测血气分析示 pH 7.42,PaO_2 91.6mmHg,$PaCO_2$

53.1mmHg,Hb 76g/L。予鼻导管氧气吸入及解痉、平喘、抗炎、止咳化痰、营养支持等治疗。

入院第 3 天：患者在全麻下行纤维支气管镜局部灌洗给药,镜下发现右侧中间支气管残端见一直径 6mm 大小瘘口,确诊并发支气管胸膜瘘(bronchopleural fistula,BPF)。遂在局麻下行胸腔穿刺置管引流术,手术过程顺利,接水封瓶,水柱波动良好。引流出血性胸腔积液 120mL,伴有恶臭味。

手术当天：患者无不适主诉,生命体征平稳,24h 引流出血性胸腔积液 50mL,同样伴有恶臭味。复查血常规、血气分析示白细胞 11.25×10^9/L,中性粒细胞比值 73.5%,C 反应蛋白 121mg/L,pH 7.47,PaO$_2$ 96.3mmHg,PaCO$_2$ 46.1mmHg,Hb 84g/L。遂在全麻下行纤维支气管镜气道支架置入封堵术。

(三) 护理思考路径

◆ 肺脓肿为什么会并发支气管胸膜瘘?

肺脓肿是由多种病原菌感染引起的肺组织化脓性炎症,导致组织坏死、破坏、液化形成脓肿。临床上主要以高热、咳嗽、咳大量脓臭痰等为主要特征。常见病原体包括金黄色葡萄球菌、化脓性链球菌、肺炎克雷伯菌和铜绿假单胞菌等,其中以厌氧菌感染为主。肺脓肿累及右肺多于左肺,并且最常见于吸入口咽分泌物之后。肺脓肿发病缓慢、隐匿,通常在初次误吸 1~2 周后发生。

本案例中,患者曾因非结核性分枝杆菌肺脓肿进行手术治疗,术后出现支气管残端血供不足,致术后支气管残端愈合不良,又因支气管分泌物聚集造成支气管残端感染或胸腔感染。支气管胸膜瘘是各级支气管与胸膜腔之间形成的异常通道,亦是一种严重的肺切除术后并发症,80% 的患者合并脓胸。

理论支持

急性肺脓肿是由多种病原体引起的肺组织化脓性病变,早期为化脓性肺炎,继而坏死、液化、脓肿形成。经临床实践发现,大部分患者合并厌氧菌感染。另外,因炎症刺激影响,肺脓肿所在的支气管开口可能存在狭窄甚至阻塞的情况,大量的脓性分泌物堵塞在支气管口位置,脓液的流动性较差,体位引流排出脓液的效果不明显。

资料来源:李华丰,梅波,赵冲,等.纤维支气管镜灌洗治疗急性肺脓肿有效性的 Meta 分析[J].临床荟萃,2019,34(10):927-932.

◆ 如何早期识别肺脓肿并发支气管胸膜瘘?

支气管胸膜瘘患者可有咳出胸腔积液样痰、不同程度发热、呼吸困难等症状。若患者出现持续刺激性剧烈咳嗽并咳出胸腔积液样痰,尤其在健侧卧位时不适症状明显而患侧卧位时减轻或缓解。

支气管胸膜瘘的发生距肺切除术的时间间隔可以从数天到数年,表现为持续高热、咯血、咳脓痰、刺激性干咳或表现为败血症,以及由于脓性分泌物大量流入对侧肺导致吸入性肺炎、呼吸衰竭等。

本案例中,患者在行肺叶切除后,数月间仍有胸闷气急、咳嗽咳痰、活动后气急加重的表现;本次入院后表现为典型的胸闷、气急、咳嗽、咳大量黄脓痰,体位改变时症状加重。

理论依据

支气管胸膜瘘(BPF)通常表现为轻度的发热、寒战、嗜睡、食欲减退或咳出脓性痰液。典型 BPF 主要表现为胸膜腔液气平面下降、长期漏气、咳痰量随体位变化以及因健侧肺吸入性肺炎所致的急性呼吸衰竭。发热、白细胞计数升高、全身炎症标志物升高通常会因胸膜腔感染而呈现出来。

资料来源:陈云,彭雄,王彦卿,等.肺部手术后支气管胸膜瘘的临床分析[J].中南大学学报(医学版),2017,42(10):1163-1168.

◆　肺脓肿并发支气管胸膜瘘患者为什么需要行经支气管镜气道支架置入封堵术?

BPF 根据外科术后时间分为早期(1 周内),中期(7~30d)和晚期(30d 后)。晚期瘘口发生的相关因素有:①年龄大于 60 岁;②营养不良;③肺部和胸膜腔感染进展;④恶性肿瘤复发。而 BPF 的修补,外科常采用胸廓切开,以自体组织覆盖瘘口,但是切取自体组织,有时也会造成一定程度的损伤。

本案例中,患者在 2 个月前实施右侧肺叶切除术。术后出现低热、食欲减退,BMI 17.96kg/m^2,属于晚期并发 BPF。数月间持续出现反复低热,咳嗽、咳黄脓痰,夜间加剧等情况,不具备二次手术修补的条件。因此,经支气管镜气道支架置入封堵术是其治疗支气管胸膜瘘的重要措施。

理论支持

对于 BPF,应重视个体化治疗。总体的治疗原则是闭合瘘口,消灭脓腔。一旦确诊为 BPF,应立即行胸腔闭式引流,选择敏感抗生素抗感染,必要时还需给予抗真菌治疗。对于瘘口较小的患者,首选在纤支镜下生物胶封堵,其优点是简单、安全,尤其适用于全身情况差、无法耐受再次手术的患者。

资料来源:陈云,彭雄,王彦卿,等.肺部手术后支气管胸膜瘘的临床分析[J].中南大学学报(医学版),2017,42(10):1163-1168.

◆　肺脓肿并发支气管胸膜瘘患者的临床观察要点有哪些?

BPF 一般发生于术后 1 周~3 个月,发生率最高时间段在术后 8~12d,可表现为持续高热、咯血、咳脓痰、刺激性干咳,可发生败血症,以及由于脓性分泌物大量流入对侧肺导致吸入性肺炎、呼吸衰竭等。支气管残端破裂早期表现为大量持续漏气伴皮下气肿。术后数月或数年发生的支气管胸膜瘘可以并发脓胸。

本案例中,患者在入院后表现为轻度的发热、嗜睡、食欲减退,咳大量黄脓痰,夜间加重,左侧卧位时痰量增多。多次实验室检验显示白细胞计数升高、全身炎症标志物升高,均提示感染的存在。专科护士应密切关注肺炎、胸膜性胸痛、盗汗及寒战等症状的发生。

理论支持

BPF 可以在术后的任何时间(从数天到数月)发生。临床表现可多种多样、轻重不一,通常为轻度的发热、寒战、嗜睡、食欲减退或咳出脓性痰液。急性起病时可表现为突发呼吸困难、皮下气肿、张力性气胸、低血压,甚至窒息而危及生命。亚急性或慢性起病可能主要与感染有关,多合并脓胸,表现为发热、乏力、咳嗽、咳脓痰等。

资料来源:陈云,彭雄,王彦卿,等.肺部手术后支气管胸膜瘘的临床分析[J].中南大学学报(医学版),2017,42(10):1163-1168.

◆ 如何预防肺脓肿并发支气管胸膜瘘?

(1) 围手术期高危因素的防治:①术前须改善患者营养状况,纠正贫血、低蛋白血症;②糖尿病者,控制血糖在 7~10mmol/L;③放疗者于疗程结束 2 周后手术,避免因放疗造成的支气管水肿影响术后残端愈合;④肺部感染者可待炎症控制后再行手术治疗;⑤肺切除术后,肺容积减小,要注意控制输液速度及晶体液输入量,预防肺水肿的发生;⑥加强呼吸道管理,指导患者有效咳嗽。痰多、黏稠不易咳出者,予雾化吸入,必要时行纤支镜吸痰处理。

(2) 重视胸腔引流的管理:这是预防 BPF 的重要措施。留置胸腔引流管的患者应至少每 4h 监测 1 次生命体征。①肺叶切除者,保持引流管通畅,持续引流。②全肺切除术后,术侧胸腔主要依靠胸腔积液(血)的纤维化、机化来保持与对侧胸腔的压力平衡。因此,术后需夹闭引流管,保持适量的胸腔积液。③全肺切除术后易发生 BPF,与支气管残端缺乏保护、易受胸腔积液浸泡有关。因此,全肺切除术后根据气管位置间断开放引流管,保持两侧胸腔内压力平衡,使气管居中或稍偏向患侧,以避免残端长时间受胸液浸泡,减少 BPF 的发生。

理论支持

对于 BPF 应重视个体化治疗。总体的治疗原则是闭合瘘口,消灭脓腔。一旦确诊 BPF,应立即行胸腔闭式引流,选择敏感抗生素抗感染,必要时还需给予抗真菌治疗。

资料来源:陈云,彭雄,王彦卿,等.肺部手术后支气管胸膜瘘的临床分析[J].中南大学学报(医学版),2017,42(10):1163-1168.

● 每天检查胸腔引流管置入部位,评估胸腔引流管置入部位是否有空气渗入(皮下气肿),置管处敷料是否有污染、渗血、感染以及皮肤过敏现象,并监测水柱摆动和/或鼓泡的引流情况。

● 定期评估引流量(创伤时应每小时评估),观察频率取决于临床表现、进展和医疗要求,1~4h 记录 1 次引流情况。

资料来源:吕芳芳,殷静静,杨丽娟.肺切除术后胸腔引流管管理的最佳证据总结[J].中华护理杂志,2020,55(5):773-778.

(四) 案例总结分析

肺脓肿并发支气管胸膜瘘是肺切除术后严重并发症之一。其发病原因复杂,治疗困难,预后不佳,关键在于预防。术后多表现为体温异常,呼吸急促,胸痛,咳嗽加重,咳脓痰、血痰,胸腔引流管持续排出大量气体。一旦发生肺脓肿,患侧胸腔可迅速发生感染,应早期行胸腔闭式引流术。部分患者可自愈;BPF 瘘口较大、感染较重的患者,往往体质较差,多难以自愈。对于 BPF 直径为 1cm 或存在小而有活性的支气管残端者,主要的治疗方案是内镜下治疗;对于 BPF 直径大于 1cm 或存在支气管残端为坏死者,外科手术是一线治疗方案。本案例中,患者在术后反复出现胸闷、气促而未引起重视,以至于出现 BPF。

呼吸专科护士对于 BPF 患者进行早期干预,可以适当缩短患者住院时间,降低患者发生继发性感染的风险,减少创伤的发生,减轻患者痛苦,提高其生存质量。

(徐 蕾 杨 欣 刘小青)

参考文献 ◆

［1］ 慢性阻塞性肺疾病急性加重(AECOPD)诊治专家组. 慢性阻塞性肺疾病急性加重(AECOPD)诊治中国专家共识(2017 年更新版)［J］. 国际呼吸杂志,2017,37(14):1041-1057.

［2］ GRIFFITHS M,MCAULEY DF,PERKINS GD,et al. Guidelines on the management of acute respiratory distress syndrome［J］. BMJ Open Respir Res,2019,6(1):e000420.

［3］ 中华医学会呼吸病学分会呼吸危重症医学学组. 急性呼吸窘迫综合征患者机械通气指南(试行)［J］. 中华医学杂志,2016,96(6):404-424.

［4］ FAN E,DEL SORBO L,GOLIGHER EC,et al. An Official American Thoracic Society/European Society of Intensive Care Medicine/Society of Critical Care Medicine clinical practice guideline:mechanical ventilation in adult patients with acute respiratory distress syndrome［J］. Am J Respir Crit Care Med,2017,195(9):1253-1263.

［5］ ALHAZZANI W,BELLEY-COTE E,MØLLER MH,et al. Neuromuscular blockade in patients with ARDS:a rapid practice guideline［J］. Intensive Care Med,2020,46(11):1977-1986.

［6］ ALISON JA,MCKEOUGH ZJ,JOHNSTON K,et al. Australian and New Zealand pulmonary rehabilitation guidelines［J］. Respirology,2017,22(4):800-819.

［7］ 张斌,蒋守银,江利冰,等. SRLF 关于急性呼吸窘迫综合征处理的指南［J］. 中华急诊医学杂志,2019,28(7):824.

［8］ 中华医学会呼吸病学分会呼吸危重症医学学组,中国医师协会呼吸医师分会危重症医学工作委员会. 成人经鼻高流量湿化氧疗临床规范应用专家共识［J］. 中华结核和呼吸杂志,2019,42(2):83-91.

［9］中华医学会呼吸病学分会肺栓塞与肺血管病学组,中国医师协会呼吸医师分会肺栓塞与肺血管病工作委员会,全国肺栓塞与肺血管病防治协作组.肺血栓栓塞症诊治与预防指南［J］,中国医学杂志,2018,98(14):1060-1087.

［10］顾建平,徐克,滕皋军.下肢深静脉血栓形成介入治疗规范的专家共识(第2版)［J］.介入放射学杂志,2019,28(1):1-10.

［11］李燕,郑雯,葛静萍.下肢深静脉血栓形成介入治疗护理规范专家共识［J］.介入放射学杂志,2020,29(6):531-540.

［12］王辰.肺血栓栓塞症诊治与预防指南［J］.中华医学杂志,2018,98(14):1060-1087.

［13］HERTH F,SLEBOS DJ,CRINER GJ,et al. Endoscopic lung volume reduction:an expert panel recommendation - update 2019［J］.Respiration,2019,97(6):548-557.

［14］陈志斌,兰岚.气胸中医诊疗专家共识［J］.中国中医急症,2019,28(2):189-191,203.

［15］乔贵宾,陈刚.自发性气胸的处理:广东胸外科行业共识(2016年版)［J］.中国胸心血管外科临床杂志,2017,24(1):6-15.

［16］李华丰,梅波,赵冲,等.纤维支气管镜灌洗治疗急性肺脓肿有效性的Meta分析［J］.临床荟萃,2019,34(10):927-932.

［17］陈云,彭雄,王彦卿,等.肺部手术后支气管胸膜瘘的临床分析［J］.中南大学学报(医学版),2017,42(10):1163-1168.

［18］吕芳芳,殷静静,杨丽娟.肺切除术后胸腔引流管管理的最佳证据总结［J］.中华护理杂志,2020,55(5):773-778.

第七章

神经系统疾病患者的急危重症护理及案例分析

第一节　神经系统及其护理评估

一、神经系统概述

神经系统是人体最精细、结构和功能最复杂的系统,按解剖结构分为中枢神经系统和周围神经系统。神经系统疾病是指神经系统的构成部分(包括脑、脊髓、周围神经和肌肉),由于感染、血管性病变、变性、肿瘤、创伤、中毒、免疫障碍、遗传因素、先天发育异常、营养缺陷及代谢紊乱等原因所致的疾病,主要表现为运动、感觉和反射障碍。当病变累及大脑时,极易出现意识障碍与精神症状。神经系统疾病具有起病急、病情重、症状广泛而复杂的特点。常见疾病有脑血管疾病(脑梗死、脑出血)、脑部炎症性疾病(脑炎、脑膜炎)、偏头痛、癫痫、痴呆、神经系统变性疾病、代谢病和遗传病、脊髓炎、周围神经病及重症肌无力等。其中,脑血管疾病在我国呈现高发病率、高复发率、高致残率、高病死率的特点,是危害中老年人身体健康和生命的主要疾病之一,也是导致人类死亡的第二位原因。

(一) 神经系统的组成

1. 中枢神经系统　由脑和脊髓构成。脑可分为大脑、间脑、小脑和脑干四部分。左右大脑半球有各自不同的分工,分别掌管人体的语言、逻辑思维、运动、感觉、记忆等功能。脊髓是神经系统的主要传导通路,负责将外界刺激及时传送到脑,并将脑发出的命令及时传回到周围器官,起到了上通下达的桥梁作用。

2. 周围神经系统　由脑神经和脊神经组成,脑神经共有 12 对,主要支配头面部器官的感觉和运动;脊神经由脊髓发出,共有 31 对,其中颈神经 8 对、胸神经 12 对、腰神经 5 对、骶神经 5 对、尾神经 1 对,主要支配躯干和四肢的感觉、运动和反射。

(二) 神经系统的功能

神经系统的主要功能在人体内起主导作用。一方面它控制与调节各器官、系统的活动,使人体成为一个统一的整体;另一方面通过神经系统的分析与综合,使机体对环境变化的刺激做出相应的反应,达到机体与环境的统一。神经系统对生理功能调节的基本活动形式是反射。人脑的高度发展,使大脑皮质成为控制整个机体功能的最高级部位,并具有思维、意识等生理功能。

(三) 神经系统疾病的临床表现

1. 头痛 为临床常见的症状,通常指局限于头颅上半部、包括眉弓、耳轮上缘和枕外隆突连线以上部位的疼痛。各种原因刺激颅内外的疼痛敏感结构都可引起头痛。颅内的血管神经和脑膜以及颅外的骨膜、血管、头皮、颈肌、韧带等均属头痛的敏感结构。这些敏感结构受挤压、牵拉、移位、炎症、血管的扩张与痉挛、肌肉的紧张性收缩等均可引起头痛。头痛的主要分类如下:

(1) 偏头痛:是临床常见的原发性头痛,主要由颅内外血管收缩与舒张功能障碍引起。其特征为发作性、多为偏侧、搏动样头痛,可伴恶心、呕吐,声、光刺激或日常活动均可加重头痛,安静休息、睡眠后或服用止痛药物后头痛可缓解,但常反复发作。患者多有偏头痛家族史。

(2) 高颅内压性头痛:颅内肿瘤、血肿、脓肿、囊肿等占位性病变可使颅内压力增高,刺激、挤压颅内血管神经及脑膜等疼痛敏感结构而出现头痛。头痛常为持续性的整个头部胀痛,阵发性加剧,伴有喷射状呕吐及视物障碍。

(3) 颅外局部因素所致头痛:此种头痛可以是急性发作,也可为慢性持续性头痛。常见的局部因素有:眼源性头痛、鼻源性头痛和耳源性头痛。

(4) 紧张性头痛:亦称神经性或精神性头痛,无固定部位,多表现为持续性闷痛、胀痛,常伴有心悸、失眠、多梦、焦虑、紧张等症状,约占头痛患者的 40%,是临床常见的慢性头痛。

2. 意识障碍 意识是指机体对自身和周围环境的刺激所做出应答反应的能力。意识的内容为高级神经活动,包括定向力、感知力、注意力、记忆力、思维、情感和行为等。意识障碍是指人对外界环境刺激缺乏反应的一种精神状态。任何病因引起的大脑皮质、皮质下结构、脑干网状上行激活系统等部位的损害或功能抑制,均可导致意识障碍。意识障碍可表现为觉醒度下降和意识内容变化,临床常通过患者的言语反应、对针刺的痛觉反应、瞳孔对光反射、吞咽反射、角膜反射等来判断意识障碍的程度。

(1) 以觉醒度改变为主的意识障碍

1) 嗜睡:是意识障碍的早期表现。患者表现为睡眠时间过度延长,但能被唤醒,醒后可勉强配合检查及回答简单问题,停止刺激后又继续入睡。

2) 昏睡:是较嗜睡重的意识障碍。患者处于沉睡状态,正常的外界刺激不能唤醒,需大声呼唤或较强烈的刺激才能使其觉醒,可做含糊、简单而不完全的答话,停止刺激后很快入睡。

3) 浅昏迷:意识完全丧失,可有较少的无意识自发动作;对周围事物及声、光刺激全无反应,对强烈的疼痛刺激可有回避动作及痛苦表情,但不能觉醒;吞咽反射、咳嗽反射、角膜反射及瞳孔对光反射存在,生命体征无明显改变。

4) 中昏迷:对外界正常刺激均无反应,自发动作少;对强刺激的防御反射、角膜反射及瞳孔对光反射减弱,小便潴留或大便失禁,生命体征发生变化。

5) 深昏迷:对外界任何刺激均无反应,全身肌肉松弛,无任何自主运动,眼球固定,瞳孔散大,各种反射消失,大小便失禁。生命体征明显变化,如呼吸不规则、血压下降等。

（2）以意识内容改变为主的意识障碍

1）意识模糊：表现为情感反应淡漠、定向力障碍、活动减少、语言缺乏连贯性。对外界刺激可有反应，但低于正常水平。

2）谵妄：是一种急性的脑高级功能障碍。患者对周围环境的认识及反应能力均有下降，表现为认知、注意力、定向与记忆功能受损，思维推理迟钝，语言功能障碍，错觉、幻觉、睡眠觉醒周期紊乱等，可表现为紧张恐惧和兴奋不安，甚至可有冲动和攻击行为。引起谵妄的常见神经系统疾病有脑炎、脑血管病、脑外伤及代谢性脑病等。高热、中毒、酸碱平衡紊乱、营养缺乏等也可导致谵妄的发生。

（3）特殊类型的意识障碍

1）去皮质综合征：是双侧大脑皮质广泛损害而导致的皮质功能丧失，见于缺氧性脑病、脑炎、中毒和严重颅脑外伤。患者对外界刺激无反应，无自发性言语及有目的动作，能无意识地睁眼闭眼或吞咽，瞳孔对光反射和角膜反射以及睡眠觉醒周期存在。去皮质强直时呈上肢屈曲，下肢伸直姿势，去大脑强直则表现为四肢均伸直。

2）无动性缄默症：又称睁眼昏迷。为脑干上部和丘脑的网状激活系统损害所致，而大脑半球及其传导通路无损害，见于脑干梗死。患者可以注视检查者和周围的人，貌似觉醒，但缄默不语，不能活动；四肢肌张力低，腱反射消失，肌肉松弛，大小便失禁，无病理征；对任何刺激无意识反应，睡眠觉醒周期存在。

3）植物状态：指大脑半球严重受损而脑干功能相对保留的一种状态。患者认知功能完全丧失，呼之不应，有自发或反射性睁眼，存在吮吸、咀嚼和吞咽等原始反射，有觉醒睡眠周期，大小便失禁。颅脑外伤后植物状态 12 个月以上，其他原因持续 3 个月以上称持续性植物状态。

3. 言语障碍　可分为失语症和构音障碍。失语症是由于脑损害所致的语言交流能力障碍；构音障碍则是因为神经肌肉的器质性病变，造成发音器官的肌无力及运动不协调所致。

（1）失语症：是指在意识清楚，发音和构音没有障碍的情况下，大脑皮质与语言功能有关的区域受损引起的语言交流能力障碍，是优势大脑半球损害的重要症状之一。根据对患者自发语言、听语理解、口语复述、匹配命名、阅读及书写能力的观察和检查可将失语症，分为以下几种类型：布罗卡失语（Broca aphasia）、感觉性失语［又称韦尼克失语（Wernick aphasia）］、传导性失语、命名性失语、完全性失语、失写和失读。

（2）构音障碍：为发音含糊不清而用词正确，与发音清楚用词不正确的失语不同，是一种纯言语障碍，表现为发声困难，发音不清，声音、音调及语速异常。

4. 感觉障碍　感觉是指各种形式的刺激作用于人体各种感觉器后在人脑中的直接反应。感觉障碍指机体对各种形式刺激（如痛、温度、触、压、位置、振动等）无感知、感知减退或异常的一组综合征。解剖学上将感觉分为内脏感觉（由自主神经支配）、特殊感觉（包括视听嗅和味觉由脑神经支配）和一般感觉。一般感觉由浅感觉（痛、温度及触觉）、深感觉（运动觉、位置觉和振动觉）和复合感觉（实体觉、图形觉及两点辨别觉等）所组成。临床上将感觉障碍分为抑制性症状和刺激性症状两大类。

（1）抑制性症状：感觉传导通路受到破坏或功能受到抑制时，出现感觉缺失或感觉减退。在同一部位各种感觉都缺失，为完全性感觉缺失。若在同一部位仅有某种感觉障碍，而其他感觉保存者,称分离性感觉障碍。

(2)刺激性症状:感觉传导通路受刺激或兴奋性增高时出现刺激性症状。常见的刺激性症状有感觉过敏、感觉过度、感觉异常、感觉倒错和疼痛。

5. 运动障碍   指运动系统的任何部位受损所导致的骨骼肌活动异常,可分为瘫痪、不随意运动及共济失调等。

(1)瘫痪:是指肌力下降或丧失而导致的运动障碍,系运动神经元损害所引起的。瘫痪按病变部位和瘫痪的性质可分为上运动神经元性瘫痪和下运动神经元性瘫痪;按瘫痪的程度分为完全性瘫痪(肌力完全丧失)和不完全性瘫痪(肌力减弱);按瘫痪的形式可分为单瘫、偏瘫、交叉性瘫、截瘫、四肢瘫等。临床常见的瘫痪形式为以下几种。

1)单瘫:指单个肢体的运动不能或运动无力,多为一个上肢或一个下肢。病变部位在大脑半球脊髓前角细胞周围神经或肌肉等。

2)偏瘫:指一侧面部和肢体瘫痪,常伴有瘫痪侧肌张力增高、腱反射亢进和病理征阳性等体征,多见于一侧大脑半球病变,如内囊出血、大脑半球肿瘤及脑梗死等。

3)交叉性瘫痪:指病变侧脑神经麻痹和对侧肢体瘫痪,常见于脑干肿瘤、炎症和血管性病变。中脑病变时表现为病灶侧动眼神经麻痹,对侧肢体瘫痪;脑桥病变时表现为病灶侧展神经、面神经麻痹和对侧肢体瘫痪;延髓病变时表现为病灶侧舌下神经麻痹和对侧肢体瘫。

4)截瘫:指双下肢瘫痪,多见于脊髓胸腰段的炎症、外伤、肿瘤等引起的脊髓横贯性损害。

5)四肢瘫痪:指四肢不能运动或肌力减退,见于高颈段脊髓病变(如外伤、肿瘤、炎症等)和周围神经病变(如吉兰 - 巴雷综合征)。

(2)不随意运动:指患者在意识清醒的情况下,出现不受自主控制的无目的的异常运动。临床上可分为震颤舞蹈、手足徐动、扭转痉挛、投掷动作等。所有不随意运动的症状随睡眠而消失。

(3)共济失调:指由本体感觉、前庭迷路、小脑系统损害所引起的机体维持平衡和协调不良所产生的临床综合征;根据病变部位可分为小脑性共济失调、大脑性共济失调、脊髓性共济失调三种类型。

二、神经系统护理评估

神经系统评估是护理系统评估的重要组成部分。及时、准确地进行神经系统评估,可以判断神经系统的功能及变化,为进一步诊断、治疗提供资料。在全面收集患者的主、客观资料的基础上,对神经系统疾病患者的护理评估重点内容如下:

【健康史】

1. 现病史

(1)患病经过:询问患者起病形式,注意是急性、亚急性还是慢性起病,是突发性还是渐进性,是发作性、周期性还是持续性起病(如脑卒中往往为急性、突发性,帕金森病多为慢性、进行性,感染性疾病多呈急性或亚急性);注意症状的部位、范围、性质、前后顺序、累及范围、起始时间、持续时间与严重程度(如大脑病变主要表现为意识精神和认知障碍、偏瘫、偏身感觉障碍及癫痫发作，小脑病变主要引起共济失调，脑干病变多表现为交叉性瘫痪和多脑神经受损，而脊髓病变常有受损部位以下的运动、感觉及括约肌障碍）；注意有无明显的致病或诱发因素，加重、减轻或缓解的可能原因与影响因素；注意有无头痛、头晕、恶心、呕吐、发热、大汗等伴随症状及其特点与发生时间；注意有无外伤、压疮感染等并发症。

（2）治疗经过：包括既往检查、治疗经过及效果，是否遵医嘱治疗，目前用药情况，包括药物的名称、剂量、用法和有无不良反应。

（3）目前状况：包括目前主要不适及病情变化，有无意识障碍、精神障碍、言语障碍、吞咽障碍、认知障碍、脑神经功能障碍（如抽搐、瘫痪、麻木、复视）、睡眠异常、营养失调及括约肌功能障碍等，其症状、体征有无特征性，如肝豆状核变性的角膜色素环、先天性肌强直症出现的肌强直等。

2. 既往史　包括有无头部外伤、脑肿瘤、内脏肿瘤以及手术史；有无相关感染病史，如脑炎、结核病、寄生虫病、上呼吸道感染以及腮腺炎等；有无与神经系统疾病相关的疾病，如高血压、糖尿病、心脏病、高脂血症、甲亢、风湿病、血液病等；有无颈椎病及腰椎管狭窄病史；有无过敏及中毒病史等。应注意分析既往病史特点与现在疾病的关系，某些药物、恶性肿瘤及其治疗措施可导致神经系统损害，如长期服用异烟肼可能引起周围神经病，镇静剂可造成多种形式的运动障碍等。

3. 生活史与家族史

（1）个人史：包括患者的生长发育史和主要经历，如出生地、居住地、文化程度、性格特点、职业及工作性质，是否到过疫区，有无疫水接触史，家庭或职场是否接触化学物质，女性患者应询问月经史和生育史。例如，脑棘球蚴病主要见于畜牧区，脑血吸虫病常有疫水接触史。

（2）饮食方式：包括患者的平日饮食习惯及食欲，食物组成及数量；有无特殊食物喜好或禁忌，有无烟、酒嗜好，每天吸烟、饮酒的量及持续年限，有无特殊饮食医嘱及依从情况，是否有过应急事件及有无食物过敏和生食螃蟹史等。例如，脑肺吸虫病往往与生食螃蟹有关，周期性瘫痪常与饱餐有关，肝豆状核变性常因进食过多蕈类、坚果类、贝类等高铜食物，偏头痛常因饮酒诱发或使病情加重。

（3）生活方式：包括患者的工作、学习生活与睡眠是否具有规律性，日常生活活动的能力及其对照顾的依赖程度，是否需要提供生活辅助和辅助的性质以及有无动物喂养史等。例如，隐球菌脑膜炎常与喂养鸽子有关，弓形体病患者常有猫狗等动物喂养史。

（4）家族史：神经系统遗传病可在任何年龄发病，多于儿童或青年期发病，常发生在有血缘关系的家庭成员中，而且某些疾病（如癫痫）可能被视为家庭隐私，因此应询问患者直系亲属中有无近亲婚配，家族成员中有无类似疾病发生及其分布情况，有无遗传病的可能性等。例如，有近亲婚配情况的家族中肝豆状核变性、黑蒙性家族痴呆症、假肥大型肌营养不良症患病率较高；癫痫、周期性瘫痪、偏头痛等可能与家族遗传有关。

【身体评估】

1. 一般状态　包括患者的生命体征、面容与表情及精神与意识状态等。

（1）生命体征：包括体温是否正常，有无明显的体温升高或下降，呼吸、脉搏、血压有无改变。体温升高常见于继发感染、下丘脑或脑干受损引起的中枢性高热,体温下降或不升,为呼吸、循环衰竭或下丘脑严重病变;脉搏缓慢、呼吸深而慢及血压升高常为颅内高压的表现;呼吸表浅无力、脉搏增快见于吉兰-巴雷综合征、重症肌无力危象引起的呼吸肌麻痹。

(2) 面容与表情:观察患者的面容表情,如正常人表情、神态自然,帕金森病患者则可出现表情呆板。

(3) 精神与意识状态:包括意识是否清楚,检查是否合作,应答是否切题,衣着是否整洁,主动和被动接触是否良好,对疾病的感知力是否存在;有无认知、情感和意志行为方面的异常,如错觉、幻觉、联想散漫、思维迟缓、情感淡漠、精神运动性兴奋或抑郁等。

(4) 皮肤与黏膜:包括全身皮肤黏膜是否完好,有无发红、皮疹、破损、水肿等异常。

2. 专科评估

(1) 头颈部检查

1) 瞳孔:观察瞳孔直径大小,两侧是否等大、等圆及瞳孔对光反射是否灵敏。在普通光线下瞳孔直径为 3~4mm,一般认为瞳孔直径小于 2mm 为瞳孔缩小,大于 5mm 为瞳孔散大。瞳孔变化的临床意义如下。①瞳孔大小:瞳孔散大见于动眼神经麻痹、颞叶沟回疝、视神经病变或阿托品类药物中毒;瞳孔缩小见于颈上交感神经径路损害,如脑桥出血、脑室出血压迫脑干或镇静安眠药中毒等。②瞳孔对光反射:是指光线刺激瞳孔后引起瞳孔收缩的反应,其中感光瞳孔缩小称为直接对光反射,对侧未感光瞳孔也缩小称为间接对光反射。传导径路上的任何一处损害均可引起瞳孔对光反射消失和瞳孔散大。③阿-罗瞳孔:表现为双侧瞳孔较小,大小不等,边缘不整,对光反射消失,系顶盖前区对光反射径路受损所致,常见于神经梅毒,偶见于多发性硬化及带状疱疹等。

2) 头颅:检查头颅大小、形状,注意有无头颅畸形,颅骨有无内陷,有无局部肿块或压痛。婴幼儿应检查囟门大小及闭合情况,注意囟门有无隆起、颅缝有无分头畸形,颅骨有无内陷。脑积水患儿叩击颅骨有空瓮音。

3) 面部及五官:观察面部有无畸形、面肌抽动或萎缩、血管斑痣、角膜色素环、眼睑水肿、眼球突出、巩膜黄染、结膜充血、口唇疱疹、乳突压痛;额纹和鼻唇沟是否对称或变浅;伸舌是否居中,舌肌有无萎缩;有无吞咽困难、饮水呛咳;咽反射是否存在或消失;有无声嘶、发声低哑或其他言语障碍。头颅外伤常可见眶周瘀斑、鼓膜血肿、脑脊液鼻漏或耳漏。

4) 颈部:注意有无头部活动受限、不自主活动及抬头无力;颈部有无抵抗,姿势异常(如痉挛性斜颈、强迫头位),颈椎有无压痛,颈动脉搏动是否对称。强迫头位及颈部活动受限见于后颅窝肿瘤、颈椎病变,颈动脉狭窄者颈部可闻及血管杂音。

(2) 四肢及躯干:注意脊柱有无畸形、压痛及叩击痛,有无活动受限(如脊髓空洞症或脊髓型共济失调可见脊柱侧凸);四肢有无震颤、抽搐、肌阵挛等不自主运动或瘫痪;有无指趾发育畸形、弓形足;肌肉有无萎缩、肥大或压痛;关节运动是否灵活;患者站立和行走时步态姿势是否异常。例如,肌束震颤见于运动神经元病或有机磷农药中毒,双手扑翼样震颤多见于中毒性或代谢性疾病。

(3) 神经反射:有无深、浅反射的异常,有无病理反射和脑膜刺激征。例如,颈上节段的神经根受刺激引起颈强直,腰骶节段脊神经受刺激出现克尼格征(Kernig 征)和布鲁津斯基征(Brudzinski 征);脑膜刺激征见于脑膜炎、蛛网膜下腔出血、脑炎、脑水肿及颅内压增高等;深昏迷时脑膜刺激征可消失;脑出血、脑肿瘤时锥体束受损会出现巴宾斯基征(Babinski 征)

阳性,三叉神经损伤时角膜反射消失,舌咽神经损伤时咽反射消失等。

【心理 - 社会评估】

1. 患者角色　评估患者对疾病的性质、过程、防治及预后知识的了解程度。

2. 心理状态　评估疾病对其日常生活、学习和工作的影响,患者能否适应角色转变,有无焦虑、恐惧、抑郁、孤独、自卑等心理反应及其程度;性格特点、人际关系与环境适应能力。例如,脑卒中患者常出现肢体瘫痪,容易产生抑郁、无用感、失落感;重症肌无力和吉兰 -巴雷综合征患者常因呼吸肌麻痹容易导致死亡而产生恐惧。

3. 社会支持系统　评估患者的家庭组成、经济状况、文化教育背景;家属对患者的关心、支持以及对患者所患疾病的认识程度;了解患者的工作单位或医疗保险机构所能提供的帮助或支持情况;患者出院后的继续就医条件,居住地的社区保健资源或继续康复治疗的可能性。

【辅助检查结果评估】

1. 实验室检查结果评估

(1) 血液检查:血常规检查对神经系统多种疾病,如颅内感染、脑血管疾病、脑寄生虫病等的病因诊断有一定价值;血脂、血糖检测有助于脑血管疾病的病因诊断;乙酰胆碱受体抗体测定对重症肌无力的确诊有重要价值;血清肌酶学检测(如肌酸磷酸激酶、乳酸脱氢酶等指标)对肌肉疾病的诊断有重要意义;血钾检查对周期性瘫痪有诊断价值;血清铜蓝蛋白测定对肝豆状核变性有诊断价值。

(2) 脑脊液检查

1) 脑脊液压力测定:可了解颅内压力情况,一般采用腰椎穿刺测量法。正常值为$80\sim180mmH_2O$。

2) 脑脊液常规、生化、细胞学及免疫等检查:对神经系统疾病,尤其是中枢神经系统感染性疾病的诊断和预后判断具有重要意义。

(3) 活组织检查

1) 肌肉活组织检查:是临床常用的病理检查手段,可用于鉴别神经源性肌萎缩和肌源性损害,适用于多发性肌炎、皮肌炎、进行性肌营养不良症、重症肌无力以及某些结缔组织疾病并发肌炎的定性诊断。肌肉活检时慢性疾病宜选择轻、中度受累的肌肉;急性病变则应选择受累较重的病肌,但切忌在做肌电图部位附近取材进行肌肉活检。

2) 神经活组织检查:有助于判断周围神经疾病的性质和病变程度,对某些遗传性疾病的诊断也有很大价值,常用的活组织检查部位为腓肠神经。神经、肌肉活检后应保持伤口敷料干燥,观察伤口有无红肿及皮下出血,指导患者 3d 内尽量少活动,抬高患肢;3d 后伤口换药,10~14d 拆线。

3) 脑活组织检查:目前主要适用于脑部感染性疾病经抗感染治疗效果不佳而需进一步查明原因者;临床疑诊为遗传代谢性疾病,如脑白质营养不良、神经节苷脂沉积病、肌阵挛性癫痫、线粒体脑病等。神经影像学提示脑内占位性病变,以鉴别炎症、肿瘤和胶质增生以及不明原因的痴呆。取材方式为手术活检和立体定向穿刺活检。无论肌肉、神经还是脑活组织检查,均应严格掌握其适应证,注意无菌操作,观察局部有无肿胀、疼痛、渗血等,预防并发症。活组织标本按不同检查目的在相应固定液或培养液中保存并及时送检。

2. 神经电生理检查

(1)脑电图检查(electroencephalography,EEG):是脑组织生物电活动通过脑电图仪放大约 100 万倍记录下来的曲线。由不同的脑波组成,主要了解大脑功能有无障碍,包括普通脑电图、动态脑电图和视频脑电图。对癫痫、颅内占位病变、中枢神经系统感染性疾病的诊断有重要价值。EEG 检查前 24h 需停服镇静剂、兴奋剂及其他作用于神经系统的特殊药物;检查前一天洗头忌用发胶、头油等定型、护发用品;检查不能空腹,宜在饭后 3h 内进行。

(2)肌电图检查(electromyogram,EMG):是记录神经肌肉的生物电活动,常和神经传导速度联合应用,借以判定神经肌肉所处的功能状态,主要用于周围神经、神经肌肉接头和肌肉疾病的诊断。由于该检查过程中需针刺局部皮肤,可能会引起疼痛,检查前应告知患者以配合检查。

(3)诱发电位检查(evoked potential,EP):是测量神经系统在感受外来或内在刺激时产生的生物电活动,可选择性观察特异性传入神经通路的功能状态。常用的有脑干听觉诱发电位检查、视觉诱发电位检查和体感诱发电位检查。EP 可用于视觉、听觉的客观检查以及某些疾病如视神经炎、多发性硬化、脑干及脊髓病变的诊断,对于意识障碍以及癔症也是一种有用的客观检查手段。

3. 影像学检查

(1)X 线检查

1)头颅平片:可观察头颅大小、形状,颅骨厚度、密度及结构,颅缝有无裂开,蝶鞍、颅底等重要部位有无扩大、变形及破坏,有无颅内钙化斑等。

2)脊椎平片:可观察脊柱的生理曲度,椎体有无发育异常,有无骨质破坏、骨折、脱位、变形或骨质增生,椎间孔有无扩大,椎间隙有无变窄等。

(2)计算机体层成像(CT):可显示不同平面脑室、脑池和脑实质的形态与位置,临床上主要用于颅内肿瘤、脑血管病、脊柱和脊髓病变的诊断。

(3)磁共振成像(MRI):能从多方位、多层面提供解剖学和生物化学信息。磁共振成像不出现颅骨伪影,且对大脑皮质和髓质可以产生明显对比度,故能清楚显示 CT 不易检出的脑干和颅后窝病变,常用于诊断脱髓鞘疾病、脑变性病、脑肿瘤、脑血管病、颅脑外伤和颅内感染等,对脊髓肿瘤、脊髓空洞症、椎间盘脱出等脊髓病变能清晰显示。MRI 检查是在一个几乎密闭的环境中进行,且检查时间相对较长,振动声响较大,实施前须告知患者检查的经过,使其全身放松,安静平卧,减少恐惧;指导患者摘除身上可移去的所有金属物和易受磁化的物品,如发卡、首饰、钥匙、手表、眼镜、信用卡、移动电话、寻呼机等,以保证图像质量。体内有金属置入者不能接受 MRI 检查。

(4)数字减影血管造影(DSA):是经肱动脉或股动脉插管,在颈总动脉或椎动脉注入含碘显影剂,经连续造影以显示不同时期脑内动脉、回流静脉和静脉窦的形态、部位和分布。目前已被广泛应用于脑血管病检查,特别是对于脑动脉瘤、动静脉畸形等的定性定位诊断。

(5)放射性核素检查

1)单光子发射计算机体层显像(single photon emission computed tomography,SPECT):在神经系统疾病的诊断及预后判断方面主要用于脑血管病,也可用于各种痴呆、癫痫、脑瘤及锥体外系疾病的诊断,尤其是对脑膜瘤和血管丰富或恶性程度高的脑瘤具有重要的诊断意义。

2) 正电子发射体层显像(positron emission tomography,PET):是一种非损伤性探索人脑生化过程的技术,可以客观地描绘人脑生理和病理代谢活动的图像,临床用于进行脑部良、恶性病灶鉴别,老年性痴呆的早期诊断和鉴别诊断,疼痛的定位诊断,以及帕金森病的病情评价。指导患者检查前禁食 6h 以上,禁食期间可饮用不含糖的温水;检查前 2h 禁做剧烈运动,显像前需完全休息 30min;头部检查前要停用神经兴奋剂或抑制剂 2d。

(6) 头颈部血管超声检查

1) 颈动脉彩色多普勒超声检查(color Doppler ultrasonography,CDUS):可客观检测和评价颈部动脉的结构、功能状态或血流动力学的改变。对头颈部血管病变(如颈动脉粥样硬化、颈动脉瘤、大动脉炎以及锁骨下动脉盗血综合征等),特别是缺血性脑血管病的诊断具有重要意义。

2) 经颅多普勒超声检查(transcranial Doppler,TCD):是利用颅骨薄弱部位为检查声窗,应用多普勒效应研究脑底动脉主干血流动力学变化的一种无创检测技术。TCD 主要应用于探测脑血管有无狭窄、闭塞、畸形、痉挛,评价 Willis 环侧支循环功能及脑血管舒缩反应储备能力。对于此检查,应注意:避免空腹进行,检查当天停用扩血管药物,以免发生低血糖或血管扩张而影响结果准确性。

第二节　神经系统常用监测手段与护理要点

对于神经系统疾病患者而言,监测神经系统功能非常重要,一般为避免单一指标的局限性,常需结合临床表现、神经系统检查及仪器监测结果进行综合分析,做出及时有效的判断。

一、神经系统体征动态监测

神经系统的体征主要包括意识状态、眼部体征、神经反射、肌张力及运动功能等。

(一) 意识状态

意识状态是神经系统功能监测时最常用、最简单、最直观的观察项目,可以直接反映大脑皮质及其联络系统的功能状况。正常人意识清醒,神经系统损伤或发生病变则可能引发意识障碍。意识障碍可表现为觉醒度下降和意识内容变化,临床常通过患者的言语反应、对针刺的痛觉反应、瞳孔对光反射、吞咽反射、角膜反射等来判断意识障碍的程度。

(二) 眼部体征

眼部体征主要包括瞳孔变化及眼球位置变化。正常人瞳孔等大、等圆,对光反射灵敏。一侧瞳孔散大,常提示可能发生脑疝。瞳孔对光反射的灵敏程度与昏迷程度成反比。观察眼球位置时应注意有无斜视、偏视或自发性眼颤。通过观察眼球的运动情况可以进一步帮助判断脑干的功能状况。

(三) 神经反射

神经反射主要包括正常的生理性反射及异常的病理性反射两部分。病理反射指当锥体束受损时失去对脑干和脊髓的抑制作用而释放出的踝及趾背伸反射,如巴宾斯基征(Babinski sign)、奥本海姆征(Oppenheim sign)及阵挛(clonus)等。生理性反射的减弱或消失及病理性反射的出现均提示神经系统功能发生改变。通过检查神经反射可以帮助判断疾病的性质、严重程度及预后。

(四) 体位与肌张力

去大脑强直时四肢可呈现伸展体位,有时可呈角弓反张。两侧大脑质层受累时可见去皮质强直状态。肌张力的变化在一定程度上可反映病情的转归。

(五) 运动功能

运动功能监测主要指观察患者的自主活动能力,判断是否存在瘫痪及瘫痪的类型。

二、神经系统功能监测

(一) 颅内压监测

颅内压(intracranial pressure,ICP)是指颅内容物对颅腔壁产生的压力。ICP 监测是诊断颅内高压最迅速、客观与准确的方法,同时,也是观察危重患者病情变化、指导临床治疗与预后判断等的重要手段。一般 ICP 分为 4 级:5~15mmHg 为正常;16~20mmHg 为轻度升高;21~40mmHg 为中度升高;>40mmHg 为重度升高。ICP 监测可分为有创颅内压监测和无创颅内压监测。

1. 有创颅内压监测　按照方式不同可分为置入法和导管法。置入法即经颅骨钻孔或开颅,将压力传感器直接置入颅内;导管法是将导管置入脑室、脑池或蛛网膜下隙,传感器在颅外。不同位置测压的精确性和可行性排序依次为脑室内测压 > 硬脑膜下测压 > 硬脑膜外测压。

(1) 脑室内测压:在无菌条件下进行颅骨钻孔,将头端多孔的硅胶管插入侧脑室,经三通管连接传感器和监护仪进行 ICP 监测。主要优点是:测压准确可靠;可经导管放出适量脑脊液以降低 ICP;可经导管取少量脑脊液进行化验检查或注入药物;根据脑室容量压力反应了解脑室的顺应性。缺点是:当颅内病变使中线移位或脑室塌陷时穿刺难度较大;有颅内感染的危险,一般置管不超过 7d。

(2) 硬脑膜下测压:在无菌条件下颅骨钻孔,打开硬膜,拧入特制的中空螺栓与蛛网膜紧贴,螺栓内注入液体,外接监护仪进行 ICP 监测。优点是可多处选择测压点,不穿透脑组织。缺点是硬膜开放增加了感染的机会,并且影响因素较多,不易保证测压的准确性。

(3) 硬膜外测压:是将传感器直接置于硬膜与颅骨之间进行 ICP 监测的方法。由于该法保持了硬膜的完整性,颅内感染的机会较少,可用于长期监测。通常此法测压的结果较脑室内测压高 2~3mmHg。

2. 无创颅内压监测

(1) 闪光视觉诱发电位(flash visual evoked potential,FVEP):颅内压升高时,神经电信号传导阻滞,FVEP 波峰潜伏期延长,延长时间与颅内压成正比。

(2) 经颅多普勒超声检查法(TCD):通过监测脑底大动脉血流量速度间接反映颅内压。

(3) 眼内压(intraocular pressure,IOP)测定法:当颅内压力影响到海绵窦的静脉回流的时候,房水的回流会受到影响,进而影响眼内压。因此,眼内压可间接反映颅内压。

3. 护理要点

(1) 密切观察颅内压指标数值、图形的变化,能早期识别异常指标并与医生沟通。

(2) 对颅内压超过限定值的情况,能够正确判断并启动紧急应急预案。

(3) 注意手卫生和无菌操作,避免颅内感染。

(4) 清楚各报警值的处理方法,掌握仪器常见故障的处理流程。

4. 注意事项

(1) 影响 ICP 的因素

1) 动脉血二氧化碳分压($PaCO_2$):$PaCO_2$ 下降导致 pH 上升,脑血流和脑血容量减少,ICP 下降;$PaCO_2$ 增高时 pH 下降,脑血流和脑血容量增加,ICP 升高。

2) 动脉血氧分压(PaO_2):PaO_2 在 60~300mmHg 范围内波动时,脑血流量和 ICP 基本不变。当 PaO_2 低于 50mmHg 时,脑血流量明显增加,ICP 增高。当低氧血症持续时间较长,形成脑水肿时,即便 PaO_2 改善,ICP 也不能很快恢复。

3) 血压:平均动脉压在 50~150mmHg 波动时,由于脑血管的自动调节机制,ICP 可维持不变;波动超过一定限度时,ICP 将随血压的升高或降低而呈平行改变。

4) 中心静脉压(CVP):CVP 升高可影响脑静脉,使静脉回流障碍,ICP 升高。反之,CVP 降低,ICP 降低。

(2) 其他:使脑血流增加的药物可导致 ICP 增高;渗透性利尿剂使脑细胞脱水,可起到降低 ICP 的作用;体温每下降 1℃,ICP 可降低 5.5%~6.7%。

(二) 脑电图监测

脑电图(EEG)显示的是脑细胞群自发而有节律的生物电活动,是皮质锥体细胞群及其树突突触后电位的总和。

1. 脑电图分类

(1) α波:频率为 8~13Hz,振幅平均为 25~75μV,是成人安静闭眼时的主要脑电波,睁眼时 α 波减弱或消失。

(2) β波:频率为 18~30Hz,振幅平均为 25μV,情绪紧张、激动和服用巴比妥类药时增加。

(3) θ波:频率为 4~Hz,振幅平均为 20~50μV,见于浅睡眠状态。

(4) δ波:频率低于 4Hz,振幅小于 75μV,见于麻醉和深睡眠状态。

2. 护理要点

(1) 密切观察脑电图指标数值、图形的变化,能早期识别异常指标并与医生沟通。

(2) 监测时可给予患者一些必要的诱发试验以诱导癫痫发作,比如闪光刺激、过度换气、剥夺睡眠等,争取在短时间内达到脑电图监测的目的。

(3) 在癫痫发作时记录发作的时间;呼唤其名字,判断其意识状态;保护患者,保持呼吸道通畅,避免坠床、咬舌和电极脱落;及时通知医生并询问是否有进一步处理措施。

(4) 清楚各报警值的处理方法,掌握仪器常见故障的处理流程。

3. 注意事项

(1) 脑缺血缺氧时监测的注意事项:EEG 对脑缺血缺氧十分敏感。缺血缺氧早期,出现短阵的 EEG 快波;当脑血流继续减少,EEG 波幅开始逐渐降低,频率逐渐减慢,最后呈等电位线。

(2) 昏迷患者监测的注意事项:EEG 是昏迷患者脑功能监测的重要项目,可协助判断病情及预后。EEG 在昏迷时一般常呈现 δ 波;若恢复到 θ 波或 α 波,表明病情有所改善;反之,若病情恶化,δ 波将逐渐转为平坦波形。

(三) 脑血流监测

脑是对缺血缺氧十分敏感的器官,脑血流供应状况对维持脑功能极为重要。脑的某些病理状态,如 ICP 增高,直接影响脑的血液供应。因此,脑血流的监测有重要的临床意义。

1. 监测方法 常用的脑血流监测方法主要有经颅多普勒超声和放射性核素清除法。

(1) 经颅多普勒超声:经颅多普勒超声利用低频超声波穿过颅骨较薄的地方检测颅底大动脉血流速度,可根据动脉平均流速、搏动指数的大小及波型改变判断低脑血流、高脑血流、血管痉挛及脑死亡等情况。正常人大脑中动脉平均血流速度为(65 ± 17)cm/s,重型颅脑损伤患者大脑中动脉初始速度通常低于正常水平 65cm/s。脑损伤越重,低血流速度持续时间越久。

(2) 放射性核素清除法:氙 -133(^{133}Xe)不参与机体代谢,由呼吸道排出,随血流进入脑组织,其扩散及清除取决于脑血流量,同位素射线经探头探测,可准确计算脑血流量。

2. 护理要点

(1) 正确安置、检测仪器,使用前必须校正与检查。

(2) 监测过程中,注意患者瞳孔变化、伤口情况、消化道情况、尿量等。

(3) 监测中保证患者处于安静、平稳的状态。如需翻身拍背,应用手轻托患者头部,保证头部与监护探头之间不会产生移位。

(4) 密切观察各指标数值、图形的变化,早期识别异常指标并与医生沟通。

3. 注意事项

(1) 熟悉掌握仪器的使用方法。

(2) 清楚各指标代表的意义。

(3) 保持各导线连接紧密。

(4) 排除干扰因素,保证数据监测的准确性。

(四) 脑氧供需平衡监测

颅内压、脑电图、脑血流的监测可间接反映脑的供氧情况,而脑氧供需平衡监测可更为直接地反映脑的供氧情况。脑氧供需平衡监测主要是进行脑氧饱和度测定。

1. 监测方法

(1) 颈内静脉血氧饱和度监测:是目前较常用的监测脑氧合的方法,主要反映整个脑组织的氧供需平衡状况。由于颈静脉球部血液由大脑直接引流而至,故临床上以颈静脉球部血氧饱和度监测代替脑静脉血氧饱和度监测。

(2) 近红外光谱脑氧饱和度仪监测:近红外光谱技术能够检测局部脑组织氧饱和度,主要反映局部脑组织氧供需平衡状况,具有实时、连续、无创、操作简便及受干扰少的特点,已经在临床上得到推广应用。近红外光(650~1 100nm)对人体组织有良好的穿透性,可以穿透头部的皮肤、骨骼和其他生物组织深入到脑组织,测定脑组织的氧饱和度。不同组织成分对近红外光的吸收而使其衰减程度是不同的,组织中的一些特殊物质如血红蛋白和肌红蛋白等对红外光有依赖波长的吸收特性,其中血红蛋白是近红外光在颅内衰减的主要色基,当组织氧合状态变化时其吸收光谱会发生改变,通过计算吸收谱的比值可获得组织的氧和程度。

2. 护理要点

(1) 熟悉掌握仪器的使用方法。

(2) 密切观察各指标数值、图形的变化,能早期识别异常指标并与医生沟通。

(3) 清楚各指标代表的意义。

3. 注意事项

(1) 保持各导线连接紧密。

(2) 排除干扰因素,保证数据监测的准确性。

第三节　神经系统典型急危重症案例分析

一、脑肿瘤患者开颅手术术后并发重症肺炎的临床案例

(一) 患者一般信息

患者,女,67 岁。身高 160cm,体重 55kg。主诉间断性头部钝痛 1 年,加重 1 个月。入院体检:神志清,精神可,双侧瞳孔等大等圆,对光反应灵敏,应答切题,体温 36.5℃,呼吸 18 次/min,脉搏 80 次/min,血压 125/78mmHg。CT 显示:左侧桥小脑角颅内占位。为求进一步治疗,门诊以脑肿瘤于 8 月 24 日收治入神经外科普通病房。入科后患者神志清,能正常交流对答。8 月 26 日,患者于全麻下行开颅脑肿瘤切除术,术后生命体征平稳,安全返回病房。9 月 2 日,患者血氧饱和度下降至 85%,呼吸频率增快至 35 次/min,体温持续升高,最高 38.6℃,有大量咳痰。医生考虑患者合并重症肺炎,遂将其转入神经外科 ICU,给予气管插管、纤维支气管镜检查、替加环素抗感染等治疗。

(二) 诊治护理过程

手术当天:患者于全麻下行开颅脑肿瘤切除术,术后生命体征平稳,神志清,留置脑室引流管、胃管、尿管各 1 根,转回神经外科普通病房。指导家属加强翻身叩背;血常规示 C 反应蛋白 193.29mg/L,白细胞 16.99×10^9/L。

术后第 3 天:患者双肺听诊痰鸣音明显,体温升高。血常规示 C 反应蛋白高于 200mg/L,白细胞 16.32×10^9/L;遵医嘱予以拔除尿管,指导家属加强翻身叩背,促进主动排痰,密切监测患者病情变化。

术后第 7 天:患者神志转为嗜睡,双侧瞳孔直径 2.0mm,对光反应均灵敏。血氧饱和度下降至 85%,呼吸增快至 35 次/min,仍有大量黄色Ⅱ度痰液,体温持续升高;血常规示 C 反应蛋白高于 200mg/L,白细胞 18.18×10^9/L;查血气分析示血氧分压 51mmHg;查肺部 CT 见

严重肺不张。医生考虑患者合并重症肺炎,遂转入神经外科 ICU,给予气管插管、呼吸机辅助通气,同时进行抗感染治疗,加强吸痰护理。

术后第 9 天:患者于局麻下行纤维支气管镜检查,见大量Ⅱ度黄白黏痰,予以吸除,痰培养送检。

术后第 12 天:血气分析示患者血氧分压 60mmHg,痰液变为Ⅰ度白稀痰;给予局麻下行气管切开术、锁骨下静脉穿刺中心静脉置管术。

术后第 16 天:患者痰培养出广泛耐药鲍曼不动杆菌,药敏试验培养示替加环素敏感,遂调整抗生素方案。

术后第 19 天:患者痰量减少,已脱机治疗,查血氧饱和度为 100%。转回神经外科普通病房继续治疗。

术后第 20 天:复查肺部 CT 示患者肺部感染好转。患者要求出院,前往康复医院继续治疗,遂予以出院。

(三) 护理思考路径

◆ 为什么脑肿瘤患者开颅手术术后会并发重症肺炎?

研究表明,重症肺炎发生的高危因素可分为患者自身因素和医疗环境相关因素。其中,患者自身因素包括高龄、合并基础疾病、长期卧床、免疫功能受损和营养不良等;医疗环境相关因素包括滞留 ICU、长期有创机械通气、进行侵袭性操作、应用镇静剂及麻醉药物、头颈部、胸部或上腹部手术、留置胃管、平卧位和交叉感染等。

本案例中患者并发重症肺炎的危险因素可归纳如下:①年龄大于 65 岁,术前可能已经存在误吸,术后免疫功能受损,以及术后卧床休息等一些患者自身相关因素;②进行脑肿瘤切除手术以及术后留置脑室引流管、胃管、尿管等一些医疗环境相关因素。这些都是脑肿瘤患者开颅手术术后易并发重症肺炎的原因。

在临床工作中,护士应了解脑肿瘤患者开颅手术术后并发肺部感染的高危因素及观察要点,以便早期识别患者出现肺部感染等并发症的症状及体征,并及时报告医生,尽早给予治疗和护理,促进患者早期康复。

理论支持

医院获得性肺炎/呼吸机相关性肺炎发生的危险因素:

● 宿主自身因素:高龄、误吸、基础疾病(慢性肺部疾病、糖尿病、恶性肿瘤、心功能不全等)、免疫功能受损、意识障碍、精神状态失常、颅脑等严重创伤、电解质紊乱、贫血、营养不良或低蛋白血症、长期卧床、肥胖、吸烟、酗酒等。

● 医疗环境因素:ICU 滞留时间、有创机械通气时间、侵袭性操作(特别是呼吸道侵袭性操作)、应用提高胃液 pH 的药物(H_2 受体阻断剂、质子泵抑制剂)、应用镇静剂、麻醉药物、头颈部、胸部或上腹部手术、留置胃管、平卧位、交叉感染(呼吸器械及手污染)。

资料来源:施毅.中国成人医院获得性肺炎与呼吸机相关性肺炎诊断和治疗指南[J].中华结核和呼吸杂志,2018,41(4):255-280.

◆ 如何早期评估和判断脑肿瘤患者开颅手术术后并发了重症肺炎？

临床工作中还应注重加强脑肿瘤患者开颅手术后的病情观察，以便早期识别患者是否并发了重症肺炎：密切监测患者生命体征，如体温异常升高常提示感染征象；注意监测患者辅助检查结果，如血常规、血气分析、痰涂片等实验室检查结果及胸部 X 线、CT 等；评估患者的呼吸频率、节律、形态的改变及伴随症状的严重程度；评估患者有无咳痰及痰液的量、色、质等。

本案例中该患者术后第 3 天出现体温升高，双肺听诊痰鸣音明显，血常规示 C 反应蛋白高于 200mg/L、白细胞 16.32×10^9/L 等，提示并发肺部感染；术后第 7 天患者神志转为嗜睡，血氧饱和度下降至 85%，呼吸增快至 35 次/min，有大量黄色Ⅱ度痰液，体温持续升高，血常规示 C 反应蛋白高于 200mg/L、白细胞 18.18×10^9/L，血气分析示血氧分压 51mmHg，肺部 CT 见严重肺不张等，此时应识别出患者并发重症肺炎。

理论支持

重症肺炎的诊断标准：符合下列 1 项主要标准或 ≥3 项次要标准者可诊断为重症肺炎，需密切观察、积极救治，并建议收住监护病房治疗。

● 主要标准：①需要气管插管行机械通气治疗；②在脓毒症休克基础上经过积极体液复苏后仍需要血管活性药物治疗。

● 次要标准：①呼吸频率 ≥30 次/min；②氧合指数（PaO_2/FiO_2）<250mmHg；③多肺叶浸润；④意识障碍和/或定向障碍；⑤血尿素氮 ≥7.14mmol/L；⑥收缩压 <90mmHg，需要积极的液体复苏。

资料来源：瞿介明，曹彬. 中国成人社区获得性肺炎诊断和治疗指南[J]. 中华结核和呼吸杂志，2016，39（4）：253-279.

◆ 如何做好脑肿瘤患者开颅手术术后并发重症肺炎的紧急处理？

在临床护理工作中应密切观察患者病情变化：密切监测患者生命体征及血氧饱和度的变化；注意观察患者缺氧和二氧化碳潴留的症状和体征；遵医嘱监测动脉血气分析值；评估患者意识状况及神经精神症状，一旦发现有血氧饱和度下降、尿量减少、心率加快、烦躁不安、反应迟钝等症状，应立即报告医生并配合抢救。

本案例中，患者出现神志由清醒转为嗜睡，血氧饱和度下降至 85%，呼吸频率增快至 35 次/min，体温持续升高，血气分析血氧分压下降至 51mmHg 等情况，应立即通知医生，并迅速准备好抢救用品，配合医生建立人工气道行呼吸机辅助呼吸，及时给予患者进行合理氧疗，并准确做好各项抢救配合和抢救记录，赢得抢救时机，提高抢救成功率。同时，做好患者家属的心理护理。

理论支持

合理氧疗：对低氧血症及重症肺炎患者应及时进行氧疗，保持动脉血氧饱和度 >90%。下列情况需持续吸氧：呼吸频率 >24 次/min、PaO_2<60mmHg、休克或存在严重

代谢性酸中毒和组织缺氧等；Ⅰ型呼吸衰竭，可给予较高浓度吸氧（吸入氧浓度≥35%），使 PaO_2 提升到 60mmHg 以上或经皮动脉氧饱和度（SpO_2）达 90% 以上；Ⅱ型呼吸衰竭，应常规给予低浓度持续吸氧（吸入气氧浓度 <35%），维持 PaO_2≥60mmHg 或 SpO_2≥90%，并避免 $PaCO_2$ 显著升高，$PaCO_2$ 显著升高或 PaO_2 不能改善时应考虑其他氧疗方式。

资料来源：施毅. 中国成人医院获得性肺炎与呼吸机相关性肺炎诊断和治疗指南 [J]. 中华结核和呼吸杂志，2018，41（4）：255-280.

◆ 如何识别脑肿瘤患者开颅手术术后并发重症肺炎的气管插管应用指征？

格拉斯哥昏迷量表（GCS）评分长期以来被用于创伤性和非创伤性神经损伤患者的气道状况评估。研究表明，当患者 GCS 评分 <8 分时，因丧失气道保护性反射机制，应该立即给予插管。临床工作中如不能及时预测及识别患者即将发生呼吸衰竭，可能会导致危及患者生命的严重后果；如果预计患者病情将进行性恶化，即使插管可能会对患者造成不良影响也要进行，否则患者将可能面临无法有效供氧和机械通气等严重后果。

本案例中患者神志由清醒转为嗜睡，有大量黄色Ⅱ度痰液，无法自主咳出，血氧饱和度下降至 85%，呼吸频率增快至 35 次/min，血氧分压 51mmHg，肺部 CT 提示严重肺不张，医生考虑合并重症肺炎，由于该患者丧失了气道保护，存在氧合和通气障碍，应该行气管插管以保障给予患者合理氧合支持。

理论支持

2018 年 2 月，困难气道协会（Difficult Airway Society，DAS）、英国重症监护协会（Intensive Care Society，ICS）以及英国皇家麻醉医师学会（Royal College of Anesthetists，RCoA）等组织联合撰写《成人危重症患者气管插管管理指南》。该指南系统地阐述院内危重症患者气管插管管理的策略，包括优化氧合、气道管理和气管插管。

出现下列 3 种情形时需要建立有效的人工气道：

● 气道保护反射损伤，不能保护和维持呼吸通道通畅。

● 心跳呼吸骤停、急性呼吸窘迫综合征、败血症性休克、神经肌肉病变的患者存在氧合和通气障碍等。

● 存在呼吸道解剖学畸形，其临床过程有可能进行性恶化。

资料来源：

[1] HIGGS A, MCGRATH BA, GODDARD CAH, et al. Guidelines for the management of tracheal intubation in critically ill adults [J]. British Journal of Anaesthesia, 2018, 120(2): 323-352.

[2] KORNAS RL, OWYANG CG, SAKLES JC, et al. Evaluation and management of the physiologically difficult airway: consensus recommendations from Society for Airway Management. Anesth Analg, 2021, 132(2): 395-405.

◆ 如何预防脑肿瘤患者开颅手术术后重症肺炎的再次发生？

（1）严格执行无菌操作，做好手卫生。

（2）鼓励患者勤翻身，教导患者家属并且协助患者翻身叩背。

（3）每天评估呼吸机及气管插管的必要性，尽早脱机或拔管。

（4）每 4h 监测气囊压力以早期发现异常情况并根据个体化差异予以纠正，调整为不出现漏气的最低压力是每天评估的目标；防止误吸；拔管前保证气囊上方滞留物清除。

（5）若无禁忌证，床头抬高 30°~45°；氯己定溶液（洗必泰）口腔护理 1 次 /6h，至拔管后 24h。

（6）遵医嘱使用镇静药物，每天早晨停用镇静药物及每天唤醒，评估是否可以撤机。

（7）尽早停用应激性溃疡预防药物。

（8）做好气道管理，包括无菌操作、切口管理、呼吸机消毒、管路管理、冷凝水、气道湿化。

理论支持

　　预防 HAP/VAP 的总体策略是尽可能减少和控制各种危险因素。所有医护工作均需遵循医疗卫生机构消毒、灭菌和医院感染控制相关的基本要求和原则，加强员工感染控制的意识教育，提高手卫生的依从性，保障医疗器具消毒灭菌，严格执行无菌操作，落实目标性监测，合理应用抗菌药物等。

　　资料来源：施毅. 中国成人医院获得性肺炎与呼吸机相关性肺炎诊断和治疗指南［J］. 中华结核和呼吸杂志，2018，41（4）：255-280.

（四）案例总结分析

　　脑肿瘤患者开颅手术术后易并发重症肺炎。护士不仅要熟知神经外科专科护理知识，还要关注肺炎发生的高危因素；注意及时应用合适的评估工具评估患者的病情；密切观察患者的意识、瞳孔、生命体征；了解脑肿瘤开颅后并发重症肺炎患者的气管插管应用指征；掌握脑肿瘤开颅后并发重症肺炎的紧急处理；在进行各项护理操作时均应注意无菌操作；加强翻身拍背等基础护理；加强与患者及家属的沟通和健康教育等，以便早期识别和发现肺部感染征象，及时报告医生，做到早识别、早预防和早处理，促进患者早期康复。

二、脑出血术后并发脑疝的临床案例

（一）患者一般信息

　　患者，男，54 岁。5 月 8 日，患者于工作中突然发生头痛、呕吐、左侧肢体不能活动，10min 后出现意识不清，立即由急救车送至某三甲医院急诊。检查：意识不清，血压 180/110mmHg，心率 65 次 /min，呼吸 18 次 /min。双侧瞳孔等大等圆，直径约 2.5mm，对光反应均迟钝，左侧肢体肌力 2 级。急诊 CT 显示颅内高密度阴影，考虑脑出血。为求进一步治疗收入院。急诊手术行脑室 Ommaya 泵置入术 + 脑室钻孔引流术 + 脑室外引流装置置入术 + 颅内压监测探头置入术。术后入神经外科 ICU。5 月 10 日，患者出现双侧瞳孔不等大，喷射性呕吐，急行头颅 CT 示脑中线移位，提示脑疝。急入手术室行颅内血肿清除术 + 去骨瓣减压术。术后返回神经外科 ICU。

（二）诊治护理过程

入院第 1 天：13 时 11 分，入院后急诊全麻下行脑室 Ommaya 泵置入术 + 脑室钻孔引流术 + 脑室外引流装置置入术 + 颅内压监测探头置入术。术后返回神经外科 ICU，带回经口插管 1 根，距门齿 24cm，予呼吸机辅助呼吸，模式为 VC-AC 模式；右侧脑室外引流管 1 根；左侧瞳孔直径 1.5mm，右侧瞳孔直径 2.0mm，对光反应均迟钝，GCS 评分 4+T；监测血压示 180/105mmHg，遵医嘱予盐酸尼卡地平 50mg 以 4mL/h 静脉泵入控制血压。

术后第 2 天：19 时 33 分，患者出现颅内压增高，ICP 升至 30mmHg，右侧瞳孔直径 5.0mm，左侧瞳孔直径 2.5mm，对光反应均迟钝，血压增高至 200/120mmHg，并出现心率、呼吸减慢。护士立即给予患者抬高床头，并通知值班医生。遵医嘱给予甘露醇 200mL 快速静脉滴注。急行头颅 CT 提示脑疝。

20 时，急行颅内血肿清除术 + 去骨瓣减压术。患者术后 GCS 评分 4+T，双侧瞳孔直径 2.5mm，对光反应均迟钝，血压为 160/100mmHg。

术后第 4 天：患者生命体征平稳，予床旁留置胃管，遵医嘱给予能全力 500mL，应用鼻饲营养泵以 25mL/h 鼻饲泵入。

术后第 8 天：予以试脱机，患者呼吸频率在 18~25 次 /min，血氧饱和度维持在 95%~100%，脱机 4h 后查血气分析示氧分压为 75mmHg。

术后第 10 天：拔除脑室引流管，全麻下行脑室腹腔引流术。15 时 45 分，患者安全返回病房，双侧瞳孔直径 2.5mm，对光反射均迟钝，GCS 评分 6+T。

（三）护理思考路径

◆ 脑出血术后患者为什么会并发脑疝？

颅内压增高是引起脑疝的先决条件，任何颅内体积较大的占位性病变、颅腔内压力分布不均达到一定程度时都可导致脑疝的发生。引起脑疝常见的病变有颅脑损伤、急性脑血管病、颅内肿瘤等。

本案例中患者既往有高血压病史，血压控制不严格，因脑血管破裂引起脑实质出血，而脑水肿是脑出血后必然出现的病理生理过程，再加上出血形成的血肿，都容易引起颅内压升高，使脑组织受压移位，从而并发脑疝。

理论支持

脑出血属临床常见病、多发病，是指多种原因导致脑血管破裂而引起的脑实质出血，包括自发性脑出血（高血压脑出血、动脉瘤破裂、动静脉畸形等）和创伤性脑出血（硬膜外血肿、硬膜下血肿、脑内血肿）。而脑水肿是脑出血后必然出现的病理生理过程，非独立疾病。其临床表现多变，是导致颅内压增高、脑疝、脑循环障碍、脑细胞坏死等脑出血后二次脑损伤的最重要原因。

资料来源：专家组脑出血后脑水肿管理专家共识.脑出血后脑水肿管理专家共识[J].实用心脑肺血管病杂志,2017,25(8):1-6.

◆ 如何早期识别脑出血术后并发脑疝？

密切监测患者的颅内压，明确患者颅内压增高的症状和体征：发生脑疝前患者多数情况下可能会出现明显的躁动、意识障碍、生命体征不稳定（如血压升高、心率减慢、呼吸浅）、瞳孔不等大，并且往往出现严重的头痛、头昏、恶心、呕吐等临床表现。

本案例中患者颅内压监测显示 ICP 升至 30mmHg，右侧瞳孔直径 5.0mm，左侧瞳孔直径 2.5mm，对光反应均迟钝，血压增高至 200/120mmHg，并出现了心率、呼吸减慢等症状，这些都提示并发脑疝。

理论支持

- 当患者 GCS 评分≤8 分时可考虑给予颅内压监测，通过使用渗透性药物、抬高头位、过度通气等方式，使颅内压 <20mmHg，脑灌注压在 50~70mmHg 可能是合理的。
- 脑出血患者颅内压增高，应卧床，适度抬高床头，严密观察生命体征。
- 给予甘露醇静脉滴注脱水降颅内压，个体化制订用量及疗程。
- 严密监测心、肾及电解质情况。
- 必要时也可联合使用呋塞米、甘油果糖和/或白蛋白脱水降颅内压。

资料来源：曹勇，张谦，于淘，等．中国脑血管病临床管理指南（节选版）—脑出血临床管理［J］．中国卒中杂志，2019，14（8）：809-813.

◆ 脑出血术后并发脑疝的紧急处理措施有哪些？

（1）立即抬高床头，通知医生，密切监测患者生命体征。

（2）遵医嘱给予患者脱水降低颅内压：尽管缺乏高质量的研究证实，甘露醇仍是我国目前脱水降低颅内压的首选药物，但应该注意其不良反应，尤其是在使用较长时间时；呋塞米（速尿）、甘油果糖和白蛋白也常用于降低颅内压，可酌情个体化应用；高渗盐水有助于降低颅内压，减轻灶周水肿。荟萃分析结果显示，高渗盐水的效果似乎更优于甘露醇。也有研究报道低温治疗和单纯去骨瓣减压术的疗效。

（3）遵医嘱给予患者镇痛和镇静，可以达到脑保护、降低颅内压的目的。

（4）急行影像学检查和脑室引流手术治疗：如脑出血患者出现严重脑积水（脑室扩大）且药物脱水治疗无明显效果，可考虑手术行脑室引流，以挽救生命。

理论支持

脑出血后并发症治疗的推荐意见：①颅内压升高者，应卧床，适度抬高床头，严密观察生命体征；②需要脱水降颅压时，应给予甘露醇和高渗盐水静脉滴注，用量及疗程依个体化而定；③注意监测心、肾及电解质情况，必要时可用呋塞米、甘油果糖和/或白蛋白；④对伴有意识障碍的脑积水患者，可行脑室引流以缓解颅内压增高。

资料来源：中华医学会神经病学分会，中华医学会神经病学分会脑血管学组．中国脑出血诊治指南（2019）［J］．中华神经科杂志，2019，52（12）：994-1005.

◆ 如何预防脑出血术后并发脑疝?

(1) 密切监测患者意识、瞳孔、生命体征的变化,如有异常,及时报告医生,防止颅内压增高引起脑疝。

(2) 每小时监测瞳孔变化,如双侧是否等大等圆,对光反应灵敏度。

(3) 观察有无剧烈疼痛及恶心、呕吐等颅内压增高症状。

(4) 做好脑室引流的护理,严格遵医嘱控制引流管高度、引流速度,防止引流过度,观察并记录引流液的色和质量。

(5) 保持病室安静,各项护理、治疗尽量安排集中进行,以最大限度地减少外界刺激,抬高床头 15°~30°,遵医嘱吸氧。

(6) 保持呼吸道通畅,及时清理口鼻腔分泌物及呕吐物,防止窒息。

(7) 遵医嘱予以止血脱水药物使用,并观察疗效。

(8) 做好术后患者的血压管理:研究表明,脑出血患者容易出现血压明显升高,而血压升高(>180mmHg)常与血肿扩大、再出血、脑疝等并发症有关,所以应做好脑出血后患者的血压管理。脑出血患者的血压增高与应激、疼痛、高颅内压等因素密切相关。应严格遵医嘱用药,做好患者的血压管理和颅内高压处理,以防并发脑疝。

理论支持

颅内压增高的处理:有研究表明,颅内出血患者颅内压的高变异性与其不良预后相关,脑出血患者早期的颅内压控制在合适的水平,可以改善患者的功能预后。有条件情况下,重症患者可以对颅内压和脑灌注压进行监测。

资料来源:中华医学会神经病学分会,中华医学会神经病学会脑血管病学组.中国脑出血诊治指南(2019)[J].中华神经科杂志,2019,52(12):994-1005.

应综合管理脑出血患者的血压,分析血压升高的原因,再根据血压情况决定是否进行降压治疗;对于收缩压 150~220mmHg 的住院患者,在没有急性降压禁忌证的情况下,数小时内降压至 130~140mmHg 是安全的,其改善神经功能的有效性尚待进一步验证;对于收缩压 >220mmHg 的脑出血患者,在密切监测血压的情况下,持续静脉输注药物控制血压可能是合理的,收缩压目标值为 160mmHg;在降压治疗期间应严密观察血压水平的变化,避免血压波动,每隔 5~15min 进行 1 次血压监测。

资料来源:中华医学会神经病学分会,中华医学会神经病学分会脑血管病学组.中国脑出血诊治指南[J].中华神经科杂志,2019,52(12):994-1005.

(四)案例总结分析

脑出血术后患者易出现病情变化,如再出血及并发脑疝等。在监护脑出血术后患者的过程中,护士要严密观察患者的生命体征、瞳孔、意识状态的变化;严格遵医嘱用药,控制好脑出血术后患者的血压;尽量避免引起颅内压增高等操作;若无禁忌证,抬高患者的床头,避免引发颅内再出血和脑疝发生的因素;对于术后脑室引流管,要严格执行无菌操作,严格遵医嘱控制引流量,观察引流液性状,如有异常,及时报告医生,严防脑再出血和脑疝的发生。此外,护士还应熟悉脑出血术后并发脑疝的抢救流程和药物使用,提高护理质量。

三、颅内静脉窦血栓接触溶栓术后并发脑出血的临床案例

(一)患者一般信息

患者,男,56岁。患者于5月26日突发头痛、头晕伴右侧肢体无力。5月27日10时头痛症状加重伴恶心、呕吐,于某三甲医院急诊行脑CT增强造影示右侧乙状窦、横窦、颈内静脉及窦汇血栓。收入神经外科普通病房。入科时,患者嗜睡,双侧瞳孔直径2.5mm,对光反应均灵敏;皮肤完整,右上肢肌力4级,右下肢肌力3级;体温36.8℃,脉率86次/min,呼吸23次/min,血压146/84mmHg;格拉斯哥昏迷量表评分11分,美国国立卫生研究院卒中量表评分5分,巴塞尔指数60分,生活中度依赖,住院患者VTE风险评估表(Caprini)评分2分(低危),予一级护理、低盐低脂普食。既往有高血压病史,入科时带浅静脉留置针1根。患者步态不稳,予防跌倒护理,悬挂警示牌,告知患者及家属注意事项并签署24h陪护告知书及风险告知书。入科后10min,患者转为昏睡,双侧瞳孔直径转为2.0mm,对光反应均迟钝,病情进展快,给予患者家属告知病重。

(二)诊治护理过程

入院第1天: 14时,局麻下行腰椎穿刺术,脑脊液压力280mmHg。给予甘露醇脱水,低分子量肝素钙抗凝治疗。

入院第2天: 11时30分,行脑血管造影+静脉窦测量+接触溶栓、取栓术。

18时50分,安全返回病房,带右侧腹股沟静脉鞘管1根,留置微导管于上矢状窦前1/3,予阿替普酶1mL/h持续微量泵入进行静脉窦接触溶栓治疗。

入院第3天: 7时30分,溶栓结束。行微导管脑血管造影术,明确颅内静脉窦通畅情况,经微导管造影可见上矢状窦较前明显通畅,血栓明显减少。撤出微导管,腹股沟穿刺处加压包扎。

17时30分,患者排便后出现呕吐,头痛明显,血压为150/82mmHg。急查头颅CT,示脑出血。患者转为浅昏迷,双侧瞳孔直径2.5mm,对光反应均迟钝,右侧肢体肌力1级,格拉斯哥昏迷量表评分8分,美国国立卫生研究院卒中量表评分20分。遵医嘱予20%甘露醇250mL快速滴注,备吸引器,留置胃管。

18时,患者体温38.8℃,予冰袋物理降温,肌内注射复方氨基比林;心率偏快,在108~145次/min波动,急查心电图示窦性心动过速;血压162/88mmHg,遵医嘱予乌拉地尔持续微量泵入降压治疗。

20时,患者突发癫痫,牙关紧闭,左侧肢体抖动,持续时间约1min。护士立即解开患者的衣领、腰带,并予口中放置压舌板,拉起床档,固定各导管,遵医嘱予持续低流量吸氧,丙戊酸钠持续微量泵入。

入院第6天: 8时,患者转为嗜睡,双侧瞳孔直径为2.5mm,对光反应均灵敏,能对答,未再发生抽搐,血压维持在130/80mmHg,右侧肌力为2级,体温正常。予每天1次高压氧

治疗。右脚穿丁字鞋,预防足下垂。

(三)护理思考路径

◆ 颅内静脉窦血栓接触溶栓术患者为什么会容易并发脑出血?

引起脑出血的病因有很多,最常见的是高血压动脉粥样硬化,其次先天性脑血管畸形或动脉瘤、血液病、脑外伤、抗凝或溶血栓治疗、淀粉样血管病等都可引起脑出血。

该颅内静脉窦血栓接触溶栓术患者,因为颅内静脉窦血栓形成这一疾病因素而损伤血管内膜,再加上脑组织缺血、缺氧进一步加重血管壁的损伤,进而改变了血管壁的通透性;又行接触溶栓术后血管再通,引起再灌注损伤,血管壁通透性进一步改变,血液渗漏到血管外,因此容易发生脑出血。此外,该患者行微导管静脉窦内接触溶栓治疗,溶栓时间长达12h左右,并且患者既往有高血压病史,血压控制不严格再加上存在排便困难等原因,加大了脑出血发生的风险。

理论支持

虽然脑静脉窦血栓形成患者的神经功能可通过抗凝治疗恢复,但 9.0%~13.0% 的患者抗凝治疗后预后不良。通过直接导管溶栓中,通过鞘管或导引导管将标准微导管和微导丝输送至血栓形成的静脉窦,借助导丝的局部操作,可增加血栓与溶栓药物的接触面积。对于重症脑静脉窦血栓患者,局部溶栓可能是有益的。溶栓可减少重症患者的病死率,但溶栓后 17.0% 的患者易发生颅内出血。

资料来源:吉康祥,吴川杰,吴隆飞,等. 美国卒中协会/美国心脏协会脑静脉窦血栓形成诊断和管理指南[J]. 中国脑血管病杂志,2019,16(9):500-505.

◆ 如何早期对颅内静脉窦血栓接触溶栓术后脑出血的发生及严重程度进行评估?

脑出血严重程度的评估可以通过以下几个方面:①脑出血的早期评估可通过一般体格检查、神经系统体格检查与病情评估来进行。②可动态评估患者意识状况,瞳孔大小及肢体活动情况,观察患者有无突发头痛、呕吐、意识状态下降、肢体运动障碍、失语等表现。③影像学检查是脑出血诊断的重要手段,尤其脑 CT 检查是诊断早期脑出血的"金标准"。脑出血后数小时内常出现血肿扩大,加重神经功能损伤,应密切监测。CTA 和增强CT 的"点征"(spot sign)有助于预测血肿扩大风险。④还可采用格拉斯哥昏迷量表、美国国立卫生研究院卒中量表或脑出血评分量表评估患者神经功能损伤程度来判断病情及出血的严重程度。

该颅内静脉窦血栓接触溶栓术后并发脑出血患者,术后意识状态下降,由嗜睡转为浅昏迷,瞳孔对光反应由灵敏转为迟钝,还出现肌力下降、明显头痛和呕吐等症状,脑CT 平扫显示脑出血,进而明确了诊断。且该患者术后格拉斯哥昏迷量表评分降低及美国国立卫生研究院卒中量表评分增加,均提示神经功能损伤程度加重,病情严重程度增加。

> **理论支持**
>
> ● 尽早对脑出血患者进行全面评估,包括病史、一般检查、神经系统检查和相关实验检查,特别是血常规、凝血功能和影像学检查。
>
> ● 对疑似脑卒中患者,应尽快行 CT 或 MRI 检查以明确诊断。
>
> ● 脑出血后数小时内常出现血肿扩大,加重神经功能损伤,应密切监测。CTA 和增强 CT 的"点征"有助于预测血肿扩大风险,必要时可行有关评估。
>
> ● 可应用 GCS 或 NIHSS 等评估病情的严重程度。
>
> 资料来源:中华医学会神经病学分会,中华医学会神经病学分会脑血管病学组. 中国脑出血诊治指南(2019)[J]. 中华神经科杂志,2019,52(12):994-1005.

◆ 颅内静脉窦血栓接触溶栓术后并发脑出血的紧急处理措施有哪些?

脑出血处理原则是:防止继续出血;积极抗脑水肿;调整血压;防治并发症。脑出血易引起脑水肿而导致脑疝等严重并发症,因此需尽快查找引起脑水肿的原因,并及时清除血肿以解除压迫,可使用脱水药治疗,必要时采用脑脊液引流术或大骨瓣减压术等手术减压治疗,还可以采用高压氧和中医治疗等消除脑出血引起的脑水肿。此外,需严格控制血压,保持情绪稳定,防止脑出血的再发生。

该颅内静脉窦血栓接触溶栓术后并发脑出血患者,使用甘露醇等脱水药静脉滴注,可有效抑制脑组织水分渗入并促进其析出,尽快修复受损脑功能;采用高压氧治疗,提高机体的氧分压,增加血液和组织的氧含量,使脑血管收缩,脑血流量减少,脑水肿减轻,从而降低了颅内压。此外,该患者血压偏高,予降压药严格控制血压,防止出血量的增加。

> **理论支持**
>
> ● 目前临床上常用的脑出血后脑水肿治疗药物有脱水剂和 β- 七叶皂苷钠,其中脱水剂包括甘露醇、甘油果糖、呋塞米、白蛋白及高渗盐水等。
>
> ● 高压氧治疗有利于消除脑水肿,常作为脑出血后脑水肿的辅助治疗措施。一般情况下,脑出血后 2~3d 即可行高压氧治疗,高压氧舱压力通常为 0.20~0.25MPa,加压 30min,稳定吸氧 60min,减压 30min,1 次 /d,10d 为 1 个疗程。
>
> ● 对于严重的顽固性脑出血后脑水肿,经保守治疗无效或效果不理想者,可考虑行减压性手术治疗。
>
> ● 西医治疗过程中,降颅内压、调整血压、活血及止血等措施间有时存在矛盾,如脑出血后脑水肿合并脑缺血时,单纯治疗脑水肿和脑缺血可能会加重脑出血等,临床常需配合中医治疗,一般采用活血化瘀类中药。
>
> 资料来源:《脑出血后脑水肿管理专家共识》专家组. 脑出血后脑水肿管理专家共识[J]. 实用心脑肺血管病杂志,2017,25(8):1-6.

◆ 如何预防颅内静脉窦血栓患者使用阿替普酶接触溶栓术后并发脑出血的发生？

（1）颅内静脉窦血栓形成的患者溶栓后，由于缺血性损伤、凝血障碍、血脑屏障破坏及再灌注损伤等病理生理机制，易导致脑出血的发生。需密切观察患者意识、瞳孔、生命体征、肢体及语言等神经功能缺损的表现。

（2）使用阿替普酶接触溶栓过程中，若患者出现头痛、恶心、呕吐或神经功能恶化症状，需及时停药，行头颅 CT 检查，排除出血后再继续用药。

（3）在患者接触溶栓过程中需严格控制患者血压，防止脑血管破裂出血。

（4）术前及时评估患者溶栓出血的危险因素，如高龄、高血压、充血性心力衰竭、肾功能不全、糖尿病、凝血功能、缺血性心脏疾病、房颤及抗血小板药物的使用等。

理论支持

- 所有脑出血患者均应控制血压。
- 控制血压的措施应该在脑出血发病后立即开始。
- 长期血压控制目标值为 <130/80mmHg。
- 避免饮酒过量、戒烟及治疗阻塞性睡眠呼吸暂停有助于降低脑出血风险。

资料来源:曹勇,张谦,于洮,等.中国脑血管病临床管理指南(节选版)—脑出血临床管理[J].中国卒中杂志,2019,14(8):809-813.

◆ 颅内静脉窦血栓接触溶栓术患者出现癫痫并发症时应如何处置？

癫痫发作是颅内静脉窦血栓常见并发症之一。治疗原则为首先保证患者安全，迅速控制抽搐，使用药物减轻脑水肿，并维护呼吸道通畅及循环功能，纠正水电解质及酸碱平衡紊乱，控制高热及感染等。

该颅内静脉窦血栓接触溶栓术后并发脑出血患者已并发了癫痫，需:①在患者口中放置压舌板，防止口舌咬伤。②解开患者的衣领、腰带;取出义齿，将患者头偏向一侧，避免分泌物过多导致误吸或窒息;吸氧，保持呼吸道通畅。③放置床档，防止坠床;轻轻固定患者肢体，防止自伤。④保护各导管，防止牵拉脱出或患者自行拔除。⑤遵医嘱使用丙戊酸钠等抗癫痫药物，患者高热时给予物理和药物降温。

理论支持

脑静脉窦血栓形成后局部或全面性癫痫发作可分为早发癫痫或晚发癫痫(时间 > 诊断后 2 周)。癫痫发作会增加缺氧损伤的风险，因此在癫痫发作后(即使仅 1 次)进行抗癫痫治疗是合理的。在无癫痫发作的情况下，预防性使用抗癫痫药物可能是有害的(不良反应的风险可能超过其益处)。

资料来源:SAPOSNIK G,BARINAGARREMENTERIA F,BROWN RD JR,等.美国卒中协会／美国心脏协会脑静脉窦血栓形成诊断和管理指南[J].中国脑血管病杂志,2019,16(8):443-448.

　　临床常用抗癫痫药物包括丙戊酸钠、卡马西平等。建议在首次发作后尽快使用抗癫痫药物达到有效血药浓度以控制发作。急性期过后可逐渐减量,一般不需要长期抗癫痫治疗。首次癫痫发作伴有脑实质损害时,应尽早使用抗癫痫药物控制痫性发作;不伴有脑实质损害的首次癫痫发作,早期使用抗癫痫药物可能有益,但预防性使用抗癫痫药物并无益处。

　　资料来源:中华医学会神经病学分会,中华医学会神经病学分会脑血管病学组.中国颅内静脉血栓形成诊断和治疗指南 2019［J］.中华神经科杂志,2020,53(9):648-663.

(四) 案例总结分析

　　颅内静脉窦血栓接触溶栓术后患者容易出现脑出血等并发症。在监护患者的过程中,护士要密切观察病情变化,尽量避免引起颅内压增高等引发颅内出血的因素;做好肌力、言语等的动态评估,定期监测凝血功能;还应熟悉脑出血、脑疝的抢救流程和仪器的使用;在护理接触溶栓的患者时,早期识别脑出血症状,寻找脑出血的原因,为今后预防溶栓术后脑出血的护理提供参考;对癫痫等并发症应采用联合护理方式,避免遗漏,提高护理质量。

四、重型颅脑创伤并发颅内感染的临床案例

(一) 患者一般信息

　　患者,男,37 岁。6 月 5 日 11 时因车祸伤由急救车送至某三甲医院急诊。入院时患者面部有血迹,意识不清,双侧瞳孔直径 2.5mm,对光反应均迟钝,双上肢皮肤裂伤。急查头颅、胸部 CT 示脑挫伤、创伤性蛛网膜下腔出血、多发颅骨骨折、两肺挫伤。全身多处擦伤。急入手术室行头部清创缝合术 + 颅内血肿清除 + 去颅骨骨瓣减压术 + 双上肢清创缝合术。术后转入该院神经外科 ICU。转入时,患者神志昏睡,双侧瞳孔直径 3.0mm,对光反应均灵敏,留置胃管予能全力营养支持,气管插管呼吸机辅助呼吸,GCS 评分 7+T 分。遵医嘱监测患者意识、瞳孔、心率、呼吸、血氧、血压和颅内压。

(二) 诊治护理过程

　　入院第 1 天:11 时 30 分,急诊行脑清创 + 颅内血肿清除 + 去颅骨骨瓣减压 + 颅内压监护传导器置入术,留置硬膜外引流管接负压球,双上肢予清创缝合。予呼吸机辅助呼吸,呼吸机调至同步间歇指令通气模式。患者呼吸平稳,维持在 15 次 /min,于 18 时 10 分转至神经外科 ICU。

　　入院第 2 天:4 时,予甘露醇和甘油果糖脱水降颅内压,醒脑静促醒,调节电解质平衡等药物治疗。患者处于浅昏迷状态,双侧瞳孔直径 3.0mm,对光反应均迟钝。颅内压波动在 8~12mmHg,硬膜外负压引流出淡血性液体 50mL。

　　12 时,遵医嘱停颅内压监测、硬膜外负压引流,予脱机锻炼。患者呼吸频率在 18~26 次 /min,血氧饱和度为 96%~100%。脱机后 2h,遵医嘱查血气分析示氧分压为 80mmHg。

　　入院第 3 天:10 时 10 分,患者意识障碍加重,转为浅昏迷,双侧瞳孔直径 2.5mm,对光

反应均迟钝；体温升高，波动在 38.1~39.0℃，予持续冰袋物理降温。

11 时，考虑颅内感染表现，在局麻下行腰椎穿刺术。手术过程顺利，脑脊液压力 236mmHg，留取脑脊液送检。

入院第 4 天：14 时 20 分，脑脊液结果显示白细胞数增加、脑脊液蛋白明显增高、细菌培养阳性，给予万古霉素静脉滴注 + 鞘内注射。

入院第 8 天：10 时 20 分，遵医嘱停呼吸机辅助呼吸，拔除气管插管，患者顺利脱机，可自主呼吸，呼吸频率在 16~24 次/min，血氧饱和度为 98%~100%，神志转为昏睡状态，GCS 评分 12 分，双侧瞳孔直径 3.0mm，对光反应均灵敏，生命体征平稳，体温降至正常，颈项强直阴性，无头痛、恶心、呕吐等不适主诉。转神经外科病房继续治疗。

入院第 10 天：8 时 50 分，患者主诉腰背部酸痛，遵医嘱予局部温热敷，口服舒筋活血片以及维生素 B_1 治疗，注意保暖。

（三）护理思考路径

◆ 重型颅脑创伤为什么容易并发颅内感染？

颅内感染是颅脑损伤严重的并发症，其发生发展严重影响患者的预后，是导致患者死亡的常见原因。引起颅脑损伤患者发生颅内感染的影响因素众多。年龄、是否有开放性损伤、手术时间长、脑室外引流和是否有脑脊液漏等都会导致颅内感染发生率增加。

该重型颅脑创伤患者颅脑创伤后行开颅清创术、去颅骨骨瓣减压术和双上肢清创缝合等，存在开放性损伤，且手术时间长，再加上硬膜外引流等治疗，极易出现颅内感染现象。护士要全面了解重型颅脑创伤并发颅内感染的临床观察要点。脑脊液培养结果呈阳性，提示颅内感染表现。

理论支持

中枢神经系统感染的流行病学特点：神经外科手术及各种操作易引起医院获得性的中枢神经系统感染。一旦发生，会进一步加重神经外科重症患者的病情。中枢神经系统感染的归因病死率可高达 15%~30%。中枢神经系统感染中，凝固酶阴性葡萄球菌、金黄色葡萄球菌及肠球菌等革兰氏阳性细菌为常见病原菌，占比在 60% 左右，其中耐甲氧西林金黄色葡萄球菌（methicillin-resistant staphylococcus aureus，MRSA）多见。近年来，革兰氏阴性细菌，尤其是鲍曼不动杆菌感染有增多趋势。

资料来源：中华医学会神经外科学分会，中国神经外科重症管理协作组. 中国神经外科重症患者感染诊治专家共识[J]. 中华医学杂志，2017，97（21）：1607-1614.

◆ 如何早期识别重型颅脑创伤患者颅内感染的发生？

筛查颅内感染的早期症状、体征对降低颅内感染发生率至关重要。体温是监测颅内感染的重要指标，重型颅脑损伤患者术后若发现不明原因的高热，应高度警惕颅内感染。还可通过留取脑脊液标本，观察脑脊液是否混浊，是否存在脑脊液压力增高、蛋白增高、白细胞数增高、糖和氯降低等实验室检查结果，或通过行脑脊液微生物涂片、培养和药物敏感性试验以及分子生物学检测来确定感染的类型，从而决定后续治疗方案。

该重型颅脑创伤患者出现了不明原因的高热、脑脊液压力高达 236mmHg 且留取的脑脊液标本检查结果显示白细胞数增加、蛋白明显增高,细菌培养结果也呈阳性,因此明确了颅内感染的诊断。

理论支持

● 脑脊液的蛋白含量升高多与细胞增多同时发生,见于各种中枢神经系统感染。颅脑创伤亚急性阶段也可仅有蛋白含量增高而白细胞计数正常或略高。

● 颅脑创伤后脑脊液的红细胞计数可因蛛网膜下腔出血、脑挫裂伤、硬膜下血肿等原因而增高,而白细胞计数也相应增高;在颅脑创伤合并感染的情况下,白细胞计数会显著增高。

资料来源:中华医学会创伤学分会颅脑创伤专业委员会. 颅脑创伤患者脑脊液管理中国专家共识[J]. 中华神经外科杂志,2019,35(8):760-764.

◆ 如何做好重型颅脑创伤并发颅内感染患者行腰椎穿刺后并发症的预防和控制?

该重型颅脑创伤并发颅内感染患者出现了腰背部酸痛的症状,可能与腰椎穿刺后神经根后方受刺激有关。

腰椎穿刺术后并发症比较常见,因此,行腰椎穿刺前需排除腰椎穿刺术的禁忌证,操作过程中避免相关风险因素。①脑脊液从硬脊膜漏出,小脑延髓池以下部位脑脊液容量减少,可造成脑下移,牵引颅腔痛觉敏感结构引发头痛。因此,应选合适规格的穿刺针,避免穿刺针过大。②脑脊液从硬脊膜穿刺点漏出或在硬膜外聚集,可使腰椎穿刺部位神经根后方受刺激而引起腰背痛及神经根痛;反复穿刺会增加局部软组织损伤的风险。因此,操作者提高穿刺水平,避免反复穿刺。③不严格执行无菌操作可引起颅内感染。因此,需对穿刺部位进行严格的消毒,保持操作区域清洁。④当腰椎穿刺使脊蛛网膜下腔压力降低时,可能会发生小脑幕裂孔疝。因此,需严格掌握腰椎穿刺适应证,脑脊液放出量应控制在最小量。

理论支持

腰椎穿刺术禁忌证:颅内占位、异常颅内压、枕骨大孔疝、近期癫痫史、意识障碍、视盘水肿等。

规避腰椎穿刺术手术风险的措施:①使用 25G 规格针进行穿刺;②穿刺尝试小于 4 次(超过 4 次者背痛的风险显著增加);③被动收集脑脊液(而不是主动);④穿刺时选取侧身屈曲姿势(坐位与更严重的头痛有关,且测量脑脊液压力时也需要患者处于侧卧位);⑤收集 30mL 脑脊液,患者可有良好的耐受性并且是安全的。

资料来源:ENGELBORGHS S,NIEMANTSVERDRIET E,STRUYFS H,et al. Consensus guidelines for lumbar puncture in patients with neurological diseases [J]. Alzheimer's & Dementia:Diagnosis, Assessment & Disease Monitoring,2017,8:111-126.

◆ 如何预防重型颅脑创伤并发颅内感染?

(1)避免脑脊液漏:脑脊液漏使头皮、颅骨和脑膜的三重保护作用均遭到破坏,脑组织或脑室系统与外界环境直接相通,提供了病原菌感染途径,因此避免脑脊液漏的发生可有效预防颅内感染。

(2) 严格执行无菌操作:严格按照无菌要求完成操作,做好术前备皮、术中无菌操作、术后及时换药和清洁。

(3) 监测患者血常规、脑脊液生化常规检查:密切观察患者有无头痛头胀、体温升高、颈项强直以及手术部位伤口有无感染等表现。根据患者血常规、脑脊液生化常规等结果使用抗生素。

(4) 保持引流装置的密闭性:引流管的存在导致颅内容易与外界环境相通,细菌可经头皮切口处侵入,引流液反流也可能成为重要的感染源和提供细菌培养基,因此保持脑室外引流装置的密闭性至关重要。

(5) 缩短脑室外引流的时间:研究表明,脑室外引流和腰大池引流的持续时间一般为7~10d,不应该超过2周。若有必要延长引流时间,可拔管另选穿刺位置重新置管。缩短脑室外引流的时间亦可预防颅内感染的发生。

(6) 其他:尽量采用密闭式引流袋或负压吸引装置,减少引流皮片的使用。每天定时更换引流袋,并记录24h引流量。观察引流出的脑脊液的性质和颜色变化,如脑脊液由清亮变为混浊,伴体温增高,应高度警惕颅内感染的发生。

理论支持

中枢神经系统感染的预防措施:

● 开颅术前一天充分清洗头部,术前2h内备皮;不使用刮刀,建议使用电动备皮器或化学脱毛剂;经鼻腔及经口腔手术术前应充分进行清洁准备。

根据手术类型可适当预防性使用抗菌药物。

(1) 可选择安全、价格低廉且广谱的抗菌药物。清洁手术以一代或二代头孢菌素为首选,头孢菌素过敏者可选用克林霉素;其他类型手术宜根据相应危险因素和常见致病菌特点选择用药。

(2) 给药时机在手术切开皮肤(黏膜)前30min(麻醉诱导期);静脉给药,30min左右滴完;如手术延长到3h以上,或失血量超过1 500mL,可术中补充1次剂量。

(3) 严格遵守外科手消毒技术规范的要求,严格刷手,严格消毒,严格遵守手术中的无菌原则,细致操作,爱护组织,彻底止血。

(4) 除非必需,尽量不放置引流物;尽量采用密闭式引流袋或负压吸引装置,减少引流皮片的使用;各类引流管均须经过皮下潜行引出后固定;一般脑内、硬膜下或硬膜外引流物,应48h内尽早拔除;腰大池引流以及脑室外引流要注意无菌维护,防止可能的医源性污染,病情允许情况下尽早拔除,留置时间不宜超过2~3周,必要时更换新管。

(5) 手术操作中如放置有创颅内压监测、脑微透析探头以及脑氧及脑温探头等监测设备,应严格执行无菌操作,皮下潜行引出、固定并封闭出口(避免脑脊液漏)。

(6) 术后严格按照无菌原则定期换药。

资料来源:中华医学会神经外科学分会,中国神经外科重症管理协作组. 中国神经外科重症患者感染诊治专家共识(2017)[J]. 中华医学杂志,2017,97(21):1607-1614.

（四）案例总结分析

重型颅脑损伤患者行开颅手术后，易合并颅内高压和感染。护士要明确有关颅内感染发生的高危因素，注意及时评估患者病情，密切观察患者意识、瞳孔、生命体征，特别是监测体温，有无伴有头疼、呕吐、颈项强直的表现。护士还需注意无菌操作，加强巡视和健康教育，以便早期识别和发现颅内感染征象。对于颅内感染，需着力于早发现、早治疗、联合治疗，采用高效敏感抗生素，对于部分术后颅内感染早期症状体征不明显且脑脊液培养阳性率较低者，临床上可适当预防用药。

（李荣青　陈丹丹　张　璐）

参考文献 ◆

［1］ 施毅. 中国成人医院获得性肺炎与呼吸机相关性肺炎诊断和治疗指南（2018 年版）［J］. 中华结核和呼吸杂志,2018,41（4）:255-280.

［2］ 瞿介明,曹彬. 中国成人社区获得性肺炎诊断和治疗指南（2016 年版）［J］. 中华结核和呼吸杂志,2016,39（4）:253-279.

［3］ HIGGS A, MCGRATH BA, GODDARD CAH, et al. Guidelines for the management of tracheal intubation in critically ill adults［J］. British Journal of Anaesthesia,2018,120（2）: 323-352.

［4］ TAYLOR BE, MCCLAVE SA, MARTINDALE RG, et al. Guidelines for the provision and assessment of nutrition support therapy in the adult critically ill patient:Society of Critical Care Medicine（SCCM）and American Society for Parenteral and Enteral Nutrition （A.S.P.E.N.）［J］. Critical Care Medicine,2016,44（2）:390-438.

［5］ 孙仁华,江荣林,黄曼,等. 重症患者早期肠内营养临床实践专家共识［J］. 中华危重病急救医学,2018,30（8）:715-721.

［6］ 张博寒,田莉,焦帅,等. 神经外科 ICU 患者误吸防治与管理的最佳证据总结［J］. 中华现代护理杂志,2020,26（6）:741-748.

［7］《脑出血后脑水肿管理专家共识》专家组. 脑出血后脑水肿管理专家共识［J］. 实用心脑肺血管病杂志,2017,25（8）:1-6.

［8］ 中华医学会神经病学分会,中华医学会神经病学分会脑血管病学组. 中国脑出血诊治指南（2019）［J］. 中华神经科杂志,2019,52（12）:994-1005.

［9］ 曹勇,张谦,于洮,等. 中国脑血管病临床管理指南（节选版）——脑出血临床管理［J］. 中国卒中杂志,2019,14（8）:809-813.

［10］中华医学会神经病学分会,中华医学会神经病学分会脑血管病学组,中华医学会神经病学分会神经血管介入协作组. 中国缺血性脑血管病血管内介入诊疗指南 2015［J］. 中华神经科杂志,2015,48（10）:830-837.

［11］《中华内科杂志》编辑委员会,《中华医学杂志》编辑委员会,《中华消化杂志》编辑

委员会,等.急性非静脉曲张性上消化道出血诊治指南(2018 年,杭州)[J].中华内科杂志,2019,58(3):173-180.

[12] 朱新影,马欢,刘改芳.非静脉曲张性上消化道出血的诊断和管理:2015 年欧洲胃肠道内镜协会指南介绍[J].中华消化内镜杂志,2017,34(3):210-212.

[13] 吉康祥,吴川杰,吴隆飞,等.美国卒中协会/美国心脏协会脑静脉窦血栓形成诊断和管理指南[J].中国脑血管病杂志,2019,16(9):500-505.

[14] 中华医学会神经外科学分会,中国神经外科重症管理协作组.中国神经外科重症患者感染诊治专家共识(2017)[J].中华医学杂志,2017,97(21):1607-1614.

[15] 中国医师协会急诊医师分会.急性上消化道出血急诊诊治流程专家共识[J].中国急救医学,2015(10):865-873.

[16] 中华医学会神经病学分会,中华医学会神经病学分会脑血管病学组.中国颅内静脉血栓形成诊断和治疗指南 2019[J].中华神经科杂志,2020,53(9):648-663.

[17] 中华医学会神经病学分会神经重症协作组,中国医师协会神经内科医师分会神经重症专业委员会.难治性颅内压增高的监测与治疗中国专家共识[J].中华医学杂志,2018,98(45):3643-3652.

[18]《中华消化外科杂志》编辑委员会,《中华消化杂志》编辑委员会.急性非静脉曲张性上消化道出血多学科防治专家共识(2019 版)[J].中华消化外科杂志,2019,18(12):1094-1100.

[19] 中华医学会创伤学分会颅脑创伤专业委员会.颅脑创伤患者脑脊液管理中国专家共识[J].中华神经外科杂志,2019,35(8):760-764.

第八章

消化系统疾病患者的急危重症护理及案例分析

第一节 消化系统及其护理评估

一、消化系统概述

消化系统疾病在临床上很常见,受到多种因素的影响,主要包括食管、胃、肠、肝、胆、胰等脏器的病变,可为器质性或功能性疾病,病变可局限于消化系统或其他系统,其他系统或全身性疾病也可引起消化系统疾病或症状。部分急性消化系统疾病具有一定风险性,故在日常工作中需要加大对相关疾病的防治工作力度,提升临床诊疗质量。近年来,消化系统恶性肿瘤的发病率逐年上升,明确恶性肿瘤的高危因素,并进行早期干预是预防恶性肿瘤发生的重要策略。例如,幽门螺杆菌感染是胃癌的致病因素之一,其凭借特有的生物学特性及毒力因子能够黏附定植于胃黏膜上皮细胞、逃避宿主免疫监视并持续损伤胃黏膜上皮细胞。在癌前疾病发生前进行根除幽门螺杆菌治疗,能够有效预防胃癌的发生。另外,幽门螺杆菌也可能是食管癌、结直肠癌、肝癌、胰腺癌发生的高危因素。因此,根除幽门螺杆菌治疗有助于预防消化系统恶性肿瘤的发生。

(一)消化系统的组成

消化系统(digestive system)由消化道和消化腺两大部分组成(图8-1)。消化道包括口腔、咽、食管、胃、小肠(十二指肠、空肠、回肠)和大肠(盲肠、阑尾、结肠、直肠、肛门)等。临床上常把口腔到十二指肠这一段称上消化道,空肠以下的部分称下消化道。消化腺有小消化腺和大消化腺两种。小消化腺

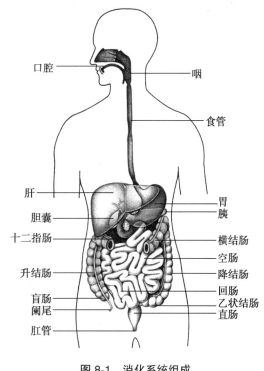

图 8-1 消化系统组成

散在于消化管各部的管壁内;大消化腺包括三对唾液腺(腮腺、下颌下腺、舌下腺)、肝脏和胰腺。

(二) 消化系统的功能

1. 口腔和咽 口腔是消化道和呼吸系统的入口。其内覆盖有黏膜层,位于两颊、舌下和颌下的唾液腺的腺管都开口于此。舌位于口腔底部,其功能是感觉食物的味道和搅拌食物。口腔后下是咽部。

2. 食管 是一个内覆有黏膜层的薄壁肌肉管道,连接着咽部和胃,为消化管最狭窄的部分。食管的两端经常处于闭合状态,前者能防止吸气时空气进入食管,后者可防止胃内容物逆流入食管。食物在食管的推进不是靠重力,而是靠肌肉有节律地收缩和松弛,称为蠕动。

3. 胃 是一个大的蚕豆形肌性空腔脏器,包括贲门、胃体和胃窦三部分。食物通过能开闭的环状肌肉(括约肌),从食管进入胃内。此括约肌能防止胃内容物反流到食管。胃表面的细胞分泌三种重要物质:黏液、盐酸和胃蛋白酶(一种能分解蛋白质的酶)前体。黏液覆盖于胃的表面,保护其免受盐酸和酶的损伤。任何原因(如幽门螺杆菌感染或阿司匹林作用)造成此黏液层破坏,即可发生胃溃疡。盐酸提供了一种胃蛋白酶分解蛋白所需要的高酸环境。胃内高酸能杀灭大多数细菌而形成一种抵御感染的屏障。到达胃的神经冲动、胃泌素(胃释放的一种激素)和组胺(胃释放的一种活性物质)都能刺激胃酸的分泌。胃蛋白酶大约能分解食物中 10% 的蛋白质,是唯一能消化胶原的酶。

4. 小肠 十二指肠接受来自胰腺的胰酶和来自肝脏的胆汁。这些消化液通过奥迪括约肌(Oddi sphincter)的开口进入十二指肠,帮助食物消化和吸收。肠道蠕动使食物与分泌液混合,促进其消化和吸收。位于十二指肠以下的其余小肠分为两部分,即空肠和回肠,前者主要负责脂肪和其他营养物质的吸收。肠表面的皱褶、绒毛和微绒毛所形成的巨大表面积使其吸收功能大大增强。小肠壁血供丰富,运载肠道吸收的营养物质经门静脉到达肝脏。肠壁分泌的黏液能润滑肠道及其内容物,水分能帮助溶解食物片段。小肠还释放小量的酶以消化蛋白、糖和脂肪。

5. 胰腺 有两种基本的组织成分:分泌消化酶的胰腺腺泡和分泌激素的胰岛。消化酶进入十二指肠,而激素进入血液。消化酶由胰腺腺泡产生,经各小管汇集到胰管,后者在奥迪括约肌处加入胆总管,故胰酶与胆汁在此处汇合,再一并流入十二指肠。胰腺分泌的酶能消化蛋白质、碳水化合物和脂肪。分解蛋白质的酶是以无活性的形式分泌出来的,只有到达肠腔时才被激活。胰腺还分泌大量的碳酸氢盐,通过中和从胃来的盐酸保护十二指肠。胰腺分泌的激素有 3 种:①胰岛素,作用是降低血中糖(血糖)的水平;②胰高血糖素,作用是升高血糖水平;③生长抑素,抑制上述两种激素的释放。

6. 胆囊 位于右季肋区肝下面的胆囊窝内,由前向后可分为胆囊底、胆囊体、胆囊颈和胆囊管 4 部分。胆囊有储存和浓缩胆汁的功能。胆囊管由胆囊颈向后下方延续而成,由肝总管的右壁汇入肝总管,形成胆总管。

7. 肝脏 是人体最大的腺体器官,它的生理功能与自身的血液循环特点密切相关。其中,75% 血供来自门静脉,收集来自腹腔内脏的血流,血中含有从胃肠道吸收的营养物质和有害物质,它们将在肝内进行物质代谢或被解毒;25% 血供来自肝动脉,血流中含氧丰富,是肝脏耗氧的主要来源。肝脏的主要功能有:①物质代谢:食物中各种营养成分被消化、吸收后,糖、蛋白质、脂质、维生素等的合成代谢,都需要肝脏参与。例如,肝是合成清蛋白和某些凝血因子的唯一场所,肝功能减退时可出现低清蛋白血症和凝血酶原时间延长。②解毒作用:肝脏是人体内主要的解毒器官,外来的或体内代谢产生的有毒物质如毒素、细菌、血氨及化学药物均要经过肝脏分解去毒后随胆汁或尿液排出体外,许多激素如雌激素、醛固酮和抗利尿激素在肝脏被灭活。③生成胆汁:胆汁可促进脂肪在小肠内的消化和吸收,各种原因引起胆汁酸合成、转运、分泌、排泄障碍时,可引起淤胆性肝病和脂溶性维生素缺乏。

8. 肝总管　胆汁流出肝脏后,经左右肝管流入二者合并而成的肝总管。肝总管与来自胆囊的胆囊管汇合成胆总管。胰管在胆总管进入十二指肠处汇合到胆总管。胆汁有两个重要功能:帮助脂肪消化和吸收;使体内的一些废物排出体外,特别是红细胞衰老破坏所产生的血红蛋白和过多的胆固醇。

9. 大肠　由升结肠(右侧)、横结肠、降结肠(左侧)和乙状结肠组成,后者连接直肠。大肠分泌黏液,并主要负责粪便中水分和电解质的吸收。肠内容物到达大肠时是液体状的,但当它们作为粪便到达直肠时通常是固体状的。生长在大肠中的许多细菌能进一步消化一些肠内容物,有助于营养物质的吸收。

10. 直肠　是紧接乙状结肠下面的管腔,止于肛门。通常,粪便储存于降结肠内,而直肠腔是空的;当降结肠装满后,粪便就会排入直肠,产生便意。肛门是消化道远端的开口,废物由此排出体外。肛门部分由肠道延续而成,部分则由体表组织(包括皮肤)所组成。肛门的环状肌肉(肛门括约肌)使肛门保持关闭。

消化系统的基本生理功能是摄取、转运、消化食物和吸收营养、排泄废物,这些生理的完成有利于整个胃肠道协调的生理活动。

(三) 消化系统疾病的临床表现

1. 吞咽困难　吞咽是指食团由舌背经咽和食管进入胃的过程。吞咽障碍(deglutition disorders)是指由多种原因引起的、发生于不同部位的吞咽时咽下困难。吞咽障碍可影响摄食及营养吸收,还可导致食物误吸入气管引发吸入性肺炎,严重者可危及生命。吞咽障碍主要由口咽部疾病(如各种口咽炎)、食管疾病(主要为食管炎)、神经肌肉疾病(如硬皮病、重症肌无力、有机磷中毒等)、全身性疾病(如破伤风、狂犬病等)引发。

2. 恶心与呕吐　恶心是指上腹不适,紧迫欲呕的感觉,可伴有迷走神经兴奋的症状(血压下降、心率过快、流涎、出汗、皮肤苍白);呕吐是指胃或部分小肠内容物通过食管逆流,经口腔排出体外的一种反射动作。

恶心、呕吐一般由胃十二指肠疾病(如急慢性肠胃炎、消化性溃疡、胃穿孔、急性胃扩张或幽门梗阻、十二指肠淤积症等)、肝胆胰疾病(如病毒性肝炎、肝硬化、化脓性胆管炎等)、腹膜和肠系膜疾病(如急性腹膜炎、大网膜扭转、肠系膜动脉栓塞等)等引起。

3. 消化道出血　包括上消化道和下消化道出血。

(1) 临床表现

1) 全身症状:出血量不超过400mL时,循环血容量的减少可很快被肝脾贮血和组织液所补充,并不引起全身症状;当出血量在400~1 000mL时,常出现头晕、乏力、出汗、四肢冷、心悸、脉搏快等表现;若出血量达全身血量的 30%~50%(1 500~2 500mL),可出现急性周围循环衰竭,表现为脉搏频数微弱、血压下降、呼吸急促及休克等。

2) 呕血:是指急性上消化道大量出血,经胃从口腔呕出。上消化道短时间内出血达250~300mL 可引起呕血。

3) 便血:是指消化道出血,血液由肛门排出。

黑便:出血位置靠上,出血量达 50~70mL 可发生黑便(消化道出血经过细菌分解所致)。

粪便隐血:出血量较小,粪便外观无异常,便潜血检查(+)。成人消化道出血量大于5mL 可出现粪便隐血阳性。

(2) 常见原因

1) 上消化道出血常见原因:食管疾病,如食管静脉曲张破裂;胃十二指肠病变,如消化性溃疡、急性胃黏膜病变、胃癌、Dieulafoy 病等;肝胆胰疾病,如肝癌破裂。

2) 下消化道出血常见原因:小肠疾病、结肠疾病、直肠肛管疾病、肠道血管畸形等。

4. 腹痛 是一种主观感觉,性质与程度受多种因素影响。例如,刀割样痛可由胃肠穿孔引起;绞痛可因空腔脏器疾病引起;烧灼痛可因胃食管反流病产生。

(1) 常见原因:腹腔器官急性炎症,如急性胃肠炎、急性胰腺炎;空腔脏器阻塞或扩张,如肠梗阻、蛔虫、结石;脏器扭转或破裂,如肠扭转、肝脾破裂;腹膜急性炎症,如胃肠穿孔;腹腔内血管阻塞,如肠系膜上动脉栓塞。

(2) 诱发因素:腹痛可以是由单个疾病所引起的,也可以是由多个疾病引发的。例如,暴饮暴食诱发急性胰腺炎,产生腹痛;腹部手术造成机械性肠梗阻,产生腹痛;腹部外伤造成肝脾破裂,产生腹痛。

5. 腹泻 是指排便次数增加(>3 次 /d),粪质含水量增加,每天排便量超过 200g,或伴黏液、脓血或未消化食物。腹泻按病史可分为急性腹泻和慢性腹泻。急性腹泻发病急,病程在 2~3 周,多由肠道疾病、急性中毒、全身性疾病(如败血症、伤寒、甲状腺功能亢进等)引起;慢性腹泻指病程在 2 个月以上或间歇期在 2~4 周的复发性腹泻,多由慢性肠道感染、克罗恩病、溃疡性结肠炎、胃酸缺乏等引起。

6. 便秘 是指排便频率减少(<2~3 次 / 周),粪质干硬,排便困难(甚至需要手法辅助),有排便不尽感。

常见原因:功能性便秘,如排便习惯改变;不良生活习惯,如纤维素食物少、饮水少、运动少;器质性便秘,如结肠肿瘤、全身性疾病。

7. 黄疸 为高胆红素血症的临床表现。

(1) 主要表现:巩膜、皮肤黏膜等处黄染。显性黄疸可见血中总胆红素升高(>34.2μmol/L),巩膜及皮肤黄染;隐性黄疸表现为血中总胆红素上升(17.1~34.2μmol/L),无肉眼可见的黄染。

(2) 伴随症状:发热(急性化脓性胆管炎)、急性溶血;上腹痛(胆总管结石);肝大(急性甲型病毒性肝炎);胆囊肿大(胰腺癌);脾大及腹水(肝硬化)。

二、消化系统护理评估

护理评估即有计划、有目的、系统地收集患者的主、客观资料信息,包括病史、身体评估、心理‐社会状况等,从而为护理活动提供基本依据。护理评估可使护士从整体护理观点出发,全面了解患者的临床症状、护理问题、潜在并发症,从而更好地确认患者的能力及限制,以帮助患者达到最佳健康状况。消化系统疾病患者的护理评估主要归纳为以下几个方面。

【健康史】

1. 现病史

(1) 患病经过:包括患病的起始情况和时间,有无起因或诱因,主要症状及其特点。例如,对于主诉为腹痛的患者,应询问疼痛的部位、性质、程度和时间,是否为持续性、渐进性或间歇性发作,症状加剧和缓解的有关因素或规律性,有何伴随症状等。

(2) 治疗经过:既往检查、治疗经过及效果,是否遵从医嘱治疗。询问用药史,包括药物的种类、剂量和用法,是按医生处方用药还是自行购药使用。有无特殊的饮食医嘱及患者是否遵从,如肝硬化腹水患者须限制钠、水的摄入量。

(3) 目前状况:目前的主要不适及病情变化;一般情况,如体重、营养状况、饮食方式及食欲、睡眠、排便习惯有无改变等。

2. 既往史　是否有与消化系统疾病相关的疾病(如胃溃疡、慢性胃炎、胆囊结石等),是否已接受治疗,用药情况,疗效如何;是否存在药物或食物过敏史。

3. 生活史与家族史

(1) 个人史:出生地和生活地、职业与工作条件、经济情况,有无疫水接触和疫源地逗留史。

(2) 饮食方式:平日饮食习惯及食欲,每天餐次,进食时间是否规律,有无在正餐以外进食的习惯;食物品种组成以及数量,有无特殊食物喜好或禁忌。

(3) 生活方式:日常生活是否有规律,包括学习或工作、活动、休息与睡眠;生活或工作负担及承受能力,有无过度紧张、焦虑等负性情绪;睡眠的质量;有无定时排便的习惯及条件。

(4) 家族史:患者的直系亲属中有无与遗传相关的消化系统疾病,如胃癌、肠癌、肝癌等。

【身体评估】

1. 一般状态

(1) 生命体征:消化道大量出血导致失血性周围循环衰竭,患者可出现心率加快、血压下降、呼吸急促等休克表现;消化性溃疡可引起患者不同程度的疼痛;化脓性胆囊炎、阑尾炎等,患者可出现高热、腹痛等表现。

(2) 面容与表情:急性疼痛时,患者出现急性面容;低血容量性休克时,患者出现面色苍白、出冷汗等。

(3) 皮肤和黏膜:有无黄染、出血倾向、蜘蛛痣、肝掌等肝胆疾病的表现。频繁呕吐或腹泻的患者应注意有无皮肤干燥、弹性减退等失水征象。

(4) 意识状态:肝性脑病者可有精神症状、意识障碍。

2. 专科评估

(1) 营养状况:患者的体重、皮下脂肪厚度、皮肤色泽和弹性、毛发光泽度有无异常。消化系统疾病如慢性胃炎、消化性溃疡等患者常有体重减轻或消瘦;慢性胃炎导致吸收障碍、消化性溃疡及消化道肿瘤导致慢性失血,可出现皮肤苍白、干燥,毛发干枯、易脱落,指甲薄脆易裂或反甲以及舌炎、口角皲裂等表现。

(2) 腹部检查:腹部外形,有无膨隆或凹陷;有无胃型、肠型及蠕动波;有无腹壁静脉显露及其分布与血流方向。肠鸣音是否正常。腹壁紧张度,有无腹肌紧张、压痛、反跳痛,其部位、程度;肝脾是否肿大,其大小、硬度和表面情况;有无腹块;有无振水音。有无移动性浊音。检查时应先听诊肠鸣音、血管杂音,然后触诊和叩诊,以免触诊后引起肠鸣音变化。

【心理 - 社会评估】

1. 患者角色　评估患者对疾病的性质、过程、预后及防治知识的了解程度,对治疗的态度;住院对患者生活、工作、学习的影响;患者是否适应角色转变,应对方式如何。

2. 心理状态　患者的性格、精神状态;患病对患者日常生活、工作的影响;有无焦虑、抑郁、悲观等负性情绪及其程度。有些疾病,如肝硬化失代偿期、消化系统肿瘤疗效不佳、预后不良,会给患者带来精神压力。故应注意评估患者的心理状态,以便有针对性地给予心理疏导和支持。

3. 社会支持系统　包括患者的家庭成员组成,家庭经济、文化、教育背景,对患者所患疾病的认识,对患者的关怀和支持程度;医疗费用来源或支付方式;慢性病患者出院后的继续就医条件,居住地的初级卫生保健设施等资源。

【辅助检查结果评估】

1. 实验室检查结果评估

(1) 血指标检查

1) 总胆红素:正常情况下为 5.1~17.1μmol/L。总胆红素增高提示急 / 慢性肝炎、梗阻性黄疸、血色素沉积症、肝癌、胆结石、胆管炎、肝硬化、溶血性疾病等。

2) 谷丙转氨酶(glutamic-pyruvic transaminase,GPT):正常情况下为 15~40U/mL。GPT 增高,提示肝炎、脂肪肝、肝脏肿瘤、肝硬化、溶血性疾病、心肌梗死、肌肉病变等。

3) 亮氨酸氨基肽酶(leucine aminopeptidase,LAP):正常情况下为 27~50U/dL。LAP 增高,提示胆道梗阻、肝癌、急 / 慢性肝炎、肝硬化、脂肪肝、妊娠、甲状旁腺功能亢进。

4) 血清胰淀粉酶:正常情况下为 8~32U。血清胰淀粉酶增高,提示急 / 慢性胰腺炎、胰腺肿瘤、肝炎、胆道及胆囊疾病、消化道溃疡穿孔、腹部外伤等。

5) 血糖:正常情况下为 3.9~6.1mmol/L。血糖高提示糖尿病、嗜铬细胞瘤、肾上腺皮质功能亢进等;血糖低提示胰岛细胞瘤、胰外肿瘤、肝硬化、肝炎、营养不良、一过性低血糖、倾倒综合征、胰岛素等降糖药过量等。

6) 其他:血沉可反映炎症性肠病、肠结核或腹膜结核的活动性;肿瘤标志物检测,如甲胎蛋白(alpha-fetoprotein,AFP)用于原发性肝细胞癌的诊断,癌胚抗原(carcinoembryonic antigen,CEA)、糖链抗原 199(carbohydrate antigen 199,CA199)等用于胃癌、结肠直肠癌和胰腺癌的诊断和疗效估计。

(2) 粪便检查

1) 幽门螺杆菌粪便抗原测定:对确诊幽门螺杆菌感染有高度特异性。

2) 粪便试验:鲜血便可见于内外痔及肛裂出血、直肠癌出血等;柏油便见于上消化道出血;脓血便见于细菌性痢疾、溃疡性结肠炎、大肠癌等;灰白色便见于胆道梗阻(陶土样便)及行钡餐检查后(排钡);粪便中带有黏液见于小肠及大肠炎症。便稀可见于感染性或非感染性腹泻,如急性胃肠炎;米汤样便见于霍乱、副霍乱;排便量大、次数多,呈黄绿色并有膜状物则考虑肠道菌群失调、伪膜性肠炎。

3) 隐血试验:当消化道疾病(如消化道溃疡、胃肠道肿瘤、炎症等)引起出血(成人>5mL)时,便隐血试验呈阳性,甚至强阳性。

4) 粪胆素定性试验:检查粪便中是否存在粪胆素(又称尿胆素)。粪胆素能与汞结合成红色化合物,红色深浅与粪胆素含量成正比。正常粪便呈阳性(红色),溶血性贫血时呈强阳性,胆总管梗阻时呈阴性(不显红色)。

(3) 腹水细胞计数:测定腹水白蛋白,可帮助判断腹水病因以及腹水感染的风险。自发性细菌性腹膜炎患者,腹水培养阳性,致病菌常为肠道来源的革兰氏阴性需氧菌,如大肠埃希菌、肺炎克雷伯菌及链球菌等。

2. 影像学检查

(1) B超:腹部B超可显示肝、脾、胰、胆囊等脏器,发现这些脏器的肿瘤、脓肿、囊肿、结石等病变以及腹水。

(2) X线检查:腹部平片可观察腹腔内游离气体,肝、脾、胃等脏器的轮廓,钙化的结石或组织,以及肠腔内气体和液体。胃肠钡餐造影、钡剂灌肠造影等X线检查可发现食管、胃、小肠或结肠的静脉曲张、炎症、溃疡、肿瘤、结构畸形、运动异常等。胆囊及胆道碘剂造影检查可显示结石、肿瘤及其他胆囊、胆道病变。

(3) 计算机体层成像(CT)和磁共振成像(MRI):CT扫描对肝、胆囊、胰的囊肿、脓肿、肿瘤、结石等占位性病变,脂肪肝、肝硬化、胰腺炎等弥漫性病变的诊断,以及消化道肿瘤的临床分期均很有价值。MRI能反映组织的结构,对占位性病变的定性诊断尤其有价值。

(4) 正电子发射体层显像(PET)和放射性核素检查:PET可根据示踪剂的摄取水平将生理过程形象化和数量化,故其反映的是生理功能而不是解剖结构,与CT和MRI互补,提高消化系统肿瘤诊断的准确性。

第二节　消化系统常用监测手段与护理要点

一、实验室检查及护理要点

(一) 粪便检查

粪便检查包括粪便外观的肉眼观察、显微镜观察以及细菌学、寄生虫检查和隐血试验等,对腹泻与肠道感染、寄生虫病和消化道隐性出血有重要诊断价值。粪便外观的评估内容包括粪便的量、性状、颜色和气味。

1. 护理要点

(1) 采集粪便标本时注意,标本应新鲜,不可混入尿液,盛器应清洁干燥,做细菌检查时应用消毒容器盛接粪便。

(2) 采集标本置于无菌试管或特殊培养器皿内送检。

(3) 一般检查留取蚕豆大小粪便标本即可;用集卵法查找寄生虫卵时,应取鸡蛋大小粪便标本。

(4) 涂片或培养病原体时,应取粪便的黏液或脓血部分;如粪便外观无异常,则自其表面、深处及粪端多处取材,以提高检出率。

(5) 做隐血试验时,应在进食素食 3d 后留取粪便标本。

2. 注意事项

标本应尽快送检。对于不能及时送检的标本,一般室温保存≤2h,4℃冰箱保存可24h。

(二) 胃酸分泌功能检测

胃酸分泌功能检测主要是收集患者空腹及使用刺激剂后的胃液标本,测定胃液量、胃液酸度及胃液 pH,评价胃黏膜的分泌功能。

1. 护理要点

(1) 向患者说明检查方法、意义,减少其顾虑和不安,以取得患者的配合。

(2) 抽胃液前 24~48h 停用一切影响胃液分泌的药物。

(3) 患者于检查前一天晚餐后开始禁食,次日空腹检查。

(4) 抽胃液完毕后,嘱患者漱口、洗脸,并卧床休息。

2. 注意事项

(1) 观察患者有无恶心、呕吐、呕血、黑便等现象,如发现异常情况,及时通知医生并协助进行相应处理。

(2) 食管肿瘤、食管狭窄或重度静脉曲张,急性上消化道出血、鼻咽部急性感染、支气管哮喘发作患者不宜进行胃酸分泌功能检测。

(三) 幽门螺杆菌检测

幽门螺杆菌(helicobacter pylori,Hp)是一种呈螺旋形的革兰氏阴性微需氧杆菌。Hp 感染在胃黏膜相关淋巴组织淋巴瘤、消化道溃疡、胃癌的发生中具有重要意义。C-13/C-14 呼气试验检测系统已被公认为检测幽门螺杆菌的有效方法。C-13 呼气试验是国际上公认的幽门螺杆菌检查的"金标准"。受检者在检查前需空腹 3h。取样过程为受检者用温开水送服一颗完整的胶囊后,静坐 30min,然后向专用呼气卡中吹气留取样本。将此呼气卡放入专用检测仪内,就可以灵敏、准确、全面地检测出患者是否感染幽门螺杆菌了。

1. 护理要点

(1) 向患者说明检查目的及必要性、配合方法、注意事项,并做好心理护理,使其能积极配合检查。

(2) 一般情况下,检查前禁食 6~8h。胃排空延缓者需延长禁食时间。有幽门梗阻者应先洗胃再进行检查。

(3) 行侵入性检查后,待麻醉作用消失后方可进食,且宜先少量饮水观察有无不适。行活检的患者当天以进食温凉饮食为主。

（4）若患者出现腹胀、腹痛，可以按摩以促进排气。

2. 注意事项

（1）应用抗菌药物、铋剂和某些有抗菌作用的中药者，应在至少停药 4 周后进行检测。

（2）应用抑酸药物者至少在停药 2 周后进行检测。

（3）有胃镜检查禁忌者不宜行侵入性 Hp 检测。

（4）检查后勿用力咳嗽，以免咽喉部黏膜损伤。

（5）孕妇、哺乳期妇女及 12 岁以下儿童不宜做 C-14 试验。

二、脏器动力相关检查及护理要点

（一）超声检查（胃排空检查）

胃排空检查：排空是胃肠道的一种重要运动功能，许多疾病、药物及手术均能对其产生影响。目前闪烁扫描技术代表胃排空测定的"金标准"。使用现代高分辨率的实时超声扫描仪能动态显示进液体或流质试餐后胃壁和胃内容物的运动，测量胃窦内各切面的长径、测算胃容积。根据餐后胃容积变化，可测算胃排空率。

1. 护理要点

（1）向患者说明检查方法、意义、注意事项，以取得患者的配合。

（2）检查前 1 周停用影响胃酸分泌及胃动力的药物。

（3）幽门梗阻者不宜做此项检查。

2. 注意事项

（1）患者检查前一天晚餐后开始禁食，次日空腹状态实施检查，减少胃内容物和气体的干扰。

（2）检查当天宜先做超声检查，再做钡餐、胃镜等检查；或者在胃肠造影检查 3d 后，胆系造影检查 2d 后再做超声检查。

（二）X 线检查

胃肠通过时间测定：口服 1 种或 1 种以上（需间隔一定时间）不透 X 线标志物后定时摄片，由于结肠含气，利用腹部平片上的骨性标志及连续摄片的标志物移动方向，可以对标志物做出定位判断。根据腹部平片上标志物的分布测算全胃肠通过时间、口 - 盲通过时间、全结肠及各段结肠通过时间。

1. 护理要点

（1）向患者说明检查目的及必要性、配合方法、注意事项，使其能积极配合检查。

（2）患者在检查前一天晚饭后禁食，次日晨空腹至放射科接受检查。

（3）幽门梗阻患者应先洗胃，抽净胃内容物后再行检查。

2. 注意事项

（1）如患者不禁食，胃内容物可影响胃肠形态；服某些药物则可影响胃肠道功能。

（2）X 射线对人体损害具有累积性，因此需尽可能减少检查次数（尤其短时间内）；检查时应尽量遮盖非检查部位。

(3) 患者做检查时,其家属不宜随意进入或滞留在 X 线检查室。

(三) 消化道腔内压力测定

消化道腔内压力测定是指通过压力传感器,将消化道腔内压力变化的机械信号变为电信号,经多导生理记录仪记录下来的一种技术。同时测定多个不同点的压力,根据压力改变曲线,判断胃肠运动功能、括约肌舒缩情况,对胃肠动力障碍性疾病(如胃食管反流、假性肠梗阻、巨结肠等)具有显著的诊断价值。

1. 护理要点

(1) 向患者说明检查目的及必要性、配合方法、注意事项,使其能积极配合检查。

(2) 消化道各部分各有其运动生理特点,因而压力测定在各段消化道有所不同:①食管体部和括约肌的压力测定需要记录静息和吞咽时的运动形式;②胃和小肠的压力测定需观察消化期和消化间期运动模式;③结肠的压力测定常需观察空腹和试餐后结肠运动形式的变化;④肛门直肠的压力测定应了解静息及紧缩肛门和排便时肛门括约肌压力变化。

2. 注意事项

(1) 检查前禁食 6h 以防呕吐及误吸。

(2) 检查前 48h 禁服硝酸甘油、钙通道拮抗剂、H_2 受体拮抗剂、促胃肠动力药、抗胆碱能、镇静药、止痛药、抗抑郁药等药物。如病情不允许停用一些影响食管动力的药物,分析检查结果时必须考虑这些药物作用。

三、内镜检查及护理要点

(一) 胃镜检查

胃镜检查一般是指包括食管、胃和十二指肠在内的上消化道内镜检查。它借助一条纤细、柔软的管子伸入胃中,观察食管、胃和十二指肠的病变,尤其是微小的病变,并可取组织活检样本行组织学或细胞学的病理检查,是上消化道病变的首选检查方法。

1. 护理要点

(1) 向患者说明检查方法、意义、注意事项,以取得患者的配合。

(2) 检查前禁食 6~8h。若患者是胃排空延缓者,需禁食更长时间。有幽门梗阻者应先洗胃后再进行检查。

(3) 胃镜检查后,嘱患者在咽喉麻醉作用尚未消退时,不要进食及饮水等以免发生呛咳。行活检的患者宜在检查 2h 后进食,当天应进食温凉饮食。

(4) 无痛胃镜检查后,应观察患者至清醒,并在复苏期间注意防止窒息及跌倒坠床。

(5) 检查后,少数患者可出现咽痛及咽喉部异物感,嘱患者勿用力咳嗽以免损伤咽喉部黏膜。若患者出现腹胀、腹痛,可进行按摩以促进排气。应注意观察有无消化道出血、穿孔、感染等并发症,一旦发生应协助医生积极及时进行相应处理。

2. 注意事项

(1) 仔细询问患者疾病史、用药史,并进行体格检查。对乙型肝炎、丙型肝炎患者,用专门胃镜检查。

（2）钡餐检查 3d 后可再行胃镜检查。

（3）嘱患者在检查过程中，不能用牙齿咬镜，以防咬破镜身的塑管身体及头部不能转动，以防损坏镜子并伤害内脏；如有不适情况，尽量忍耐，若实在不能忍耐可用手势向施术者（医生或护士）示意，以便采取必要措施。

（4）若被检查者为驾驶员，当天不能单独驾驶；在门诊做胃镜检查的患者最好有家属陪同，以便在检查结束后由其护送回家。

（5）脊柱畸形、神志不清楚、精神病、肺心病、哮喘、血压过高，或有明显的胸腹主动脉瘤、消化道急性炎症、怀疑有休克或消化道穿孔等危重患者，以及医生认为不适合做胃镜的患者不能做胃镜检查。

（二）结肠镜检查

结肠镜长约 140cm，可弯曲，末端装有一个光源带微型电子摄影机的纤维软管。结肠镜通过肛门插入，逆行向下可观察直肠、乙状结肠、降结肠、横结肠、升结肠、盲肠以及与大肠相连的一小段小肠（回盲末端），清楚地发现肠道病变；能在直视下取组织做活检，得出病理诊断；还可对部分肠道病变进行治疗，如大肠息肉等良性病变镜下直接摘除，对肠道出血进行镜下止血，对大肠内异物进行清除等。

1. 护理要点

（1）向患者详细讲解检查目的及必要性、方法、注意事项，取得患者合作，同时做好心理护理，缓解患者紧张情绪。

（2）检查前三天进食少渣饮食，检查前一天进食无渣流质饮食。上午行结肠镜检查者，检查当天早餐禁食；下午检查者，检查当天早餐进半流质饮食，午餐禁食。

（3）应按照医嘱进行肠道准备。患者最后排出的大便为淡黄色透明水样便或清水样无渣便为最佳的肠道清洁效果。

（4）检查时，将镜前端涂上润滑剂后，嘱患者深呼吸、放松肛门括约肌，以右手指按住镜头，使镜头滑入肛门，遵照循腔进镜原则、少量注气、适当拉钩、去弯取直、防襻、解襻等插镜原则逐渐缓慢插入肠镜。

（5）检查过程中，患者若出现腹胀不适，可嘱其做缓慢深呼吸；若出现面色改变、呼吸及脉搏异常，应停止进镜，积极配合医生采取相应救治措施。

（6）检查结束后，嘱患者适当休息，观察 15~30min 后再离开。无痛结肠镜检查术后，要观察患者至清醒，并注意在复苏期间防窒息，防跌倒。

（7）取活检者检查结束 30min 后，若无不适，可进食普食；若术中取了多块组织，宜在 2h 后进温凉流质饮食，避免辛辣刺激食物；若术中腹痛明显或术后腹胀明显，应少活动、进食流质或半流质、少渣、不产气的饮食 1~2d。

2. 注意事项

（1）看不清肠腔时不能盲目插镜。操作应轻柔，切忌盲目和暴力推进，以免损伤肠壁甚至造成穿孔。当看不清肠腔或推进受阻时，可稍等片刻或向后退镜，再行推进。

（2）注入空气不能过多。注气过多，肠内张力增大，易引起穿孔（特别是结肠已有病变者）。

（3）做结肠镜检查过程中，进镜不能过深。进镜过深或组织撕拉过多，易引起出血或穿孔。一旦怀疑发生肠穿孔，应立即密切观察，进行腹部透视，若确诊应及时手术。

(三) 胶囊内镜检查

胶囊内镜(capsule endoscopy)是一种做成胶囊形状的内镜,能进入人体,用于观察肠胃和食管部位状况,帮助医生诊断消化道系统疾病。

1. 护理要点

(1) 评估患者是否适合应用胶囊内镜,是否有肠胃道梗阻、狭窄、憩室及瘘管等。

(2) 检查前两天应进少渣饮食,检查前一天按照结肠镜检查要求严格进行肠道准备,检查当天空腹。

(3) 嘱患者吞下胶囊内镜并适当运动,以利于胶囊尽快进入小肠。

(4) 吞服胶囊内镜后至少 2h 内不能进食和饮水,一般 4h 后可进少量饮食,检查全部结束后即可正常饮食。

(5) 从胶囊内镜被吞下到排出前,患者应避免进入任何强力电磁源区域。

(6) 一般情况下,胶囊内镜被吞下后可在 1~3d 排出体外,嘱患者在此期间将大便解在便盆内,以便观察胶囊内镜的排出情况。

2. 注意事项

(1) 对于胃和结肠疾病的诊断,尚不能以胶囊内镜代替胃镜或结肠镜检查。

(2) 对于肠道准备较差的患者,肠道内容物过多可影响病变部位的观察。

(3) 检查后,嘱患者注意胶囊的排出,如怀疑胶囊未排出,可行腹部 X 线片检查明确胶囊是否排出。

(4) 怀疑或确定有肠阻塞者以及装有心律调节器者不适宜此项检查。

第三节 消化系统典型急危重症案例分析

一、急性上消化道出血并发窒息的临床案例

(一) 患者一般信息

患者,女,77 岁。患者 2d 前食用大量月饼后,突发呕血 3 次,量约为 100mL,排黑便 5 次,量约为 300mL,大便隐血阳性(++++)。患者面色苍白、头晕乏力,门诊以上消化道出血收治入院。患者既往有高血压、糖尿病,无肝炎病史,长期服用阿司匹林;身体消瘦。入院后予一级护理,卧床休息,禁食,停用阿司匹林,留置胃管予胃肠减压,氧气吸入,建立静脉通路补液。心电监护示:心率 96 次/min,呼吸 20 次/min,血压 92/61mmHg,血氧饱和度 98%。血常规示:血红蛋白 92g/L,白细胞 7.3×10^9/L,红细胞 2.4×10^9/L,中性粒细胞 75%,血小板 121×10^{12}/L,白蛋白 28g/L。凝血功能正常。

(二) 诊治护理过程

入院第 1 天:患者精神软,半卧位,因身体消瘦给予气垫床,护士指导家属协助患者翻身,预防压力性损伤。患者肠鸣音活跃,排黑便 4 次,量约 200mL。血红蛋白 87g/L,心率

97次/min,血压93/58mmHg。护士汇报医生,遵医嘱急查血型并备血,予奥美拉唑40mg 1次/8h静脉推注,平衡液静脉滴注补充血容量,白眉蛇毒凝血酶止血治疗。急行胃镜检查示胃内大量咖啡色液体,胃体大片弥漫性渗血,多发散在小溃疡,考虑为急性非静脉曲张性上消化道出血。内镜下使用去甲肾上腺素加冰盐水冲洗创面,活动性出血明显减少。转回病房继续补液及冰盐水局部止血治疗,密切监测生命体征。护士观察胃肠减压液体性状及量,如患者发生呕吐,应立即使其身体前倾或头偏向一侧,防止误吸。

入院第2天:9时,患者呕出约500mL鲜血性物质,皮肤湿冷;测体温35.9℃,血压83/49mmHg,心率113次/min,血氧饱和度下降至76%。患者出现喘憋,口唇、面色发紫。护士立即使患者平卧,头偏向一侧,清除口鼻腔污物,予吸痰、面罩吸氧并立即汇报医生。遵医嘱予以静脉推注白眉蛇毒凝血酶2U,静脉滴注生理盐水加氨甲环酸止血;静脉滴注琥珀酸钠胶体溶液扩充血容量;建立中心静脉通路,输注红细胞悬液3U血浆400mL,静脉微量泵入生理盐水中加去加肾上腺素维持血压。患者血压升至96/56mmHg;血氧饱和度86%,上升不明显;血气分析示pH 7.3,$PaCO_2$ 67mmHg,PaO_2 75mmHg,HCO_3^- 20mmol/L。考虑出现误吸,ICU会诊,行床边纤维支气管镜检查、肺泡灌洗,吸引出大量淡血性痰液,气道内未见明显出血。予以高流量加压给氧,流量60L/min,氧浓度35%;加盖棉被,调升室温。后复测体温36.2℃,血氧饱和度99%,心率92次/min,血压118/72mmHg,精神状态较前好转。

(三)护理思考路径

◆ 上消化道出血的患者为什么容易并发窒息?

由于老年患者胃肠器官功能逐渐减退,且大多数合并全身慢性基础疾病,身体虚弱,自身感觉迟钝,容易掩盖病情,这些因素导致老年患者突发大量呕血时容易发生误吸甚至窒息。上消化道出血患者,尤其是老年患者,多合并全身性慢性基础疾病,长期使用对胃肠道黏膜有损伤的药物(如抗凝药物、非甾体抗炎药物等),往往身体虚弱,咳嗽无力,当突然大量呕血时,由于呕吐反射减弱易引发误吸甚至窒息。该患者为77岁老年女性,入院时血常规示血红蛋白87g/L,血小板12×10^{12}/L,大便隐血阳性(++++),肠鸣音活跃。既往有高血压史、糖尿病史,长期服用阿司匹林,以上均是上消化道出血的高危因素。患者面色苍白、头晕乏力、身体消瘦,突发呕出约500mL鲜血,由于呕血量大、咳嗽无力导致误吸引起窒息。

理论支持

近年来,服用非甾体抗炎药,尤其是阿司匹林或其他抗血小板聚集药物逐渐成为上消化道出血的重要病因。

资料来源:《中华内科杂志》编辑委员会,《中华医学杂志》编辑委员会,《中华消化杂志》编辑委员会,等.急性非静脉曲张性上消化道出血诊治指南(2018年,杭州)[J].中华内科杂志,2019,58(3):173-180.

消化道大出血患者精神状态差、反应能力减低,易因为大量呕血出现误吸,甚至窒息、缺氧,严重者可出现心跳呼吸骤停、死亡。

资料来源:池锐彬,刘力新,简志刚.早期气道保护在床旁胃镜诊治上消化道大出血的临床价值[J].中华急诊医学杂志,2012,21(6):659-660.

◆ 如何识别患者发生了急性非静脉曲张性上消化道出血？

急性非静脉曲张性上消化道出血(acute nonvariceal upper gastrointestinal bleeding, ANVUGIB)的诊断主要包括以下 3 个方面,①症状及体征:呕血和 / 或黑便症状,可伴有头晕、面色苍白、心率增快、血压降低等周围循环衰竭征象;②内镜检查:无食管 - 胃底静脉曲张并在上消化道有出血病灶,ANVUGIB 诊断可确立;③鉴别诊断:某些口、鼻、咽部或呼吸道病变出血被吞入食管,服用某些药物(如铁剂、铋剂等)和食物(如动物血等)引起粪便发黑。护士在临床上遇到同时出现呕血和黑便的患者,应及时报告医生行内镜检查从而明确病因。该患者为长期服用阿司匹林的老年患者,出现呕血、黑便、大便隐血、血容量不足和贫血表现,应高度怀疑急性非静脉曲张性上消化道出血。

理论支持

若患者出现呕血和黑便症状,伴或不伴头晕、心悸、面色苍白、心率增快、血压降低等周围循环衰竭征象,急性上消化道出血诊断基本可成立。部分患者出血量较大、肠蠕动过快也可出现血便。少数患者仅有周围循环衰竭征象,而无显性出血,对此类患者应避免漏诊。

资料来源:《中华内科杂志》编辑委员会,《中华医学杂志》编辑委员会,《中华消化杂志》编辑委员会,等.急性非静脉曲张性上消化道出血诊治指南(2018 年,杭州)[J].中华内科杂志,2019,58(3):173-180.

◆ 如何识别急性上消化道出血患者窒息的发生？

异物进入气管后突然出现阵发性呛咳,患者表现为呼吸困难,呼吸频率加快。由于呼吸道发生不同程度梗阻,机体代偿性加强辅助呼吸肌的运动,扩张胸廓、加深呼吸,胸壁软组织被动地向内陷入,呈现出三凹征(即胸骨上窝、锁骨上窝、肋间隙出现明显凹陷)。气道阻塞越严重,呼吸越困难,胸壁三凹征也越明显。随着呼吸困难症状逐渐加重,缺氧症状会逐渐明显,表现为面色青紫和神志异常(如烦躁、兴奋、精神错乱和抽搐)以及手、足及额头出冷汗、面色苍白、鼻翼扇动、指甲发绀。本案例患者突然呕出约 500mL 鲜血性物质,血氧饱和度下降至 76%,并出现喘憋,口唇、面色发紫,紧急处理后血氧饱和度(86%)上升不明显,血气分析示 pH 7.3,$PaCO_2$ 67mmHg,PaO_2 75mmHg,HCO_3^- 20mmol/L。故考虑因误吸导致窒息。

理论支持

意识障碍既是急性失血严重程度的重要表现之一,也是呕吐误吸、导致窒息死亡和坠积性肺炎的重要原因。根据格拉斯哥昏迷量表(GCS)可以对患者的意识情况做出判断。GCS 评分 <8 分表示患者昏迷,应当对呼吸道采取保护措施。

评估患者气道是否通畅,如存在任何原因所致气道阻塞,应当采取必要的措施,保持其开放。

评估患者的呼吸频率、呼吸节律是否正常,是否有呼吸窘迫的表现(如三四征),是否有氧合不良(末梢发绀或血氧饱和度下降)等。如患者出现呼吸频速、呼吸窘迫、血氧饱和度显著下降,特别是当使用高流量吸氧仍不能缓解时,应及时实施人工通气支持。对于伴有意识障碍的上消化道出血患者,因无创通气会增加误吸的危险,不提倡应用。

资料来源:中国医师协会急诊医师分会.急性上消化道出血急诊诊治流程专家共识[J].中国急救医学,2015(10):865-873.

◆ 对于上消化道出血并发窒息如何紧急处理?

首先,保证气道通畅,清除气道内痰液、黏液或食物、胃反流物等,并刺激和鼓励其咳嗽。对于舌根后坠和喉以上气道阻塞者,可插入口咽通气导管以清除分泌物,必要时行气管插管或气管切开,紧急状况下可做环甲膜穿刺或切开。其次,给予充足的氧疗。窒息可导致组织缺氧,因此氧疗十分重要。对于严重低氧血症者,可给予 60%~80% 的高浓度氧,保持氧浓度在 8kPa(60mmHg) 以上;对于有高碳酸血症者,宜给予持续低浓度控制性氧疗。后续可根据患者情况进行积极的止血治疗,包括给予质子泵抑制剂、止血药物等药物治疗,进行药物喷洒、黏膜下注射等内镜下止血,选择性血管造影检查、栓塞等介入治疗以及病因治疗和手术治疗。

理论支持

对存在气道阻塞的患者,应当采取措施使气道开放。因会增加误吸的危险,不提倡应用无创通气。

资料来源:刘畅,刘亚军.急性非静脉曲张性上消化道出血中西医结合诊治共识(2019 年)[J].中国中西医结合杂志,2019,39(11):1296-1302.

对存在气道阻塞的患者,应当采取必要的措施以保持气道开放,特别是当使用高流量吸氧仍不能缓解呼吸窘迫时,应及时实施人工通气支持。

资料来源:《中华内科杂志》编辑委员会,《中华医学杂志》编辑委员会,《中华消化杂志》编辑委员会,等.急性非静脉曲张性上消化道出血诊治指南(2018 年,杭州)[J].中华内科杂志,2019,58(3):173-180.

◆ 如何预防上消化道出血患者发生窒息?

(1) 对于无禁忌证患者,床头摇高至 30°~45°;评估患者的呼吸频率、呼吸节律是否正常;做好人工气道、机械通气患者的口腔护理,及时清除患者口鼻污物,保持气道通畅。

(2) 所有急性上消化道大出血患者均需绝对卧床;意识障碍的患者要将头偏向一侧,避免呕血误吸。

(3) 留置胃管以便观察是否存在活动性出血及胃内容物残留情况。

(4) 加强监护,提高急救意识:及时测量脉搏、血压、体温,随时做好抢救准备,对可能发生误吸(窒息)的患者,床旁应备好吸引用物和面罩加压给氧用物。

理论支持

对以典型的呕血、黑便或血便等表现就诊的患者,容易做出急性上消化道出血的判断。而对以头晕、乏力、晕厥等不典型症状就诊的患者,应积极明确或排除上消化道出血的可能性。对意识丧失、呼吸停止及大动脉搏动不能触及的患者,应立即开始心肺复苏。

所有急性上消化道大出血患者均需绝对卧床,意识障碍的患者要将头偏向一侧,避免呕血误吸。对意识清楚、能够配合的患者,可留置胃管并冲洗,对判断活动性出血有帮助;但对肝硬化、食管 - 胃底静脉曲张破裂出血(esophageal gastric variceal bleeding,EGVB)及配合度差的患者,下胃管时应慎重,避免操作加重出血。

资料来源:中国医师协会急诊医师分会.急性上消化道出血急诊诊治流程专家共识[J].中国急救医学,2015(10):865-873.

(四) 案例总结分析

急性非静脉曲张性上消化道出血是临床上常见的消化系统急症,也是导致老年患者住院率较高的临床急症。但高龄患者发生急性非静脉曲张性上消化道出血后,临床表现往往不是很典型。因此,护士应加强预见性思维,及时采取预见性医疗和提供相应护理措施。对于消化道出血患者,尤其是高龄患者,护士应当经常巡视,多查看患者全身情况,及时识别潜在护理问题;在护理过程中要密切观察患者的病情变化,关注意识情况。对于活动出血期患者,要嘱其卧床休息,并遵医嘱予以吸氧、禁食,保持呼吸道通畅,预防呕血时窒息;严密观察患者的神志、皮肤色泽及肢端温度变化,记录呕血和黑便的频次和总量,若发现病情变化,及时通知医生进行抢救。

二、急性胰腺炎并发多器官功能衰竭的临床案例

(一) 患者一般信息

患者,男,46岁。1d前饮酒后突发上腹持续性刀割样剧痛,向后背放射,伴恶心呕吐,呕吐胃内容物约200mL,未见鲜血及咖啡样物,呕吐后腹痛未缓解。既往体健,平时喜饮酒。查体:体温38.5℃,血压133/89mmHg,脉搏91次/min,呼吸32次/min,精神差,呼吸急促,心律齐,腹部平坦,中上腹明显压痛,有轻微反跳痛,肠鸣音1~2次/min。实验室检查结果提示:血淀粉酶388IU/L。腹部B超提示:胰腺肿大,胰腺尾部见少量积液,其他未见异常。以急性胰腺炎收入院。入院后,予禁食、胃肠减压、心电监护、氧气吸入并留置导尿管监测尿量。

(二) 诊治护理过程

入院第 1 天:留置鼻胃管,负压引流胃内容物;遵医嘱予醋酸奥曲肽注射液抑制胰酶,

泮托拉唑抑酸,平衡液静脉滴注补充电解质。

入院第 2 天:入院 24h,患者入量为 6 500mL,尿量为 500mL,胃肠减压引流出墨绿色液体约 150mL。患者诉腹胀明显,伴有气促。护士立即报告医生。上腹部 CT 检查提示胰腺大部分液化破坏,胰周积液,肠腔积气。遵医嘱加用白蛋白增加胶体渗透压。

入院第 3 天:患者精神萎靡,心率 142 次 /min,呼吸 36 次 /min,血压 60~70/30~40mmHg,血氧 92%。腹胀明显加重,腹部压痛,肠鸣音消失。查血:血尿素氮 20.51mmol/L,血清肌酐 154μmol/L,提示肾功能不全;白蛋白 25.6g/L,谷丙转氨酶 91U/L,谷草转氨酶 216U/L,提示肝功能下降;降钙素 66.9ng/L,血细胞比容 29.5%,C 反应蛋白 307mg/L,血钙 1.32mmol/L。血气分析:pH 7.22,$PaCO_2$ 68mmHg,PaO_2 62mmHg,碳酸根离子 18.1mmol/L,提示发生呼吸衰竭。血淀粉酶 2 408U/L,尿淀粉酶 1 208U/L。以重症胰腺炎、多脏器衰竭转入 ICU 进一步治疗。

入院第 7 天:患者神志清,心率 112 次 /min。气管插管呼吸机辅助通气(SIMV 模式)中,呼气潮气容积(expiratory tidal volume,VTE)400mL,PEEP 4cmH$_2$O,FIO$_2$40%,pH 7.45,PO$_2$ 维持在 80~90mmHg,PCO$_2$40mmHg。腹部仍膨隆,叩诊呈鼓音,较前略软。监测腹内压(intra-abdominal pressure,IAP),维持在 11~12mmHg。中腹部压痛减轻,后背部仍有酸痛。尿量维持在 1500~1 200mL。

遵医嘱继续予胃肠减压。2d 前置入鼻肠营养管,X 线片提示已达十二指肠水平部。根据中医科会诊,继续予中药灌肠,硫酸钠(皮硝)1 000g 外敷腹部。持续留置肛管,可见黄稀便引出。经鼻肠营养管予以 5% 葡萄糖注射液 250mL 鼻饲,观察患者腹部体征变化,继续予生长抑素抑制胰液分泌。

入院 1 个月:遵医嘱拔气管插管导管,予双腔鼻导管吸氧(氧流量 3L/min)。心率 79 次 /min。留置鼻肠营养管、胃管。

夹闭胃管 2d,患者未诉腹胀、腹痛、腹软,无腹部压痛。予流质饮食,继续观察患者腹部体征变化。

(三) 护理思考路径

◆ 急性胰腺炎患者为什么容易并发多器官功能衰竭?

急性胰腺炎按照临床病情可分为轻症急性胰腺炎(mild acute pancreatitis,MAP)、中度重症急性胰腺炎(moderately severe pancreatitis,MSAP)和重症急性胰腺炎(severe acute pancreatitis,SAP)。SAP 由于胰腺坏死,产生大量毒素和内因子,引起全身炎症反应,损害全身多个重要器官功能,死亡率较高。SAP 的特点即为持续性(>48h)的单个或多个器官功能衰竭。器官功能衰竭是一个动态变化的过程,原因可能是在胰腺炎早期全身炎症反应综合征(systemic inflammatory response syndrome,SIRS)过程中大量炎症介质的释放导致器官功能不全,随着疾病进展,数周后,机体处于代偿性免疫抑制状态,全身感染或感染性胰腺坏死诱发的脓毒症也可能诱发器官衰竭。该患者入院时体温 >38℃,心率 >90 次 /min,呼吸 >20 次 /min,入院后 48h 症状加重,腹部 CT 提示胰腺组织部分液体及胰腺周围积液,属于急性胰腺炎中的重症胰腺炎,重症胰腺炎病程进展迅速多会引发多器官功能衰竭。

理论支持

在 SAP 早期,难以控制的全身性瀑布式炎症反应不仅导致胰腺组织损伤,亦可对其他胰外器官的功能造成损害,引起多器官功能障碍综合征(multiple organ dysfunction syndrome,MODS)乃至多器官功能衰竭(multiple organ failure,MOF),是导致患者死亡第一高峰的主要因素。SAP 晚期,感染性胰腺坏死(infected pancreatic necrosis,IPN)所致的脓毒血症也会导致多个器官的功能障碍,而此期也构成了 SAP 患者的第二个死亡高峰。

资料来源:BANKS PA,BOLLEN TL,DERVENIS C,et al. Classification of acute pancreatitis — 2012:revision of the Atlanta classification and definitions by international consensus[J]. Gut,2013,62(1):102-111.

◆ 如何识别急性胰腺炎患者发生了多器官功能衰竭?

急性胰腺炎相关器官衰竭主要为呼吸、肾脏和循环衰竭,是急性胰腺炎最严重的全身并发症,也是重症胰腺炎致死的主要原因。护理过程中应严密监测患者的呼吸频率、心率、血压、尿量、动脉血气分析等指标。一旦出现异常情况,应立即通知医生对症处理。该患者因急性胰腺炎入院,病程中患者自感腹胀腹痛且不能缓解,尿少,影像学显示胰腺液化,出现休克(收缩压 <80mmHg),血氧饱和度下降(92%)、肾功能不全(血清肌酐 154μmol/L,血尿素氮 20.51mmol/L),肝功能下降(白蛋白 25.6g/L,谷丙转氨酶 91U/L,谷草转氨酶 216U/L),提示患者并发多器官功能衰竭。

理论支持

如果发生器官功能障碍,需要在 ICU 持续监测生命体征。持续的器官功能障碍,或者足够的液体复苏后仍有器官衰竭,需转入 ICU。

高流量吸氧或持续正压通气无法纠正呼吸困难时,需进行机械通气。有创和无创技术均可使用。但如果无法有效清除支气管分泌物和 / 或患者无法耐受时,应使用有创机械通气。当使用有创通气时,应使用肺保护性通气策略。

资料来源:LEPPÄNIEMI A,TOLONEN M,TARASCONI A,et al. 2019 WSES guidelines for the management of severe acute[J].World J Emerg Surg,2019,14(1):1-20.

治疗急性肾衰竭主要是支持治疗,稳定血流动力学参数,必要时行血液净化治疗。连续肾脏替代治疗(continuous renal replacement therapy,CRRT)控制 SIRS 的效果目前无强力的临床证据支持,因此需谨慎采用,应用时需控制 CRRT 的次数和持续时间。

资料来源:中华医学会消化病学分会胰腺疾病学组,《中华胰腺病杂志》编委会,《中华消化杂志》编委会 . 中国急性胰腺炎诊治指南(2019 年,沈阳)[J]. 临床肝胆病杂志,2019,35(12):2706-2711.

◆ 急性胰腺炎并发多器官衰竭的患者护理要点有哪些?

(1) 循环功能障碍的护理:包括液体复苏护理及血管活性药物的使用。

（2）呼吸功能障碍的护理：通过患者的血氧饱和度等指标判断肺部状态，根据患者的个体情况进行供氧；特别是出现低氧血症的患者，要加强吸氧治疗。观察患者吸氧后的各项生命体征，如果出现不良反应，要及时上报处理。利用呼吸机调整患者呼吸，根据情况调整呼吸机的工作频率；对于肺功能损伤严重的患者，在供氧和使用呼吸机后症状没有明显好转的情况下，可以使用气管插管的方式保证患者的呼吸和供氧。

（3）腹内压（intra-abdominal pressure，IAP）的检测：患者入科后留置导尿管，取平卧位，导尿管末端连接测压管，选择腋中线水平为零点，待腹肌完全松弛、排空尿液后向膀胱内注25mL生理盐水，在患者呼气末测出的压力值即为IAP。

（4）肾功能障碍的护理：详细检查患者尿液，包括排尿量、尿色，分析尿液各项指标；对于急性肾衰竭患者可进行血液透析，以保护肾功能。

（5）营养支持治疗护理：包括肠外营养和早期肠内营养支持治疗护理。

（6）心理护理：加强对患者的心理辅导，通过知识宣教和交流让患者了解相关治疗护理知识，减轻心理负担和不良情绪，提高患者的信心和配合度。

理论支持

急性胰腺炎的治疗原则包括禁食与胃肠减压，解痉止痛，抑制胃酸、胰酶分泌，抗感染，纠正体液和微循环紊乱，给予器官功能支持和维护、营养支持治疗。

急性胰腺炎的治疗以禁食、抑酸、抑酶及补液治疗为主，补液只要补充每天的生理需要量即可，一般不需要进行肠内营养。对于MSAP及SAP患者，需要采取器官功能维护、应用抑制胰腺外分泌和胰酶的抑制剂、早期给予肠内营养、合理使用抗菌药物、处理局部及全身并发症、镇痛等措施。

资料来源：中华医学会消化病学分会胰腺疾病学组，《中华胰腺病杂志》编委会，《中华消化杂志》编委会.中国急性胰腺炎诊治指南（2019年，沈阳）[J].临床肝胆病杂志，2019，35（12）：2706-2711.

◆ 如何对急性胰腺炎并发多器官功能衰竭患者进行营养支持？

早期采用肠内营养有助于保护肠黏膜屏障以及减少菌群移位，不仅能够降低胰腺和胰腺外感染性并发症的发生率，而且可以降低MODS发生率、外科干预率和病死率。该患者早期由于腹胀明显、肠鸣音消失，并未予肠内营养，在后期肠功能恢复后逐渐给予肠内营养。护士在临床工作中要注意观察患者的症状及体征，根据实际情况遵医嘱给予肠内营养。

针对急性胰腺炎并发多器官功能衰竭患者的营养支持要点如下：

（1）途径选择：有肠外营养（parenteral nutrition）与肠内营养（enteral nutrition）。除非肠内营养不可行或不能满足患者最低热量需求，否则应尽量避免使用肠外营养。

（2）恢复肠内营养的时间：只要患者的血流动力学稳定，应尽早开展肠内营养，最好在入院头24~48h内开始。

（3）肠内营养的方式：主要是经鼻或经皮内镜造瘘置管。肠内营养的途径以鼻空肠管法（nasojejunal tube，NJ）为主，在可以耐受、无胃流出道梗阻的情况下采用经胃鼻管法（nasogastric tube，NG）营养或经口进食。

（4）饮食成分：遵循"个体化"的原则，依据具体病因以及患者血常规、白蛋白、血糖、血脂、电解质和影像学动态检测结果,选择合适的营养制剂。

(5) 输注方式:肠内营养剂的主要输入方式包括一次性投给、间歇规律滴注和连续滴注等。

理论支持

对于中度重症急性胰腺炎(moderately severe acute pancreatitis,MSAP)及重症急性胰腺炎(SAP)患者,推荐尽早实施肠内营养。

肠内营养的途径以鼻空肠管为主,在可以耐受、无胃流出道梗阻的情况下采用鼻胃管营养或经口进食。

资料来源:中华医学会消化病学分会胰腺疾病学组,《中华胰腺病杂志》编辑委员会,《中华消化杂志》编辑委员会.中国急性胰腺炎诊治指南[J].中华消化杂志,2019,39(11):721-730.

◆ 如何避免急性胰腺炎并发多脏器功能衰竭?

一小部分急性胰腺炎(acute pancreatitis,AP)患者会并发 MODS,这可能与患者的年龄、合并症、肥胖、甘油三酯水平、胰腺局部损伤程度、病因及遗传易感性等。因此,为了避免该类患者进展为 MODS,可采取措施如下:

(1) 借助临床评分工具,如急性生理学和慢性健康状况评分Ⅱ(acute physiology and chronic health evaluationⅡ,APACHE Ⅱ)、急性胰腺炎床边指数(bedside index for severity in acute pancreatitis,BISAP)预测患者的病情,也可通过 C 反应蛋白和 IL-6 等敏感的预测指标。

(2) 对重症急性胰腺炎(SAP)进行早期治疗,包括早期液体复苏、禁食水、胃肠减压、抑制胰腺分泌胰酶、镇痛解痉等。

(3) 一旦发生器官功能障碍,应尽快转入重症监护室,采取以维护器官功能为中心,辅以营养支持等一系列综合治疗的措施。

理论支持

● 能反映 AP 严重程度的血清标志物包括 CRP、尿素氮、肌酐、血钙和降钙素原等,对 MSAP 和 SAP 需加以监测。

● SAP:重症急性胰腺炎占急性胰腺炎的 5%~10%,伴有持续(>48h)的器官功能障碍,病死率高。器官功能障碍的诊断标准基于改良 Marshall 评分系统,任何器官评分≥2 分可定义存在器官功能障碍。

● APACHEⅡ、BISAP、改良 CT 严重指数(modified CT severity index,MCTSI)等评分系统也有助于判断 AP 的病情严重度。

● 对于 MSAP 及 SAP,需要采取器官功能维护、应用抑制胰腺外分泌和胰酶的抑制剂、早期给予肠内营养、合理使用抗菌药物、处理局部及全身并发症、镇痛等措施。

资料来源:中华医学会消化病学分会胰腺疾病学组,《中华胰腺病杂志》编委会,《中华消化杂志》编委会.中国急性胰腺炎诊治指南[J].临床肝胆病杂志,2019,35(12):2706-2711.

(四)案例总结分析

重症急性胰腺炎是现代临床医学中一种凶险、棘手的疾病,发病快且病情重,易引发多种严重并发症,并且发病人群多为身体功能较差的中老年人,如不及时有效救治,往往会出现多脏器功能衰竭,严重威胁患者的生命安全。科学有效的临床治疗与护理对预防重症急性胰腺炎患者的多脏器功能衰竭有重大意义。在护理重症急性胰腺炎患者时,应充分认识该病的重、险、急,严密监测患者的各项生命指征,在早期肠内营养时观察患者的耐受性,做好患者的疼痛护理;由于其病程长,要向患者及家属做好宣教工作,取得理解和配合,进一步提高救治效果。

三、重症克罗恩病并发肠穿孔的临床案例

(一)患者一般信息

患者,男,26岁。近两年来反复发生脐周腹痛,大便次数增加(8~10次/d),大便不成形,无里急后重,无便前腹痛、便后缓解。发病以来体重下降约12kg,近1周出现体温升高,最高达38.5℃,无咳嗽、咳痰。结肠镜检查提示回肠末端有散在溃疡,结肠节段性、非对称性黏膜增生,呈铺路石样改变,病变呈跳跃性分布,多条纵行深溃疡,累及直肠。活检病理结果显示黏膜慢性炎症,非干酪样肉芽肿形成。患者肛周有脓液流出,腹部X线片显示结肠扩张。呼吸20次/min,心率79次/min,血压106/68mmHg。以克罗恩病(Crohn's disease,CD)收入院。入院后予一级护理,健康教育;禁食,鼻胃管置管,短肽型肠内营养制剂管饲肠内营养,静脉营养支持治疗。完善实验室检查,如PPD试验、抗结核抗体测定及混合淋巴细胞培养+干扰素测定等,排除肠结核,排除病毒感染、淋巴瘤等禁忌后确定治疗方案。

(二)诊治护理过程

入院第2天:予肠内营养液持续管饲(速度50mL/h),患者无腹痛、腹胀等,大便次数较入院前无明显增加,肠内营养耐受较好,继续予以营养相关宣教及疾病相关知识指导。告知患者一旦出现恶心、呕吐、腹胀、腹痛、大便颜色改变等异常情况及时告知工作人员。

12时,护士巡视病房时发现,正在静脉滴注静脉营养液(速度为200mL/h)的患者出现急病痛苦面容,大汗淋漓,身体蜷缩,主诉突发剧烈腹痛,且不能配合腹部检查,立即告知医生。测得患者心率140次/min,呼吸36次/min,血压60~80/30~40mmHg,血氧饱和度99%。

12时05分,患者勉强配合腹部检查。体检发现全腹部压痛、反跳痛,呈硬板状,考虑并发肠穿孔。遵医嘱立即予氧气吸入、心电监护,停止肠内营养,遵医嘱抽交叉配血,并邀请外科会诊。

12时40分,床旁X线检查提示膈下游离气体,确诊为克罗恩病并发急性穿孔,完善术前准备后立即送入手术室。患者术后返回外科病房进一步治疗。

（三）护理思考路径

◆ 克罗恩病患者为什么易发生肠穿孔？

克罗恩病的病因未明，多见于青年人。腹痛、腹泻、体重减轻是其常见症状，其他症状取决于病变累及的部位及严重程度，可伴发热、贫血等全身症状，可有关节、皮肤、黏膜等器官受累的表现，可伴有肛周病变、腹腔脓肿、肠腔狭窄和梗阻、消化道出血和穿孔等并发症。克罗恩病累及消化道壁全层，表现为肉芽肿性炎症，合并纤维化及溃疡。炎症病变进展，可最终导致肠管纤维化、肠腔狭窄、梗阻或穿透肠壁形成。肠穿孔是受累肠管的浆膜面因炎症而被破坏所致，可造成肠内容物流入腹腔。本例克罗恩病患者的肠镜检查显示有多条纵行深溃疡，累及直肠。克罗恩病患者由于黏膜大片糜烂，病变侵及肌层及浆膜层，进一步发展，可与另一小肠肠段、结肠或邻近内脏粘连、穿透，形成瘘管。克罗恩病患者易发生肠穿孔，是由于受累肠管的浆膜面往往与邻近的组织结构粘连。

理论支持

克罗恩病（CD）是一种可影响消化道任何部位及肠外器官的慢性、持续性、不可治愈的炎性疾病。根据疾病的临床表现，可分为非狭窄型非穿透型（如炎性病变）和纤维狭窄型或穿透型。随着疾病进展，可发生类型的改变。

资料来源：LICHTENSTEIN GR,LOFTUS EV,ISAACS KL,et al.ACG clinical guideline:management of Crohn's disease in adults [J]. Am J Gastroenterol,2018,113(4):481-517.

克罗恩病早期内镜下表现为阿弗他溃疡，病情进展后溃疡增大、加深、相互融合，形成纵行溃疡；相对特异的内镜下表现为鹅卵石样改变、肠壁增厚且伴不同程度狭窄、团簇样息肉增生等。

资料来源：中华医学会消化病学分会炎症性肠病学组.炎症性肠病诊断与治疗的共识意见[J].中华炎性肠病杂志,2018(3):173-190.

◆ 如何识别克罗恩病患者发生了肠穿孔？

克罗恩病并发肠穿孔可通过临床表现及影像学检查识别。①临床表现主要取决于穿孔后产生腹膜炎的严重程度及患者的反应。急性肠穿孔临床表现为：腹部刀割样或烧灼样疼痛、恶心呕吐、发热、脉快、白细胞增加，甚至休克。部分消化道穿孔患者穿孔较小，很快被邻近黏膜、组织、食物残渣及纤维成分等堵塞，未形成弥散性腹膜炎，因此症状不明显。②腹部 X 线片示膈下游离气体或其他影像学检查发现肠穿孔征象，或手术中发现肠内容物外溢至腹腔。早期消化道穿孔由于腹腔游离气体及液体量较少，常不易发现而导致漏诊。CT 是一种无创性检查，分辨率高且较便捷，尤其是对于慢性穿孔患者，可行薄层扫描增加其准确性及特异性。本案例中，患者入院时发热（体温 38.5℃），腹部 X 线片示结肠扩张表现，结合肠镜发现深大纵行溃疡灶，提示存在较高肠穿孔风险。入院后该患者突发剧烈腹痛，急病痛苦面容，大汗淋漓；之后检查发现腹部压痛、反跳痛，床旁 X 线检查提示膈下游离气体，确诊并发肠穿孔。

理论支持

克罗恩病最常见的并发症是肠腔狭窄和肠梗阻,开始可能为不完全性肠梗阻,经保守治疗可缓解,可反复出现,最终出现完全性肠梗阻。克罗恩病发生穿孔较少见,我国的发生率为 0.8%,与西方国家的 1%~2% 相似。克罗恩病患者一旦确诊发生急性穿孔,必须立刻手术治疗。

资料来源:王昆华,缪应雷,李明松,等.炎症性肠病临床实践[M].北京:人民卫生出版社,2019.

◆ 对于克罗恩病并发肠穿孔,如何进行紧急处理?

(1) 体位:辅助患者取半坐卧位,使穿孔后流出的胃内容物局限在右下腹部,避免造成广泛性腹膜炎。

(2) 严密监护:观察患者神志、面色、腹痛程度的部位与性质;予以心电监护,监测心电、血压、脉搏、氧饱和度;观察有无休克等症状。

(3) 建立大静脉通道,必要时予深静脉置管,先配血、验血,再输液。

(4) 禁食、胃肠减压:置入大号胃管,持续引流。

(5) 如有休克症状,取平卧位,头稍低,及时清除口腔内异物,保持呼吸道通畅,并注意保暖。

(6) 记录 24h 出入量。

(7) 做好术前宣教和手术准备。

理论支持

克罗恩病(CD)外科手术治疗的适应证包括:急性并发症(包括肠梗阻、急性穿孔、大出血等)、慢性并发症(包括腹腔脓肿、瘘管形成、肠外表现、癌变等)和药物治疗失败。CD 肠切除术后复发率相当高。目前研究资料提示,回结肠切除术后早期复发的高危因素包括吸烟、肛周病变、穿透性疾病行为、有肠切除术史等。

资料来源:中华医学会消化病学分会炎症性肠病学组.炎症性肠病诊断与治疗的共识意见[J].中华炎性肠病杂志,2018(3):173-190.

◆ 如何避免克罗恩病患者发生肠穿孔?

(1) 症状管理:加强患者健康教育,使其能够识别肠穿孔的早期症状,告知其如有腹痛、腹肌紧张等情况,及时就医。缓解期患者,每半年或 1 年复查肠镜,如发现肠道溃疡,应积极配合治疗,防止肠道溃疡病变进展。追踪监测炎症指标,如白细胞、血沉、C 反应蛋白、钙卫蛋白等,防止疾病复发。

(2) 饮食管理:缓解期宜少量多餐,摄入易消化、少渣、高蛋白饮食;急性期宜摄入流质饮食或无渣半流质饮食。避免纤维过多、油炸、辛辣、过热、生、冷、硬的食物。

(3) 慎用药物:阿司匹林、吲哚美辛(消炎痛)等非甾体抗炎药、激素药物等对胃肠有较大刺激和腐蚀作用,胃溃疡患者应该慎用。若必须应用,应加用保护胃黏膜药物及抑酸药物。

(4)药物预防:一般选用氨基水杨酸类药物(如美沙拉秦)、免疫抑制剂(如嘌呤类药物、环孢素、甲氨蝶呤等)、生物制剂(如抗 TNF-α 单克隆抗体等)。

(5)肠内营养:坚持管饲肠内营养,有利于肠黏膜的愈合,改善病情。

(6)戒烟酒:吸烟和大量饮酒,都容易引起胃肠黏膜血管痉挛缺血。

(7)避免受凉及劳累:过度劳累和寒冷刺激可以加重胃肠壁血管痉挛,成为肠穿孔的诱因,应该注意防范,做到劳逸结合。

(8)情绪调节:避免情绪过激,注意自我调节。

理论支持

术后定期(尤其是术后第 1 年内)做内镜复查有助于监测复发和制订防治方案。术后复发的预防仍是未解之难题;必须戒烟;有术后早期复发高危因素的患者宜尽早(术后 2 周)予积极干预;术后半年、1 年以及之后定期行结肠镜复查,根据内镜复发与否及其程度给予或调整药物治疗。

资料来源:中华医学会消化病学分会炎症性肠病学组.炎症性肠病诊断与治疗的共识意见[J].中华炎性肠病杂志,2018(3):173-190.

戒烟可降低克罗恩病患者术后的复发率。

资料来源:LIGHTNER AL,VOGEL JD,CARMICHAEL JC,et al.The American Society of Colon and Rectal Surgeons clinical practice guidelines for the surgical management of Crohn's disease. Dis Colon Rectum,2020,63(8):1028-1052.

◆ 如何做好克罗恩病合并肠穿孔患者围手术期的营养管理?

良好的营养状况是手术成功及术后恢复的必要保证,但是克罗恩病患者营养不良较为普遍。肠内营养具有改善营养状态、下调炎症因子、促进黏膜愈合、降低肠道通透性、改变肠道菌群构成等作用,可以改善克罗恩病的临床症状,促进病情缓解。克罗恩病患者在术后 24h 内早期开始肠内营养对减少术后并发症有一定作用。

鼻胃管是最常用的肠内营养管饲途径,操作简单,适用于绝大多数患者。注意,应证实鼻胃管放置到胃内方可使用。为避免反流,管饲时卧床患者应处于头高位(30°~40°),喂养从较低速度开始(30~40mL/h),并根据患者耐受程度在 48~72h 逐渐增加至目标量。每次进行管饲前,需要以 20mL 温开水冲洗鼻饲管。冲管结束后,适当回抽注射器,评估患者胃肠道营养液吸收情况及肠道功能,警惕胃潴留。管饲期间应检测未排空情况,避免呕吐和误吸。对于有胃排空障碍、幽门或十二指肠狭窄、高位克罗恩病(十二指肠或高位空肠)等误吸风险的患者,推荐采用鼻肠管进行置管后喂养。胃镜引导下放置鼻肠管是最常用的方法之一。建议采取持续泵入的方法进行鼻饲。与间断输注相比,持续泵注能够提高胃肠道耐受性,改善吸收,增加输注量,减少并发症。

理论支持

肠内营养应始终优于肠外营养,但对于有营养支持指征以及通过肠内途径不能满足 60% 能量需求的患者,应考虑肠内和肠外营养结合。

对于无法通过正常食物满足能量和/或蛋白需求的患者,应当鼓励在围手术期进行口服营养制剂补充;通过正常食物加口服营养制剂补充无法满足能量和/或蛋白需求的患者,应当在围手术期接受肠内营养治疗。

克罗恩病手术患者术后应当早期获得营养支持,以减少术后并发症发生的风险。

资料来源:BISCHOFF SC,ESCHER J,HÉBUTERNE X,et al. ESPEN practical guideline:clinical nutrition in inflammatory bowel disease [J].Clin Nutr,2020,39(3):632-653.

(四)案例总结分析

克罗恩病病程迁延反复,与患者终身相伴。克罗恩病患者普遍存在营养不良情况,而营养不良会削弱患者的抵抗力,不利于手术切口和肠吻合口愈合,延长住院时间,增加手术并发症风险,降低患者生活质量。肠内营养支持不但可使患者改善营养状况,提高生活质量,还可以诱导和维持疾病缓解,维持肠黏膜的愈合,改善病情。对处于活动期的克罗恩病患者,应注意观察腹部情况(如有无腹部包块、腹胀、腹痛)和大便情况(如有无血便),做好患者体温等生命体征监测,防止并发症的发生,经常巡视病房,及时发现问题并告知医生,做出相应处理。肠道穿孔在克罗恩病患者中发生率并不高,但发病时病情危急,严重者危及生命,需要随时进行手术。克罗恩病患者中病期长、病情复杂者,随着病程进展,往往需要外科手术介入。内科先行收治,内、外科联合查房,讨论制订治疗策略,积极把握外科干预时机,制订合理的手术方案,这对消化内科护士的专业能力提出了新的要求,应该加强内外科炎症性肠病相关知识的学习。

四、直肠癌根治术后并发吻合口瘘的临床案例

(一)患者一般信息

患者,男,69 岁。既往有糖尿病史十余年,平时自服降糖药。因排便习惯改变且常伴腹泻等来院就诊。患者体形较瘦,门诊肠镜检查显示直肠占位性病变。为进一步治疗收入院。完善各项术前检查后,于入院第 9 天,在全麻下行经腹低位切除和腹膜外一期吻合术。术后回病房,留置腹腔双套管、腹腔负压引流管、导尿管、胃管和右颈内深静脉导管各 1 根。

(二)诊治护理过程

术后第 2 天:4 时 10 分,患者主诉咽喉部不适,自行拔除胃管。值班护士告知医生。患者拒绝重置胃管,肠蠕动及肛门排气未恢复。遵医嘱继续观察患者腹部体征的变化。

7 时 10 分,患者血浆总蛋白 50g/L,护士遵医嘱予以全胃肠外营养(total parenteral nutrition,TPN)。

术后第 3 天:8 时 10 分,患者肠蠕动及肛门排气均已恢复,护士遵医嘱予以流质饮食。

术后第 5 天:6 时 10 分,患者腹腔负压引流管、导尿管均已拔除;腹腔双套管,一路接 0.9% 生理盐水 500mL 缓慢冲洗,一路接低负压 –4~–3kPa 持续吸引,24h 内双套管内引流出粪汁样液体约 100mL;患者体温 38.7℃。护士告知医生后,遵医嘱予以冰袋物理降温,观察患者体温变化,并急查血常规。

7 时 30 分,检查显示患者白细胞计数 15.8×10⁹/L,C 反应蛋白 50.4mg/L。护士汇报医生,医生根据检查结果及引流液情况,安排患者做吞钡造影。

9 时 10 分,引流管内有少量钡剂溢出。CT 造影显示吻合口周围瘘。结合临床表现,医生诊断患者发生吻合口瘘。予禁食禁饮;做好引流管的护理,严密观察引流液的色、质、量,保持引流的有效性;密切观察患者腹部体征的变化。

术后第 12 天:8 时 10 分,患者腹腔双套管引流、冲洗均通畅,24h 引流出淡黄色液体约 50mL。患者白细胞计数 6.8×10⁹/L,C 反应蛋白 5.4mg/L,体温正常。遵医嘱予以流质饮食,同时给予肠内营养粉冲服。

术后第 14 天:9 时 15 分,遵医嘱拔除腹腔双套管,见切口敷料外观干燥。

(三) 护理思考路径

◆ 直肠癌根治术后的患者为什么容易并发吻合口瘘?

吻合口瘘(anastomotic leakage,AL)是直肠癌手术常见的严重并发症,其发生率为 2.4%~15.9%。吻合口瘘会影响患者的术后恢复,甚至会影响远期生存率(吻合口瘘发生后的病死率可高达 16%),严重者需再次手术干预。结直肠癌术后吻合口瘘通常是由多种因素相互作用导致的。体重指数(BMI)、吸烟史、营养状态、肿瘤分期、术前合并症等均是吻合口瘘的相关危险因素。该患者为男性且有糖尿病史,机体处于高分解、低合成的负氮平衡状态,同时其术前体形消瘦,术后血浆总蛋白 50g/L,提示营养状态较差,这些均是直肠癌手术吻合口瘘的相关危险因素。另外,该患者在术后出现胃肠道内积液和积气,应最大限度减轻胃肠内压力,但其自行拔除胃管,造成肠道内压力过大,这也是导致吻合口瘘的原因之一。

理论支持

直肠癌手术吻合口瘘相关危险因素:

1. 术前因素

● 性别:男性是术后吻合口瘘的独立危险因素。这与男性骨盆狭窄导致手术难度大、手术时间长相关。

● 美国麻醉师协会(American Society of Anesthesiologists,ASA)分级:麻醉 ASA 风险分级≥Ⅱ级或Ⅲ级被认为是吻合口瘘的危险因素。

● 体重指数(BMI):≥30kg/m² 显著增加吻合口瘘的发生率。

● 术前合并症:糖尿病为吻合口瘘的独立危险因素,糖尿病患者的术后吻合口瘘发生率明显高于非糖尿病患者;术前低白蛋白血症能够反映全身疾病严重程度,可能直接影响吻合口愈合。

● 术前肿瘤治疗:包括新辅助治疗(长程放化疗及短程放疗),可能增加直肠癌术后吻合口瘘的严重程度,并导致愈合时间延迟。

● 吸烟和饮酒:吸烟相关的微血管疾病可能影响结直肠的血供,导致吻合口继发缺血;酗酒可能与营养不良相关,术后易发生心功能不全、免疫抑制及凝血功能不全,是发生吻合口瘘的可能机制。

● 术前药物使用:长期应用糖皮质激素,尤其是联用其他免疫抑制药物,可能增加吻合口瘘风险。

● 肿瘤状况:肿瘤分期和直径的增加意味着患者的全身状态较差。研究显示,肿瘤直径越大,术后发生吻合口瘘的概率越大。

2. 术中因素

● 手术方式及入路:全直肠系膜切除(total mesorectal excision,TME)手术比非TME手术的吻合口瘘发生率更高。

● 吻合口与肛缘距离:<5cm 的吻合口瘘发生风险可提高 8 倍余。

● 术中出血量与围手术期输血量:术中出血量与吻合口瘘的发生具有相关性。此外,围手术期输血≥400mL 被认为是吻合口瘘的高危因素。

● 切断直肠使用闭合器数量:腹腔镜手术中切断直肠使用切割闭合器数量≥3 个者吻合口瘘的发生风险高 1.42 倍;钉合线之间出现缺损增多,吻合口瘘的发生率增加。

3. 术后因素

● 术后因素对吻合口瘘影响主要体现在对患者全身状态调整改善情况方面。即使术前已经纠正贫血、低蛋白血症、高血糖等,患者经历手术麻醉打击后,术后仍应密切观察其上述各项指标。

● 术后吻合口出血被认为是吻合口瘘发生的危险因素,但临床上往往并不能区别是吻合口瘘导致出血,还是吻合口出血继发吻合口瘘。术后早期腹泻可能与直肠癌低位前切除术后吻合口瘘的发生相关。

● 术后关注心肺功能,避免因心肺因素导致的低氧血症也是保证组织灌注,减少吻合口瘘发生的必要措施。

资料来源:中华医学会外科学分会结直肠外科学组.中国直肠癌手术吻合口瘘诊断、预防及处理专家共识(2019 版)[J].中华胃肠外科杂志,2019,22(3):201-206.

◆ 如何早期识别直肠癌根治术后患者发生吻合口瘘?

吻合口瘘是结直肠手术的主要并发症之一,易导致腹腔感染,如果延误诊断可发展为脓毒血症、多器官功能障碍,严重吻合口瘘可增加结直肠癌复发的风险,降低患者生活质量及长期生存率。因此,预测及预防结直肠癌术后吻合口瘘是结直肠外科护士关注重点。

结直肠癌术后吻合口瘘通常是由多种因素相互作用导致的。CT 造影是目前诊断吻合口瘘的首选影像学检查方法,能够准确地提供吻合口周围结构的影像,但其敏感度及特异度较差。吻合口周围炎症改变多发生在诊断临床吻合口瘘之前,所以,全身炎症和反映吻合口周围腹膜内环境的生物标志物是早期预测吻合口瘘的实用的、客观的指标,且检查方法是微创的。新兴的生物标志物检测技术同时具有廉价、实时监测的潜在优势。相关指标主要包括 C 反应蛋白(CRP)、降钙素原(procalcitonin,PCT)、白细胞(计数)、白细胞介素

(interleukin,IL)-6、IL-8、肿瘤坏死因子 α(tumor necrosis factor alpha、TNF-α)、缺血性代谢物等。该患者引流管内出现粪汁样液体,体温升高,白细胞水平升高,吞钡造影呈阳性,医护人员应高度警惕患者发生吻合口瘘。

理论支持

吻合口瘘是结直肠手术面临的主要问题,其发病隐匿,腹部症状不明显,大多数患者前期仅表现为肠梗阻、发热、心率快。生物标志物是客观预测致病过程的指标,具有明显的阳性预测值和阴性预测值,为早期诊断吻合口瘘提供了机会。

● CRP:是判定组织损伤和炎症较敏感的生物标志物。CRP 一般在诊断吻合口瘘数天前就明显升高,因此,有助于早期预测吻合口瘘的发生,从而减轻吻合口瘘的危险程度、降低吻合口瘘的死亡率。术后 3~4d,CRP 水平对于吻合口瘘有较高的预测价值,曲线下面积(area under the curve,AUC)为 0.716~0.88,临界值为 94~190mg/L,阴性预测值(negative,NPV)在 95.8%~98%,阳性预测(positive,PPV)为 22%。

● PCT:是判定细菌感染特异性较高的生物标志物。有关文献提供了关于 PCT 对吻合口瘘特异性的预测分析。在术后 3~5d,PCT 的最佳临界值范围为 0.25~680ng/mL,NPV 为 96.7%~100%,PPV 为 34%,AUC 为 0.68~0.88。术后 4~5d 时,PCT 正常,可基本排除吻合口瘘的可能。

● 白细胞计数:常在确诊吻合口瘘时达到高峰。研究表明,术后 5~7d 白细胞计数的敏感度为 58%~74%,AUC 值为 0.63~0.77。中性粒细胞超过临界值 $5.910 \times 10^9/L$ 时,特异度 77%、敏感度 91%、NPV 99%、PPV 19%、AUC 0.817。

● 其他:结直肠癌吻合口瘘患者的 IL-6、IL-8 和 TNF-α 在术后 1~4d 会明显升高,且与脓毒血症的严重程度呈正相关。腹腔引流液的平均 pH 在术后 3d 明显降低。术后 3d,pH<6.98 时,敏感度为 98.7%,特异度为 94.7%。

资料来源:寇克剑,许军.结直肠癌术后吻合口瘘影响因素及早期预测指标[J].中国现代普通外科进展,2019,22(3):248-252.

◆ 直肠癌根治术后患者发生吻合口瘘应如何处理?

术后吻合口瘘诊断后,在治疗前需加强医患沟通,取得充分理解、配合,增加治疗依从性,同时选用敏感抗生素,纠正酸碱失平衡、电解质紊乱、贫血及低蛋白血症,并改善微循环,同时予以双套管冲洗负压引流及肠内营养支持。

(1)双套管持续冲洗联合低负压引流:术后一旦出现吻合口瘘,立即予以生理盐水24h 持续低负压冲洗。每天冲洗液体量为 2 000~3 000mL,冲洗速度不宜过快,以避免感染扩散。由于双套管放置于吻合口后方,冲洗时负压不宜过大,以避免吻合口组织堵塞引流孔或瘘口扩大。过程中注意观察监测相关指标,待患者经口饮食、排便正常,无腹部压痛、反跳痛,血常规和体温恢复正常,冲洗液清亮,可停止冲洗,逐步退管,最后拔除引流管。

(2)肠内营养:结直肠癌一经确诊,即应对患者进行营养风险筛查及营养状况评估,并贯穿于治疗全过程。在发生吻合口瘘期间,首先应给予禁食、完全胃肠外营养,然后根据病情变化,由肠外营养过渡到肠内营养。肠内营养采用经口摄入,能量供应为30~35kcal/(kg·d)。第1天给予全量的1/3,第2天给予全量的1/2,如患者无腹胀、腹痛等不适,第3天给予全量并停用肠外营养。

理论支持

结直肠癌患者的治疗应实施多学科综合治疗协作组(multiple disciplinary team,MDT)模式,除手术外还可能涉及新辅助放化疗、辅助放化疗、生物治疗和靶向治疗等。营养治疗应贯穿于从首诊到完成整个综合治疗的全过程。

● 对于术前存在高营养风险或营养不良患者,应给予10~14d或更长时间营养治疗,首选肠内营养。如果肠内营养不能满足患者的能量需求,建议术前给予肠外营养治疗。

● 术前推荐患者口服含碳水化合物的饮品,通常是在术前10h给予800mL,直至术前2h。术前总蛋白/氨基酸摄入达标比总能量摄入达标更重要,建议蛋白/氨基酸摄入达到1.0~1.5g/(kg·d)。

● 结直肠癌患者术后的营养治疗首选口服营养补充剂,建议手术当天即可配合流食开始口服营养补充剂营养治疗。对于并发肠梗阻或吻合口瘘的患者,推荐给予肠外营养治疗。

● 对于结直肠癌术后存在营养不良者,建议出院后继续接受4~8周营养治疗,推荐使用标准配方的口服营养补充剂。

● 对于术后中/重度营养不良患者、ICU滞留时间较长的患者以及术后进行辅助放化疗的患者,建议出院后继续给予口服营养补充剂为主的营养治疗,时间可达3~6个月或更长。

资料来源:董明,周建平,姚宏伟.结直肠癌围手术期营养治疗中国专家共识(2019版)[J].中国实用外科杂志,2019,39(6):533-537.

◆ 如何做好结直肠癌术后患者双套管的精准护理?

(1)固定与标识:简易双套管的进水管与腹腔双套管的内芯管置入长度要明确标识,冲洗管路与输液管路要采用不同颜色标识。如患者需下床活动,则先关闭进水管,继续低负压吸引1~2min,再将进水管与出水管断开。患者活动结束后,按标识连接各管路,先接上低负压吸引,检查低负压吸引正常工作后再接上进水管路开始冲洗。

(2)压力设定:根据腹腔内污染物或消化液的多少调整进水管冲洗液滴速,低负压吸引压力设置以能将冲洗液完全吸引出腹腔为标准。吸引负压一般维持于15~20kPa,最大不超过40kPa,以免双套管尖端高负压损伤腹腔内脏器。

(3)引流观察:详细记录冲洗液的性状、进水量、出水量。如果发现引流液性状变化由澄清变为浑浊,出水量小于进水量或含有肠内营养液成分,特别是出现血性液体引出时,应立即停止冲洗和吸引并及时告知医生。在医生调整管道后要及时与患者家属沟通,告知其管道调整的原因及必要性,护士做好相关标识的更新和管路的妥善固定。

理论支持

肠外瘘的总体死亡率仍较高,外科手术是导致肠外瘘发生的主要因素。脓毒症、多器官功能障碍综合征、出血、导管相关性感染是肠外瘘患者的主要死因。实施主动冲洗引流是改善肠外瘘患者预后的重要手段。

● 感染源控制是肠外瘘治疗过程中极为重要的一环。感染源控制不佳,是导致患者死亡的主要原因之一。腹腔双套管主动冲洗引流可以有效地避免肠液内流。

● 对于确诊肠外瘘的患者,应及时将被动引流改为主动冲洗引流,或通过手术或穿刺建立主动冲洗引流。

● 近年来,越来越多的外科医生接受加速康复外科理念,术中不再放置腹腔引流管。然而,一旦出现肠瘘,在无腹腔引流管的情况下往往无法建立快速、有效的引流途径。因此,对有高肠瘘风险的手术,术中放置主动冲洗引流的腹腔引流管可能是更安全的选择。

● 近年来,CT引导下应用腹腔穿刺器经皮腹腔穿刺置入双套管冲洗引流,实施快速的感染源控制,获得较好的疗效。该方法既可以避免手术二次创伤,又可以达到有效控制感染源的目的。

资料来源:郑涛,解好好,吴秀文,等.全国多中心肠外瘘诊治情况调查及预后风险因素分析[J].中华胃肠外科杂志,2019,22(11):1041-1050.

◆ 如何避免结直肠癌术后吻合口瘘的发生?

根据吻合口瘘相关危险因素分析,直肠癌术后吻合口瘘的预防应贯穿围手术期全过程。

术前要积极纠正术前高危因素,对于存在低蛋白水平、糖尿病、贫血、肠梗阻等可能增加吻合口瘘风险的患者要在术前积极改善全身状况,可进行机械性肠道准备联合口服非肠道吸收抗生素。同时,对结直肠癌患者进行营养风险筛查及营养状况评估,并贯穿于治疗全过程。对于术前存在高营养风险或营养不良患者,应给予10~14d或更长时间营养治疗。

术中若存在下列情况可考虑施行预防性造口术:①全身情况较差;②术前存在肠梗阻;③存在吻合口瘘的高危因素。

术后预防:①严密观察生命体征变化,尤其监测体温变化;对高热者给予物理降温,并按医嘱应用抗生素。②观察腹部体征:术后1~2d为肠麻痹期,术后2~3d为不规则肠蠕动期,3~4d恢复正常肠蠕动,肠鸣音3次/d。在肠蠕动恢复前,单纯体温升高不能明确诊断吻合口瘘。观察腹部疼痛、压痛、反跳痛等情况,必要时行B超检查。③保持胃肠减压管通畅,有效减压能通过减压管吸出胃肠道积液积气,减轻腹胀,降低胃肠内的压力。当胃肠减压器内无胃液引出时,检查胃肠减压器是否有漏气、堵塞、扭曲、折叠等,必要时及时调整,保证引流通畅。拔除胃管后,仍禁食1~2d,以减少粪便排出。

理论支持

直肠癌术后吻合口瘘的预防:

1. 术前预防

● 积极纠正术前高危因素：对于存在低蛋白水平、糖尿病、贫血、肠梗阻等可能增加吻合口瘘风险的患者，要在术前积极改善全身状况。

● 术前可进行机械性肠道准备联合口服非肠道吸收抗生素。

2. 术中预防

● 预防性造口：可以减轻甚至避免中低位直肠癌前切除术后吻合口瘘导致的严重腹盆腔感染、脓肿、感染性休克等危及患者生命的状况发生，避免因吻合口瘘导致的二次手术。

● 吻合口血供：是确保安全吻合的最重要条件之一。为保证吻合口良好的血供，术中应仔细判断边缘动脉，避免损伤。在不能确定吻合口血供是否良好的情况下，可以考虑应用术中荧光（吲哚菁绿）显影技术协助判断。

● 吻合口张力：吻合后的乙状结肠应该几乎贴附于骶前（吻合口无张力的状态），避免形成"桥样悬空"。直肠癌根治术中出现以下情况时应考虑游离结肠脾曲：①吻合位置低：超低位吻合、结肠 - 肛管吻合时，乙状结肠在盆腔内有"桥样悬空"表现；②乙状结肠系膜粘连严重或游离后远端血供欠佳，被迫切除更多肠管；③乙状结肠系膜肥厚、偏短等；④考虑行结肠储袋吻合。

● 吻合器选择：应根据肠管直径选择合适的吻合器型号。

● 引流：盆腔引流虽不能降低吻合口瘘的发生，但可以减少盆腔血肿和感染的发生，减轻吻合口瘘的临床症状，有助于治疗吻合口瘘。一般将引流管放置于吻合口旁以及盆腔的最低处。

● 吻合口缝合加固：中低位直肠癌手术多采用双吻合器吻合法，吻合口侧方形成两个交角（"狗耳朵区"），缝钉相互交叉，结构薄弱，是吻合口瘘的好发部位。如果操作方便，适当加固缝合是可取的。

资料来源：中华医学会外科学分会结直肠外科学组．中国直肠癌手术吻合口漏诊断、预防及处理专家共识（2019 版）［J］．中华胃肠外科志，2019，22（3）：201-206．

（四）案例总结分析

对于胃肠道手术患者，应在术前做好各项防范措施，减少各种诱发因素的存在，以避免术后吻合口瘘的发生，促进患者的康复。对于该患者，术前应补充营养，控制血糖变化；术中严格按照肠道吻合操作规范进行；术后要保持各个管路的妥善固定及有效引流，同时注意患者的全身情况，加强围手术期营养支持。另外，护士需要密切观察患者术后病情发展，听取患者主诉，及时解决患者需求，做好患者宣教，提高患者的依从性。

（徐春静　王一龙）

参考文献 ◆

［1］《中华消化外科杂志》编辑委员会，《中华消化杂志》编辑委员会．急性非静脉曲张性上消化道出血多学科防治专家共识（2019 版）［J］．中华消化外科杂志，2019，18（12）：1094-1100．

［2］刘畅,刘亚军.急性非静脉曲张性上消化道出血中西医结合诊治共识(2019年)［J］.中国中西医结合杂志,2019,39(11):1296-1302.

［3］《中华内科杂志》编辑委员会,《中华医学杂志》编辑委员会,《中华消化杂志》编辑委员会,等.急性非静脉曲张性上消化道出血诊治指南(2018年,杭州)［J］.中华内科杂志,2019,58(3):173-180.

［4］BANKS PA,BOLLEN TL,DERVENIS C,et al. Classification of acute pancreatitis—2012:revision of the Atlanta classification and definitions by international consensus［J］. Gut,2013,62(1):102-111.

［5］LEPPÄNIEMI A,TOLONEN M,TARASCONI A,et al. 2019 WSES guidelines for the management of severe acute［J］. World J Emerg Surg,2019,14(1):1-20.

［6］中华医学会消化病学分会胰腺疾病学组,《中华胰腺病杂志》编委会,《中华消化杂志》编委会.中国急性胰腺炎诊治指南(2019年,沈阳)［J］.临床肝胆病杂志,2019,35(12):2706-2711.

［7］Italian Association for the Study of the Pancreas. Consensus guidelines on severe acute pancreatitis［J］. Dig Liver Dis,2015,47(7):523-543.

［8］LICHTENSTEIN GR,LOFTUS EV,ISAACS KL,et al. ACG clinical guideline:management of Crohn's disease in adults［J］. Am J Gastroenterol,2018,113(4):481-517.

［9］中华医学会消化病学分会炎症性肠病学组.炎症性肠病诊断与治疗的共识意见［J］.中华炎性肠病杂志,2018(3):173-190.

［10］中华医学会消化病学分会炎症性肠病协作组.对我国炎症性肠病诊断治疗规范的共识意见(2007年,济南)［J］.中华消化杂志,2007,27(8):545-550.

［11］BISCHOFF SC,ESCHER J,HÉBUTERNE X,et al. ESPEN practical guideline:clinical nutrition in inflammatory bowel disease［J］. Clin Nutr,2020,39(3):632-653.

［12］中国医师协会急诊医师分会.中国急诊感染性休克临床实践指南［J］.中华急诊医学杂志,2016,25(3):274-287.

［13］中华医学会消化内镜学分会ERCP学组,中国医师协会消化医师分会胆胰学组,国家消化系统疾病临床医学研究中心.中国ERCP指南(2018版)［J］.中国医刊,2018,53(11):1185-1215.

［14］中华医学会外科学分会胆道外科学组.急性胆道系统感染的诊断和治疗指南(2011版)［J］.中华消化外科杂志,2011,10(1):9-13.

［15］中华医学会外科学分会结直肠外科学组.中国直肠癌手术吻合口漏诊断、预防及处理专家共识(2019版)［J］.中华胃肠外科杂志,2019,22(3):201-206.

［16］郑涛,解好好,吴秀文,等.全国多中心肠外瘘诊治情况调查及预后风险因素分析［J］.中华胃肠外科杂志,2019,22(11):1041-1050.

［17］寇克剑,许军.结直肠癌术后吻合口瘘影响因素及早期预测指标［J］.中国现代普通外科进展,2019,22(3):248-252.

［18］尤久红,魏琳,谭萍,等.减轻留置胃管操作所致患者不舒适的最佳证据总结［J］.中西医结合护理(中英文),2020,6(2):1-7.

第九章

泌尿系统疾病患者的急危重症护理及案例分析

第一节　泌尿系统及其护理评估

一、泌尿系统概述

泌尿系统由肾脏、输尿管、膀胱及尿道组成,主要功能为排泄。泌尿系统各个器官都可发生疾病,并波及整个系统,如泌尿系统感染、泌尿系统结石、前列腺疾病、泌尿系统肿瘤、肾炎综合征、肾小球病等。其中,泌尿系统结石是泌尿外科常见疾病。随着社会的进步和经济的发展,伴随着饮食结构的改变,尿石症的发病率呈逐年上升的趋势。近期全国泌尿系统结石流行病调查发现,其发病率为0.64%。另外,尿路感染是常见的感染性疾病之一,据报道,全世界范围内每年约1.5亿人发生尿路感染。泌尿系统结石与尿路感染密切相关。泌尿系统结石不仅可以引起尿路梗阻,损害肾功能,还会因细菌黏附引发尿路感染。泌尿系统感染未得到有效控制,可能引起全身炎症反应综合征,进一步可发展为脓毒症,引起感染性休克,严重者可导致死亡。尿源性脓毒症的死亡率可高达20%~40%。因此,为预防和减少泌尿系统疾病及其并发症发生,积极开展泌尿系统评估显得尤为重要。

(一)泌尿系统的组成

泌尿系统由一对肾、两条输尿管、一个膀胱和一条尿道组成(图9-1),是人体造尿、输尿、贮尿、排尿器官的总称。肾脏可分为肾实质和肾盂两部分(图9-2),其基本功能单位叫肾单位。双侧肾脏大约包含240万个肾单位,每个肾单位均能生成尿液。尿液汇集于肾盂,经输尿管运输。输尿管是一对细长的管道,全长20~30cm。输尿管有3个生理狭窄,包括输尿管起始处、跨越髂动脉入小骨盆处、输尿管入膀胱壁处,都是输尿管结石的好发部位。膀胱是储存尿液的肌性囊状器官,容量平均为350~500mL。尿道是从膀胱通向体外的管道。男性尿道细长,长约18cm;女性尿道粗短,长约5cm。排尿是一种复杂的神经调节过程。膀胱的排尿反射受大脑皮质和脊髓排尿中枢的控制。有3对与排尿有关的外周神经(分别为腹下神经、盆神经、阴部神经)把膀胱和尿道与调控排尿的神经中枢联系起来,所以排尿行为可受意识控制。这些结构受损伤可引起尿失禁,或者尿液不能从膀胱中排出而导致尿潴留。

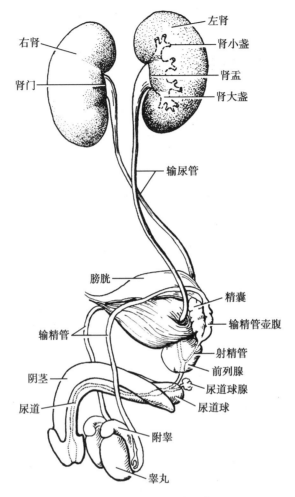

图 9-1 泌尿系统的组成

(二) 泌尿系统的功能

泌尿系统是人体重要的排泄途径,能将机体代谢过程中所产生的各种不为机体所利用或者有害的物质向体外输送。其中,肾脏是人体的重要器官,可通过重吸收功能保留水分和其他有用物质,如葡萄糖、蛋白质、氨基酸、钠离子、钾离子、碳酸氢钠等,以维持体内水、电解质和酸碱平衡。同时,肾脏还有内分泌功能,可生成肾素、促红细胞生成素、活性维生素 D_3、前列腺素、激肽等,具有调整血压、纠正贫血的作用。另外,肾脏也是机体内激素的降解场所和肾外激素的靶器官。这些功能使人体新陈代谢得以正常进行,对维持机体内环境的稳定有重要作用。

(三) 泌尿系统疾病的临床表现

1. 排尿异常 也称尿流异常,是泌尿系统疾病最常见的症状,包括泌尿系炎症、梗阻、排尿功能障碍所致的排尿次数增多、排尿方式改变、排尿感觉异常等。常见的排尿异常有如下表现:

(1) 尿频:导致尿频的原因很多,主要有炎症刺激、非炎症刺激、膀胱容量减小等。例如,

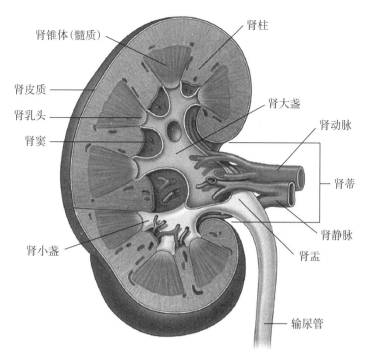

图 9-2　肾脏的结构

尿频是膀胱炎的一个重要症状,尤其是急性膀胱炎、膀胱结核更为明显。另外,前列腺炎、尿道炎、肾盂肾炎、外阴炎等也均可出现尿频。在炎症刺激下,尿频、尿急、尿痛往往同时出现,称为尿路刺激症。非炎症刺激如尿路结石、异物等,往往以尿频为主要表现。膀胱占位性病变、结核性膀胱挛缩或较大的膀胱结石等,会因膀胱容量减少而出现尿频。

（2）尿急:是指不能自控排尿或排尿有急迫感,尿意一来,急需排尿,不可稍有懈怠;或排尿之后,又有尿意,不及时排尿,则会尿湿内裤。尿急主要由于尿道、膀胱、前列腺因炎症或异物刺激所致,常伴有尿痛。其中,炎症刺激是主要原因,尤其在急性炎症时表现得最为明显。

（3）尿痛:指患者排尿时尿道(可伴耻骨上区、会阴部位)疼痛,疼痛程度有轻有重,常为烧灼感,重者痛如刀割。病理性尿痛的病因很多,但主要是膀胱及尿道疾病,如尿道炎、前列腺炎、前列腺增生、精囊炎、膀胱炎、尿路结石、膀胱结核、肾盂肾炎等。

（4）尿潴留:是指膀胱内充满尿液而不能正常排出。尿潴留按病史、特点分急性尿潴留和慢性尿潴留两类。急性尿潴留起病急骤,患者膀胱内突然充满尿液不能排出,胀痛难忍;慢性尿潴留起病缓慢、病程较长,患者下腹部可触及充满尿液的膀胱,其自己不能排空膀胱,但由于疾病长期存在和适应,痛苦反而不重。根据器质性病变和排尿动力障碍等原因,可将引发尿潴留的原因分为尿道或膀胱出口的机械性梗阻,如前列腺增生、前列腺肿瘤,尿道炎症、结石、肿瘤、先天性狭窄和畸形等;排尿动力障碍所致的动力性梗阻,如脊髓、马尾损伤或盆腔手术损伤支配膀胱的神经,造成神经性膀胱功能障碍等;另外,一些松弛平滑肌的药物偶尔也可引起尿潴留。

（5）尿失禁:即膀胱内的尿不受控制地自行流出,多发于老年患者。常见病因有中枢神经系统疾病引起神经源性膀胱;手术损伤膀胱、括约肌及感觉神经;膀胱肿瘤、结石、炎症、异物等引起不稳定性膀胱;尿道壁和盆底肌肉张力减退;子宫脱垂、膀胱膨出等引起括约肌功能减弱。根据症状和类型不同可将尿失禁分为急迫性尿失禁、压力性尿失禁、充溢性尿失禁、功能性尿失禁 4 种。

2. 尿液改变 尿液的异常改变具体表现为尿液成分、尿量和尿液气味发生改变。尿液成分改变常见的有细菌尿、脓尿、血尿、蛋白尿等,尿量发生变化主要有少尿和多尿。

(1) 细菌尿:是指尿液中有细菌存在,常见于泌尿系统感染。通常患者中段尿培养及菌落计数检测可见每毫升尿液细菌数在 10 万以上。

(2) 脓尿:指尿液中含有大量变性白细胞,即脓细胞。根据尿液中白细胞数量,可分为镜下脓尿和肉眼脓尿。细菌是引起脓尿的主要原因,以大肠埃希菌最常见,占 60%~80%。除细菌外,霉菌、原虫(丝虫)、埃及血吸虫、滴虫、包虫、巨病毒等也可引起脓尿。引起脓尿的疾病大致可分为泌尿生殖系统疾病及其邻近器官和组织疾病两大类,如肾盂肾炎、肾脓肿、肾周围蜂窝织炎或脓肿、输卵管及卵巢炎或脓肿等。

(3) 血尿:镜下血尿颜色正常,肉眼血尿根据出血量多少而呈不同颜色。尿呈淡红色,像洗肉水样,提示每升尿含血量超过 1mL。出血严重时尿可呈血液状。肾脏出血时,尿与血混合均匀,尿呈暗红色;膀胱或前列腺出血时,尿色呈鲜红色,有时有血凝块。血尿伴随肾绞痛或尿流中断常提示泌尿系统结石,血尿伴排尿困难常见于前列腺疾病,血尿伴尿频、尿急、尿痛症状可见于膀胱炎和尿道炎。

(4) 蛋白尿:正常人尿液中蛋白排出量小于 150mg/d。尿中蛋白量增加,尿蛋白质定性检查呈阳性反应,即为蛋白尿。如果尿蛋白含量≥3.5g/24h,则称为大量蛋白尿。根据疾病性质可将蛋白尿分为:①肾小球性蛋白尿,为最常见一种蛋白尿,因肾小球滤过膜损伤后血浆蛋白质特别是清蛋白滤出过多引起;②肾小管性蛋白尿,是因肾小管重吸收能力下降而出现的以相对分子质量较小的蛋白为主的蛋白尿;③溢出性蛋白尿,因血浆中相对分子质量较小或阳性电荷蛋白异常增多,经肾小球滤过,超过肾小管重吸收能力所形成的蛋白尿,尿蛋白定性多为 1+~2+;④组织性蛋白尿,来源于肾小管代谢产生的、组织破坏分解的、炎症或药物刺激泌尿系统分泌的蛋白质,进入尿液形成蛋白尿,尿蛋白定性多为 ±~1+。

(5) 少尿:指 24h 尿量少于 400mL 或每小时尿量少于 17mL。少尿根据病因可分为肾前性、肾性和肾后性 3 类。肾前性少尿多见于有效量容量减少、心脏排血功能下降、肾血管病变等原因引起的肾血流量减少,导致尿量减少;肾性少尿是指因肾小球或肾小管病变引起的肾功能急剧恶化,导致尿量减少;肾后性少尿是指因尿路梗阻、受压、挛缩等导致尿液排出受阻,引起尿量减少。

(6) 多尿:指 24h 排尿多于 2 500mL。饮水和食物原因可引起生理性多尿。病理性多尿主要由内分泌与代谢疾病以及肾脏疾病引发。其中,内分泌与代谢疾病常见的有尿崩症、糖尿病、钾缺乏、高钙血症等,肾脏疾病引起的多尿包括有肾性多尿、急性肾衰竭多尿期、慢性肾衰竭早期(主要为夜尿增多)。

3. 肾性水肿 首先发生在组织的疏松部位,如眼睑或颜面部,特点是晨起明显,午后多消退,劳累后加重,休息后减轻。水肿严重时可出现在身体低垂部位(如双下肢、腰骶部等),甚至全身。肾性水肿的性质是凹陷性水肿,呈现软而易移动的特点。

4. 肾痛 是指腰部肾区疼痛,常见原因有感染、囊肿、结石等。其中,引起感染的最常见致病菌为金黄色葡萄球菌,细菌可由其他化脓病灶(如疖、痈、肾邻近组织感染等)随血液流入肾脏。输尿管结石引发的肾绞痛症状剧烈,表现为腰部或上腹部疼痛难忍,阵发性发作,同时伴有恶心、呕吐、镜下血尿表现,查体时肋脊角压痛明显。输尿管蠕动、结石移动、间断性梗阻均可加重肾绞痛。

5. 其他 肾脏病引起的高血压会出现头痛、头昏、眼化、耳鸣等症状,部分患者因长期血压较高,对高血压症状耐受后也可以无任何不适。另外,长期肾性贫血患者可有非特异性的各系统症状,如贫血面容、畏寒、疲惫、嗜睡、食欲缺乏、肌无力、活动能力下降、心动过速、呼吸频率加快、活动时气促等。

二、泌尿系统护理评估

护士应运用专业知识及技能,对泌尿系统的症状和体征进行评估。从整体护理观点出发,了解患者的临床症状、护理问题、潜在并发症等,从而更好地确认患者的能力及限制,以帮助其达到最佳健康状况。评估重点在于肾脏功能及排尿活动,评估内容涉及生理、心理、社会等方面。

【健康史】

1. 现病史

(1) 患病经过:询问患者患病与发病的起始时间、持续时间、有无明显诱因、发病的急缓。主要临床表现及其特点,如水肿、尿异常、高血压、尿路刺激征等病情的发展和演变过程;疼痛出现的部位、性质、严重程度、持续时间、发作频率、缓解因素等;有无伴随症状如恶心、呕吐、血尿等;是否出现并发症。

(2) 诊疗经过:了解主要的检查诊疗结果、用药情况,包括药物的名称、剂量、给药途径、疗程及疗效,是否长期使用免疫抑制剂;评估患者的用药依从性。

(3) 目前状况:评估目前的主要不适对患者的影响,患者的自理能力、营养状况等,是否存在压疮、跌倒、深静脉血栓、导管意外滑脱等风险。

(4) 既往史与过敏史:询问患者是否有与泌尿系统疾病相关的疾病,如生殖系统炎症、尿路梗阻、结核、继发性高血压等,是否已接受治疗以及用药情况、疗效如何;是否存在药物或食物过敏史。

2. 生活史与家族史

(1) 个人史:评估患者的居住地在城市还是农村;从事的职业类型,是体力劳动还是脑力劳动,是否久坐少动、常憋尿。

(2) 饮食方式

1) 了解患者的饮食习惯和饮食结构,如是否经常摄入含动物蛋白丰富的食物,是否每天饮水量少、食盐摄入量高,是否喜好饮浓茶、奶茶或含咖啡因的饮料,是否经常食用含草酸盐及含钙量高的食物,是否喜好高嘌呤及动物内脏类饮食;评估患者有无烟酒嗜好,包括每天吸烟、饮酒的量及持续年限,目前是否已戒酒。这些往往是泌尿系统疾病的危险因素或诱发因素。

2) 评估患者对特殊饮食的依从情况。

(3) 生活方式:了解患者患病对生活、学习和工作的影响情况;患者作息是否规律,生活自理程度。了解有无夜尿增多,是否影响睡眠时间及睡眠质量等情况;有无定时排便的习惯,有无便秘排尿异常;是否有规律的地进行体育锻炼,主要的运动形式及运动量。评估患者睡眠、排便、运动等情况。

(4) 家族史:患者的直系亲属中有无与遗传相关的泌尿系统疾病,如遗传性家族性肾脏病、泌尿系统原发性发育异常、泌尿系统恶性肿瘤等。

【身体评估】

1. 一般状态

(1) 生命体征:是评估患者机体情况的最直接指标,主要包含脉搏和心率、血压、呼吸、体温、疼痛。生命体征指标的异常通常提示患者病情的变化。

(2) 面容与表情:急性尿潴留、肾绞痛患者常有痛苦面容;肾性贫血患者可出现贫血貌,表现为眼睑苍白、口唇及指甲苍白等;重度贫血还可出现皮肤蜡黄;肾性水肿患者常有肾病性水肿面容。

2. 全身状况 是否伴有全身性表现,如畏寒、发热、乏力、全身酸痛、食欲减退、恶心、呕吐等。

3. 泌尿系统症状评估

(1) 血尿症状评估:泌尿系肿瘤患者可出现间歇性无痛肉眼血尿;尿路结石患者可有活动后血尿伴肾绞痛表现;膀胱结石患者可出现血尿伴尿流中断;膀胱出血患者排尿可见大小不等的血块;输尿管出血患者排尿可见蚯蚓状血块。初始血尿提示尿道、膀胱颈出血,终末血尿表明后尿道、膀胱颈或膀胱三角区出血,全程血尿提示膀胱或膀胱以上部位出血。

(2) 排尿异常:炎症、结石、结核、膀胱容量减少患者常有尿频、尿急症状;前列腺增生患者可出现排尿困难、尿潴留;尿液不受控制流出常见于各类尿失禁患者。

(3) 尿液异常:脓尿常见于泌尿系统感染患者,如尿路感染、急性肾盂肾炎等;乳糜尿多见于丝虫病;蛋白尿多见于肾小球疾病;晶体尿提示存在泌尿系统结石或尿酸过高;糖尿和酮尿是糖尿病酸中毒昏迷的早期指标。

(4) 疼痛:肾输尿管痛表现为腰背部、上腹部持续性疼痛,可沿输尿管向同侧腹股沟、睾丸和大腿内侧放射,常见于泌尿结石梗阻。膀胱痛是位于耻骨上区域的胀痛,多因急性尿潴留所致。前列腺痛见于前列腺炎所致的会阴、直肠、腰骶部、阴囊等不适。阴囊痛多为附睾炎或睾丸蒂扭转。急性肾盂肾炎会有腰痛或伴有向会阴部下传的腹痛,并且有肾脊角和上输尿管点压痛、肾叩击痛等。

(5) 膀胱刺激征:表现为尿频、尿急、尿痛,提示患者可能存在尿路感染、膀胱炎、泌尿系统结核等。

(6) 尿道综合征:指有膀胱刺激症状(包括尿频、尿急、尿痛、排尿不畅、小腹坠胀等),但没有微生物尿路感染的一组症候。患者尿常规正常,且排除尿路结核菌、真菌、厌氧菌、淋球菌及衣原体、支原体感染的可能性,临床上常以尿频为突出表现。

(7) 肾病综合征:表现为大量蛋白尿(>3.5g/d)、低蛋白血症(血浆白蛋白<30g/L)、高度水肿、高脂血症(即"三高一低")的一组症候。原发性肾病综合征属于原发性肾小球疾病,有多种病理类型,如微小病变性肾病、系膜增生性肾小球肾炎、局灶性节段性肾小球硬化、膜性肾病等。

(8) 肾病综合征:表现为大量蛋白尿(>3.5g/d)、低蛋白血症(血浆白蛋白<30g/L)、高度水肿、高脂血症(即"三高一低")的一组症候。原发性肾病综合征属于原发性肾小球疾病,有多种病理类型,如微小病变性肾病、系膜增生性肾小球肾炎、局灶性节段性肾小球硬化、

膜性肾病等。

【心理 - 社会评估】

1. 患者角色　评估患者对疾病的性质、过程、预后及防治知识的了解程度；患者对就医治疗的态度；住院对患者生活、工作、学习的影响；患者是否适应角色转变，应对方式如何。

2. 心理状态　评估患者有无焦虑、恐惧、抑郁等心理反应及其严重程度。在患病急性期，患者常因疾病引起的疼痛、血尿、尿频等症状，部分患者担心手术风险、手术费用及术后康复等情况而产生悲观、焦虑、孤独感等心理反应。

3. 社会支持系统　了解患者的家庭成员组成、家庭经济、文化、教育背景；家庭成员对患者所患疾病的认识，对患者的关心和支持程度；患者有无医疗保障、经济负担；患者出院后的就医条件、家庭饮食习惯、居住地的社区保健资源等。

【辅助检查结果评估】

1. 实验室检查结果评估

(1) 尿常规检查：如尿液中白细胞增高需考虑泌尿系统感染；红细胞增高则需考虑泌尿系统感染伴结石、肿瘤或泌尿系统畸形等原因；尿蛋白升高需要考虑肾功能受损。另外，还需要关注尿管型、尿糖、酸碱度和尿比重等指标。

(2) 尿培养检查：评估监测人体泌尿系统(包括肾、膀胱、尿道)是否健康、无菌。尿液培养发现细菌提示可能存在泌尿系统感染。药敏试验可指导医生准确使用抗生素，对于感染控制具有重要意义。

(3) 血常规检查：评估患者血红蛋白、血细胞比容的情况，尤其是前列腺增生、膀胱肿瘤手术治疗后，持续血尿伴血细胞比容、血红蛋白进行性下降提示可能出现贫血；评估白蛋白水平，若 <35g/L，则存在营养不良的风险；此外，应关注白细胞、中性粒细胞等情况。

(4) 生化检验检查：包括血电解质、肝肾功能、血糖、血脂等。评估患者有无电解质紊乱。各种严重肾脏疾病引起肾功能不全时，尿素、肌酐、尿酸等肾功能指标均会增高，如血肌酐明显升高提示预后差，对临床疾病的诊断和治疗有重要意义。

2. 影像学检查

(1) 超声显像检查：可清楚显示双肾、输尿管、膀胱的形态及病变情况，也用于测定残余尿量。

(2) X 线检查：了解肾脏大小和位置，用于检查是否有尿路结石，绝大多数尿路结石均可被 X 线显示。

(3) 静脉尿路造影检查：经静脉注射造影剂，通过肾排泄到尿路，能清楚显示肾盂、肾盏、输尿管和膀胱的形态，在观察全尿路病变的同时，也可间接了解肾脏的滤过功能和浓缩功能，对于检查泌尿道器质性病变、观察尿路梗阻部位及原因、肾实质肿瘤和囊性肾病等具有重要诊断意义。

(4) MRI 检查：对泌尿生殖肿瘤的诊断与分期、肾囊肿内容鉴别、肾上腺肿瘤的诊断价值重大。

(5) CT 检查：显示肾脏的形态、位置及占位病变的情况，了解分肾功能，亦可检测移植肾的肾功能情况。

3. 膀胱镜检查　是泌尿外科基本检查手段，可直接观察尿道、膀胱内病变，还可进行取活检样本、异物、碎石以及电凝止血等诊疗操作。

4. 前列腺穿刺活检 可获得前列腺组织,是确诊前列腺癌的重要手段。穿刺途径包括经会阴和经直肠两种。

第二节 泌尿系统常用监测手段及护理要点

泌尿系统指标监测是患者系统功能监测的重要组成部分,能对患者的脏器功能和内环境状况进行客观、快速、动态的评估和测定,帮助医护人员分析、判断泌尿系统的功能状态,追踪病情发展变化,指导临床治疗。

一、泌尿系统一般监测手段及护理要点

(一) 尿量监测

尿量可作为判断肾功能的敏感标志,反映泌尿系统及血液灌注情况,是急性肾损伤诊断和分期的依据,也是肾移植术后重要监护内容。另外,监测尿量可为早期行肾脏功能保护或替代治疗提供循证依据。常见的尿量异常包括有多尿、少尿、无尿,其中少尿或无尿的监护尤为重要。健康成人每天总尿量为 1 000~2 000mL,尿量 >2 500mL 为多尿,<400mL 为少尿,<100mL 为无尿。少尿是肾损伤常见的临床表现。应用时间窗尿量计量方法,可定义一个 6h 时间窗尿量 <3mL/(kg·6h) 为一次少尿事件。患者少尿事件的发生频率增加预示死亡风险大大增加,计算少尿事件的发生频率对于肾损伤预后的判断具有重要意义。按照风险期、损伤期、衰竭期、丧失期、终末期肾病(risk, injury, failure, loss, end stage renal disease, RIFLE) 分期标准,急性肾损伤Ⅰ期(有肾损伤危险)尿量 <0.5mL/(kg·h) 少于 6h;Ⅱ期(肾损伤)尿量 <0.5mL/(kg·h) 超过 12h;Ⅲ期(肾衰竭)尿量 <0.3mL/(kg·h) 超过 24h 或无尿超过 12h。

1. 护理要点

(1) 密切监测尿量变化,能早期识别无尿或少尿症状并与医生沟通。

(2) 能够正确判断可能引起少尿的原因,如引流管阻塞等梗阻因素或血容量不足。

(3) 掌握补液原则,严密监测有无心力衰竭、电解质紊乱等并发症的发生,并做好透析治疗准备。

2. 注意事项

(1) 保持导尿管通畅、无扭曲;妥善调整导尿管位置,避免过深或过浅;导尿管气囊应注入 10~15mL 的生理盐水,妥善固定导尿,避免尿液外溢。

(2) 每小时观察记录 1 次,并计算累积尿量。

(3) 人工观察计尿量时,使液面与眼睛保持平行,尽量达到计量准确。

(二) 体重监测

成人水钠潴留不易察觉,仅表现为体重的增加,因此体重增减是判断患者水肿消长最有价值的指标。此外,体重监测也用于评估和及时发现肾病综合征患者病情变化。

1. 护理要点

（1）掌握体重测量方法和要求。

（2）正确判断体重异常，能及时发现体重异常波动并给予相应处理。

2. 注意事项

（1）监测频率为每天 1 次。

（2）使用测量精准的体重秤，测量前让患者先排空大小便，尽量去除身上厚重衣物、鞋帽。

（3）测量结束，准确记录患者体重及水肿变化。

二、病原学监测手段及护理要点

尿路感染病原学监测是指导临床合理用药的重要手段，临床护士应具备正确留取相关病原学培养标本的专业技能，以获取可靠的病原学资料。这对缩短患者病程，减少并发症的发生，降低治疗费用具有重要意义。尿路感染病原学监测通常采集尿培养标本。

尿细菌学检查是确诊尿路感染的主要依据，标准为：革兰氏阴性菌 $\geq 1 \times 10^5 CFU/mL$，真菌和革兰氏阳性菌 $\geq 1 \times 10^4 CFU/mL$，尿沉渣白细胞计数 $>10/HP$。尿培养标本的留取方式主要包括留取清洁中段尿、清洁导尿、膀胱穿刺，最为常用的方法是留取清洁中段尿。

1. 护理要点

（1）采集尿标本应严格遵循无菌操作规范。

（2）密切观察监测结果，识别患者尿路感染症状及异常主诉，并与医生沟通。

2. 注意事项

（1）留取尿标本应在使用抗生素前或停用抗生素 1 周后。

（2）留取尿标本前，应先清洗外阴，再进行尿道口消毒；留取中段尿标本时，让患者自然排尿，弃去前段和后段尿液，仅将中段尿留取在无菌容器内。

（3）标本内不可混入洗涤剂、消毒剂和防腐剂等化学物质。

（4）细菌培养与药敏试验一起进行。

（5）标本留取后及时送检。

三、肾功能评估监测手段及护理要点

（一）肾小球滤过率

肾小球滤过率通常被认为是衡量肾脏功能的关键指标，可用于各类肾脏疾病病情的监测，也是疗效评价以及及时发现并发症的重要手段之一。既往多留取血、尿标本测定肌酐浓度，计算肌酐清除率（creatinine clearance rate，CCr）的方法来评估肾小球滤过率，正常值为 $(100 \pm 10)mL/(min \cdot 173m^2)$。但此法需留取 24h 尿液，不适用于门诊长期随访患者，主要用于肾脏替代治疗患者的残余肾功能检测。目前大多根据血清肌酐来估算 GFR，即将患者血清肌酐等指标值代入公式来计算，如 Cockcroft-Cault 公式、MDRD 公式、简化 MDRD 公式和 CKD-EPI 公式,计算 GFR 估算值(estimated glomerular filtration rate,eGFR)。Cockcroft-Gault 公式:GFR=186× 血肌酐(mg/dL)$^{-1.154}$× 年龄 $^{-0.203}$×(女性 ×0.742)×1.73/ 体表面积。简化 MDRD 公式:GFR=[(140- 年龄)× 体重 ×(女性 ×0.85)/(血肌酐 ×72)]× 0.84×1.37/ 体表面积。

肾小球滤过功能还可通过血清胱抑素 C、菊粉清除率和应用放射性同位素检查的方法准确测定,但后两种方法大多限于临床研究。临床上也常用血尿素氮和血肌酐值来判断肾小球的滤过功能,但两者均在肾功能严重损害时才明显升高,不能作为早期诊断指标。血尿素氮易受肾外因素的影响,如高蛋白饮食、高分解状态、上消化道大出血等,其特异性不如血肌酐。

1. 护理要点

(1)检查前向患者说明检查目的、方法和注意事项,指导患者配合检查。

(2)掌握标本采集的具体步骤。

2. 注意事项

(1)肾小球滤过率可以用多种方法测定,要注意每种方法的计算公式和注意事项。

(2)避免饮食等因素的影响,检查前避免高蛋白饮食。

(二)肌酐清除率

肌酐清除率(CCr)是指肾脏在单位时间内把若干毫升血液中的内在肌酐全部清除出去,可反映肾小球的滤过功能,是判断肾小球损伤的早期重要指标。

CCr 计算公式:CCr= 尿肌酐浓度(μmol/L)× 每分钟尿量(mL/min)/ 血浆肌酐浓度(μmol/L)

成人正常值为 80~120mL/min,可根据 CCr 将肾功能分为 4 期:肾功能代偿期 CCr 为 50~80mL/min,肾功能失代偿期 CCr 为 20~50mL/min,肾衰竭期 CCr 为 10~20mL/min,尿毒症期或终末期肾衰竭 CCr<10mL/min。CCr 对临床治疗具有指导意义:CCr 在 30~40mL/min 时,应限制蛋白质摄入;CCr<30mL/min 时,不宜用噻嗪类利尿剂,应改用袢利尿剂;CCr≤10mL/min 时,应采取透析治疗。

1. 护理要点

(1)检查前向患者说明检查目的、方法和注意事项,指导患者配合检查。

(2)掌握标本采集的具体步骤。

2. 注意事项

(1)检查前,患者无肌酐饮食(禁食肉类)3d,限制蛋白质入量,避免剧烈运动。

(2)检查期间,禁用利尿剂,避免咖啡、茶叶等利尿性物质。

(3)留取 24h 尿,空腹采集静脉血。

(4)准确计算尿量,避免影响 CCr 检测的准确性。

(三)尿比重

尿比重(specific gravity,SG)是指在 4℃时尿液与同体积纯水重量之比,是反映尿液中所含溶质浓度的指标。尿比重的正常值为 1.015~1.025。临床上通常结合 24h 尿量综合判断和分析患者血容量及肾脏的浓缩、稀释功能。尿比重异常对临床诊断具有重要价值。高比重尿可见于急性肾小球肾炎、心力衰竭、高热、脱水、糖尿病酮症等。尿比重固定在正常范围称为等渗尿，主要见于慢性肾小球肾炎、肾盂肾炎等远端肾单位浓缩功能严重障碍的疾病，也可见于尿崩症、尿毒症、利尿剂治疗或大量饮水后。

1. 护理要点

（1）使用清洁容器留取 10mL 新鲜尿液，并及时送检。

（2）女性患者月经期间不宜留取尿标本。

（3）患者分泌物过多时，应清洗会阴后再留取，避免阴道分泌物、粪便等污染标本。

2. 注意事项

（1）根据室温进行温度补偿调整。温度每升高 3℃，尿比重应增加 0.001；温度每降低 3℃，尿比重应减去 0.001。

（2）尿蛋白含量每增加 1%，尿比重应减去 0.003。

（3）尿比重过高或过低时，用化学试带法测量不灵敏，应改用折射计法。

（4）尿液中有盐类结晶析出时，测量的尿比重偏低，应待盐类溶解后再测定。

（5）尿标本留取后，应尽快送检，以免尿素分解使尿比重下降。

（四）尿渗透压

尿渗透压是经肾排泄到尿液内全部溶质微粒的总量。影响尿渗透压的物质主要是晶体性溶质，特别是离子化的溶质微粒。渗透压值主要取决于尿中电解质及尿素的水平。尿渗透压主要用于评估血容量及肾脏的浓缩功能。尿渗透压正常值为 600~1 000mOsm/(kg·H$_2$O)。临床上，通常同时监测尿渗透压和血浆渗透压，并计算两者的比值，正常人的尿渗透压∶血浆渗透压的值为(3~4.5)∶1。尿液渗透压与血浆渗透压相等或相近，称为等渗尿，长时间排出等渗尿表明肾浓缩功能障碍。

1. 护理要点

（1）告知患者禁饮 8h，留取晨尿 10mL。

（2）女性患者留取标本应避开月经期。

（3）使用清洁容器留取尿标本，避免阴道分泌物、粪便等污染。

（4）标本留取后及时送检。

2. 注意事项

（1）在室温条件下，对于尿标本，应在 8h 内完成检测。

（2）尿标本在 4℃条件下放置，可延长检测时间至 48h。

（3）检测前，确保尿标本内无气泡。

（4）按照渗透压仪标准操作规程进行操作，准确获取尿液渗透压数值。

四、膀胱功能监测手段及护理要点

（一）残余尿测定

残余尿是指排尿结束的瞬间膀胱内残留的尿液容量，残余尿的出现及量一定程度上反映了膀胱排尿功能障碍。残余尿是前列腺增生的诊断指标之一，也可用于膀胱功能恢复情况的评估。残余尿异常标准为残余尿量大于 50mL。残余尿量大（大于 300mL）易导致上尿路积水与肾功能损害。残余尿可在全套尿流动力学测试中进行测定,也可以通过导尿术回抽残余尿直接测定。直接测定法较为准确。临床护士应掌握通过导尿法测定残余尿,为医生决策提供参考依据。

1. 护理要点

(1) 严格执行无菌操作,预防尿路感染。

(2) 插尿管动作轻柔,以免损伤尿道黏膜。

2. 注意事项

(1) 残余尿量一般为 5~10mL,如超过 100mL 则应留置导尿管。

(2) 先让患者自行排尿,然后导尿测定残余尿。

(3) 选择粗细适宜的导尿管,充分润滑导管。

(4) 将尿管插入,见尿后,再插入 2~3cm(女性)或 5~7cm(男性),不可过深或过浅,忌反复抽动尿管。

(5) 使用大规格注射器回抽尿液测定残余尿量。

(二) 尿流动力学检查

全面的尿动力学检查可以直观量化尿路功能,检查内容主要包括尿流率测定、膀胱压力容积测定、排尿时压力测定、尿道压力测定以及括约肌肌电图。

1. 尿流率测定 记录单位时间排出的尿量,量化排尿状况,反映下尿路贮尿、排尿功能的一般水平。尿流率测定是下尿路尿流动力学检查的基本项目,常用于排尿障碍性疾病的筛查,亦可用于疗效的客观评价。此检查的指标主要有最大尿流率、平均尿流率、排尿时间及尿流时间、尿量等。其中,最大尿流率意义最大,≤15mL/s 提示疑有排尿异常,≤10mL/s 表明确有排尿异常。

(1) 护理要点:①说明检查目的、方法和注意事项;②指导患者配合检查。

(2) 注意事项:①嘱患者检查前多饮水,饮水量在 1 000~2 000mL,排尿量在 200mL 以上;②嘱患者憋尿,达到最大尿意时,在仪器中排尿;③排除环境因素对患者的影响;④注意尿线勿直接冲击传感器,且位置应相对固定,不要来回摆动,以免影响检测准确性。

2. 膀胱压力容积测定 此检查将描记膀胱充盈(贮尿功能)及收缩(排尿功能)过程中的膀胱压力容积曲线,以膀胱内压力与容积间的关系反映膀胱的功能,如贮尿期膀胱感觉、容量、顺应性、逼尿肌稳定性以及运动神经支配等情况,用于神经源性膀胱的诊断与分类。

(1) 适应证 ①有储尿期症状,如膀胱刺激征、遗尿、尿失禁等;②有排尿困难,如尿线细、排尿费力、尿等待等;③有神经系统疾病,并且存在排尿困难症状;④下尿路功能障碍性疾病的疗效观察与评估;⑤排尿神经生理、病理、药理学实验与临床观察。

(2) 主要测定指标:残余尿、膀胱空虚静止压力、初感觉、急迫排尿感时膀胱容积、充盈期膀胱压力、逼尿肌无抑制收缩、膀胱顺应性等。

1) 初感觉:有初感觉时的膀胱容量为 100~200mL。感觉过敏时,初感觉提前,有急迫尿感时的膀胱容积变小;感觉迟钝时,初感觉推迟,有急迫尿感时的膀胱容积变大。

2) 膀胱顺应性:较少的容量增加伴明显的压力增高(>1.47kPa/15cmH$_2$O),提示低顺应性膀胱;容量达到或超出正常但压力始终无明显升高,提示高顺应性膀胱。

3）逼尿肌收缩功能：储尿期出现自发 / 诱发性逼尿肌收缩，压力 >1.47kPa/15cmH$_2$O，提示不稳定膀胱；排尿期逼尿肌收缩压 <1.47kPa/15cmH$_2$O 或收缩不持久，提示逼尿肌收缩无力；排尿期逼尿肌收缩压 >9.8kPa/100cmH$_2$O，提示逼尿肌收缩亢进。

（3）护理要点：①说明检查目的、方法和注意事项；②做好心理护理，取得患者配合以获取准确测量结果；③准备检查仪器，严格执行无菌操作。

（4）注意事项：①为正确测量压力，要做到检查仪器设零、校准传感器、确定压力参照水平；②测压管应做到"一人一管一用"；③检查前数天，停用对膀胱功能有影响的药物，如平滑肌松弛药、盐酸坦索罗辛等；④检查前排空大便，以免腹压增加影响检测结果；⑤检查前排空小便，利于膀胱压力监测；⑥检查时不要移动身体、大声说话，放松腹肌，减少腹压对膀胱压力检测结果的影响；⑦检查后多饮水或口服抗生素 2~3d，以减轻血尿、排尿困难以及尿路刺激等症状。

2. 尿道压力测定　沿尿道全长连续测定并记录尿道腔内压力，用于了解尿道括约肌功能，包括非排尿状态时的静态测定及排尿时的动态测定。前者反映在膀胱无收缩情况下尿道控制排尿的能力；后者则反映排尿时尿道压力发生相应变化的能力。

（1）静态尿道压力测定的适应证：①膀胱颈及后尿道梗阻性疾病检查；②良性前列腺增生症检查；③尿失禁检查；④女性尿道综合征检查；⑤尿道神经肌肉药理学研究。

（2）静态尿道压力测定主要监测参数：①最大尿道压相当于膜部尿道处压力，男性为 90cmH$_2$O，女性为 50~80cmH$_2$O。②最大尿道闭合压即最大尿道压与膀胱压之差，男性为 50~70cmH$_2$O，女性为 40~70cmH$_2$O。尿道闭合压和最大尿道压低提示尿道关闭功能不全。某段尿道压或功能尿道长度值升高提示尿道闭合功能亢进。③前列腺压相当于精阜处压力，为 15~18cmH$_2$O。④功能性尿道长度是指尿道压大于膀胱压的尿道长度，男性为 5.4cm ± 0.8cm，女性为 3.7cm ± 0.5cm。

（3）护理要点：①向患者说明检查目的、方法和注意事项，指导患者配合检查；②准备检查仪器，严格执行无菌操作。

（4）注意事项：①将测压尿管经尿道置入膀胱，再借助机械装置匀速沿尿道拉出；②使用液体或气体灌注测压法时，不断以恒定流量向测压尿管内灌注液体或气体；③在不同体位、咳嗽或排尿时重复检查，以获得更多资料。

3. 肌电图测定　描记尿道外括约肌和肛门括约肌在神经冲动传导引起肌细胞膜去激化过程中所产生的生物电流，用于反映储尿和排尿过程中尿道外括约肌的舒张和收缩状态。肌电图测定主要指标有波形、振幅、持续时间及频率等，适应证包括逼尿肌外括约肌协同失调、上下运动神经元损害、急迫性尿失禁和逼尿肌不稳定等。

（1）护理要点：①向患者说明检查目的、方法和注意事项，指导患者配合检查；②多与上述其他检查联合使用。

（2）注意事项：①使用同心圆针电极，准确插入尿道外括约肌；②插入尿道外括约肌的标志是有阻力感，同时出现肌电；③检查时，嘱患者分别行憋尿、排尿动作，测定并记录外括约肌肌电活动情况。

第三节 泌尿系统典型急危重症案例分析

一、双侧肾输尿管结石梗阻并发急性肾衰竭的临床案例

(一)患者一般信息

患者,男,69岁。8年前体检发现双侧肾结石,未引起重视。5年前因右肾结石于当地医院行右侧输尿管镜下钬激光碎石2次,具体不详。2年前的5月起出现乏力、食欲缺乏、消瘦。5月15日于当地医院查CT平扫示:双肾多发结石伴右肾重度积水,左侧输尿管上段结石,左肾萎缩。为求进一步治疗,患者于某三甲医院泌尿科就诊。5月16日,查B超示双肾积水(右肾重度肾积水,右肾皮质菲薄),双肾结石[双肾内多处较大(24mm)强回声,左肾集合系统内数处较大(9mm)强回声];尿常规:白细胞116.7/μL,红细胞1 324.8/μL;肾小球滤过率:左侧17.2mL/min,右侧6.538mL/min。5月17日,查肾输尿管CT平扫示右肾多发结石伴右肾重度积水,左肾多发结石,左侧输尿管上段结石伴左肾积水,左肾轻度萎缩。建议行手术治疗。5月18日,以左输尿管上段结石伴积水、左肾结石伴肾萎缩、右肾多发结石伴重度积水、慢性肾功能不全收入院。入院后,予以完善相关术前准备,择期手术。

(二)诊治护理过程

入院第1天:患者血清肌酐237μmol/L,左侧肾小球滤过率17.2mL/min,右侧肾小球滤过率6.538mL/min,提示处于慢性肾功能不全失代偿期。患者晨起眼睑水肿,主诉有恶心、呕吐、腰酸、疲乏、全身皮肤瘙痒等症状。

入院第2天:6时,患者血清肌酐516μmol/L,尿素21.3mmol/L,血钾5.6mmol/L。查体见眼睑水肿明显,波及颜面部,双下肢胫骨前、踝部皮下组织中度凹陷性水肿。24h尿量300mL。遵医嘱予聚磺苯乙烯钠散15g 2次/d口服降钾,继续观察尿量变化。

12时,患者6h无尿液,复查血清肌酐771μmol/L,血钾6.1mmol/L,提示病情进展至尿毒症期。遵医嘱予血液透析1次。透析后复查,血清肌酐200μmol/L,血钾5.2mmol/L。遵医嘱密切观察水电解质和酸碱平衡情况。

入院第3天:6时,患者血肌酐401μmol/L,尿素11.2mmol/L,血钾5.4mmol/L。

8时,患者于全麻下行左输尿管结石钬激光碎石+双J形管置入术。手术时长90min,术后留置导尿管1根回病房,予鼻导管吸氧,心电监护监测生命体征,记每小时尿量。患者术后2h尿量30mL,尿色鲜红,全身疏松组织均可见水肿,双下肢呈重度凹陷性水肿。告知医生,予急查肾功能。

13时,接检验科报告血肌酐>1 000μmol/L,紧急行血透治疗,并留医嘱次日晨复查肝肾功能、电解质。

入院第4天:7时,患者血肌酐710μmol/L,尿素25.2mmol/L,血钾6.0mmol/L。导尿管中引流出深褐色浑浊尿液,量约5mL。遵医嘱予右颈置入长期血透管,定期行血透治疗,每天监测肾功能。

入院第 8 天：患者尿量（500~900mL）较治疗前增多，血肌酐在 720~930μmol/L，仍处于尿毒症期。患者带血透管出院，进行长期血液透析治疗。

（三）护理思考路径

◆ 为什么双侧输尿管结石梗阻的患者容易发生急性肾衰竭？

任何导致上尿路梗阻的因素，如泌尿系结石、肿瘤浸润压迫、腹膜后纤维化、先天性畸形、盆腔手术误伤 / 误扎输尿管等，均可导致急性肾后性肾衰竭。其中，上尿路结石是引起梗阻性急性肾衰竭的最常见原因，其发生机制是肾盂内压增高导致肾缺血、肾萎缩、肾实质持续受损。该患者双肾及输尿管多发结石，入院时血清肌酐及肾小球滤过率检查结果提示已处于慢性肾功能不全失代偿期；入院后第 2 天，血清肌酐、血钾持续升高，出现少尿甚至无尿，并存在水肿、呕吐、腰酸、乏力等症状，考虑发生了急性肾衰竭。

理论支持

成人双肾积水的病因是多方面的，既可以是双侧上尿路梗阻也可以是下尿路梗阻。梗阻主要来自泌尿系统自身，以双侧输尿管机械性梗阻为主，也可以是动力性梗阻，如神经源性膀胱。在青壮年患者中，病因多为双上尿路的机械性梗阻，其中最多见的是上尿路结石；而在老年男性患者中，致病原因以下尿路疾病，特别是良性前列腺增生最多见。

下尿路梗阻所致双肾积水一般两侧肾脏积水程度相近，由于膀胱的缓冲作用，对肾血流动力学影响相对较小，肾损害相对较轻。而上尿路梗阻所致肾积水，如双侧肾盂、输尿管或孤立肾输尿管梗阻超过 6 周，肾小球滤过率和肾小管功能则难以恢复。所以此类患者的治疗原则是短时间内解除梗阻，最大限度地保存肾功能。

资料来源：DONALDSON JF，LARDAS M，SCRIMGEOUR D，et al. Systematic review and meta-analysis of the clinical effectiveness of shock wave lithotripsy, retrograde intrarenal surgery, and percutaneous nephrolithotomy for lower-pole renalstones[J]. Eur Urol,2015,67(4): 612-616.

◆ 如何早期识别双侧输尿管结石梗阻患者发生急性肾衰竭？

急性梗阻性肾衰竭起病急、发展快、病情危重，以少尿或无尿为主要特征，表现为血肌酐和尿素氮升高，影像学见输尿管结石及结石引起的梗阻征象。护士要了解急性肾衰竭的临床表现，严密监测患者尿量变化。随着病情发展，多数患者会经历少尿期、多尿期、恢复期这 3 个临床病程。该患者术前检查显示双肾重度积水、左肾萎缩，肌酐 237μmol/L，提示有慢性肾功能不全。入院后第 1 天尿量 300mL，为少尿。应用时间窗尿量计量方法定义一个 6h 时间窗尿量 <3mL/（kg·6h）为一次少尿事件，计算患者少尿事件的发生频率，该患者入院 3d 内发生少尿事件 3 次。入院后第 2 天，患者 6h 时间窗尿量为 0mL。尿量是判断肾功能的敏感标志，上述尿量变化说明该患者肾生理功能在短时间内出现大幅度下降，应高度警惕出现急性肾衰竭。

理论支持

监测尿量可为早期诊断急性肾损伤、判断患者预后、确定肾脏替代治疗起止时机提供重要依据。尿量的改变,尤其少尿,是急性肾损伤常见的临床现象,现有的急性肾损伤诊断标准,包括急性肾损伤网络(acute kidney injury network,AKIN)标准和改善全球肾脏病预后组织(kidney disease:improving global outcomes,KDIGO)标准,均纳入尿量作为急性肾损伤诊断和分期的依据。急性透析质量倡议(Acute Dialysis Quality Initiative,ADQI)工作组也推荐将尿量作为判断肾功能的一个敏感标志,并强调增加观察频率,如进行每小时计量,可增加急性肾损伤的早期诊断率。

资料来源:郭锦洲.改善全球肾脏病预后组织(KDIGO)临床实践指南:急性肾损伤[J].肾脏病与透析肾移植杂志,2013,22(1):57-60.

◆ 患者少尿或无尿时,护士需注意观察哪些指标及病情变化?

急性上尿路梗阻性少尿或无尿导致体内代谢产物排出障碍,易迅速出现氮质血症、水电解质和酸碱平衡紊乱,可由此产生全身中毒症状,因此密切监护患者病情变化尤为重要。观察要点包括:①有无恶心、呕吐、腹胀等消化道症状,或呼气中有氨气味;②患者排钾减少,体内血钾增高,加重代谢性酸中毒,需观察是否有肌无力或肌麻痹等症状,严密监测心率和心电图,积极保护心脏,防治心律失常,严重高血钾可导致心搏骤停,应及时抢救;③患者出现水肿时,应密切观察有无血压升高、心悸、气促不能平卧或剧烈咳嗽伴咳粉红色泡沫样痰,出现这种情况要考虑有心力衰竭可能,应及时报告医生,予以抢救;④准确记录24h尿量并严格控制入量,定时测定电解质及酸碱平衡情况。

理论支持

在急性肾损伤风险期,以分析、化解危险因素为重点,采用去除病因、监测每天出入量和体重变化、评估血容量、维持电解质和酸碱平衡等方法。

泌尿系急性梗阻的治疗原则是及早解除梗阻,促进肾功能恢复。如及时解除梗阻,89%患者的肾功能可恢复且预后良好。肾功能恢复程度与梗阻时间长短密切相关。资料显示,完全梗阻36h内,解除梗阻后肾小球滤过率和肾小管功能可完全恢复;完全梗阻2~3周,解除梗阻后肾小球滤过率和肾小管功能45%~50%可恢复;完全梗阻3~4周,解除梗阻后肾小球滤过率和肾小管功能只有15%~30%可恢复;梗阻超过6周则难以恢复。因此,早期诊断、及时处理对促进肾功能恢复非常重要。

资料来源:孟建中,郭爱华,李丹丹.急性肾损伤治疗时机的选择和策略——解析《最新临床实践指南的争议与共识》[J].山东医药,2009,49(39):115-116.

◆ 双侧肾输尿管结石梗阻并发急性肾衰竭患者行血液透析治疗的护理观察要点有哪些?

该患者术前血肌酐水平较高且存在严重高血钾、酸中毒,予以血液透析处理,以纠正水、电解质、酸碱平衡失调,维护机体内稳态,提高机体手术耐受力,使手术更为安全。血液透析治疗的护理及观察要点包括:①开通血管通路时应严格执行无菌操作、正确进行手部消毒、合理选择置管位置,置管后加强感染风险评估,严密观察患者感染临床表现,早期发现血液透析导管相关性感染并及时处理。②护士需定期检查血透患者的血管通路,观察有无肿胀、渗血和导管滑脱等情况。③透析前,通过测量患者生命体征和实验室检查结果了解患者心、肺、肝、肾功能状态及贫血、感染、出凝血情况,如果血红蛋白 <50g/L、血压偏低,应先纠正贫血、低血压后再行透析。④透析时,护士每 30~60min 观察并记录 1 次生命体征,危重患者每 15~30min 记录 1 次,以便及时发现并处理透析并发症。患者可能出现出血、心肌梗死、呼吸骤停等严重并发症,护士应严密观察病情并做好抢救准备。⑤透析后,护士要做好患者的饮食指导,限制液体入量,加强体重管理,使其透析间期体重增加控制在干体重的 5% 以下。

理论支持

　　肾脏替代治疗(renal replacement therapy,RRT)是多种原因所致急、慢性肾衰竭的主要治疗方法,包括腹膜透析、血液透析、血浆置换、血液灌流、连续肾脏替代治疗(CRRT)、多种杂合模式及肾脏移植等不同形式。其中,血液透析是急性肾衰竭最常用的治疗方式,主要包括每天透析和常规透析两种。有研究显示,每天血液透析更利于尿毒症的控制,有利于减少血液透析过程中低血压的发生,也有利于肾功能更快速地恢复。病死率根据意向性治疗分析,每天透析及隔天透析分别为 28% 和 46%。针对急性肾衰竭伴多脏器衰竭的患者,连续肾脏替代治疗是更为理想的治疗方式,具有血流动力学稳定,容量控制精确,维持内环境稳定、炎症调控等多项优势,在重症患者的救治过程中发挥着重要作用。

　　资料来源:魏甜甜,张凌,付平.急性肾损伤肾脏替代治疗的 KDIGO 与 ADQI 指南解读[J].西部医学,2019,31(2):175-179,184.

◆　长期血液透析患者如何做好中心静脉导管的自我防护?

　　血管通路是维持性血液透析患者的生命线。中心静脉留置导管技术成熟,并且易于操作,保留时间长,未建立动静脉内瘘的患者可选择这类导管作为理想的长期血管通路。为了延长中心静脉导管使用寿命,指导患者做好导管的自我维护非常重要。具体内容包括:①避免剧烈身体运动,尽量穿开衫衣服,防止穿脱衣服时的牵拉造成导管移位,甚至脱落;行股静脉置管者,减少置管下肢活动,下肢弯曲不超过 90°。②置管后发生意外的应急处理方法:如发现导管部分脱出,不能自行塞入,应局部压迫固定并立即就诊;一旦导管脱落、污染,应压迫止血并立即就诊。③注意个人卫生,保持局部皮肤清洁,保持敷料干燥。若发现敷料潮湿、污染、渗血或松脱,应及时就医更换;若置管口皮肤瘙痒,禁忌手抓。④导管夹需保持关闭状态,肝素帽保持连接处紧密,导管各部件松脱时可能造成感染,应告知医护人员处理。⑤每天测量体温,有体温升高或插管局部皮肤有红肿、发热、疼痛等导管感染迹象时,应及时就诊。

理论支持

动静脉内瘘是血液透析患者应用最广泛的血管通路。在我国,80% 以上的慢性肾脏病患者采用动静脉内瘘进行透析治疗。血液透析患者动静脉内瘘的使用寿命在很大程度上取决于正确的维护。采用循证医学的研究方法得到的动静脉内瘘维护最佳证据中,指导患者学会自我监测和维护动静脉内瘘的方法包括:①患者本人能很好地理解透析治疗和护理,患者本人、家属和医护人员之间通力合作;②对所有需要进行肾脏替代治疗的患者给予有关前臂静脉保护的教育;③逐渐使患者养成"看""感觉"和"听"其血管通路的习惯;④确保患者掌握有关拔出穿刺针头后压迫止血的基本方法;⑤患者带有血管通路的肢体感到剧烈疼痛或疼痛加重时,需及时报告;⑥需确保患者在院外发生血管通路相关紧急事件(出血、严重感染或血流中断等)时,有寻求救援的方式。

资料来源:聂钰璐,施月仙,侯姣慧,等.维持性血液透析患者动静脉内瘘维护的最佳证据分析[J].中国全科医学,2020,23(6):742-746.

(四)案例总结分析

本案例为多发肾结石合并慢性肾功能不全,术后出现急性肾衰竭的复杂案例。复杂尿路结石患者在围手术期会发生很多并发症,护士要熟练掌握各种并发症的早期症状和表现,在监护患者的过程中密切观察病情变化;对患者需要重点观察的内容必须严密监护,将病情复杂的患者提前纳入重点观察对象;发现异常情况,及时汇报医生处理;严密监测患者的尿量,为早期行肾脏功能保护或替代治疗提供临床依据;及早纠正可逆病因,降低患者出现不良结局概率。

二、腹腔镜全膀胱切除 + 原位新膀胱术并发尿漏的临床案例

(一)患者一般信息

患者,男,59岁。身高170cm,体重60kg。主诉有糖尿病病史10年,二甲双胍缓释片0.5g 2次/d口服,未规律监测血糖,血糖控制情况不详。患者因无痛性肉眼血尿伴尿频、尿急3个月来院就诊。影像学检查显示膀胱后壁占位性病变。于12月14日行首次经尿道膀胱肿瘤切除术,病理学诊断为 T_1 期高级别肿瘤。术后予膀胱灌注卡介苗治疗。次年1月15日(首次电切后4周)行二次电切,病理检查显示仍有 T_1 期病变。为行根治性膀胱切除术,于3月10日某三甲医院泌尿科以膀胱癌收入院。入院后予完善各项术前检查,监测血糖4次/d,患者空腹血糖5.5~6.8mmol/L,餐后2h血糖7.8~8.9mmol/L。3月14日患者在全麻下行腹腔镜下根治性全膀胱切除 + 原位回肠新膀胱术,带回胃肠减压管、盆腔引流管、导尿管、新膀胱造瘘管、双侧输尿管支架管、右颈内深静脉导管各1根,保持各导管通畅,妥善固定。术后病理示:膀胱浸润性高级别乳头状尿路上皮癌,侵犯黏膜下层,肿瘤为多灶性,最大者直径为5cm;肿瘤累及右输尿管口,前列腺尖部切缘。

（二）诊治护理过程

术后第 2 天：患者肠蠕动及肛门排气恢复。遵医嘱予拔除胃肠减压管，严格饮食指导，顺序为全流质、半流质、软食，少量多餐。患者进食后无腹胀、腹痛、恶心、呕吐等情况。患者血糖波动在 12.8~16.9mmol/L，遵医嘱予二甲双胍缓释片口服、精蛋白生物合成人胰岛素皮下注射降血糖治疗，后患者血糖维持在 8.8mmol/L 左右。

术后第 4 天：护士发现患者新膀胱造瘘管引流不畅，引流出淡黄色黏液样液体 20mL，立即汇报医生，并予新膀胱冲洗，冲洗出大量胶冻状肠黏液。遵医嘱予生理盐水低压缓慢冲洗新膀胱每天 3 次，记 24h 尿量；妥善固定导管，维持膀胱造瘘和导尿管通畅引流；密切观察患者腹痛、黏液量、引流量变化情况。患者新膀胱造瘘管持续引流出清亮黏液，每天引流量约 300mL，盆腔引流管每天约引流出 30mL 淡血性液体，导尿管 24h 引流量为 900~1 100mL，双侧输尿管支架管每天各引流出约 300mL 液体。患者无腹痛主诉，期间新膀胱造瘘管共发生 3 次肠黏液堵管，护士均及时通知医生并予以冲洗通畅。

术后第 6 天：患者盆腔引流管引流液突然增加，24h 引流出 900mL 淡黄色液体，导尿管引流出尿量减少至 400mL，患者腹痛明显伴高热，切口处敷料有淡黄色液体外渗。盆腔引流液尿肌酐 >1 000mmol/L。新膀胱造影检查示新膀胱尿道吻合口瘘。遵医嘱改用 5% 碳酸氢钠溶液行膀胱冲洗，保持各导管引流通畅，充分引流，抗感染，加强营养支持治疗；严密观察引流液色、质、量，并准确记录；保持切口敷料干燥，防止皮肤破溃。

术后第 18 天：患者盆腔引流管每天引流量约 5mL，尿量正常，膀胱造影示吻合口愈合良好。遵医嘱拔除导尿管和新膀胱造瘘管，患者自行排尿。

术后第 20 天：患者主诉拔管后尿失禁症状明显，有夜间遗尿。护士指导进行盆底肌锻炼及新膀胱功能训练。患者盆腔引流管 24h 量 <5mL，说明盆底无外渗尿液，遵医嘱拔除盆腔引流管后出院。

（三）护理思考路径

◆ 为什么腹腔镜全膀胱切除 + 原位新膀胱术患者易并发尿漏？

尿漏是全膀胱切除 + 原位回肠新膀胱术后并发症之一。其原因主要包括：患者营养状况差、术前肠道准备不理想、术中吻合不佳、术后尿液引流不畅。本案例中，患者发生尿漏与其一般身体情况和术后引流不畅有关。患者 59 岁，有糖尿病病史，免疫功能低下，组织易水肿，修复愈合能力差，机体全身及局部组织抗感染能力均较差，发生吻合口瘘的概率相对增大。术后第 4 天开始，患者新膀胱内分泌大量胶冻状肠黏液，堵塞新膀胱造瘘管，导致新膀胱引流不畅或内压过高，诱发吻合口瘘。因此，针对全膀胱切除 + 原位回肠新膀胱术患者，护士应重视术后各导管的护理及引流情况，及时发现异常。

理论支持

全膀胱切除并原位回肠新膀胱术后尿瘘主要包括新膀胱瘘、新膀胱尿道吻合口瘘、新膀胱输尿管吻合口瘘，其中以新膀胱尿道吻合口瘘多见。术后尿瘘的发生与患者的一般身体情况、术前肠道准备不理想、术中的吻合技术、术后尿液引流不畅等有关。例如高龄、低蛋白血症、合并有糖尿病患者,其全身情况相对较差,免疫功能低下、组织修复能力差,发生吻合口瘘的风险增加。术前肠道准备不理想,吻合口近侧回肠内残留大便,手术可能诱发感染而发生吻合口瘘及新膀胱瘘。吻合技术不熟练导致吻合存在缺陷:如针距过大或过小,导致吻合口血运障碍或缝合不严,吻合器使用不当,导致组织撕裂、钉合不全及夹入其他组织等;吻合口张力大血运差:吻合口的愈合有赖于吻合端良好的血供,过度游离输尿管及输尿管滋养血管造成输尿管血供差;术中无菌操作不严,导致吻合口周围感染。术后尿液引流不畅,导致新膀胱内压过高。以上因素均可诱发吻合口瘘。

资料来源:ORNAGHI PI,AFFERI L,ANTONELLI A,et al.The impact of preoperative nutritional status on post-surgical complication and mortality rates in patients undergoing radical cystectomy for bladder cancer:a systematic review of the literature [J]. World Journal of Urology,2021,39(4):1045-1081.

◆ 全膀胱切除 + 原位新膀胱术患者发生尿漏如何早期识别?

尿漏早期往往盆腔引流管引流量增加或出现腹胀、腹腔积液,盆腔引流液肌酐升高(往往 >1 000mmol/L)。当发生新膀胱输尿管吻合口完全离断、输尿管腹腔瘘时,患者早期即可出现下腹乃至全腹疼痛,伴恶心、呕吐、发热,查体可见腹肌紧张、压痛、反跳痛等腹膜刺激症状。该患者术后第 6 天盆腔引流管引流液突然增加,有腹痛、高热症状,盆腔引流液尿肌酐 >1 000mmol/L,新膀胱造影检查示新膀胱尿道吻合口瘘,明确了诊断。可见,护士要了解全膀胱切除 + 原位新膀胱术后尿漏的症状、体征及观察要点,以便早期发现异常情况,及时通知医生处理。

理论支持

尿漏可引起更严重的全身并发症,治疗不当可能加重病情,甚至导致死亡,及时选择有效合理的治疗方法尤为重要。新膀胱尿道吻合口瘘经积极保守治疗多可治愈,方法包括充分引流漏尿、保持尿道和引流管通畅、积极抗感染治疗、纠正内环境紊乱、营养支持治疗及纠正低蛋白血症。输尿管新膀胱吻合口瘘患者可行早期二次手术重新吻合。尿漏经保守治疗无效可形成尿瘘,主要包括有新膀胱皮肤瘘、新膀胱阴道瘘、新膀胱直肠瘘。待局部炎症水肿消退后行手术修补可治愈。

资料来源:汪金荣,戴英波,谭靖,等.膀胱全切原位 W 形回肠新膀胱术治疗膀胱癌并发症分析[J].中国现代医学杂志,2014,24(23):110-112.

◆ 如何进行全膀胱切除 + 原位新膀胱术患者尿液引流管的精准护理?

导尿管和新膀胱造瘘管将新膀胱内尿液及肠黏液引出体外,保持新膀胱内低压力,以利于吻合口愈合。护理要点包括:①保持导管通畅,当血块、黏液堵塞导管时,应立即用生理盐水冲洗储尿囊;②经三腔导尿管缓慢注入 20~50mL 生理盐水,再抽出,反复多次冲洗直至冲洗液清亮;③冲洗时注意冲洗的入量与出量保持平衡,冲洗压力不宜过大,以免新膀胱内压力增高导致吻合口裂开;④可改用5%碳酸氢钠注射液冲洗新膀胱,减少肠黏液的分泌;⑤要求患者多饮水,每天至少3 000mL,以保证足够尿量,起到自行冲洗作用。

输尿管支架管用于引流双侧肾盂尿,防止因吻合口水肿、狭窄导致肾内尿液引流不畅,同时便于了解双侧肾脏功能。导管护理应注意以下几点:①支架管细滑、难固定,必须用胶布固定好,防止脱出、受压、扭曲及堵塞;②密切观察输尿管支架管引流是否通畅;③准确记录左右支架管的引流量,一般每侧输尿管支架管24h引流量为250~1 300mL。

理论支持

研究发现,全膀胱切除+原位新膀胱术的患者中15%~30%出现术后并发症。保持引流管通畅以及正确、有效的引流管管理,是预防尿漏、储尿囊感染和自发性破裂等并发症的关键措施。导致尿管阻塞的主要原因是术后血块、新膀胱碎片和黏液形成。新膀胱由肠管替代,会有肠黏液分泌致使尿液中混有黏液,患者在术后3d时肠黏液产生开始增多,7d时达到高峰。使用5%碳酸氢钠冲洗新膀胱或口服小苏打片碱化尿液,能减少新膀胱黏液分泌。术后用生理盐水50~100mL,每6~8h手动冲洗新膀胱,能够有效清洁新膀胱黏膜和碎片,防止引流管堵塞。一般认为,留置新膀胱造瘘导管的患者可以在术后当天开始手动冲洗储尿囊,因为造瘘管能排出冲洗液,可防止储尿囊内压力增高而破裂;未留置新膀胱造瘘者在术后3d内应避免冲洗,以防储尿囊和吻合口裂开。

资料来源:MUTO G,COLLURA D,SIMONE G,et al.Stapled orthotopic ileal neobladder after radical cystectomy for bladder cancer:functional results and complications over a 20-year period [J].Eur J Surg Oncol,2016,42(3):412-418.

◆ 如何预防全膀胱切除+原位新膀胱术患者发生尿漏?

尿漏重在预防和积极的诊治。预防的策略包括以下几点。①围手术期准备:手术前要纠正患者的贫血、低蛋白血症,控制糖尿病等基础疾病;对营养不良者,术前应行肠外或肠内营养支持,补充电解质、维生素、微量元素等;合理使用抗生素,为吻合口愈合提供良好的基础条件。②肠道准备:术前做好的肠道准备,术晨行胃肠减压,可有效减少肠道张力,防止因肠道胀气导致输尿管代膀胱吻合口撕脱。③术中注意精细操作,采用无张力缝合,保证吻合口有良好的血供;正确使用切割吻合器,防止吻合钉外露。④合理放置引流管,保持各导管通畅,确保正确、有效引流,也是预防吻合口瘘的有效措施。

理论支持

全膀胱切除+原位新膀胱术患者围手术期的并发症主要包括尿流改道相关并发症和非尿流改道相关并发症,前者包括术后肠梗阻、肠瘘、尿瘘、储尿囊感染、储尿囊自发性破裂等;后者包括肺部感染、下肢深静脉血栓、失血性休克、脑血管意外等。患者围手术期并发症的危险因素主要包括体重、高龄、低蛋白血症、合并糖尿病、回肠膀胱尿流改道方式等。其中,高龄、未及时有效补充白蛋白、手术持续时间长和合并糖尿病是膀胱癌根治性膀胱切除并肠道原位新膀胱术患者围手术期出现致命性并发症的高危因素,应引起重视。

资料来源:杨宏,刘志敏,雷永虹,等.膀胱癌根治性膀胱切除加肠道原位新膀胱术患者围手术期致命性并发症分析[J].中华肿瘤杂志,2016,38(3):236-239.

◆ 如何指导腹腔镜全膀胱切除 + 原位新膀胱术患者进行新膀胱功能锻炼?

由于肠代新膀胱本身无排尿功能,加上尿道外括约肌处于松弛状态,患者在术后早期不可避免地会出现尿失禁现象。排尿功能锻炼对原位新膀胱术患者预防尿失禁、恢复排尿功能和改善生活质量具有重要意义。①尿意习惯和贮尿训练:新膀胱的贮尿量可通过膀胱充盈和排空训练逐渐增加,从而接近正常生理膀胱的体积。方法为:在拔除新膀胱造瘘管之前夹闭造瘘管,间隔 2~3h 定时开放 1 次,直至每次放出尿液约 250mL;拔除新膀胱造瘘管之后,制订排尿的间隔时间和次数,白天排尿 6~8 次,晚上排尿 2~3 次。②排尿方式训练:指导患者利用腹肌收缩产生的腹压排尿,排尿时采取蹲位或半坐位,用手掌按压刺激膀胱。③控尿方式训练:指导患者进行凯格尔盆底肌锻炼,即收缩骨盆肌 10s 再放松 10s,4 次 /d,每次 15min。④"唤醒"排尿:在患者睡眠时,使用闹钟每隔 3h "唤醒"排尿 1 次,增加夜间排尿次数。

理论支持

膀胱全切 + 原位新膀胱术后患者存在不完全尿失禁,日间和夜间均可见,且夜间尿失禁比日间尿失禁发生率高。尿失禁的治疗主要以膀胱功能训练为主,术后 1 年内新膀胱容量会逐渐增大,部分尿失禁患者 6~12 个月后可自愈。通过新膀胱充盈排空训练和反复盆底肌锻炼,可使患者阴部神经兴奋性恢复,尿道外括约肌收缩力得以加强,从而改善原位新膀胱术后尿失禁的情况。原位新膀胱术后开展支持性膀胱训练可使患者的尿流率和膀胱逼尿肌压力升高,每次排尿量和新膀胱容量增加,膀胱残余尿量明显降低。

资料来源:NAM JK,KIM TN,PARK SW,et al.The studer orthotopic neobladder:long-term (more than 10 years) functional outcomes, urodynamic features. and complications [J].Yons Medical Journal,2013,54(3):690-695.

(四) 案例总结分析

本案例为膀胱癌根治性切除术 + 原位回肠新膀胱术患者术后出现尿漏、尿失禁等并发症,提示医护人员应在术前、术中、术后采取有效的预防措施:术前积极给予营养支持、完善肠道准备,术中精细操作缝合吻合口,术后维持各个管路的妥善固定及有效引流。在围手术期护理中,护士需全面了解患者身体状况,辅助做好基础疾病控制;术后应密切观察患者病情变化,熟练掌握各种并发症的早期症状和表现,尤其要注意做好引流管的有效管理,及时发现各导管引流异常情况并通知医生处理,避免严重并发症的发生。

三、肾上腺肿瘤术后并发肾上腺危象的临床案例

(一)患者一般信息

患者,女,17岁。身高165cm,体重49kg。患者近1年阵发多汗、心悸、头痛,每次发作持续5min左右,伴心动过速,可自行缓解;近10d出现持续性视物模糊,有光感,无头晕,无恶心、呕吐,无发热。1月14日于外院查CT示:左肾上腺占位,6.3cm×6.8cm,嗜铬细胞瘤可能。1月22日于我院再次查CT示:左侧肾上腺区术有一6.5cm×6.2cm肿块影,染色不均、增粗、迂曲滋养血管影,主要由左肾上腺动脉供血,考虑嗜铬细胞瘤可能。查血清促肾上腺皮质激素10.06pg/mL,血浆皮质醇408.2nmol/L。患者既往有高血压史1年,最高血压240/140mmHg,服用贝那普利5mg 3次/d,氢氯地平2.5mg 3次/d,血压控制不佳。

(二)诊治护理过程

术前3天:为预防术后低血压,遵医嘱予扩容治疗(羟乙基淀粉500mL 1次/d静脉滴注)。

术前1天:为预防肾上腺危象,遵医嘱予氢化可的松100mg 1次/d静脉滴注。

手术当天:全麻下行腹腔镜下左肾上腺切除术+腹腔镜下左肾固定术。20时,返回病房,脉搏122次/min,呼吸20次/min,血压125/54mmHg,中心静脉压10cmH$_2$O。患者自诉心慌,心电图示窦性心动过速。遵医嘱予心电监护,密切监测血压、心率变化。

术后第1天:患者出现高热、头痛、头晕、心悸、恶心,白细胞升高,给予药物降温后体温下降,但仍高于正常水平,考虑感染可能,予止血、升红细胞、抑酸、抗感染治疗。急查心电图示窦性心动过速。患者血压下降,24h内波动在90~100/43~49mmHg。体温下降后再次升高至39℃。抽静脉血急查,血浆皮质醇59.86nmol/L,血清促肾上腺皮质激素1.40pg/mL,确诊为肾上腺危象,予生理盐水250mL+氢化可的松100mg 1次/6h缓慢静脉滴注(>3h滴完),去甲肾上腺素0.36mg/mL(泵速5mL/h)升压、缩血管。23时,患者血压升至115/55mmHg,改去甲肾上腺素泵速为3.5mL/h。

术后第2天:患者引流管引流出100mL淡红色液体,血红蛋白90g/L,予悬浮红细胞悬液2U输注;血压波动在102~120/50~60mmHg,调节去甲肾上腺素泵速为2mL/h。

术后第4天:复查血浆皮质醇13.57nmol/L,血清促肾上腺皮质激素1.87pg/mL,血常规正常。停用抗生素。引流管引流出50mL淡红色液体。

术后第7天:患者血压波动在110~129/60~71mmHg,调节去甲肾上腺素泵速为0.4mL/h(0.36mg/mL)。

术后第8天:患者血压波动在115~125/65~70mmHg,调节去甲肾上腺素泵速为0.2mL/h(0.36mg/mL)。伤口引流液连续3d少于5mL,予拔除伤口引流管。

术后第13天:患者血压正常。停用去甲肾上腺素,用氢化可的松维持。复查血浆皮质醇>46.2nmol/L、血清促肾上腺皮质激素3.67pg/mL(7.2~63.3pg/mL)。

术后第15天:患者出院后,根据血激素水平继续口服醋酸泼尼松(强的松)并在内分泌科随访。

(三) 护理思考路径

◆ 肾上腺肿瘤术后患者为何容易发生肾上腺危象?

肾上腺肿瘤患者在肾上腺切除术后,导致肾上腺组织分泌糖皮质激素的束状带、分泌盐皮质激素的球状带及分泌性腺激素的网状带功能均受损,因此患者同时存在糖皮质激素及盐皮质激素分泌缺陷。继而引起肾上腺皮质激素绝对或相对分泌不足,进而出现肾上腺危象。感染、胃肠疾病、疼痛、糖皮质激素减量/停药等是术后肾上腺危象的常见诱因。本案例中,患者一侧肾上腺全切,造成肾上腺皮质功能低下,使糖皮质激素活性不足或合并盐皮质激素活性不足,术后激素补充不及时、剂量不足,引起了肾上腺危象。

理论支持

肾上腺危象包括原发性和继发性两种类型。原发性肾上腺皮质功能不全由肾上腺组织破坏所致,常见原因有肾上腺自身免疫性炎症、感染、浸润性疾病、梗死、抗凝治疗、基因缺陷、肾上腺出血等,其他原因包括双侧肾上腺切除、药物诱发的肾上腺功能不全等。继发性肾上腺危象是由于下丘脑或垂体疾病使垂体促肾上腺皮质激素分泌缺陷所致,最常见的原因是长期接受糖皮质激素治疗使下丘脑-垂体-肾上腺轴功能被抑制,其他原因还包括下丘脑、垂体及垂体柄肿瘤或损伤。

资料来源:BORNSTEIN SR,ALLOLIO B,ARLT W,et al. Diagnosis and treatment of primary adrenal insufficiency:an endocrine society clinical practice guideline [J].J Clin Endocrinol Metab, 2016,101(2):364-389.

◆ 如何早期发现和识别肾上腺肿瘤术后的肾上腺危象?

肾上腺危象是由于肾上腺激素分泌不足引起的一系列临床症状。肾上腺手术后的肾上腺危象多发生在术后8~72h内,临床表现为严重低血压或失血性休克、急腹症、呕吐、高热或低体温、低血糖发作等,该患者表现为血压下降、高热、头痛、头晕、心悸、恶心。肾上腺危象凶险,如不能早发现、早期给予足量激素等综合抢救治疗,病情进展迅速,病死率高。肾上腺疾病外科手术治疗后48h内对患者进行精神状态观察及生命体征监测极为重要。手术后,护士应严密观察患者的神志、监测患者的血压变化,听取患者的主诉,若发现异常情况,及时通知医生予以处理,切不可误认为急腹症或低血糖而错过抢救的最佳时机。及时正确抽取血标本送检,有助于判断肾上腺危象。

理论支持

肾上腺危象的症状和体征:①疲劳、精力下降、消瘦;②低血压、直立性眩晕和低血压(卧位变为立位血压下降≥20mmHg)、头晕、猝倒,重症患者可发生失血性休克;③腹痛(柔和、可耐受的),恶心、呕吐(特别是原发性肾上腺功能不全);④发热;⑤神志不清、嗜睡,重症者可发生精神错乱或昏迷;⑥背部或腿部肌肉痉挛;⑦原发性肾上腺功能不全,出现广泛的皮肤色素沉着,特别是在易受摩擦的区域,如掌纹、乳晕、瘢痕、口腔黏膜内面。

资料来源:BORNSTEIN SR,ALLOLIO B,ARLT W,et al.Diagnosis and treatment of primary adrenal insufficiency:an endocrine society clinical practice guideline〔J〕.J Clin Endocrinol Metab, 2016,101(2):364-389.

◆ 如何预防肾上腺肿瘤术后肾上腺危象的发生?

肾上腺切除术后发生的肾上腺皮质危象病情凶险,临床表现缺乏特异性,不易早期识别,因此采取措施预防肾上腺危象的发生十分重要。①充分的术前准备:肾上腺肿瘤典型的临床表现就是高血压。患者血压出现不规则波动,且波动范围较大,还可出现阵发性或持续性高血压,一般降压药无效或呈反常性反应。采用α-肾上腺素能受体阻滞剂可消除高血压发作反应。②术前扩容:通过输入足量液体,补充有效循环血量。拟做双侧肾上腺切除术者需补充糖皮质激素。③术前指导患者保持平静心情,避免情绪剧烈变化。④术后72h内严密监测患者血压,观察有无恶心、呕吐、烦躁不安、心率快等症状和体征。

理论支持

肾上腺皮质功能的恢复需要较长时间,有研究者估计自然恢复需 >9 个月。肾上腺皮质激素是生命激素和应激激素,应强调坚持生理剂量的长期或终身替代和短期药理剂量的应激替代治疗。长期使用肾上腺皮质激素的患者减药过快或突然停药,会引起肾上腺功能不全或危象,表现为恶心、呕吐、乏力、低血压和休克等,需及时抢救。长期使用肾上腺皮质激素的患者可能对肾上腺皮质激素产生依赖性,突然停药或减量过快可导致原发病复发或恶化,常需加大肾上腺皮质激素剂量,待稳定后再逐步减量。

资料来源:中华医学会麻醉学分会.肾上腺糖皮质激素围手术期应用专家共识(2017 版)〔J〕. 临床麻醉学杂志,2017,33(7):712-716.

◆ 肾上腺肿瘤患者预防术后并发肾上腺危象的术前准备要点有哪些?

本案例中,患者术前呈典型的嗜铬细胞瘤临床症状——持续性高血压伴阵发性加剧,最高达240/140mmHg,一般降压药无效。鉴于此,其术前准备的关键在于控制血压。控制血压的措施有以下要点:①采用α-肾上腺素能受体阻滞剂,消除高血压发作反应,控制血压达到正常范围;②输入足量液体(或全血),以补充有效循环血量之不足;③补充糖皮质激素。

理论支持

充分有效的术前准备是降低或消除手术死亡的关键。嗜铬细胞瘤所分泌的大量去甲肾上腺素及肾上腺素不间断输入身体后,使整个血管床长期处于紧缩状态,血容量锐减。当肿瘤摘除后,血管突然松弛、扩张,使血管容积与血容量极不相称,因而立即发生危险且顽固的低血压,严重者可导致死亡。

资料来源:杨旻,郑瑶,王敏.2017 年 SCCM/ESICM 危重症相关性肾上腺皮质功能不全临床实践指南解读〔J〕.中华危重病急救医学,2019,31(6):669-673.

◆ 对于嗜铬细胞瘤术后发生肾上腺危象的患者,护士应如何配合抢救处理?

肾上腺危象是一种威胁生命的危急状态,需要及时治疗。治疗措施包括以下方面:①临床高度怀疑肾上腺皮质危象时,应在收取血标本送检皮质醇、促肾上腺皮质激素后立即开始治疗。②护士应该熟悉肾上腺危象抢救药物的用法、用量、作用以及配伍禁忌。为了确保准确、及时用药,必须建立有效的静脉通道,必要时用微量泵控制液体速度和入量。③若出现血压下降,应及时遵医嘱给予去甲肾上腺素微量泵静脉输入,并根据血压调整泵速。④遵医嘱补充糖皮质激素,以弥补患者由于手术摘除肾上腺造成的体内糖皮质激素突然减少。

理论支持

　　肾上腺危象患者使用激素的原则:先用氢化可的松等糖皮质激素冲击治疗,再逐步减量(可改口服)到维持量。患者发生危象的最初 1~2h,迅速静脉滴注氢化可的松 100~200mg,5~6h 内达 500~600mg,第 2~3 天可给予氢化可的松 300mg。随着危象状态的改善,氢化可的松的剂量可逐渐减量至 100~200mg/d。病情稳定患者可以进食时,可改为口服药物。病情稳定者在 4~7d 后逐渐减至维持量。如使用氢化可的松或氢化可的松琥珀酸钠酯后,收缩压不能回升至 100mmHg,或者出现低钠血症,可同时使用盐皮质激素,如肌内注射醋酸去氧皮质酮 1~3mg,1 次 /12h。同时要纠正水电解质紊乱和酸碱平衡,并给予抗休克、抗感染等对症支持治疗。

资料来源:中华医学会麻醉学分会.肾上腺糖皮质激素围手术期应用专家共识(2017 版)[J].临床麻醉学杂志,2017,33(7):712-716.

(四) 案例总结分析

肾上腺危象病情危急、凶险,及时诊断和治疗是关键,提高认识和积极预防尤为重要。一方面,肾上腺血供极为丰富,且贴近大血管,易导致大出血,因此应密切观察腹腔引流液的量、颜色、性状以及伤口渗血情况。另一方面,因肾上腺嗜铬细胞瘤切除术后激素水平下降,易发生肾上腺危象,出现心率快、心力衰竭。本病发病急,且病情危重,故患者会有紧张及恐惧情绪。而情绪紧张可引起交感神经兴奋,导致患者心率加快、病情加重。因此,护士严密观察患者病情,及早发现异常情况,配合医生予以处理非常重要。同时,可以给予患者及其家属心理疏导以消除患者及家属的不良情绪,提高患者的治疗依从性。

四、肾移植术后并发排斥反应的临床案例

(一) 患者一般信息

患者,男,58 岁。患者因慢性肾衰竭、尿毒症,于 2017 年 6 月行同种异体肾移植术,术后恢复良好,门诊定期随访。2020 年 4 月患者于外院行腹腔镜下根治性左侧自体肾切除术,5 月 30 日无明显诱因出现发热,自测体温最高 39.0℃,有尿急、尿痛、尿量逐渐减少,无恶心、呕吐、腹痛、腹泻等其他不适,于 6 月 1 日来我院就诊。外院查血肌酐(serum creatinine,SCr)

进行性上升 6 个月,蛋白尿 6 个月。既往有高血压病史,口服苯磺酸氨氯地平片 5mg 1 次 /d、阿罗洛尔 10mg 2 次 /d,控制血压平稳;有糖尿病史,口服瑞格列奈 1mg 1 次 /d,血糖控制良好。

(二) 诊治护理过程

入院第 1 天:血常规检查显示白细胞 12.41×10^9/L,中性粒细胞 88.50%,红细胞 4.12×10^{12}/L,血红蛋白 131g/L。药物浓度检查显示他克莫司 5.5ng/mL。生化检查显示白蛋白 38.30g/L,肌酐 110.6μmol/L,血清总胆红素 64.6μmol/L。尿常规检查显示人工镜检白细胞 ++/HP,人工镜检红细胞 2~3/HP,尿隐血阳性(++),尿蛋白阳性(++)。初步诊断为:异体肾移植状态、尿路感染、左侧肾恶性肿瘤、高血压。予他克莫司抗排异治疗,头孢他啶抗感染治疗。

入院第 3 天:患者入院后持续发热,体温最高 38.9 ℃;查血 CD8:CD3+CD4–CD8+ 37.79%;CD4(样本:血液);CD4/CD8 0.80。肾脏 CT 平扫示右肾萎缩。考虑免疫功能受损,慢性排斥反应。行移植肾穿刺,病理免疫组化示:肾小管周围毛细血管 C4d 染色(+),提示存在抗体介导的损伤。

入院第 8 天:血清药物浓度测定示他克莫司 8.7ng/mL;血常规检查示白细胞 4.46×10^9/L,人工镜检白细胞 2~3/HP。患者感染症状较之前好转,体温正常。继续给予抗排斥治疗。

(三) 护理思考路径

◆ 如何早期发现和识别肾移植术后慢性排斥反应?

排斥反应是影响肾移植存活最主要的因素。临床上,排斥反应可根据发生的时间分为 4 种类型:超急性排斥反应、加速性排斥反应、急性排斥反应和慢性排斥反应。慢性排斥反应发展缓慢,早期容易被忽视。临床症状和体征的观察是早期发现和识别慢性排斥反应的重要方法。慢性排斥反应以血清肌酐缓慢、渐进性升高,高血压,蛋白尿(1g/d)为典型表现。护士应严密观察患者的临床表现:①慢性排斥反应发生在肾移植 3 个月以后;②患者体温升高,热型不规则;③尿量突然减少 >50%,或出现少尿、无尿;④血压上升至 150~180/97~120mmHg,如原有高血压者血压再次上升或原来敏感的抗高血压药物失效。

理论支持

排斥反应仍然是影响移植肾长期存活的首要独立危险因素,是亟待解决的瓶颈问题。随着新型免疫抑制剂的不断问世,移植肾近期存活率得到稳步提高,但其远期存活率仍不尽如人意,近半数患者的移植肾功能在 10 年内逐渐丧失。

尽管原因是多方面的,但影响移植肾长期存活的主要障碍为慢性排斥反应,如何维持长期良好的移植肾功能和受者生活质量是目前器官移植领域的研究热点。慢性排斥反应是移植器官或组织功能逐渐而缓慢恶化的一种排斥反应,至少发生于移植术后 3 个月之后,并且有特征性组织学和影像学变化。

移植肾慢性排斥反应的诊断标准应包括以下 4 个方面:①移植肾的组织学变化符合 Banff 标准中的慢性排斥反应组织学表现,肾血管、肾小球和肾小管间质变化的性质和程度的诊断参见《中国肾移植病理学诊断指南》。②移植肾功能进行性减退:应当至少连续检测 SCr 水平 10 次,或以 3 个月为期限动态观察 SCr 的变化,并以 SCr 的倒数评价移植肾功能的减退。③发生时间应在肾移植术后 3 个月之后。④排除其他原因造成的移植肾功能异常。

资料来源:中华医学会器官移植学分会,中国医师协会器官移植医师分会.中国肾移植排斥反应临床诊疗指南(2016 版)[J].器官移植,2016,7(5):332-338.

◆ 一旦怀疑肾移植术后患者发生慢性排斥反应,护士如何处理?

一旦怀疑患者发生慢性排斥反应,护士应:①检查腹股沟处(异体肾)是否有触压痛,有无乏力、颜面水肿、尿量逐渐减少、腹胀等症状;②记录 24h 出入量,根据每小时排尿量,计算患者摄入的水分,防止发生水肿、心力衰竭及急性肺水肿,并注意维持水、电解质平衡;③连续监测体温变化:体温 38℃以上者,每天测量 6 次,若发现体温异常及时告知医生,进行对症处理;④血压的观察:要求保持在收缩压 120~160mmHg,舒张压 <100mmHg;⑤遵医嘱予抗排斥药物,观察患者症状,按医嘱合理安排抗排斥药物的使用时间;⑥加强消毒隔离,加强口腔护理、皮肤护理,预防感染发生;⑦慢性排斥反应往往并发感染,应重视尿液培养和药敏试验,合理使用抗生素。

理论支持

移植肾慢性排斥反应的高危因素包括既往急性排斥反应、HLA 非匹配移植、受者年龄 <14 岁、供者 - 受者年龄差异大(如年轻受者 - 老年供者)及高血压、免疫抑制剂剂量不足、受者依从性不良和移植后新生供者特异性抗体(donor specific antibody,DSA)阳性等其他因素。采取相应措施将有利于慢性排斥反应(chronic rejection,CR)的预防。由于 CR 病因复杂、机制不甚明确以及治疗较为棘手,建立肾移植受者免疫状态的实时监测、识别与评价指标体系,将有助于 CR 的发现,肾移植术后定期进行 DSA 检测,及时清除或灭活 DSA、抑制移植术后新生 DSA 生成可有效预防 CR 发生。

资料来源:中华医学会器官移植学分会.肾移植排斥反应临床诊疗技术规范(2019 版)[J].器官移植,2019,10(5):505-512.

◆ 肾移植后应用免疫抑制剂的护理观察要点有哪些?

术后合理使用免疫抑制剂避免并发症发生是肾移植成功与否的关键。护士需熟悉免疫抑制剂的性质、药理作用、使用方法及不良反应,准确进行关于用药剂量和时间的宣教。①肾移植术后患者须服用大量口服药,应讲明服药的重要性及正确服药的方法。②服药要做到定时、定量,根据药物的性质注意服药方法,如他克莫司的生物利用度受食物影响,应在饭前 1h 或饭后 2h 服用。③为预防和治疗同种异体肾移植术后排斥反应的发生,必须服用其他药物不可替代的免疫抑制剂。免疫抑制剂本身缺乏选择性,常伴有多种不良反应。④免疫抑制剂具有两面性,抑制排斥反应发生的同时也减低了免疫能力,使患者易发生感染、肝肾器官损伤等严重并发症。对肾移植患者而言,正确使用免疫抑制剂是至关重要的。

理论支持

移植术后给予免疫抑制剂治疗是维持移植肾功能和肾移植远期良好疗效的关键。然而，免疫抑制剂治疗范围窄，药代动力学个体差异大是其临床合理用药的主要难题；其血药浓度与疗效和毒性密切相关；肾移植受者除免疫抑制剂外有时需联用抗感染药（如抗真菌药、抗结核药）、非甾体镇痛药、利尿药、降压药、降糖药、H_2受体阻滞剂等，使治疗药物趋于复杂。由于药物的相互作用，用药品种增加，不良反应的发生率亦会随之增高。

资料来源：中华医学会器官移植学分会，中国医师协会器官移植医师分会．中国肾移植受者免疫抑制治疗指南（2016 版）[J]．器官移植，2016，7(5)：327-331．

◆ **肾移植术后患者应如何规范随访？**

肾移植患者需定期随访，进行术后监测，这对降低移植后并发症发生风险、确保移植肾长期存活具有非常重要的意义。各移植中心采用的随访方式包括门诊随访、电话随访、网络随访。中华医学会器官移植学分会对肾移植患者随访的方式、内容、重点制定了规范。

随访内容主要包括：①常规检查项目，如血常规、尿常规、生化、免疫抑制剂血药浓度及移植肾超声等；②特殊检查项目，如淋巴细胞亚群检测、免疫球蛋白系列检测、病毒检测、群体反应性抗体检测、供体特异性抗体检测、肾小管功能检测等；③肿瘤筛查：肾移植受者需要定期进行肿瘤筛查，并根据不同性别进行相应的跟踪检查，女性进行乳腺和妇科方面体检，男性进行前列腺特异性抗原检测。

不同时间段的随访重点：①早期随访（术后 3 个月内），向患者交代服药、自我监测、按时随访、及时就诊相关问题；②中期随访（术后 3~6 个月，及时发现和处理急性排斥反应及各种感染（尤其是肺部感染）；③远期随访（手术 6 个月后），注重心血管疾病、感染、恶性肿瘤等的监测和预防，积极处理高血压及代谢指标异常。

理论支持

随访是肾移植术后移植肾长期存活的重要保证。随访频率原则上是先密后疏，一般情况下，术后 1 个月内，每周随访 1~2 次；术后 1~3 个月，每 1~2 周随访 1 次；术后 4~6 个月，每 2~4 周随访 1 次；术后 7~12 个月，每个月随访 1 次；术后 13~24 个月，每个月随访 1 次或每季度随访 2 次；术后 3~5 年，每 1~2 个月随访 1 次；术后 5 年以上，至少每个季度随访 1 次。对于移植肾功能不稳定的受者，需酌情增加随访频率。

早期随访，应指导患者按时按量服用抗排斥药物；每天观察尿量和移植肾区状态，监测体重、体温、血压、脉搏，并做好记录；指导合理饮食，预防感染。中期随访，需加强免疫抑制剂血药浓度监测，及时调整药物剂量；制订个性化用药方案，谨防排斥反应和药物中毒。远期随访阶段，患者免疫抑制剂剂量处于维持期，机体抵御感染能力逐渐恢复，可以恢复正常生活和工作，应向患者强调严格遵医嘱服药，严禁自行减药或停药。

资料来源：中华医学会器官移植学分会．肾移植术后随访规范（2019）[J]．器官移植，2019，10(6)：667-671．

(四) 案例总结分析

肾移植后慢性排斥反应是移植肾失功能的常见原因。对移植肾予以准确评估往往非常困难,会被其伴发的症状掩盖。慢性排斥反应发生在肾移植3个月以后,以血清肌酐水平缓慢、渐进性升高及高血压、蛋白尿为典型表现。护士需要采取必要的监测手段,予以严密的护理监测,协助医生诊断和干预。慢性排斥反应治疗的目标是尽可能防止肾功能进行性恶化。在移植肾穿刺活检病理组织学结果的基础上,结合临床表现,积极寻找引起慢性排斥反应的原因,制订有效治疗方案,部分病例的病情可能会得到缓解和稳定,甚至好转。本案例中,患者为孤立肾,护士应更加注重心理干预,帮助其缓解紧张情绪。

(林 琪 段晓磊 曾 莉)

参考文献 ◆

[1] DONALDSON JF, LARDAS M, SCRIMGEOUR D, et al. Systematic review and meta-analysis of the clinical effectiveness of shock wave lithotripsy, retrograde intrarenal surgery and percutaneous nephrolithotomy for lower-pole renalstones [J]. Eur Urol, 2015, 67 (4): 612-616.

[2] 郭锦洲. 改善全球肾脏病预后组织 (KDIGO) 临床实践指南:急性肾损伤 [J]. 肾脏病与透析肾移植杂志, 2013, 22 (1): 57-60.

[3] 孟建中, 郭爱华, 李丹丹. 急性肾损伤治疗时机的选择和策略——解析《最新临床实践指南的争议与共识》[J]. 山东医药, 2009, 49 (39): 115-116.

[4] 张丽萍, 付阿丹, 朱江, 等. 血液透析患者导管相关性血流感染风险评估研究 [J]. 中华医院感染学杂志, 2015, 25 (23): 5421-5423.

[5] 魏甜甜, 张凌, 付平. 急性肾损伤肾脏替代治疗的 KDIGO 与 ADQI 指南解读 [J]. 西部医学, 2019, 31 (2): 175-179, 184.

[6] 聂钰璐, 施月仙, 侯姣慧, 等. 维持性血液透析患者动静脉内瘘维护的最佳证据分析 [J]. 中国全科医学, 2020, 23 (6): 742-746.

[7] ORNAGHI PI, AFFERI L, ANTONELLI A, et al. The impact of preoperative nutritional status on post-surgical complication and mortality rates in patients undergoing radical cystectomy for bladder cancer: a systematic review of the literature [J]. World Journal of Urology, 2021, 39 (4): 1045-1081.

[8] 汪金荣, 戴英波, 谭靖, 等. 膀胱全切原位 W 形回肠新膀胱术治疗膀胱癌并发症分析 [J]. 中国现代医学杂志, 2014, 24 (23): 110-112.

[9] MUTO G, COLLURA D, SIMONE G, et al. Stapled orthotopic ileal neobladder after radical cystectomy for bladder cancer: functional results and complications over a 20-year period [J]. Eur J Surg Oncol, 2016, 42 (3): 412-418.

[10] 杨宏, 刘志敏, 雷永虹, 等. 膀胱癌根治性膀胱切除加肠道原位新膀胱术患者围手术

期致命性并发症分析[J].中华肿瘤杂志,2016,38(3):236-239.

[11] NAM JK,KIM TN,PARK SW,et al. The studer orthotopic neobladder:long-term(More Than 10 Years)functional outcomes, urodynamic features, and complications[J]. Yons Medical Journal,2013,54(3):690-695.

[12] 中国医师协会急诊医师分会,中国研究型医院学会休克与脓毒症专业委员会.中国脓毒症/脓毒性休克急诊治疗指南(2018)[J].感染、炎症、修复,2019,20(1):3-22.

[13] 中国医师协会急诊医师分会.中国急诊感染性休克临床实践指南[J].中国急救医学,2016,36(3):193-206.

[14] Rhodes A,Evans LE,Alhazzani W,et al. Surviving sepsis campaign:international guidelines for management of sepsis and septic shock:2016[J]. Intensive Care Med, 2017,43(3):304-377.

[15] 中华医学会麻醉学分会.围术期血糖管理专家共识(快捷版)[J].临床麻醉学杂志,2016,32(1):93-95.

[16] 程宁宁,樊尚荣."2016年脓毒症和感染性休克处理国际指南"解读[J].中华产科急救电子杂志,2017,6(3):180-186.

[17] 中国医促会泌尿健康促进分会,中国研究型医学会泌尿外科专业委员会.腹腔镜(含机器人辅助)前列腺癌根治术安全共识[J].现代泌尿外科杂志,2020,25(7):575-584.

[18] BORNSTEIN SR,ALLOLIO B,ARLT W,et al. Diagnosis and treatment of primary adrenal insufficiency:an Endocrine Society Clinical Practice Guideline[J]. J Clin Endocrinol Metab,2016,101(2):364-389.

[19] 中华医学会麻醉学分会.肾上腺糖皮质激素围手术期应用专家共识(2017版)[J].临床麻醉学杂志,2017,33(7):712-716.

[20] 杨旻,郑瑶,王敏.2017年SCCM/ESICM危重症相关性肾上腺皮质功能不全临床实践指南解读[J].中华危重病急救医学,2019,31(6):669-673.

[21] 中华医学会器官移植学分会,中国医师协会器官移植医师分会.中国肾移植排斥反应临床诊疗指南(2016版)[J].器官移植,2016,7(5):332-338.

[22] 中华医学会器官移植学分会.肾移植排斥反应临床诊疗技术规范(2019版)[J].器官移植,2019,10(5):505-512.

[23] 中华医学会器官移植学分会,中国医师协会器官移植医师分会.中国肾移植受者免疫抑制治疗指南(2016版)[J].器官移植,2016,7(5):327-331.

[24] 中华医学会器官移植学分会.肾移植术后随访规范(2019)[J].器官移植,2019,10(6):667-671.

第十章

内分泌与代谢性疾病患者的急危重症护理及案例分析

第一节 内分泌与代谢性疾病及其护理评估

一、内分泌与代谢性疾病概述

内分泌与代谢性疾病主要包括内分泌疾病、代谢性疾病和营养性疾病。内分泌疾病包括垂体、下丘脑、甲状腺、肾上腺等疾病,其他系统疾病或激素药物使用引起的内分泌系统疾病。内分泌系统的功能受神经支配和物质代谢的反馈调节,在生理情况下,各个内分泌腺的分泌水平均保持相对稳定。在疾病状态下,内分泌腺分泌的激素量过多或过少即出现内分泌功能亢进或减退,病情严重的可发生相应的内分泌疾病危象。

代谢性疾病指营养物质进入人体后在体内合成和分解代谢过程中的某一环节出现障碍引起的一种疾病,如糖尿病。营养性疾病则是因为营养物质不足、比例失调等原因引起的,如肥胖症。

近年来,随着医学的发展,内分泌和代谢性疾病治疗方面上有了更多研究进展,出现了多学科联合治疗的趋势。

(一) 内分泌系统的组成

内分泌系统主要由内分泌腺和分布在心血管、胃肠、肾、脂肪组织、脑(尤其下丘脑)的内分泌组织与细胞以及它们所分泌的激素组成。

1. 内分泌腺和激素分泌细胞 人体的内分泌腺主要包括:①下丘脑和神经垂体;②松果体;③腺垂体;④甲状腺;⑤甲状旁腺;⑥胰岛和胰岛外的激素分泌细胞;⑦肾上腺;⑧性腺。激素分泌细胞主要分布在心血管、胃肠、肾上腺髓质等器官,可分泌激素,辅助神经系统传递信息物质,发挥对细胞的生物作用。

2. 激素 是由内分泌器官和内分泌组织细胞产生的有机化学物质,根据化学性质分为肽类激素、氨基酸类激素、胺类激素和类固醇激素。

（二）内分泌系统的功能

内分泌系统的功能主要是内分泌细胞分泌有机化学物质(激素)并通过内分泌、旁分泌、自分泌、胞内分泌等方式协调内分泌、神经和免疫 3 个系统,实现信息传递或功能调控。

（三）内分泌与代谢性疾病的临床表现

内分泌与代谢性疾病患者因为内分泌腺的破坏、激素合成缺陷或激素缺乏等原因,导致部分器官功能亢进或减退,从而出现各种临床表现。典型的临床表现对疾病诊断具有重要的参考价值。

1. 身体外形变化　与垂体、甲状腺、肾上腺疾病或部分代谢性疾病有关,常见的变化如下:

（1）身材过高或矮小:身材过高见于肢端肥大症、巨人症患者;身材矮小见于侏儒症、呆小症患者。

（2）肥胖或体重过低:单纯性肥胖常与遗传、环境、不良生活方式等有关,继发性肥胖多见于下丘脑综合征、库欣综合征等;体重过低常见于甲状腺功能亢进症、肾上腺皮质功能减退症、内分泌腺恶性肿瘤等。

（3）毛发脱落或增多:甲状腺功能减退症、卵巢功能减退等可引起毛发脱落;库欣综合征、先天性肾上腺皮质增生等可出现全身性多毛。

（4）容貌变化:甲状腺功能亢进症患者可出现眼球突出症状;库欣综合征患者常有满月脸和水牛背症状;呆小症患者常表现为面色苍白或蜡黄、鼻梁塌陷等。

（5）皮肤改变:肾上腺皮质疾病患者有皮肤黏膜色素沉着表现;库欣综合征患者可出现皮肤紫纹。

2. 生殖功能异常　包括生殖器官发育迟缓或过早,女性出现月经紊乱、溢乳、闭经或不孕,男性出现乳房发育等症状。例如,下丘脑综合征患者中,女性可出现月经失调,男性可出现阳痿、不育。

3. 进食或营养异常　患者常表现为食欲亢进或减退,从而导致肥胖或消瘦。糖尿病患者会有多饮多食的表现;甲状腺功能亢进症患者表现为食欲亢进,但体重减轻。

4. 血压异常　常表现为高血压,多见于原发性醛固酮增多症、库欣综合征以及部分糖尿病患者。

5. 排泄功能异常　表现为多尿、多汗、排便次数增多或便秘等。

6. 骨质疏松　糖尿病、甲状腺功能亢进症等疾病患者因为激素分泌的原因,常会出现骨质疏松,严重者会发生自发性骨折。

二、内分泌与代谢性疾病护理评估

内分泌与代谢性疾病的护理评估重点在于患者病史、身体评估和实验室检查评估。护士运用专业知识和技能,通过对内分泌与代谢性疾病的症状和体征的评估,了解患者的临床症状、护理问题及潜在并发症等,并做出早期的风险预测和判断。

【健康史】

1. 现病史

(1) 患病经过：了解患者患病的起始时间、持续时间、有无明显诱因、发病的急缓；评估患者营养状况，有无进食或排泄异常和体力疲乏等；评估患者有无失眠、嗜睡、注意力不集中，有无四肢感觉异常或麻痹等。

(2) 治疗经过：评估患者既往主要的检查诊疗结果、用药情况，包括药物的名称、剂量、给药途径、疗程及疗效；评估患者用药依从性情况。

(3) 目前状况：评估不适主诉对患者的影响；并评估患者的自理能力、营养状况等；评估患者是否存在压力性损伤、跌倒、深静脉血栓、导管意外滑脱等风险。

2. 既往史 评估患者是否有其他相关疾病，如心血管疾病、消化系统疾病等，是否已接受治疗、用药情况及治疗效果；了解患者是否存在药物或食物过敏史。

3. 生活史与家族史

(1) 个人史：评估患者的出生地及居住环境、婚姻和生育情况、日常生活状态、从事的职业类型等。

(2) 饮食方式：了解患者的饮食习惯和饮食结构，是否经常摄入高热量、高胆固醇、高脂肪食物，是否喜好偏甜的食物，是否喜好饮浓茶、奶茶或含咖啡因的饮料，是否经常暴饮暴食，并评估患者对特殊饮食的依从情况。

(3) 生活方式：了解患者作息是否规律；评估患者睡眠情况，了解有无失眠、多梦；评估患者排泄情况，有无定时排便的习惯，有无便秘或排尿异常；评估患者是否有规律地进行体育锻炼，主要的运动形式、运动量，是否清楚停止运动的指征。

(4) 家族史：评估患者的直系亲属中有无与遗传相关内分泌与代谢性疾病，如甲状腺疾病、糖尿病和肥胖症等。

【身体评估】

1. 一般状态

(1) 生命体征：是评估患者机体情况的最直接指标。对于急危重症患者，可以使用监护仪持续监测生命体征，指标异常常提示病情变化。①脉搏：脉搏的频率、节律、强弱及两侧是否对称，如甲状腺功能亢进症患者常有脉率增快，而甲状腺功能减退症患者则表现为脉率减慢；②血压：评估血压波动情况，如库欣综合征患者和糖尿病患者常伴有血压增高，而肾上腺皮质功能减退患者则出现血压降低。

(2) 面容与表情：呆小症患者身材矮小，面容呆滞；肢端肥大症表现为头颅增大，眉弓突起；甲状腺功能亢进症患者可有凸眼症状。

2. 专科评估

(1) 皮肤黏膜：肾上腺疾病患者会出现皮肤、黏膜色素沉着；腺垂体功能减退症患者可出现皮肤干燥、毛发脱落等现象；库欣综合征患者则有痤疮、腹部皮肤紫纹等现象发生。

(2) 头颈部：甲状腺功能亢进症患者可出现甲状腺肿大；垂体瘤患者可有头痛伴视力减退的表现。

(3) 骨关节和生殖器：骨质疏松症患者可出现脊柱、骨关节变形；腺垂体疾病患者会出现外生殖器发育异常。

【心理 - 社会评估】

1. 患者角色　评估患者对疾病的性质、过程、预后及防治知识的了解程度；患者对就医治疗的态度；住院对患者生活、工作、学习的影响；患者是否适应角色转变，应对方式如何。

2. 心理状态　评估患者有无焦虑、恐惧、抑郁等心理反应及其严重程度。一些疾病，如甲状腺功能亢进症和糖尿病等本身可有精神兴奋、情绪不稳定等表现，疾病的长期治疗或急性发作易加重患者的精神负担。

3. 社会支持系统　了解患者的家庭成员组成、家庭经济、文化和教育背景；家庭成员对患者所患疾病的认识，对患者的关心和支持程度；患者有无医疗保障、经济负担；患者出院后的就医条件，居住地的社区保健资源等。

【辅助检查结果评估】

1. 实验室检查结果评估

（1）血液和尿生化检测：某些激素（醛固酮、糖皮质激素、甲状旁腺激素等）与血清中的某些电解质（钠、钾、钙等）之间有相互调节作用，评估血液和尿生化情况可间接了解相关激素分泌的情况。

（2）激素测定：血液中的激素浓度是诊断内分泌腺功能的直接证据，评估激素水平对内分泌疾病的定位诊断有一定的帮助。

（3）激素分泌动态试验：评估患者内分泌腺功能状态及病变性质。

（4）抗体检测：有助于评估内分泌系统疾病的性质及自身免疫疾病的发病机制，如甲状腺球蛋白抗体、胰岛素抗体等。

2. 影像学检查　各类影像学检查，包括 X 线、CT、MRI、B 超等，可评估下丘脑 - 垂体、甲状腺、性腺、肾上腺等疾病。放射性核素检查可评估自主性高功能甲状腺腺瘤的情况。

第二节　内分泌与代谢性疾病常用监测手段及护理要点

对于内分泌与代谢性疾病的急危重症患者来说，病情监测十分重要，可以使医护人员更加直观、快速、动态、全面地了解患者的整体情况，追踪病情的发展变化，为疾病的临床诊疗提供依据。医护人员可以通过甲状腺功能监测、血糖监测等来掌握患者的内分泌系统功能状态。

一、甲状腺功能监测手段及护理要点

甲状腺功能能够客观地反映甲状腺疾病患者的病情变化情况，为患者管理提供依据，对判断病情有重要意义。

1. 监测手段　目前主要通过测定血清促甲状腺激素（thyroid-stimulating hormone，TSH）、总三碘甲状腺原氨酸（total triiodothyronine，TT_3）和总甲状腺素（total thyroxine，TT_4）来进行监测。

（1）TSH：是评估原发性甲状腺功能异常最敏感和最早期的一线指标。一般，甲状腺功能亢进者 TSH<0.1mIU/L,甲状腺功能减退者 TSH>5mIU/L。

(2) TT_3:正常值为 1.34~2.73nmol/L;甲状腺功能亢进时上升较早而快,可高于正常值的 4 倍;甲状腺功能减退时早期正常,晚期降低。

(3) TT_4:正常值为 78.4~157.4nmol/L;甲状腺功能亢进时上升较为迟缓,可高于正常值的 2.5 倍;甲状腺功能减退时早期正常,晚期降低。

2. 护理要点

(1) 密切观察各指标的变化,能早期识别异常指标,并结合实验室指标来观察患者的临床表现,如患者出现心动过速、呼吸急促等甲状腺功能亢进的临床表现,应及时告知医生。

(2) 对危急值能够正确判断并启动应急预案。

(3) 掌握对各指标危急值的处理方法。

(4) 告知患者应每隔 1~2 个月进行甲状腺功能测定。

二、血糖监测手段及护理要点

血糖监测使糖尿病患者各阶段血糖水平得到客观评估,为血糖管理提供了可信的依据,对判断病情和评估疗效有重要意义,同时也是内分泌与代谢性疾病急危重症患者病情评估及抢救治疗中重要的监测项目之一。

1. 监测手段 目前常用的监测手段主要有静脉血浆葡萄糖测定、毛细血管葡萄糖测定和 24h 持续葡萄糖测定。

(1) 静脉血浆葡萄糖测定:是指在患者禁食 8~12h 后空腹抽取静脉血送检,通过测定血浆中葡萄糖浓度来判定其是否患有糖尿病。正常值为 4.2~6.0mmol/L。

(2) 毛细血管葡萄糖测定:是指用血糖仪对在患者指尖或耳部等处采集的血液进行血糖检测。正常值为 3.9~6.1mmol/L。

(3) 24h 持续葡萄糖测定:是指对患者进行全天血糖测定,即通过将葡萄糖传感器植入患者皮下组织中,测量组织间液中的葡萄糖浓度。传感器上的发射器可将血糖信息自动传递给体外无线监测仪,方便患者和医生了解血糖情况。这项技术可以提供全面、连续、可靠的全天血糖信息,帮助患者和医生了解血糖波动趋势,及时发现高血糖和低血糖等异常情况。

2. 护理要点

(1) 密切观察指标数值,能早期识别异常指标并与医生沟通。

(2) 对异常血糖值能够正确判断并启动紧急应急预案。

(3) 掌握各指标危急值的处理方法及仪器常见故障的处理流程。

3. 注意事项

(1) 进行静脉血浆葡萄糖测定,应在 8 时前空腹抽血,并注意避免情绪波动、发热和劳累等情况,以免影响测量结果的准确性。

(2) 进行毛细血管葡萄糖测定,采血部位应在指腹两侧,并注意使用酒精棉消毒采血部位后应待完全干透才进行采血,否则会影响测定值的准确性。

(3) 进行 24h 持续葡萄糖测定,患者在监测期间,要翔实记录自己的饮食、运动、治疗等,或作为"大事件"输入血糖接收器中。佩戴仪器过程中,如果出现"信号异常"提示,请将接收器放置在靠近发射器的地方。患者佩戴仪器期间,不宜进行 X 线、CT 及 MRI 等影像学检查,避免强磁场对仪器的干扰;洗澡时需注意防水,忌盆浴,不可把仪器浸泡于水中。

第三节　内分泌与代谢性疾病典型急危重症案例分析

一、甲状腺切除术后并发窒息的临床案例

(一) 患者一般信息

患者,女,43 岁。患者 1 个月前体检发现左侧甲状腺结节,门诊以左侧甲状腺结节,甲状腺癌可能收入院。患者体检报告示颈部有一肿块,约 3cm×3cm,既往无自觉疼痛,无多饮、多食,无怕热、多汗及食欲亢进,无呼吸困难及吞咽困难,无声嘶等病史。患者有饮酒、吸烟史,无糖尿病及高血压等基础性疾病。完善各项术前检查后,患者在 3 月 5 日行左侧甲状腺腺叶 + 峡部切除术,11 时术后安全返回病房。

(二) 诊治护理过程

手术当天:15 时,患者主诉颈部有疼痛感,出现恶心和呕吐现象。心电监护示:呼吸 24 次 /min,心率 88 次 /min,血氧饱和度 98%,血压 120/80mmHg。患者颈部负压引流液色暗红(20mL)。护士汇报医生后遵医嘱继续观察。

15 时 30 分,患者主诉呼吸费力,颈部肿胀、疼痛。心电监护示:呼吸 28 次 /min,心率 100 次 /min,血氧饱和度 96%,血压 125/80mmHg。颈部负压引流液色鲜红(50mL)。护士立即汇报医生。医生立即检查患者手术伤口,发现切口渗血,左侧颈部可触及血肿,诊断为甲状腺切除术后血肿压迫气管致呼吸困难,立即在床旁拆开缝线,消除血肿,随即再送入手术室行急诊手术。

18 时,患者术后安全返回病房。心电监护示:呼吸 16 次 /min,心率 88 次 /min,血氧饱和度 100%,血压 110/75mmHg。无不适主诉。

术后第 1 天:8 时,患者无特殊不适主诉,伤口敷料清洁、无渗血,颈部负压引流液色淡红,14h 引流量 30mL。

术后第 2 天:8 时,患者无特殊不适主诉,伤口敷料清洁、无渗血,颈部负压引流液色淡红,24h 引流量 10mL。医生拔除颈部负压引流球。

(三) 护理思考路径

◆　患者为什么在甲状腺切除术后出现窒息?

甲状腺术后并发窒息多因手术时止血(特别是腺体断面止血)不完善,偶尔为血管结扎线滑脱所致。若皮下血肿压迫气管,患者会表现为呼吸频率增快、呼吸费力,出现三凹症,严重时窒息死亡。本案例中,患者在术后 4h 陆续出现了颈部疼痛、呼吸困难等现象,医生检查患者手术伤口时,发现手术切口渗血,左侧颈部可触及血肿,判断最有可能是因为手术时止血不完善造成术后呼吸困难和窒息。

> **理论支持**
>
> 应提倡术中迅速彻底止血,减少失血量,保持手术野清晰,降低术后出血并发症。
>
> 资料来源:田文,孙文海,果磊,等.开放性甲状腺手术的切口管理专家共识(2018版)[J].中华内分泌外科杂志,2018,12(4):296-273.

◆ 如何早期识别甲状腺术后并发窒息?

甲状腺术后,伤口血肿压迫可使患者出现呼吸频率增快、呼吸费力、三凹症,甚至窒息死亡。因此,甲状腺手术会常规放置伤口引流管,目的在于减少血肿的形成,同时医护人员可早期通过引流液色、质、量的变化来识别患者是否出现窒息。患者术后返回病房,护士需要密切监测患者生命体征,如呼吸、体温、脉搏和血压的变化,观察颈部负压引流液的色、质、量。一旦患者有不适主诉,如呼吸费力、颈部疼痛肿胀感,或发现颈部负压引流液量增加、色鲜红,手术切口敷料有渗血等现象,需要立即汇报医生,早期进行检查和处理。

> **理论支持**
>
> 甲状腺术后常规放置负压引流管,其目的是减少无效腔和防止血肿形成。负压作用可使术野内的积血、积液及时得到清除,使组织间紧密相贴,创面闭合无腔隙,同时可降低伤口张力,促进伤口愈合。
>
> 资料来源:田文,孙文海,果磊,等.开放性甲状腺手术的切口管理专家共识(2018版)[J].中华内分泌外科杂志,2018,12(4):296-273.

◆ 甲状腺术后为何易出现恶心、呕吐现象?

甲状腺手术中,为了保证手术顺利进行,患者需保持头颈过伸位,以充分暴露手术部位,但是此种体位也易造成患者脑部血液供应失调,引起中枢性呕吐。此外,麻醉药物的不良反应也易引起恶心、呕吐。本案例中,患者在全麻下行甲状腺部分切除术后出现了恶心、呕吐现象,可能是因为上述两种原因,而恶心、呕吐会增加伤口出血风险,因此护士应在术后观察中注意患者的恶心、呕吐现象,并及时汇报医生。

> **理论支持**
>
> 频繁的术后恶心呕吐会增加血管压力,引起伤口出血。术后可使用止吐药物减少呕吐的发生,避免血管压力的升高。术后恶心、呕吐的风险因素包括年龄<50岁、女性、非吸烟者、晕动病或术后恶心呕吐(postoperative nausea and vomiting,PONV)病史以及术后给予阿片类药物。由于甲状腺手术的特殊体位,在术中颈部过度后仰,造成脑部血流供应失调,产生中枢性恶心、呕吐。
>
> 资料来源:高明,葛明华.甲状腺外科ERAS中国专家共识(2018 版)[J].中国肿瘤,2019,28(1):30-38.

◆ 不良生活习惯对于甲状腺术后并发窒息有何影响？

本案例的患者有吸烟饮酒史。吸烟可致组织氧合降低、伤口感染、肺部并发症增加及血栓栓塞等，饮酒对于血小板功能有一定影响，增加术后出血的风险性。因此，在甲状腺手术前，如果发现患者有吸烟、饮酒等不良生活习惯，应当告知其在手术前2周停止吸烟、饮酒，避免因为不良生活习惯对手术造成不利影响。

理论支持

一项荟萃分析显示，戒烟至少2周可减少术后并发症的发生，停止饮酒可改善血小板功能，缩短出血时间，减少术后并发症的发生。

资料来源：高明，葛明华．甲状腺外科ERAS中国专家共识（2018版）[J]．中国肿瘤，2019,28(1)：30-38.

◆ 如何预防甲状腺术后并发呼吸困难和窒息？

甲状腺术中，医生常规放置引流管可以减少术中积血，预防因出血导致的呼吸困难和窒息，同时有利于观察和监控手术部位。但是引流管不宜放置时间过长，根据引流情况尽早拔除，防止发生感染。护理人员可在术前对患者和家属进行相应健康宣教，告知术后可能出现的情况，如伤口出血、呼吸困难、声音嘶哑、手足抽搐等现象，鼓励患者和家属主动参与医疗安全管理，及时告知不适主诉，帮助医护人员早发现、早治疗。

理论支持

放置引流管可以减少术区积血、积液，监测出血量，预防气管压迫，有利于外科医生观察渗血情况，但也可能增加感染机会、延长住院时间、增加住院费用、不符合美容要求、增加疼痛和换药次数等。建议常规放置引流管，但应根据引流情况尽早拔除。

资料来源：高明，葛明华．甲状腺外科ERAS中国专家共识（2018版）[J]．中国肿瘤，2019,28(1):30-38.

（四）案例总结分析

呼吸困难和窒息是甲状腺手术后最危急的并发症之一，多发生于术后48h内。引起这一并发症最主要的原因为颈部皮下血肿。因此，对于甲状腺术后48h内的患者，护士应加强巡视，注意患者呼吸、血压、脉搏等生命体征的变化；同时密切观察患者颈部伤口及引流液的色、质、量，重视患者的主诉，这对于及时发现皮下血肿至关重要。

二、糖尿病并发酮症酸中毒的临床案例

（一）患者一般信息

患者，男，72岁。患者于入院前与家人发生争吵后出现恶心、呕吐，伴有畏寒，在家测

微量血糖为"高"。因2型糖尿病,间断呕吐1d,昏迷半天,于3月1日由家属送至医院,收入内分泌科。患者既往有糖尿病10余年,否认有高血压及冠心病,否认有脑血管疾病,否认有肝炎、结核等传染病,否认有外伤、输血史,否认有食物和药物过敏史。

(二) 诊治护理过程

入院第1天: 12时,患者入院后,神志尚清,精神可。予以一级护理,心电监护,测生命体征为体温36.8℃、脉搏97次/min、呼吸18次/min、血压101/64mmHg,测微量血糖为"高",血酮体3.3mmol/L,尿酮体阳性(+++)。

12时15分,患者嗜睡,取被动体位,体温35.8℃、脉搏107次/min、呼吸23次/min、血压91/44mmHg。护士立即通知医生,同时为患者开通两条静脉通路,遵医嘱一条通路使用胰岛素泵(0.9%氯化钠注射液50mL+生物合成人胰岛素注射液50U)以5mL/h速度连续静脉泵注,根据血糖值调节泵速;另一条通路输入0.9%氯化钠注射液500mL,常规滴速。

14时,遵医嘱继续补液,同时监测患者生命体征(体温36.5℃,脉搏97次/min,呼吸18次/min、血压101/64mmHg),测微量血糖(18.6mmol/L),准确记录24h出入量。

全天血糖波动在10.0~20.3mmol/L。24h入量4 160mL,出量510mL。

入院第2天: 8时,患者神志清,生命体征平稳,血酮体2.3mmol/L,尿酮体阳性(++),遵医嘱继续予补液降糖治疗。

全天血糖波动在8.0~15.3mmol/L。24h入量5 868mL,出量2 861mL。

入院第3天: 8时,患者神志清,生命体征平稳,血酮体1.2mmol/L,尿酮体阳性(+)。鼓励患者在床上活动,预防压力性损伤的发生。

全天血糖波动在10.5~14.3mmol/L,遵医嘱停用胰岛素泵,改用甘精胰岛素注射液皮下注射。24h入量3 680mL,出量3 261mL。

入院第4天: 8时,患者神志清,生命体征平稳,血酮体0.2mmol/L,尿酮体阴性(-)。

(三) 护理思考路径

◆ 糖尿病为什么会并发酮症酸中毒?

糖尿病酮症酸中毒是因为胰岛素不足和升糖激素不适当升高引起糖、脂肪和蛋白质严重代谢紊乱而形成的综合征。1型糖尿病患者有自发酮症酸中毒的倾向,2型糖尿病患者在急性感染、胰岛素不适当减量、饮食不当、胃肠疾病、精神刺激等诱因下也可发生酮症酸中毒。本案例患者为2型糖尿病患者,与家人争吵后出现血糖升高等酮症酸中毒的症状,因此,对于糖尿病患者,应告知其保持情绪平稳,避免并发酮症酸中毒的应激状态。

理论支持

糖尿病酮症酸中毒的发病机制是血中胰岛素有效作用减弱,同时多种升糖激素(如胰高血糖素、皮质激素、儿茶酚胺等)水平不适当升高。

认识糖尿病酮症酸中毒的常见诱因是识别此类糖尿病急症的基础。这些常见诱因包括胰岛素治疗不当和感染,其中以泌尿系统感染和肺部感染最常见;此外还包括饮食不当、胃肠疾病、心脑血管意外、创伤、手术、精神刺激、诱发高血糖的药物(如糖皮质激素、噻嗪类利尿剂、拟交感神经药物及第二代抗精神病药)等。因此,当患者有糖尿病酮症酸中毒临床表现时,应该仔细追问是否存在这些诱因。

　　资料来源:中华医学会糖尿病学分会,国家基层糖尿病防治管理办公室.国家基层糖尿病防治管理指南(2018)[J].中华内科杂志,2018,57(12):885-893.

◆　如何早期识别糖尿病酮症酸中毒的发生并进行有效监测?

　　糖尿病酮症酸中毒的临床表现早期主要为乏力和"三多一少"症状加重,随后在失代偿阶段出现食欲减退、恶心、呕吐,常伴头痛、嗜睡和呼吸深快等情况。在本案例中,患者即出现了血糖升高、恶心、呕吐等现象。临床上,护士若发现糖尿病患者出现恶心、呕吐等症状,同时微量血糖值≥16.7mmol/L或有外伤、刚经历大手术、使用了可诱发血糖升高的药物(如糖皮质激素等),均需给予重视,及时汇报医生,早期进行检查和处理。

　　对糖尿病酮症酸中毒患者,护士应密切监测病情变化:首先,评估病情,建立静脉通路,根据医嘱进行补液治疗,纠正电解质及酸碱平衡失调状态。其次,监测血糖变化情况,并据此调整胰岛素的用量。再次,持续监测患者的生命体征和神志,如有特殊情况,及时汇报医生进行处理。

理论支持

　　糖尿病酮症酸中毒是高血糖危象的一种。临床上,糖尿病患者如果出现原因不明的恶心、呕吐、腹痛、酸中毒、脱水、休克、神志改变、昏迷,尤其是呼吸有烂苹果味(丙酮气味)、血压低而尿量多,且血糖≥16.7mmol/L,应考虑高血糖危象,密切监护。

　　资料来源:中华医学会糖尿病学分会,国家基层糖尿病防治管理办公室.国家基层糖尿病防治管理指南(2018)[J].中华内科杂志,2018,57(12):885-893.

◆　对于糖尿病酮症酸中毒患者,如何做好胰岛素使用管理?

　　在积极补液,有效改善组织灌注的同时,给予小剂量短效胰岛素静脉滴注,每1h测1次血糖,之后根据血糖下降速度调整胰岛素剂量。当临床症状缓解,消化道症状基本消失,能少量进食后考虑皮下胰岛素治疗,一般待皮下注射基础胰岛素1~2h后,再停止胰岛素静脉滴注,转为单纯皮下胰岛素注射。在治疗过程中,护士应观察血糖变化,防止发生低血糖或高血糖现象。

理论支持

　　患者糖代谢紊乱严重,尚未危及生命,但持续高血糖状态可促使病情进展,应积极逆转,是胰岛素治疗的指征。降糖治疗需应用胰岛素时,可在相对短的时间内静脉输注改善高糖毒性,缓解临床症状后改皮下注射。

　　资料来源:中国医师协会内分泌代谢科医师分会.中国住院患者血糖管理专家共识[J].中华内分泌代谢杂志,2017,33(1):1-10.

◆ 如何解读酮体检测在糖尿病酮症酸中毒治疗中的作用?

在本案例患者的检验指标中,可以看到血酮体和尿酮体值的变化。在糖尿病酮症酸中毒的诊断过程中,血酮体水平高于正常值是必要的诊断标准之一。《英国成人糖尿病酮症酸中毒指南》和《中国高血糖危象诊断与治疗指南》将血酮体 >13mmol/L 或尿酮体阳性[即尿酮体检测(++)以上]作为糖尿病酮症酸中毒诊断的三大重要标准之一。因此,护士在护理此类患者的过程中,应当充分了解其酮体值的变化情况,并以此为依据对病情进行预判。

理论支持

如血清酮体升高或尿糖和酮体阳性伴血糖增高,血 pH 和/或二氧化碳结合力降低,无论有无糖尿病病史,都可诊断为糖尿病酮症酸中毒。

资料来源:中华医学会糖尿病学分会,国家基层糖尿病防治管理办公室.国家基层糖尿病防治管理手册(2019)[J].中华内科杂志,2019,58(10):713-735.

◆ 如何预防糖尿病酮症酸中毒的发生?

首先,应了解患者是否有糖尿病酮症酸中毒发生的诱因,如存在胰岛素治疗不当或感染等情况,此外手术和诱发高血糖的药物使用史也值得关注。其次,医护人员应对患者的血糖、尿酮体以及血酮体进行监测,从而及早预防酮症酸中毒的发生。在本案例中,患者在家中已出现血糖升高、恶心、呕吐等酮症酸中毒表现。可见,护理人员应对患者和家属做好健康宣教,指导如何在家中做好血糖管理,从而预防糖尿病合并酮症酸中毒的发生。

理论支持

糖尿病酮症酸中毒的常见诱因包括胰岛素治疗不当和感染,其中以泌尿系统感染和肺部感染最常见;此外还包括饮食不当、胃肠疾病、心脑血管意外、创伤、手术、诱发高血糖的药物(如糖皮质激素、噻嗪类利尿剂、拟交感神经药物及第二代抗精神病药)等。

资料来源:中华医学会糖尿病学分会,国家基层糖尿病防治管理办公室.国家基层糖尿病防治管理指南(2018)[J].中华内科杂志,2018,57(12):885-893.

(四) 案例总结分析

糖尿病酮症酸中毒患者在未得到及时救治的情况下,可能发生高渗性昏迷,危及生命。因此,护士应当知晓糖尿病酮症酸中毒的三大特征:明显脱水、酸中毒和意识障碍。对于血糖值较高的患者,护士应加强巡视,密切观察患者的神志、呼吸、血压、脉搏和血糖等,并且重视患者的主诉,这对于及时发现病情变化至关重要。

三、糖尿病患者颅脑损伤术后并发低血糖的临床案例

(一)患者一般信息

患者,男,45 岁。既往有糖尿病病史。患者因车祸致颅脑外伤入住神经外科,急诊行开颅减压术。术后入住 ICU,给予呼吸机辅助呼吸,使用药物咪达唑仑 3mg/h 联合丙泊酚 20mg/h 持续静脉泵入,镇静镇痛 24h,每小时进行镇静程度检测。患者神志清,生命体征平稳。

(二)诊治护理过程

术后当天: 15 时,患者突然出现极度烦躁、大汗淋漓、面色苍白。心电监护示血压 100/50mmHg,心率 130~150 次 /min,血氧饱和度 95%。护士立即汇报医生,遵医嘱提升呼吸机氧流量至 100% 纯氧吸入。患者血氧饱和度未明显上升,波动在 95%~96%。

15 时 5 分,患者仍烦躁、面色苍白、大汗淋漓。心电监护示血压 95/50mmHg,心率 130~150 次 /min,血氧饱和度 94%。遵医嘱测量微量血糖值为 2.0mmol/L,汇报医生,立即予 25% 葡萄糖注射液 40mL 静脉注射。

15 时 10 分,患者症状明显缓解,神志恢复。心电监护示血压 110/60mmHg,心率 90~110 次 /min,血氧饱和度 97%。

15 时 30 分,遵医嘱测量患者微量血糖值为 5.2mmol/L。患者神志清,生命体征平稳。

术后第 1 天: 8 时,患者在镇静镇痛治疗中,神志清,生命体征平稳,心电监护示血压 120/70mmHg,心率 82 次 /min,呼吸 16 次 /min,血氧饱和度 99%。测微量血糖值为 5.5mmol/L。

术后第 2 天: 8 时,患者神志清,生命体征平稳,心电监护示血压 123/72mmHg,心率 85 次 /min,呼吸 16 次 /min,血氧饱和度 98%。测微量血糖值为 5.3mmol/L。

9 时,患者病情平稳,遵医嘱停用咪达唑仑及丙泊酚。患者无不适主诉。

(三)护理思考路径

◆ 颅脑损伤术后糖尿病患者为什么会并发低血糖症?

低血糖症是一组多种原因(如使用外源性胰岛素、未按时进食或应激等)导致胰岛素反应性释放过多而引起血糖浓度过低所致的临床综合征。在本案例中,首先,患者患有糖尿病,自身血糖调节机制受损,因此在应激状态下无法有效维持充分的血糖供应,容易发生低血糖。其次,患者进行了颅脑手术,处于应激状态,而处于应激状态的重症患者无论是否合并糖尿病,普遍存在糖代谢异常。最后,患者处于术后镇静镇痛状态中,对于自身状态的反应和表达均有延迟。因此,该患者在镇静镇痛状态下并发了低血糖症。

理论支持

衰弱、严重感染、肝肾功能不全的患者低血糖发生风险增加。血糖长期未得到有效控制的糖尿病患者可能在正常的血糖水平即发生低血糖反应。脑损伤患者难以耐受100mg/dL（5.6mmol/L）以下的血糖水平。全麻镇静患者的低血糖症状可能被掩盖，不易及时发现。

资料来源：中华医学会麻醉学分会．围术期血糖管理专家共识[J]．临床麻醉学杂志，2016，32（1）：93-95.

◆ 如何早期识别糖尿病患者颅脑损伤术后并发低血糖的症状？

低血糖是糖尿病常见的并发症之一，尤其是重症疾病合并糖尿病病史的患者，其低血糖症状被重症疾病的各种症状掩盖，在疾病的治疗过程中，心慌、手抖、出汗、乏力、饥饿、四肢发冷等典型的交感神经兴奋性低血糖症状不明显，表现为非典型低血糖症状，如意识模糊或嗜睡、精神或行为异常、烦躁不安、言语障碍、心动过速，甚至昏迷等，有的仅以疾病本身症状加重为主要临床表现，起病隐匿，症状难以区别。本案例中，患者刚做完颅脑损伤手术，有糖尿病病史，在治疗过程中出现了心动过速、烦躁不安等低血糖症状。可见，医护人员应加强对低血糖相关问题学习，如进行低血糖临床案例分析、情景演练、小组工作坊等；制定床边血糖监测制度，加强此类患者的血糖监测，设立低血糖预警机制，从而早期识别低血糖症状。

理论支持

对于住院的糖尿病患者，应询问既往有无低血糖事件，评判发生低血糖的风险程度。对于重症监护患者或拟进行急症和择期大、中、小手术的糖尿病患者，在术前、术中和术后建议一般或宽松控制血糖。

资料来源：中国医师协会内分泌代谢科医师分会．中国住院患者血糖管理专家共识[J]．中华内分泌代谢杂志，2017，33（1）：1-10.

◆ 如何对颅脑损伤术后糖尿病患者进行围手术期血糖管理？

首先，应识别围手术期血糖异常的高危人群，尤其重点关注合并糖尿病的患者；其次，应根据患者手术类型、术前血糖水平、脏器功能，合理设定围手术期血糖控制的个体化目标以减少发生围手术期高血糖或低血糖的发生风险。在本案例中，患者处于颅脑损伤术后，有糖尿病病史，应遵循血糖监测的基本原则，每2~4h测1次微量血糖，根据血糖变化及时调整治疗方案，从而保持血糖平稳。

理论支持

围手术期血糖管理的要点在于控制高血糖，同时避免发生低血糖，维持血糖平稳。因禁食、降糖方案未及时调整或降糖治疗中断等因素造成的围手术期血糖波动比稳定的高血糖危害更大。严密监测血糖、及时调整降糖治疗方案是保持围手术期血糖平稳的关键。应根据患者术前血糖水平、治疗方案、有无并发症、手术类型等进行全面评估,制订个体化的管理方案。

资料来源:中华医学会麻醉学分会.围术期血糖管理专家共识[J].临床麻醉学杂志,2016,32(1):93-95.

　　特殊人群(围手术期患者、低血糖高危人群、危重症患者、老年患者、1型糖尿病患者、妊娠糖尿病患者等)的监测,应遵循血糖监测的基本原则,实行个体化的监测方案。

资料来源:中华医学会糖尿病学分会.中国血糖监测临床应用指南(2015年版)[J].糖尿病临床,2016,10(5):205-218.

◆　对于颅脑损伤术后糖尿病患者,在镇痛镇静治疗过程中如何进行镇静深度监测?

　　镇静深度会影响患者自我感受的表达,易延误医护人员对患者症状的识别。因此,医护人员应对患者的镇静深度进行评估和监测,以了解其意识和表达能力。本案例中,患者出现低血糖时,正处于在镇静治疗中,不能向医护人员表达感受,因此未第一时间被发现。此外,该患者刚做完颅脑外伤术,重症脑损伤患者在镇痛镇静治疗中也应定时监测镇静程度和意识评估。目前,对于意识评估临床最常用的是格拉斯哥昏迷量表(GCS),对于镇静深度评估临床应用最广的为里士满躁动镇静量表(Richmond agitation-sedation scale,RASS)及Riker镇静和躁动评分(sedation-agitation scale,SAS)。护理人员可以通过定时进行意识评估和镇静深度评估来监测患者的意识状态和镇静深度。

理论支持

　　在保证患者器官功能处于适度代偿范围的基础上,调节镇静药物剂量,维持患者处于最合适的镇静状态。镇静的深浅程度应该根据病情变化和患者器官储备功能程度而调节变化。

　　保持危重症患者处于最舒适和安全的镇静状态是ICU镇静治疗的重要目标之一。因此,需要定时评估患者的镇静程度以便于调整镇静药物及其剂量以达到预期目标。RASS和SAS评分是常用可靠的镇静评估工具。

资料来源:中华医学会重症医学分会.中国成人ICU镇痛和镇静治疗指南[J].中华重症医学电子杂志,2018,4(2):90-113.

◆　如何预防颅脑损伤术后糖尿病患者发生低血糖?

　　对于糖尿病患者,应根据手术类型、术前血糖水平、脏器功能,建立围手术期血糖控制的个体化目标,手术当天根据血糖情况和手术类型决定是否停用口服降糖药和非胰岛素注射剂。机械通气和应用血管活性药物的ICU患者容易出现血糖波动,应定时检测患者微量血糖。本案例中,患者有糖尿病病史,医护人员应关注其围手术期血糖波动情况,根据病情建立血糖控制目标,从而预防低血糖的发生。

理论支持

术前筛查糖化血红蛋白有助于识别围手术期高血糖相关不良事件的高危人群。"合理、有效、安全"是血糖管理的宗旨,围手术期血糖目标值定为140~180mg/dL(7.8~10.0mmol/L)兼顾了血糖管理的有效性和安全性,较为合理。

资料来源:中华医学会麻醉学分会.围术期血糖管理专家共识[J].临床麻醉学杂志,2016,32(1):93-95.

根据患者的血糖情况、一般状况及手术的类型决定是否需要停用之前的口服降糖药物以及是否需要胰岛素治疗。

资料来源:中国医师协会内分泌代谢科医师分会.中国住院患者血糖管理专家共识[J].中华内分泌代谢杂志,2017,33(1):1-10.

(四)案例总结分析

血糖异常是糖尿病患者接受镇静镇痛治疗时常见的并发症,以高血糖多见,低血糖也时有发生。颅脑损伤术后的糖尿病患者因为手术应激,发生低血糖的风险增加,且不易被发现。因此,护士在护理此类患者时,应掌握患者的病史,监测患者的围手术期血糖水平,并且除密切观察患者的生命体征外,定时进行意识评估和镇静深度评估,如发现异常,及时汇报医生并处理。

四、代谢综合征胃减容术后并发倾倒综合征的临床案例

(一)患者一般信息

患者,男,32岁。身高175cm,体重100kg。患者因单纯性肥胖,以代谢综合征收治于减重与代谢病科。于5月8日在腹腔镜下行胃减容术。术后患者恢复良好,于5月13日出院。5月16日,患者在午餐后半小时余突发头晕、大量出汗、恶心、呕吐,急诊科以倾倒综合征收治入院。入院后,患者神志清,主诉恶心、呕吐、腹痛,予以对症处理。

(二)诊治护理过程

入院第1天: 11时30分,患者主诉头晕、恶心、呕吐。护士通知医生,遵医嘱指导患者平卧20min,肌内注射甲氧氯普胺10mg。患者症状有所缓解。

11时50分,患者主诉心悸、出汗、全身无力,护士立即测量微量血糖,结果为5.8mmol/L。护士详细询问患者进食情况,得知其午餐进食了甜豆浆,立即告知医生,并遵医嘱给予患者吸氧、取平卧位,嘱患者卧床休息。

12时,患者出现四肢无力、大汗伴意识模糊。护士立即予以微量血糖测定,结果显示血糖为2.1mmol/L,遂立即汇报医生,遵医嘱给予患者心电监护,50%葡萄糖液20mL口服,5%葡萄糖溶液500mL静脉滴注。

12时42分,患者意识转清,主诉头晕、四肢无力现象较前好转,血糖4.0mmol/L。护士

告知患者进餐后需平卧 20min。

　　入院第 2 天：12 时，患者午餐后半小时，无不适主诉，血糖 5.3mmol/L。

　　入院第 3 天：12 时，患者午餐后半小时，无不适主诉，血糖 5.7mmol/L。

（三）护理思考路径

　　◆ 该患者为什么会在胃减容术后出现倾倒综合征？

　　倾倒综合征是因为胃体部分切除后，胃排空失去控制，导致进食后胃排空过快所产生的一系列表现。该患者在胃减容术（切除了部分胃体）后 1 周余，进餐时食用了大量高渗性食物，食物快速进入十二指肠或空肠，导致肠道细胞生理变化而引起循环系统和胃肠道症状。

理论支持

　　Roux-en-Y 胃转流术（Roux-en-Y gastric bypass，RYGB）后患者摄入大量单糖类甜食或饮料时，容易出现头晕、恶心、虚汗、无力等倾倒综合征表现。

　　资料来源：李子建，张鹏，王林杰，等．减重手术的营养与多学科管理专家共识[J]．中华外科杂志，2018，56（2）：81-90．

　　◆ 如何识别早期倾倒综合征和晚期倾倒综合征？

　　早期倾倒综合征常在摄入食物 30min 内发生。患者常出现腹部绞痛、腹泻、恶心和心动过速。而晚期倾倒综合征常在餐后 2~3h 后出现，多表现为头晕、乏力、出汗和虚弱。在本案例中，患者在午餐后 30min 内出现了心悸、出汗和全身无力等症状，可判断为早期倾倒综合征。而调整饮食，少食多餐，避免过甜、过咸和过浓的流质饮食，有助于预防早期倾倒综合征；剔除饮食中能被快速吸收的碳水化合物，增加蛋白质比例，注意细嚼慢咽，则有助于预防晚期倾倒综合征。护理人员应掌握早期和晚期倾倒综合征的不同临床表现和护理要点，早期识别患者症状，提供恰当的护理。

理论支持

　　早期倾倒综合征常在摄入食物后 15min 内发生。食物快速排空到小肠后，其高渗性使体液从血浆快速转移到肠道内，导致低血压和交感神经系统反应。晚期倾倒综合征由餐后高血糖及随后胰岛素反应导致的餐后 2~3h 后低血糖引起。早期倾倒综合征多为自限性，可在 Roux-en-Y 型胃旁路术后 7~12 周消退。

　　资料来源：李子建，张鹏，王林杰，等．减重手术的营养与多学科管理专家共识[J]．中华外科杂志，2018，56（2）：81-90．

　　◆ 如何早期识别倾倒综合征导致严重低血糖的发生？

　　本案例中，患者发生倾倒综合征伴随严重低血糖，可能是食物进入肠道后刺激胰岛素大量分泌，继而导致反应性低血糖的发生。对于此类患者，应规律监测血糖水平，尤其在餐后应当测量微量血糖情况，如果血糖低于正常值，且有全身无力等症状，应立即平卧，可口服糖或巧克力,如果症状未消失或有加重,应立即就医。

理论支持

　　合并糖尿病的肥胖症患者在完成减重手术出院后应规律监测血糖水平。建议每天记录 2~4 次,以了解血糖波动规律。规律性检测血糖水平可帮助患者建立和适应新的生活方式。血糖控制目标为餐前 4.0~7.0mmol/L,餐后 2h 5.0~10.0mmol/L。

　　资料来源:中国研究型医院学会糖尿病与肥胖外科专业委员会.减重代谢外科围术期处理专家共识(2019 版)[J].中华消化外科杂志,2019,18(9):811-821.

◆ 如何做好胃减容术患者的围手术期营养管理?

(1) 做好术前营养宣教:建议患者采用低脂、低能量减重饮食;鼓励患者尝试少量、多次进食,增加餐次至每天 5~6 餐,以适应术后胃容量限制状态下的进食方式。

(2) 做好营养评定和营养干预:肥胖患者常合并维生素、微量元素及贫血或蛋白质不足,应在术前进行营养评定和营养干预,调整营养不良及过氧化状态。

(3) 术后饮食指导:应予患者以手术方式为基础、由营养师参与制订的阶段性标准化饮食方案教育。

(4) 无论何种术式,建议在术后 24h 内嘱患者进少量低糖、清淡流食。

理论支持

　　● 营养宣教是减重患者全程营养管理的基础。

　　● 建议所有减重手术后患者规律随访(随访频率取决于手术术式和合并症情况),并进行常规的代谢和营养学监测。

　　资料来源:李子建,张鹏,王林杰,等.减重手术的营养与多学科管理专家共识[J].中华外科杂志,2018,56(2):81-90.

◆ 如何预防胃减容术后倾倒综合征的发生?

本案例中,患者在午餐时进食甜豆浆(属于甜的流质饮食),引起了倾倒综合征。护士在对此类患者进行健康宣教时,应告知其进食注意事项,以预防倾倒综合征的发生:调整饮食,少食多餐,避免过甜、过咸、过浓的流质饮食;进餐时,尽量食用低碳水化合物、高蛋白饮食;进餐后平卧 20min。

理论支持

　　胃旁路术后禁止过多摄入甜食可减少倾倒综合征的发生。可选择肠内营养粉剂和 / 或维生素复方制剂等作为术后营养补充制剂。

　　资料来源:中国研究型医院学会糖尿病与肥胖外科专业委员会.减重代谢外科围术期处理专家共识(2019 版)[J].中华消化外科杂志,2019,18(9):811-821.

(四) 案例总结分析

本案例提示,对于胃减容术术后患者,护士不仅应关注手术伤口等方面的专科护理,还要关注患者的饮食情况,尤其是进行饮食宣教,除了住院期间,对于出院后可能出现的并发症也应宣教到位,以减少患者出院后发生倾倒综合征的可能性。本案例体现了健康宣教的重要性,护士发现患者因为倾倒综合征入院后,应当及时与患者和家属沟通发生倾倒综合征的原因,避免其因饮食原因再次发生相同的症状。

(王文静　董晗琼)

参考文献 ◆

［1］田文,孙文海,果磊,等.开放性甲状腺手术的切口管理专家共识(2018 版)［J］.中华内分泌外科杂志,2018,12(4):296-273.

［2］高明,葛明华.甲状腺外科 ERAS 中国专家共识(2018 版)［J］.中国肿瘤,2019,28(1):30-38.

［3］中华医学会糖尿病学分会,国家基层糖尿病防治管理办公室.国家基层糖尿病防治管理手册(2019)［J］.中华内科杂志,2019,58(10):713-735.

［4］中华医学会糖尿病学分会,国家基层糖尿病防治管理办公室.国家基层糖尿病防治管理指南(2018)［J］.中华内科杂志,2018,57(12):885-893.

［5］中国医师协会内分泌代谢科医师分会.中国住院患者血糖管理专家共识［J］.中华内分泌代谢杂志,2017,33(1):1-10.

［6］中华医学会麻醉学分会.围术期血糖管理专家共识［J］.临床麻醉学杂志,2016,32(1):93-95.

［7］中华医学会糖尿病学分会.中国血糖监测临床应用指南(2015 年版)［J］.糖尿病临床,2016,10(5):205-218.

［8］中华医学会重症医学分会.中国成人 ICU 镇痛和镇静治疗指南［J］.中华重症医学电子杂志,2018,4(2):90-113.

［9］中国医师协会外科医师分会肥胖和糖尿病外科医师委员会.肥胖代谢外科修正手术东亚专家共识(2018)［J］.中华肥胖与代谢病电子杂志,2018,4(1):1-4.

［10］李子建,张鹏,王林杰,等.减重手术的营养与多学科管理专家共识［J］.中华外科杂志,2018,56(2):81-90.

［11］中国研究型医院学会糖尿病与肥胖外科专业委员会.减重代谢外科围术期处理专家共识(2019 版)［J］.中华消化外科杂志,2019,18(9):811-821.

［12］尤黎明,吴瑛.内科护理学［M］.北京:人民卫生出版社,2017.

［13］李乐之,路潜.外科护理学［M］.北京:人民卫生出版社,2017.

第十一章

血液系统疾病患者的急危重症护理及案例分析

第一节 血液系统疾病及其护理评估

一、血液系统疾病概述

血液系统疾病简称血液病,指原发或主要累及血液、造血器官和组织的疾病,包括各类红细胞疾病、白细胞疾病以及出血性疾病。血液病多表现为外周血中的细胞和血浆成分的病理性改变,机体免疫功能低下以及出、凝血机制的功能紊乱,还可出现骨髓、脾、淋巴结等造血组织和器官的结构及功能异常。

(一) 血液系统的组成

血液系统由血液和造血器官及组织所组成。造血器官和组织包括骨髓、脾、肝、淋巴结以及分布在全身各处的淋巴组织和单核-吞噬细胞系统。胚胎早期,肝、脾为机体主要的造血器官,胚胎后期至出生后,骨髓成为主要的造血器官,但当机体需要时,如发生慢性溶血,已经停止造血的肝、脾可部分恢复其造血功能,成为髓外造血的主要场所。

骨髓是人体最主要的造血器官,位于骨髓腔内,约占体重的 4.5%,有红骨髓、黄骨髓两大类。红骨髓为造血组织,黄骨髓为脂肪组织。在婴幼儿时期,所有骨髓均为红骨髓,造血功能活跃。随着年龄增长,除了四肢长骨的骨骺端及躯干骨,红骨髓逐渐为黄骨髓所取代。但当机体发生大出血或溶血等情况需要大量血细胞时,黄骨髓仍可转变为红骨髓而参与造血。

造血干细胞(hemopoietic stem cell,HSC)是各种血细胞的起始细胞,具有不断自我更新、多向分化与增殖的能力,又称多能或全能干细胞。作为胎儿外周血组成部分的脐带血与胎盘血中含有较多的 HSC。人出生后,HSC 主要存在于红骨髓,外周血中含量较少。

淋巴系统由中枢淋巴器官与周围淋巴器官组成。中枢淋巴器官由胸腺和骨髓组成,周围淋巴器官包括淋巴结、脾、扁桃体及沿消化道和呼吸道分布的淋巴组织。淋巴细胞的生成与 HSC 的分化有关。T 淋巴细胞是 HSC 经血流进入胸腺皮质分化而成,参与细胞免疫;另一部分 HSC 则在骨髓内发育为 B 淋巴细胞,后者是体液免疫的重要组成部分。

单核-吞噬细胞具有相同的结构、活跃的吞噬功能和体外黏附玻璃的能力,其细胞膜上有免疫球蛋白以及补体的受体。单核-吞噬细胞系统参与免疫过程以及铁、脂肪和蛋白质代谢,是抗凝血系统的重要组成部分。

(二) 血液的组成和功能

血液由血浆和细胞成分组成。

血浆占血液容积的55%,为淡黄色透明液体。

成熟红细胞呈双凹圆盘形,因具有较大的表面积,从而有利于气体交换。网织红细胞是一种存在于外周血液中的尚未完全成熟的红细胞。网织红细胞计数是反映骨髓造血功能的重要指标,对贫血等血液病的诊断和预后估计有一定的临床意义。红细胞数量明显减少可导致机体重要器官和组织缺氧,并引起功能障碍。

白细胞包括中性粒细胞、嗜酸性粒细胞、嗜碱性粒细胞、单核细胞及淋巴细胞。白细胞具有变形、趋化、游走与吞噬等生理特性,是机体防御系统的重要组成部分。其中,中性粒细胞的含量最多,能吞噬细菌,是机体抵御细菌的重要防线。单核细胞的功能为清除死亡或不健康的细胞、微生物及其产物等。嗜酸性粒细胞具有抗过敏和抗寄生虫作用。嗜碱性粒细胞可释放组胺及肝素。当机体白细胞数量减少,尤其是粒细胞减少时,易发生各种感染。

血小板主要参与机体的止血与凝血过程,具有黏附、释放、聚集、收缩与吸附的生理特性。血小板减少、血小板功能障碍或各种凝血因子缺乏均可以导致出血。

(三) 血液系统疾病的临床表现

不同的血液病会有不同的临床表现。例如,再生障碍性贫血以贫血症状为主;血小板减少症以皮下紫癜为主要症状;白血病以发热为常见症状。随着病情的不断进展,同一种血液病在不同时期会有不同表现,不同疾病亦可能出现相同的表现。

1. 神经系统　贫血患者因神经、肌肉缺氧,表现为乏力、困倦、头晕、疲惫、头痛、耳鸣、记忆力下降、注意力不集中等;出血性疾病患者可出现意识改变,尤其颅内出血时,患者可发生瞳孔不对称、头痛、肢体活动不对称等情况。

2. 头颈部　贫血患者常主诉头痛及耳鸣;出血性疾病患者眼部出血可伴有视物模糊、眼泪中含血,若鼻咽部位出血可出现鼻塞及流鼻血现象,口腔内出血可见牙龈、口腔黏膜瘀斑及出血性口腔溃疡。

3. 肺部　患者出现呼吸困难、气急、气喘;如肺泡出血,患者可能会出现呼吸音改变,血氧饱和度降低。血氧含量降低及二氧化碳含量增加,可使呼吸加快;贫血患者可感气短,重度贫血者在休息状态也可出现呼吸困难。

4. 心血管系统　长期贫血患者可出现杵状指、指甲苍白、微细血管充盈时间延长、周边脉搏跳动弱、心跳快、血压偏低、心脏听诊闻及杂音等。中度贫血者,心脏代偿明显增加,循环加快,心排血量增多,活动后感到心悸,心尖区及肺动脉瓣区可闻及吹风样收缩期杂音。重度贫血可导致心绞痛甚至贫血性心脏病。心包出血表现为呼吸困难、胸部不适、低血压、颈静脉怒张等体征;血管出血可出现血肿及皮下组织青紫。

5. 消化系统　慢性贫血患者常出现腹部胀满、食欲减退、便秘、脾大、压痛情况。上消化道出血患者会出现呕血或血便,可伴有腹痛、腹胀或血压突然下降情况。

6. 泌尿系统　出血性疾病患者如发生膀胱出血,可表现为血尿或膀胱痉挛导致疼痛不适。缺氧导致肾血管代偿性收缩,出现多尿、尿比重降低、蛋白尿,甚至血尿、尿素氮增加或酚红排泄减少。

7. 肌肉骨骼系统 患者出现肌肉疲乏、软弱无力表现。

8. 皮肤系统 皮肤颜色可因贫血表现为苍白、青紫;如有溶血性贫血,可能出现黄疸;如有脱水、休克,可能出现皮肤弹性差、皮肤湿冷等;如有出血,可能出现瘀点、瘀斑、血肿;如有皮肤感染,可能出现疖疮、局部发红或溃疡。

9. 肝、脾、淋巴结 浅表淋巴结肿大是多种恶性血液病的常见体征。

二、血液系统护理评估

【健康史】

1. 现病史

(1) 患病经过:询问患者的起病方式、发病时间,有无明确的病因与诱因,主要的症状、体征及其特点,如皮肤出现出血点及瘀斑,口鼻腔出血,对冷敏感,女性患者经期延长、月经量过多,不明原因出现发热、淋巴结肿大或腹部发现包块等。

(2) 治疗经过:询问治疗的主要方法、疗效及药物的不良反应,患者对治疗和护理的依从性。

(3) 目前状况:询问患病后患者体重、食欲、睡眠、排便习惯及营养状况等的变化。

2. 既往史 询问患者既往有无出现溃疡病引起的便血、子宫功能性出血(月经量过多)、长期肠道功能紊乱或近期患过急性病毒性肝炎等。这些疾病可能与缺铁性贫血、再生障碍性贫血等相关。

3. 生活史与家族史

(1) 个人史:询问患者出血的部位与范围,发生的缓急;有无明显诱因;女性患者的月经情况(月经量过多或淋漓不尽);有无其他伴随症状与体征(发热、出血、关节疼痛等)。

(2) 饮食方式:询问患者的饮食习惯,是否有挑食、偏食或素食习惯。巨幼细胞贫血或缺铁性贫血的发病与患者的饮食习惯有密切关系,如未及时添加辅食(婴幼儿)、绿叶蔬菜烹调不当、酗酒、长期素食等。

(3) 生活方式:居住环境及职业与某些血液病的发病相关,因此询问病史时不仅要了解患者目前的居住环境和职业,还需要询问以前的相关情况。

(4) 家族史:询问家族中有无类似疾病或相关疾病史,某些血液病如血友病、遗传性球形红细胞增多症等与遗传密切相关。

【身体评估】

1. 一般状态

(1) 生命体征:观察患者有无发热,若发热,其热型、程度和特点如何。再生障碍性贫血、白血病、淋巴瘤等的患者,常因继发感染或肿瘤细胞本身所产生的内源性致热因子(原)的作用,出现反复或持续性发热。中度以上贫血的患者可出现脉搏加快与呼吸加速。出血量较大的患者也可出现脉搏和血压的变化。

(2) 面容与外貌:如贫血面容,地中海贫血患者特殊的面容变化,药物不良反应所引起的脱发、满月脸、女性患者男性化等。

（3）意识状态：大量出血或颅内出血的患者会出现程度不同的意识障碍。

（4）营养状态：评估皮下脂肪厚度、身高与体重等。较严重贫血患者多有消瘦、发育迟缓等营养不良的表现；恶性血液病终末期患者可出现恶病质。

（5）体位：重度贫血患者可因并发贫血性心脏病、心力衰竭而被迫采取半坐卧位；慢性粒细胞白血病患者因脾大或出现脾栓塞而被迫采取半坐卧位、屈膝仰卧或左侧卧位。

2. 专科评估

（1）皮肤黏膜：观察有无苍白、黄染、紫癜或瘀斑、血肿、皮下结节、水肿等。

（2）浅表淋巴结：浅表淋巴结肿大是恶性血液病的常见体征，应检查其出现的部位、数量、大小、表面情况、质地、活动度及有无压痛等。

（3）五官检查：检查睑结膜有无苍白，球结膜有无充血或出血，双侧瞳孔大小和对光反射情况（白血病引起颅内高压，可出现瞳孔变形、不等大、对光反射迟钝等）；鼻腔有无出血；口腔黏膜有无溃疡、白斑、出血点或血疱形成；牙龈有无出血、渗血或增生；咽部有无充血，扁桃体有无肿大或表面脓性分泌物。

（4）胸部检查：例如，胸骨中下段的压痛及叩击痛是急性白血病的重要体征之一；肺部出现局限性湿啰音常提示继发感染；评估双肺底有无湿啰音、心尖冲动的位置及范围、心率快慢、心律是否规则、有无心脏杂音等，有助于贫血性心脏病或心力衰竭的临床判断。

（5）腹部检查：关注腹部外形变化、有无包块、肝脾大小等。腹部包块常见于淋巴瘤；白血病、慢性溶血与出血等可有程度不同的肝脾大；巨脾是慢性粒细胞性白血病的特征。

（6）其他检查：有无局部肌肉、骨及关节的压痛或触痛，肢体或关节有无变形、活动障碍等。神经系统有无感觉、神经反射异常及脑膜刺激征等表现。

【心理 - 社会评估】

1. 患者角色　疾病初期因，患者与家属之间相互隐瞒病情可能造成耽误治疗。患者在第一次治疗中对预后期望高，故而积极配合治疗，但反复化疗、骨髓抑制、效果欠佳等可使其产生消极情绪，依赖性增强，发生角色紊乱。

2. 心理状态　急性出血的病情凶险，患者易出现紧张、恐惧的心理；慢性血液病的病情多反复、持续时间长、需要反复住院或门诊治疗、治疗效果不明显，化疗带来的不良反应、住院费用的压力、家庭负担重等诸多因素均可导致患者出现悲观、绝望的心理。这些不健康的心理状态往往会影响疾病的转归。

3. 社会支持系统　了解患者家庭组成、相互关系、经济状况；了解家庭成员对患者疾病的认识程度以及对其关心和支持程度；了解患者出院后继续就医的条件，是否可以得到有效的社区保健服务。

【辅助检查结果评估】

1. 实验室检查结果评估

（1）血常规检查结果评估

1）红细胞计数、血红蛋白测定：用于评估有无贫血及其严重程度。正常成人红细胞计数，男性为 $(4.0\sim5.5)\times10^{12}/L$，女性为 $(3.5\sim5.0)\times10^{12}/L$；血红蛋白男性为 120~160g/L，女性为

110~150g/L。

2) 白细胞计数及分类:主要用于患者有无感染及其原因的判断,也有助于某些血液病的初步诊断。成人正常白细胞计数为$(4\sim10)\times10^9/L$;白细胞计数 $>10\times10^9/L$ 为白细胞增多,常见于急性感染、白血病等;白细胞计数 $<4\times10^9/L$ 为白细胞减少,其中以中性粒细胞减少为主。中性粒细胞绝对值 $<1.5\times10^9/L$ 称粒细胞减少症,中性粒细胞绝对值 $<0.5\times10^9/L$ 称粒细胞缺乏症,常见于病毒感染、再生障碍性贫血、粒细胞减少症等。正常白细胞分类中,若出现大量幼稚细胞,应警惕白血病或类白血病。

3) 网织红细胞计数:正常成人的网织红细胞在外周血中占 0.2%~1.5%,绝对值为$(77\pm23)\times10^9/L$。网织红细胞增多表示骨髓红细胞增生旺盛,可见于溶血性贫血、急性失血性贫血或贫血的有效治疗后;网织红细胞减少表示骨髓造血功能低下,常见于再生障碍性贫血。

4) 血小板计数:是出血性疾病首选的筛查项目之一,正常值为$(100\sim300)\times10^9/L$。血小板 $<100\times10^9/L$ 称为血小板减少,通常 $<50\times10^9/L$ 时患者即有出血症状,见于再生障碍性贫血、白血病、特发性血小板减少性紫癜等;血小板 $>400\times10^9/L$ 称为血小板增多,可见于原发血小板增多症、慢性粒细胞白血病早期等。

(2) 骨髓细胞学检查结果评估:骨髓穿刺液涂片检查是血液病诊断中必不可少的步骤,对于急性白血病、巨幼细胞贫血和粒细胞缺乏症等,骨髓细胞形态学改变是主要的诊断依据。

(3) 淋巴结和肿块的病理学检查:淋巴结和肿块的病理学检查是淋巴瘤等的确诊依据。流式细胞仪或免疫酶标法检测细胞表型、染色体畸变和分带检查、免疫荧光原位杂交(fluorescence in situ hybridization,FISH)、聚合酶链反应(PCR)检测融合基因可协助白血病及淋巴瘤的分型诊断。

(4) 其他实验室检查:①凝血试验测定血浆凝血因子、纤溶及抗凝系统活力;②溶血试验及血红蛋白电泳诊断各种溶血性贫血;③红细胞酶测定诊断红细胞酶(如葡萄糖6磷酸脱氢酶)缺陷情况;④血清铁蛋白及血清铁测定了解体内贮铁和铁代谢情况;⑤血液免疫学检查,如抗人球蛋白试验、红细胞血型测定、免疫电泳检查单株免疫球蛋白存在情况和酶标法测定各种细胞因子;⑥放射性核素测定红细胞寿命等。

2. 影像学检查 如超声显像,脾、淋巴系统及骨骼放射性核素显像,计算机体层显像(CT),磁共振成像(MRI),正电子发射体层显像(PET)等,对不同的血液病都有其相应的重要诊断价值。

第二节 血液系统疾病常用监测手段及护理要点

一、血液形态监测及护理要点

(一) 血红蛋白测定及红细胞计数

血红蛋白测定及红细胞计数是基本实验室检查方法。血涂片染色可观察到红细胞的大小、形态及染色深浅度,白细胞及血小板的数量、形态,进而可对贫血类型进行判断。正常人血红蛋白含量在成年男性为 120~160g/L，成年女性为 110~150g/L，新生儿可高达 150~230g/L。贫血时血红蛋白浓度降低，真性红细胞增多症、长期缺氧时血红蛋白浓度增加。正常情况下，出生 2 个月以后婴幼儿的骨髓是生成红细胞的唯一器官，但在某些病理情况下，如感染、溶血、贫血、骨髓受异常细胞侵犯等，可出现髓外造血现象。正常红细胞正常值在成年男性为 $(4.0~5.5) \times 10^{12}$/L，成年女性为 $(3.5~5.0) \times 10^{12}$/L，小儿出生时可达 $(5.0~7.0) \times 10^{12}$/L。缺氧可使红细胞增多。红细胞和血红蛋白减少到一定程度称为贫血。

(二) 网织红细胞计数

该指标可反映骨髓红细胞增生程度。外周血中正常网织红细胞计数参考值：成人为 0.5%~1.5%（平均为 1%），绝对值为 $(24~84) \times 10^9$/L；新生儿为 2%~6%，3 个月后与成人接近。网织红细胞计数增加表示骨髓造血功能旺盛，如溶血性贫血、缺铁性贫血及营养性巨幼细胞贫血；减少多见于再生障碍性贫血、骨髓造血抑制等。

(三) 白细胞计数及其分类

白细胞包括粒细胞（约占 70%）、单核细胞（占 2%~3%）、淋巴细胞（占 20%~30%）。正常人血液中白细胞计数比较稳定，$>10.0 \times 10^9$/L 为白细胞增高，$<4.0 \times 10^9$/L 为白细胞减少。白细胞在机体的免疫功能中发挥重要作用，细菌、组织坏死产物和一些活化了的补体成分等能吸引白细胞，使它们迅速聚于病灶处，通过吞噬作用、酶的消化作用和参与体液免疫过程而发挥对外来感染的防御作用。故炎症、组织损伤、感染等因素可使白细胞增多。某些毒物和药物中毒时可能使白细胞减少。白细胞计数 $>10 \times 10^9$/L，称为白细胞增多，常见于急性感染、白血病等。正常白细胞分类中不应见到幼稚细胞，若存在大量幼稚细胞应高度怀疑白血病的可能。

(四) 静脉采血护理要点

1. 采血前向患者做好解释工作，评估血管情况，不在补液肢体端采血。
2. 动作宜轻柔、熟练，严格无菌操作，预防感染。
3. 操作后，按压穿刺部位 5~10min。对于凝血功能异常者，延长按压时间，直至出血停止。
4. 止血带扎绑时间不宜过长，注意操作中穿刺部位有无新增出血点。
5. 进行血常规、血凝、血沉检查时，血液采集量不宜过多，避免血液凝结，采集后充分混匀，禁止剧烈摇晃试管。
6. 多管采血时，应注意先后顺序，先采血清管血，再采抗凝管血。
7. 操作时间不宜过长，观察采血管内有无凝块，保证实验室检查的准确性。

二、骨髓监测及护理要点

(一) 骨髓监测的方法

骨髓监测是通过骨髓穿刺采样进行造血细胞检测，协助诊断各种贫血、造血系统肿瘤、血小板或粒细胞减少症、疟疾、黑热病或依据骨髓监测结果了解患者的化疗效果。

(二) 骨髓检查结果

骨髓是主要造血器官,骨髓检查可诊断多种疾病,特别是鉴别血液系统疾病以及非血液系统疾病。通过骨髓检查,可以了解骨髓中造血组织增生情况、正常骨髓细胞构成比例改变、有无异常细胞,对临床疾病诊断、疗效观察、预后判断起着重要作用。诊断血液病首选骨髓涂片检查,这是其他检验方法所不能替代的(表 11-1)。

表 11-1 骨髓细胞学表现

正常骨髓细胞学表现	异常骨髓细胞学表现
骨髓增生活跃,粒、红比例适当(2：1~4：1) 粒、红两系均可见少量原始细胞,以中、晚幼阶段居多	缺铁性贫血:骨髓增生明显活跃,红系增生明显 再生障碍性贫血:骨髓增生不良,粒、红两系明显减少,淋巴细胞相对增多
淋巴细胞占有核细胞的 20%,巨核细胞以产血小板型为主	急性白血病:骨髓增生明显或极度活跃,原幼阶段细胞高度增生

(三) 骨髓穿刺术护理要点

1. 术前护理

(1) 解释:向患者解释本检查的目的、意义及操作过程,取得患者配合。

(2) 化验及药物过敏试验:检查出血及凝血时间。若准备采用普鲁卡因局部麻醉,患者需提前做皮试。

(3) 用物准备:治疗盘、骨髓穿刺包(骨髓穿刺针、10mL 或 20mL 注射器、7 号针头、孔巾、纱布等)、棉签、2% 利多卡因、无菌手套、玻片、培养基、胶布等。

(4) 体位准备:根据穿刺部位协助患者采取适宜的体位。若于胸骨、髂骨上棘做穿刺,患者取仰卧位,前者还需将枕头垫于背后,以使胸部稍突出;若于髂后上棘做穿刺,患者取侧卧位或俯卧位;若在棘突做穿刺,患者取坐位,尽量弯腰,头俯屈于胸前使棘突暴露。

2. 术后护理

(1) 解释:向患者说明术后穿刺疼痛是暂时的,对身体没有其他影响。

(2) 观察:注意观察穿刺处有无出血,如果有渗血,立即换无菌纱布块,压迫伤口直至无渗血为止。

(3) 保护穿刺处:指导患者 48~72h 内多卧床休息,避免剧烈活动,保持穿刺处皮肤清洁、干燥,不要弄湿穿刺处,防止伤口感染。

三、止血、凝血功能检查

密切评估患者的凝血功能,早期发现凝血系统异常,避免导致血管内弥漫性出血的发生。

(一) 束臂试验(毛细血管脆性试验)

1. 操作方法 将血压计袖带置于上臂并束紧,使压力维持在收缩压与舒张压之间,一般不超过 120kPa(90mmHg),维持压力 8min 后,放松袖带,5min 后记录前臂屈侧直径为 5cm 圆周的出血点数量。

2. 结果判断　新出血点超过 10 个为束臂试验阳性,表示毛细血管脆性增加,常见于过敏性紫癜、原发性血小板减少性紫癜。

(二) 出血时间测定

1. 操作方法　计算皮肤被刺破后血液自行流出到自然止血的时间。

2. 结果判断　正常值为 1~4min,>4min 为延长,提示止血初期障碍,主要见于:①血管结构或功能异常,如维生素 C 缺乏病(坏血病)、毛细血管扩张症;②血小板异常,包括数量减少和功能异常;③其他可见于原发或继发纤维蛋白溶解状态、血液循环中有抗凝物质、严重肝肾病变、某些先天性心脏病、低钾血症、毛细血管扩张症、急性白血病、再生障碍性贫血等。

(三) 凝血时间测定

凝血时间可采用试管法测定,正常值为 4~12min。凝血时间延长主要见于血浆Ⅷ、Ⅸ、Ⅺ因子含量严重减少,即重症甲、乙、丙型血友病;凝血酶原严重减少(凝血酶原活动度为 0~10%),如先天性凝血酶原缺乏症;纤维蛋白原严重减少,如先天性纤维蛋白原缺乏症,应用肝素进行抗凝治疗及弥散性血管内凝血(disseminated intravascular coagulation,DIC)后期继发性纤溶亢进。凝血时间缩短见于血液呈高凝状态,如弥散性血管内凝血早期、脑梗死或心肌梗死、静脉血栓等。

(四) 血小板计数

血小板计数 $<100 \times 10^9/L$ 为血小板减少,可见于再生障碍性贫血、急性白血病、免疫性和继发性血小板减少性紫癜及弥散性血管内凝血等。血小板 $>300 \times 10^9/L$ 为血小板增多,可见于原发性血小板增多症、慢性粒细胞性白血病、恶性淋巴瘤、脾切除等。

第三节　血液系统典型急危重症案例分析

一、急性白血病并发弥散性血管内凝血的临床案例

(一) 患者一般信息

患者,女,27 岁。因面色苍白 20d,伴皮肤瘀点 10 余天收入院。患者 20d 前在无明显诱因下出现面色苍白,呈进行性加重,10 余天前皮肤出现瘀点。至当地医院就诊,查血常规示白细胞计数为 $3.3 \times 10^9/L$,中性细胞比例为 13.9%,红细胞计数为 $2.25 \times 10^{12}/L$,血红蛋白为 74g/L,血小板计数为 $22 \times 10^9/L$。骨髓穿刺涂片示急性早幼粒细胞白血病可能。为求进一步治疗来医院,以急性早幼粒细胞白血病收入血液科病房。

(二) 诊治护理过程

入院第 2 天：血常规示血小板计数为 $15 \times 10^9/L$。患者全身散在瘀点、瘀斑。护士告知患者血小板过低，有自发性出血可能，嘱其绝对卧床，予一级护理。

入院第 3 天：遵医嘱输入单采血小板 1U。患者精神软、食欲减退且精神紧张，反复询问血小板输入后是否已无生命危险。护士予以心理疏导。

入院第 5 天：8 时，测血小板 $9 \times 10^9/L$，血浆纤维蛋白原 1.1g/L。

10 时 11 分，患者主诉视物模糊。眼底镜检查示眼底出血，全身瘀斑广泛扩散，静脉穿刺点出血不止，确诊并发 DIC。给予心电监测，并告知患者家属病危。

11 时 20 分，患者呼之不应。血压 62/30mmHg，血氧饱和度 88%。遵医嘱予血浆 2U，0.9% 氯化钠注射液 500mL+ 多巴胺 200mg+ 多巴酚丁胺 100mg 静脉滴注，氧气 8L/min 吸入对症抢救治疗，穿刺出血点予棉球压迫止血。

12 时 8 分，患者血压 96/58mmHg，呼之能应。遵医嘱予凝血酶冻干粉 100U 口服，3 次 /d；0.9% 氯化钠注射液 250mL+ 酚磺乙胺 1g 静脉滴注。

16 时 15 分，遵医嘱输入冷沉淀 10U、单采血小板 1U、血浆 2U，无输血反应。

入院第 7 天：10 时，患者血压 102/61mmHg，血氧饱和度 98%，测血小板计数为 $21 \times 10^9/L$，血浆纤维蛋白原 1.6g/L。神志清，精神软，生命体征稳定，予氧气 2L/min 持续吸入。

(三) 护理思考路径

◆ 急性白血病患者为什么易出现弥散性血管内凝血？

在各分型白血病中，急性早幼粒细胞白血病的出血倾向更为突出，易引起 DIC。血小板计数 $<20 \times 10^9/L$ 者有自发性出血的可能。本案例中，患者血浆纤维蛋白原也低于正常值，为 1.1g/L，易并发 DIC。

理论支持

在 DIC 诊断中，基础疾病和临床表现是两个不可或缺的重要部分，同时还需要结合实验室指标来综合评估，任何单一的常规实验指标用于诊断 DIC 的价值十分有限。

急性早幼粒细胞白血病的临床表现为骨髓造血功能衰竭相关表现(如贫血、出血、感染)，白血病细胞浸润相关表现(如肝脾和淋巴结肿大、骨痛等)。除了这些一般白血病表现外，出血倾向是其主要临床特点：有 10%~20% 的患者死于早期出血；弥散性血管内凝血(DIC)的发生率高，大约 60% 的患者发生 DIC。

资料来源：中华医学会血液学分会血栓与止血学组 . 弥散性血管内凝血诊断中国专家共识(2017 年版)[J]. 中华血液学杂志,2017,38(5):361-363.

◆ 如何识别急性白血病患者并发 DIC？

(1) DIC 的临床表现：可因原发病、DIC 类型或分期等的不同而有较大的差异，最常见的表现如下。

1) 出血：自发性、多部位(皮肤、黏膜、伤口及穿刺部位)出血，严重者可危及生命。

2）休克或微循环衰竭：休克不能用原发病解释，顽固、不易纠正，早期即出现肾、肺、脑等器官功能不全。

3）微血管栓塞：累及浅层皮肤、消化道黏膜、微血管，根据受累器官不同可表现为顽固性休克、呼吸衰竭、意识障碍、颅内高压、多器官功能衰竭。

4）微血管病性溶血：较少发生，表现为进行性贫血、贫血程度与出血量不成比例，偶见皮肤、巩膜黄染。

（2）DIC 的实验室检查：包括反映凝血因子消耗的证据和反映纤溶系统活化的证据两方面。

1）反映凝血因子消耗的证据：包括凝血酶原时间（PT）、活化部分促凝血活酶时间APTT）、纤维蛋白原浓度及血小板计数。

2）反映纤溶系统活化的证据：包括纤维蛋白原、纤维蛋白降解产物（fibrin degradation product，FDP）、D- 二聚体、血浆鱼精蛋白副凝固试验（3P 试验）。

本案例中，患者发生急性 DIC 时，出现眼底出血，全身皮肤瘀点、瘀斑，出血严重而广泛，尤其穿刺处出血不止等特征性表现。根据患者血小板、纤维蛋白原指标结合休克体征，判断患者并发 DIC。

理论支持

DIC 早期高凝状态期，可能无临床症状或轻微症状，也可出现血栓栓塞、休克；消耗性低凝期以广泛多部位出血为主要临床表现；继发性纤溶亢进期，出血更加广泛且严重，有难以控制的内脏出血；脏器衰竭期可出现肝肾衰竭，呼吸循环衰竭是导致患者死亡的常见原因。

资料来源：中华医学会血液学分会血栓与止血学组 . 弥散性血管内凝血诊断中国专家共识（2017年版）［J］. 中华血液学杂志，2017,38（5）:361-363.

◆　如何预防急性白血病患者并发 DIC ？

（1）加强基础护理，遵医嘱正确使用抗生素，严格无菌操作。减少患者感染、出血的可能，去除诱发 DIC 的因素。

（2）遵医嘱补充血容量，及时纠正休克，防止多器官功能损伤加重。严密观察患者的心率、血压、呼吸、血氧饱和度、中心静脉压，如快速补液后患者心率、呼吸增快，血氧饱和度降低，中心静脉压 >16cmH$_2$O，应警惕左心功能不全，立即减慢输液速度，报告医生并协助处理。

（3）监测血常规及凝血功能，遵医嘱使用凝血酶原、血小板等血液制品及药物。

理论支持

弥散性血管内凝血发生的主要影响因素有单核巨噬细胞功能受损、严重肝脏疾病、血液高凝状态、微循环障碍、机体纤溶系统功能状态。防治原发性疾病，预防和迅速去除引起 DIC 的病因是防治 DIC 的根本措施。改善微循环,及时纠正微循环障碍,疏通有微血栓阻塞的微循环,增加重要脏器和组织微循环的血液灌流量。重新建立凝血和纤溶间的动态平衡。发生 DIC 时消耗大量凝血因子及血小板,因此在病情控制或使用肝素治疗后,以及在恢复期,可酌情输入新鲜全血、冰冻血浆或纤维蛋白原等,以利凝血、纤维蛋白溶解(纤溶)间恢复新平衡。

资料来源:中华医学会血液学分会血栓与止血学组.弥散性血管内凝血诊断中国专家共识(2017年版)[J].中华血液学杂志,2017,38(5):361-363.

◆ 如何做好急性白血病并发 DIC 患者的出血观察?

(1) 观察出血部位、程度、颜色、性状和量。

(2) 观察有无器官栓塞或缺血性功能障碍的表现,如少尿或无尿、血尿、呼吸困难、发绀、胸闷、头痛、肢体麻木等。

(3) 观察患者有无出现头痛、喷射性呕吐及呼吸急促、瞳孔大小不等,甚至昏迷等颅内出血的症状,警惕颅内出血的发生。持续多部位出血或渗血,特别是手术伤口、穿刺点和注射部位持续性渗血,是发生 DIC 的特征;出血加重多提示病情进展或恶化;反之可视为病情得到有效控制的重要表现。

(4) 定时监测血小板、血浆纤维蛋白原指标,监测生命体征,注意 DIC 的进展。

理论支持

存在急性凝血功能障碍时,需要快速完成气道、呼吸和循环的评估,给予相应的初步支持;完成凝血功能指标的评估,特别是凝血因子消耗相关指标和血小板计数,持续监测生命体征和出血表现。

资料来源:急性出血性凝血功能障碍诊治专家共识组.急性出血性凝血功能障碍诊治专家共识[J].中华急诊医学杂志,2020,29(6):780-785.

◆ 如何做好急性白血病患者并发 DIC 后的紧急处理?

(1) 让患者绝对卧床,予低流量氧气持续吸入。

(2) 根据出血程度遵医嘱给予补充血小板、新鲜冰冻血浆、冷沉淀。

(3) 严格执行输血查对制度,输血过程中密切观察患者有无输血反应,血小板、冷沉淀和凝血酶原复合物溶解后尽快输入,滴速调至患者能够耐受的最快速度,防止放置或输血时间过长影响输注效果。必要时建立两条静脉通路。

(4) 做好抗凝和抗纤溶药物治疗的观察:观察有无局部血肿和出血情况,如出血加重、临床症状改善不明显或恶化,立即报告医生,按医嘱抽血查凝血功能,根据凝血功能结果调整肝素的用量。

(5) 监测血常规计数、凝血、肝肾功能等,记录 24h 出入量。

> **理论支持**
>
> 　　存在急性出血性凝血功能障碍时,出血的严重程度决定了下一步治疗方案的选择。凝血功能障碍患者出现大量失血,或者重要的封闭体腔内出血(如颅内出血、后腹膜出血、眼眶内出血等),或者需要手术、介入或内镜止血的活动性出血,这些情况被视为严重出血,存在致命性风险,需要给予积极干预。干预措施包括:停止使用抗凝或抗血小板药物;当怀疑抗凝药物造成严重出血时,考虑使用逆转抗凝药治疗;在没有禁忌证的情况下,考虑使用抗纤溶药物;必要时使用替代治疗。对于存在气道梗阻和气道失去保护能力的患者,需要及时开放气道、进行气管插管,防止误吸和维持足够的肺泡通气。对于出血患者,需要进行氧疗,提高氧饱和度,改善因血红蛋白下降造成的氧供下降。对于有低灌注表现的患者,需要进行液体复苏,保持血流动力学稳定,并根据需要进行成分输血。
>
> 　　资料来源:邵勉,薛明明,等.急性出血性凝血功能障碍诊治专家共识[J].中华急诊医学杂志,2020,29(6):780-785.

(四) 案例总结分析

　　DIC 发生发展的过程涉及凝血、抗凝、纤溶等,临床表现多样,容易与其他出凝血异常疾病相混淆。血液系统疾病的出血表现较常见,出血倾向更明显,发生率高达 84%~95%。患者一旦发生 DIC,病情迅速加重,甚至危及生命。因此,临床护士需掌握患者的出血情况,做好各部位的观察,掌握患者的实验室指标(尤其是血小板及凝血指标),有效落实预防出血的护理宣教,尽一切可能减少 DIC 的发生,积极挽救患者生命。

二、骨髓增生异常综合征并发颅内出血的临床案例

(一) 患者一般信息

　　患者,男,52 岁。因反复皮肤瘀点、瘀斑伴疲倦 40 余天,鼻腔出血 1d,于门诊检查,血常规示白细胞计数 $1.71 \times 10^9/L$,中性粒细胞 $0.52 \times 10^9/L$,血红蛋白 56g/L,血小板计数 $22 \times 10^9/L$。既往有三级高血压史 5 年余。为进一步治疗,以骨髓增生异常综合征(myelodysplastic syndrome,MDS)收治入院。入院后行骨髓穿刺术,涂片示 MDS 伴多系病态造血。

(二) 诊治护理过程

　　入院第 1 天:14 时,患者在局麻下行骨髓穿刺术。术后嘱其保持穿刺点干燥、清洁。

　　15 时 20 分,患者鼻腔出血,予去甲肾上腺素棉球填塞,但止血无效。请五官科医生会诊后,遵医嘱予吸收性明胶海绵填塞鼻腔。

　　入院第 2 天:8 时 27 分,患者皮肤散在瘀点、瘀斑。遵医嘱查血常规示血小板 $19 \times 10^9/L$,

血红蛋白 56g/L。嘱患者绝对卧床,予一级护理,护士详细告知患者及家属如何观察并且预防出血。

入院第 3 天:14 时,骨髓穿刺外周血涂片示 MDS。遵医嘱予化疗药物阿糖胞苷 100mg 肌内注射,1 次 /12h;沙利度胺 75mg 口服,每晚 1 次。

21 时,输入单采血小板 1U。输血完成后,患者无不适主诉,生命体征平稳。

入院第 8 天:8 时 4 分,复查血常规示血小板 9×10^9/L。患者诉全身乏力,精神软,食欲减退。

9 时 52 分,遵医嘱予心电监测,停止化疗。嘱患者绝对卧床休息,保持情绪平稳,遵医嘱口服大黄苏打片 3 粒 3 次 /d,保持大便通畅,勿用力解便。

入院第 9 天:4 时 5 分,患者出现烦躁不安、尖叫、呼吸急促,心率 118 次 /min,血压 170/88mmHg。拉床栏,通知医生,予氧气 8L/min 吸入,头置冰袋。急查头颅 CT 示颅内出血,下达病危通知并告知患者家属。遵医嘱予白眉蛇毒血凝酶 2U 静脉推注,0.9% 氯化钠注射液 250mL+ 氨甲环酸 0.4g 静脉滴注止血治疗;输入红细胞悬液 2U,单采血小板 1U,血浆 2U,重组人粒细胞刺激因子 300μg,皮下注射。

16 时,患者症状缓解,心率 98 次 /min,血压 135/79mmHg。

入院第 14 天:9 时 2 分,患者心率 82 次 /min,血压 120/71mmHg。复查血常规示血小板 32×10^9/L,血红蛋白 54g/L,白细胞计数 1.56×10^9/L。头颅 CT 示颅内水肿明显吸收,停心电监护。

(三) 护理思考路径

◆ 骨髓增生异常综合征患者为什么容易并发颅内出血?

(1) MDS 属于恶性血液系统疾病,向急性髓系白血病转化风险高。大约 20% 的 MDS 患者有出血表现,常见于皮肤、呼吸道、消化道等,甚至颅内出血。本案例中,患者入院时就有皮肤、鼻腔出血情况,血小板进行性下降,血小板低于 20×10^9/L,有自发性出血可能。

(2) 颅内出血的病因有血管结构性损伤、药物、脑淀粉样血管病、外伤、肿瘤、凝血功能异常、高血压等。其中,高血压是颅内出血的最重要危险因素。本案例中,患者发病时血压 170/88mmHg,血小板为 9×10^9/L,易发生颅内出血。

理论支持

骨髓增生异常综合是一组起源于造血干细胞的异质性髓系克隆性疾病,其特点是髓系细胞发育异常,表现为无效造血、难治性血细胞减少、高风险向急性髓系白血病转化。

资料来源:中华医学会血液学分会 . 骨髓增生异常综合征中国诊断与治疗指南(2019 年版)[J]. 中华血液学杂志,2019,40(2):89-97.

◆ 如何早期识别骨髓增生异常综合征患者并发颅内出血?

(1) 意识改变:颅内出血时多有意识障碍,轻者嗜睡、淡漠,重者迅速昏迷。

(2) 呼吸困难:出血量多、颅内压增高明显者易出现呼吸不规则,严重者可发生呼吸衰竭。

（3）神经系统病理征：一侧脑内出血时易见对侧中枢性偏瘫、脑膜刺激征。

（4）CT：是诊断早期颅内出血的"金标准"，有助于了解病因。

本案例中，患者发病时烦躁不安、尖叫，伴血压升高，急查头颅 CT 后确认并发颅内出血。

理论支持

颅内出血诊断标准：①急性起病；②局灶神经功能缺损症状（少数为全面神经功能缺损），常伴有头痛、呕吐、血压升高及不同程度意识障碍；③头颅 CT 或 MRI 显示出血灶；④排除非血管性脑部病因。

资料来源：中华医学会神经病学分会脑血管病学组. 中国脑出血诊治指南［J］. 中华神经科杂志，2019,52(12):14.

◆　如何做好骨髓增生异常综合征并发颅内出血的紧急处理？

（1）应让患者绝对卧床，勿过多搬动；头部置冰袋或冰帽；予高流量氧气吸入；保持呼吸道通畅，及时清理呼吸道分泌物。

（2）迅速建立静脉通路，必要时开放两路静脉通路，遵医嘱正确使用药物，及时输注。遵医嘱采血，备血。甘露醇 250mL 应在 30min 内输注完毕。使用利尿剂时侧重观察患者血压变化。

（3）密切观察生命体征及病情变化，准确记录出入量。如有异常，及时通知医生处理。

（4）做好气管插管、呼吸机用物的准备工作。

理论支持

● 颅内压升高者，应卧床、适度抬高床头、严密观察生命体征。

● 需要脱水降颅压时，应给予甘露醇和高渗盐水静脉滴注，用量及疗程依个体化而定。

● 注意监测心、肾及电解质情况。必要时，也可用呋塞米、甘油果糖和/或白蛋白。

资料来源：中华医学会神经病学分会，中华医学会神经病学分会脑血管病学组. 中国脑出血诊治指南(2019)［J］. 中华神经科杂志，2019,52(12):994-1005.

◆　为骨髓增生异常综合征患者输血时，有哪些关注要点？

（1）输注前认真核对，坚持每袋血有两人做床边核对。

（2）血小板取回后，应尽快输入；新鲜血浆最好于采集后 6h 内输完；血制品勿剧烈冲击或震荡，以免形成泡沫而影响注射。常温下 1U 全血应在 3~4h 内输完。如室温高，在病情允许的情况下，可适当加快滴速，防止血液成分变质或损耗。

（3）除白蛋白外，输注其他血液和血液制品一律使用一次性带过滤装置的输血器。同一输血器，在连续使用 5h 以上，需更换新的输血器。两袋血输注之间需用少量 0.9% 氯化钠注射液点滴冲洗输血器内血液,以免发生血液凝集现象。

(4) 给有冷凝集现象的患者输血时,血液制品需复温至接近体温(36℃左右)。若输血量较多,血液由血库取出后,在室温下放置 10~20min(不宜超过 30min)便要输入,防止血液变质或被污染。

(5) 需输多品种血液时,则首先输入成分血(尤其是浓缩血小板),其次为新鲜血,最后输库存血。

(6) 观察有无输血反应,如溶血反应、过敏反应等。补液速度不宜过快,输血过程中应加强巡视。

(7) 每袋血制品更换时应用 0.9% 氯化钠注射液冲洗输血管路。避免在血液中加入其他药物,也避免血液与其他溶液相混合。不可通过输血的管道系统给药。如需稀释红细胞,只能用静脉用 0.9% 氯化钠注射液。血袋及输血管不能随意直接加温,以防止血液溶血变性。

理论支持

　　红细胞抗体已经成为临床输血前免疫学检测的常规项目,而输血前血小板抗体检测并未得到临床充分重视。目前血小板输注的策略主要是采用随机输注方式。反复输血及多次妊娠者容易产生血小板抗体,引起非溶血性发热反应及免疫性血小板输注无效等输血不良反应。一般患者输注血小板后血小板抗体的阳性率为 8.2%~60.0%,肿瘤患者和干细胞移植患者血小板抗体阳性率为 12.6%~66.0%,这些抗体是导致免疫性血小板输注无效的主要因素。

　　资料来源:中国医师协会输血科医师分会,中华医学会临床输血学分会.血小板抗体检测专家共识[J].临床输血与检验,2020,22(1):1-5.

◆ 如何预防骨髓增生异常综合征患者颅内出血的复发?

(1) 控制感染:积极治疗 MDS,做好保护性隔离措施。

(2) 合理用药:避免接触、使用可加重出血的药物,如吲哚美辛等抗血小板药物;合理使用降压药,保持心情舒畅,避免血压波动对血管壁的损害。

(3) 注意生活规律,保证足够的睡眠和休息,文体活动适度、适量,保持大便通畅,勿用力搬抬重物。饮食上,限制盐的摄入量,控制体重,适度运动,维持血脂正常;宜戒烟、戒酒;忌暴饮暴食,忌高糖高脂食物、过于辛辣的刺激性食物、过浓的咖啡和茶等兴奋性饮料;应少量多次饮水。

(4) 症状观察:一旦突发头痛加重或由间断性变成持续性,突发头晕或原有头晕明显加重,突发一侧肢体或头面、舌部短暂性发麻、乏力或活动欠灵活,或突发口角歪斜、舌头发硬、咬字不准、吐字不清,或突发血压持续升高不降等症状,应尽快就医和采取正确的防治措施,以确保安全。

(5) 及时监测血小板、凝血等实验室指标,定期随访。

理论支持

● 患者脑出血复发风险分层评估将影响治疗策略。脑出血复发风险应考虑以下因素:①初发脑出血部位(脑叶);②高龄;③磁共振成像显示微出血病灶部位及其数量;④正在口服抗凝药物;⑤携带载脂蛋白等位基因。

● 所有脑出血患者均应控制血压,脑出血发生后应立即给予控制血压措施。长期血压控制目标为 130/80mmHg 是合理的。

● 改变生活方式,包括避免每天饮酒超过 2 次,避免吸烟和药物滥用,以及治疗阻塞性睡眠呼吸暂停等可能对预防脑出血复发有益。

● 需要抗栓治疗时,对合并非瓣膜性心房颤动的脑叶出血患者,建议避免长期服用华法林抗凝治疗以防增加出血复发风险。

● 当有明显的抗栓药物使用指征时,非脑叶出血患者可以应用抗凝药物,所有脑出血患者都可应用抗血小板单药治疗。

● 当有明显的抗凝药物使用指征时,抗凝药物相关性脑出血重启抗凝治疗的最佳时间尚不明确。对于非机械性瓣膜患者,至少在 4 周内应避免口服抗凝药物。如果有使用指征,脑出血后数天可开始阿司匹林单药治疗,尽管其最佳使用时间尚不清楚。

● 没有足够证据表明对于脑出血患者应限制他汀类药物的使用。

资料来源:中华医学会神经病学分会,中华医学会神经病学分会脑血管病学组.中国脑出血诊治指南(2019)[J].中华神经科杂志,2019,52(12):994-1005.

(四)案例总结分析

MDS 常呈慢性,患者多为老年人,生存期一般较短,中数生存期为 9~14 个月。骨髓衰竭致感染及出血是死亡的主要原因,部分患者最终转为白血病。终末期表现与白血病临床表现相同。因此,掌握患者的血常规、凝血等实验室指标,做好出血的观察与护理。注意患者有无诱发颅内出血的高危因素,干预血压波动。同时,MDS 治疗中,输血的频率高于其他血液病,因此确保患者输血安全尤为重要。

三、多发性骨髓瘤患者骨髓抑制期并发感染的临床案例

(一)患者一般信息

患者,男,63 岁。因腰椎疼痛 20 年,胸骨疼痛 2 个月收入院。患者于 2 年前跌伤致腰椎压缩性骨折,始终未愈。1 年前行 X 线检查:腰椎老年性退行性改变。近 2 个月来并发胸骨痛,面色苍白并日趋加重,伴头晕、乏力、生活自理能力降低。查血常规示血红蛋白 66g/L。为进一步治疗,收治入院。

(二)诊治护理过程

入院第 3 天:血常规检查示血小板 127×10^9/L,血红蛋白 64g/L,白细胞 3.56×10^9/L。局麻下行骨髓穿刺术,病理检查示多发性骨髓瘤(Ⅲ期)。予长春新碱 0.5mg+ 多柔比星 5mg+ 地塞米松 20mg 方案化疗。患者生命体征平稳,自诉腰椎、胸骨痛,嘱患者睡硬板床。

入院第 9 天:复查血常规示血小板 45×10^9/L,血红蛋白 48g/L,白细胞 1.38×10^9/L。遵医嘱予重组人粒细胞巨噬细胞集落因子 300μg 皮下注射、重组人血小板生成素注射液 15 000U 皮下注射。患者食欲减退、乏力。予鼻导管吸氧(2L/min 持续低流量吸入)。护士告知患者注意休息,避免感染。

入院第 12 天:9 时,复查血常规示血小板 15×10^9/L,白细胞 0.9×10^9/L,血红蛋白 53g/L,提示骨髓抑制。患者诉全身乏力,精神差,食欲减退。

14 时,测体温 39.6℃。遵医嘱予 0.9% 氯化钠注射液 250mL+ 头孢曲松 2g 静脉滴注、0.9% 氯化钠注射液 2mL+ 地塞米松 5mg 静脉推注、粒细胞刺激因子 300μg 皮下注射对症治疗。下病危通知医嘱。予冰袋物理降温,单人病室,病室入口处准备隔离衣。做好保护性隔离措施,医护人员及家属戴口罩,接触患者前后勤洗手。

20 时,测体温 38.4℃,持续物理降温。

入院第 15 天:9 时,复查血常规示血小板 11×10^9/L,白细胞 0.7×10^9/L,血红蛋白 41g/L。遵医嘱输入单采血小板 1U,红细胞悬液 2U。测体温 39.1℃,持续予抗炎、粒细胞刺激因子对症治疗。安慰患者,告知患者及家属骨髓抑制期的低谷在化疗后的 10~14d,建立患者战胜疾病的信心。

入院第 20 天:患者病情稳定,生命体征平稳,体温 37.1℃,复查血常规示血小板 36×10^9/L,血红蛋白 51g/L,白细胞 1.08×10^9/L。转入普通病房。

(三)护理思考路径

◆ 如何早期识别多发性骨髓瘤患者骨髓抑制期并发感染?

骨髓抑制为化疗的严重不良反应。由于正常粒细胞减少,机体免疫功能低下,患者易发生口腔及肛周、肺部等的感染,自觉疲乏无力。骨髓瘤患者容易感染病毒、真菌等,出现发热等情况。因此,骨髓抑制期间应每天监测体温,定期监测血常规,观察继发感染症状,如上呼吸道感染、肺部感染、扁桃体炎、牙龈炎最常见,肛周炎、肛旁脓肿亦多见,严重者可发生败血症。

感染起病急骤,表现为高热、寒战、头痛、极度衰弱、全身不适。牙龈、口腔黏膜、软腭、咽峡部发生坏死性溃疡,常覆盖灰黄或淡绿色假膜。皮肤、鼻腔、阴道、子宫、直肠、肛门均可出现炎症。局部感染常引起相应部位淋巴结肿大。肺部的严重感染引起咳嗽、呼吸困难、发绀,甚至呼吸衰竭。发生脓毒症时可伴有肝损害,出现肝大、黄疸。严重者可伴有中毒性脑病或中枢神经系统感染,出现头痛、恶心、呕吐、意识障碍,甚至昏迷。药物过敏者可发生剥脱性皮炎。

理论支持

某些恶性肿瘤本身伴有内在性免疫损伤,由于肿瘤细胞浸润骨髓或骨髓功能异常导致白细胞减少。多发性骨髓瘤患者因常伴有丙种球蛋白降低而增加对肺炎链球菌等荚膜细菌的易感性,此类患者常合并肺部感染和败血症。而金黄色葡萄球菌和革兰氏阴性菌感染多发生,常见于晚期肿瘤和中性粒细胞减少患者。

中性粒细胞减少伴发热需要及时识别并给予处理,因此患者的教育及患者当地监测也是至关重要的。化疗期间,患者应每周复查1~2次血常规,检测白细胞与中性粒细胞水平,应告知患者在化疗后7~14d自行测量体温,并对其进行监测,如发现发热症状,需在当地门诊或入院进行治疗。

资料来源:中国临床肿瘤学会指南工作委员会.肿瘤放化疗相关中性粒细胞减少症规范化管理指南[J].中华肿瘤杂志,2017,39(12):864-878.

◆ 如何避免多发性骨髓瘤患者骨髓抑制期感染的发生?

(1) 对于Ⅳ度骨髓抑制患者,无论有无发热,均应预防性使用抗生素。

(2) 遵医嘱应用重组人粒细胞集落刺激因子。

(3) 做好保护性隔离措施,让患者住入单人病室,有条件者住层流病室。工作人员进入病室应穿戴口罩、帽子、手套、隔离衣及拖鞋,接触患者前后均应洗手。凡患呼吸道疾病者或咽部带菌者,包括工作人员,均应避免接触患者。未经消毒处理的物品不可带入隔离室。室内通风换气,对空气、地面、家具等均应严格消毒。探视者应采取相应的保护性隔离措施。

理论支持

由于中性粒细胞减少,肿瘤患者多有免疫功能受损。当骨髓抑制期患者出现发热时,应当采取防护措施,注意室内通风,保持空气新鲜,尽量不去人群聚集的公共场所,外出时应当佩戴口罩;保持口腔卫生及皮肤清洁,避免皮肤破损。对于白细胞水平过低的患者,需要预防性隔离,每天对房间进行空气消毒。

资料来源:中国临床肿瘤学会指南工作委员会.肿瘤放化疗相关中性粒细胞减少症规范化管理指南[J].中华肿瘤杂志,2017,39(12):864-878.

◆ 对于多发性骨髓瘤患者骨髓抑制期间合并发热,有哪些实验室监测要点?

(1) 监测血常规,包括白细胞、血红蛋白、血小板、中性粒细胞值。肿瘤患者使用骨髓抑制性化疗药物后,引发外周血血红蛋白、白细胞、中性粒细胞和血小板降至正常水平以下,排除基础疾病导致的可能性且停药后恢复正常,即发生了骨髓抑制。

(2) 监测肝、肾功能,注意转氨酶水平及肌酐清除率。

理论支持

中性粒细胞缺乏伴发热的危险度分层见表 11-2。

表 11-2 中性粒细胞缺乏伴发热的危险度分层

危险度	定义
高危	符合以下任何一项者： (1) 严重中性粒细胞缺乏（<0.1×10^9/L）或预计中性粒细胞缺乏持续 7d· (2) 有以下任何一种临床合并症（包括但不限于）：①血流动力学不稳定；②口腔或胃肠道黏膜炎（吞咽困难）；③胃肠道症状（腹痛、恶心、呕吐、腹泻）；④新发的神经系统病变或精神症状；⑤血管内导管感染（尤其是导管腔道感染）；⑥新发的肺部浸润、低氧血症或有潜在的慢性肺部疾病 (3) 肝功能不全（转氨酶水平 >5 倍正常值上限）或肾功能不全（肌酐清除率 <30mL/min）
低危	预计中性粒细胞缺乏在 7d 内消失，无活动性合并症，同时肝肾功能正常或损害较轻且稳定

资料来源：中华医学会血液学分会，中国医师协会血液科医师分会. 中国中性粒细胞缺乏伴发热患者抗菌药物临床应用指南(2016 年版)［J］. 中华血液学杂志，2016，37(5)：53-359.

◆ 多发性骨髓瘤患者骨髓抑制期间的护理要点有哪些?

(1) 尽量让患者住在单独病室或层流病房。体温计、血压计、听诊器应专人专用。室内物品表面用 1% 过氧乙酸擦拭，病室内每天进行紫外线消毒。床旁备消毒液、隔离衣。毛巾每天更换并高压消毒。所有静脉注射管道在规定时间内更换。

(2) 陪护人员及医护人员加强个人卫生，接触患者前需再次消毒双手，严格无菌操作。呼吸道感染者禁止进入病室。

(3) 加强基础护理，根据口腔 pH 测定结果选用漱口液，用 1∶2 000 氯己定液便后坐浴，保持肛周及外阴清洁。指导患者勿用手挖鼻及外耳道，不可用牙签剔牙，不用指甲搔抓皮肤等。保持大便通畅，指导患者勿用力排便。引导患者进行深呼吸、有效咳嗽。视体力及安全情况，让患者进行适当的辅助床旁活动。

(4) 急救用物置于床旁备用，确保患者静脉通路通畅。患者如精神萎靡，需要密切监测生命体征、血氧饱和度，必要时测量中央静脉压，保护患者安全。密切观察患者小便量及输入与输出平衡，确保肾脏血流灌注。

(5) 了解患者的思想，倾听患者诉说，调节患者情绪，调动患者治疗积极性。

(6) 骨髓抑制期间宜进食高蛋白、高维生素、高热量、清淡、易消化的软食。忌生冷、辛辣刺激性食物。保证每天足量饮水（2 000~3 000mL）。

理论支持

医院感染的防控：

● 手卫生：是减少交叉感染，避免医务人员成为耐药菌传播媒介的最基本、最有效、最经济策略。在接触感染患者前后必须洗手或使用快速消毒液擦手。

● 接触隔离：临床微生物实验室获取菌群培养报告后应及时通知科室；感染患者应使用专用血压计、听诊器、体温计等设备。

● 主动筛查：在感染高发病区，对新入院患者和住院患者进行肛周、气道分泌物等的采样。

● 环境表面消毒：对医院环境尤其医患频繁接触的物体表面进行定期、充分消毒。

● 去定植：给予患者全身氯己定擦浴，有助于减少导管相关血流感染。

● 抗菌药物临床应用管理：严格掌握抗菌药物应用指征，制订合理的抗菌药物处方集。

资料来源：中国感染病相关专家组.广泛耐药革兰阴性菌感染的实验诊断、抗菌治疗及医院感染控制：中国专家共识[J].中国感染与化疗杂志,2017,17(1):88-89.

◆ 多发性骨髓瘤患者骨髓抑制期出现感染时有哪些处理要点？

(1) 定期监测血常规、骨髓象，便于观察疗效及骨髓抑制的情况。

(2) 高热患者需绝对卧床休息，尽量减少体力消耗；保证充足睡眠。

(3) 高热期间宜进食高热量、高蛋白、高维生素、易消化的饮食；应鼓励患者多进食、多饮水，促进血液循环，促进皮肤与肾脏的排泄。

(4) 密切观察生命体征的变化，记录24h出入量，观察口腔、肛周等有无皮肤感染症状。退热时，若患者出汗较多，及时更换衣物及床上用物；鼓励多饮水，或遵医嘱给予静脉积极补液，防止体液丢失过多，身体虚脱。

(5) 脉搏、呼吸增快时，给予吸氧，体温≥38.5℃时抽血做血培养。

(6) 遵医嘱使用抗生素行抗感染治疗，并注意抗生素现配现用，确保疗效。

理论支持

● 对症治疗。

● 迅速降温：迅速采取物理降温措施，包括冰敷腹股沟及腋下、温水浴及静脉滴注低温(4℃)0.9%氯化钠注射液(2 000~3 000mL)。

● 纠正水、电解质失衡及缺氧：防止代谢性酸中毒、呼吸性酸中毒、高钾血症、低氧血症等。

● 对症支持治疗：治疗过程中应进行体温监测、心电监测、血气监测等生命体征监测。

资料来源：唐瞻贵,步荣发,郭伟,等.口腔医疗中恶性高热临床诊治中国专家共识[J].中国口腔颌面外科杂志,2020,18(1):1-9.

(四)案例总结分析

化疗药物骨髓抑制作用最强时间为化疗后 7~14d,恢复时间多为之后的 5~10d。在此期间尤其是化疗后骨髓抑制期,并发感染风险大、治疗棘手、死亡率高,应多加重视。在骨髓抑制期间,应特别重视患者的保护性隔离措施以及其自身的感染、出血预防。护士应教会患者及家属掌握防止感染、出血的方法及自我观察要点,同时,需综合营养、心理等的情况对患者进行全面评估,并给予支持治疗。护士与患者家属共同给予患者安慰和精神支持,使患者减小压力、缓解痛苦、减轻焦虑,从而更好地配合治疗,渡过危险期。

四、造血干细胞移植后并发移植物抗宿主病的临床案例

(一)患者一般信息

患者,男,20 岁。确诊非霍奇金淋巴瘤 9 个月余,化疗后病情部分缓解。患者于 2019 年 8 月行半相合造血干细胞移植术,术后 19d 曾出现皮肤Ⅰ度急性移植物抗宿主病(graft-versus-host disease,GVHD),病情控制后出院。术后 40d,患者出现全身散在皮疹伴咽部溃疡,无法进食,测体温 38.9℃,再次入院治疗。

(二)诊治护理过程

入院第 1 天:10 时,患者体温 39.1℃。遵医嘱留取血样做血培养,予冰袋物理降温。患者全身散在皮疹,头颈部、胸背部皮肤充血,压之褪色,个别部位可见小水疱;四肢及臀部可见充血性皮疹,压之褪色。咽部可见溃疡伴白色分泌物。患者主诉疼痛,瘙痒难忍,无法进食。遵医嘱静脉滴注肠外营养液。

入院第 2 天:8 时,患者体温正常,皮肤充血、疼痛,水疱扩大,散在至胸前、腰背部、腹部、双臂、双足且融合成片状。颜面、额头、腰背部、腹部、阴囊皮肤多处水疱破溃,表皮剥脱,累及面积达 90%,口腔黏膜广泛糜烂。

10 时 2 分,遵医嘱予环孢霉素 A 200mg 1次/8h 口服(夜晚药量增加 100mg),0.9% 氯化钠注射液 250mL+ 甲泼尼龙 80mg 静脉滴注;采用暴露疗法,将水疱切开引流;予 0.9% 氯化钠注射液 250mL+ 头孢曲松 4g 静脉滴注抗感染,0.9% 氯化钠注射液 500mL+ 利多卡因 5mL 冰漱,吗啡 10mg 肌内注射;肠外营养支持治疗。患者情绪失落,担心自己移植失败。护士向患者介绍急性 GVHD,舒缓其紧张情绪。

入院第 8 天:10 时,患者体温 36.7℃,生命体征平稳,口腔黏膜溃疡好转,可进食流质饮食,皮肤水疱吸收,心情好转。对破损处皮肤予 0.9% 氯化钠注射液棉球擦拭后暴露晾干。

入院第 17 天:患者生命体征平稳,急性 GVHD 症状缓解,体温正常,全身皮疹及水疱破溃处剥脱、脱痂,全身覆盖新鲜表皮,未见皮肤感染,予以出院。

(三)护理思考路径

◆ 造血干细胞移植术后为什么会并发移植物抗宿主病?

GVHD 是异基因造血干细胞移植后最严重的并发症,由供体 T 细胞攻击受者同种异型抗原所致。产生 GVHD 的 3 个要素:①移植物中含免疫活性细胞;②受体表达供体没有的组织抗原;③受体处于免疫抑制状态,不能将移植物排斥掉。即使供者和受者的人白细胞抗原(human leukocyte antigen,HLA)完全相合,还存在次要组织相容性抗原不相合的情况,仍有 30% 的机会发生严重的 GVHD。本案例中,患者行半相合造血干细胞移植术,供者为其胞姐,与患者 HLA 不完全相合且性别不同,因此患者会出现 GVHD。

理论支持

GVHD 发生的风险因素有:①供者与受者 HLA 不相合的位点数量;②供者与受者之间性别与年龄的差异;③GVHD 的预防方案。

资料来源:中华医学会血液学分会干细胞应用学组.中国异基因造血干细胞移植治疗血液系统疾病专家共识(Ⅲ)——急性移植物抗宿主病(2020 年版)[J].中华血液学杂志,2020,41(7):529-536.

◆　如何预防造血干细胞移植术后并发急性移植物抗宿主病?

(1) 尽可能选择 HLA 配型相合的供体。HLA 差异是 GVHD 发生的关键因素。

(2) 遵医嘱予氟康唑 200mg 1次/d 口服。氟康唑有助于预防肠道 GVHD。

(3) 联合使用免疫抑制剂预防:对 HLA 相合的亲缘供体移植,多采用环孢霉素 A(cyclosporin A,CsA)+ 短程甲氨蝶呤(methotrexate,MTX)预防。移植后,先用环孢霉素 A 2~4mg/(kg·d)静脉滴注,待消化道反应过去后改为口服,维持血浓度在 150~250ng/mL。血清肌酐 >177μmol/L 时需停药。移植 40d 后,CsA 的剂量每周减少 5%。

(4) 静脉用免疫球蛋白对抑制超急性 GVHD 和降低死亡率有一定效果。

(5) 每周监测环孢霉素 A 浓度(口服化验正常值:200~600ng/mL)。

理论支持

防治 GVHD 的发生重在预防,尽量减少 GVHD 的危险因素是最重要的预防措施。在移植后使用环孢霉素 A、甲氨蝶呤、皮质类固醇,可使 GVHD 的发生率降低,也可对早期发生的 GVHD 和皮疹有一定的治疗作用。此外,对骨髓移植者用抗淋巴细胞血清或抗胸腺细胞球蛋白或血清,有一定的预防作用。对免疫缺陷或免疫抑制者输血及血制品时,要先将血液或血制品经过放射线照射后再应用。在母系或旁系供者移植后,加入低剂量环磷酰胺可有效降低 GVHD 的发生率。

资料来源:PENACK O,MARCHETTI M,RUUTU T,et al. Prophylaxis and management of graft versus host disease after stem-cell transplantation for haematological malignancies:updated consensus recommendations of the European Society for Blood and Marrow Transplantation [J]. Lancet Haematol,2020,7(2):e157-e167.

◆ 如何早期识别造血干细胞移植后并发急性移植物抗宿主病？

急性 GVHD 发生在移植后 100d 内,主要表现为突发广泛性斑丘疹(最早出现在手掌、足掌、耳后、面部与颈部)、持续性厌食、腹泻(每天数次甚至数十次的水样便,严重者可出现血水样便)、黄疸与肝功能异常等。

理论支持

GVHD 累及的靶器官主要为皮肤、肠道和肝脏。

皮肤 GVHD(斑丘疹):最常见和最早发生,HLA 相合同胞移植发生中位天数为 20d。

肠道 GVHD(腹泻):往往出现在皮肤 GVHD 之后,常在 1 个月内发生。

肝脏 GVHD(黄疸):出现相对较晚,常在移植后 30~40d 后出现。

资料来源:中华医学会血液学分会干细胞应用学组.中国异基因造血干细胞移植治疗血液系统疾病专家共识(Ⅲ)——急性移植物抗宿主病(2020 年版)[J].中华血液学杂志,2020,41(7):529-536.

◆ 急性移植物抗宿主病患者的皮肤该如何护理?

(1) 局部可将类固醇软膏与润肤剂合并使用,辅助止痒剂。

(2) 对于口腔黏膜问题,可含漱止痛药物(与类固醇漱口液交替使用),避免或缓解由于口腔干燥引起的吞咽痛、吞咽困难。

(3) 对于眼睛,可用润滑剂,或进行湿敷,缓解眼部干燥症;观察眼泪分泌量及眼睛外部硬化症。

(4) 伤口处皮肤保持清洁、干燥。及时更换患者床上用物及衣物,避免合并病毒及真菌感染。

理论支持

皮肤 GVHD 的分级:①Ⅰ级 GVHD,皮疹面积 <25%;②Ⅱ级 GVHD,皮疹面积 <25%~50%;③Ⅲ级 GVHD,皮疹面积 >50%,全身红斑;④Ⅳ级 GVHD,全身红皮病和大疱。

皮肤 GVHD 的处理:皮肤急性 GVHD 需要与导致皮疹发生的其他情况(预处理毒性、药疹或感染性皮疹等)进行鉴别;重度 GVHD 可以扩展至全身,表现为大疱,甚至表皮剥脱。应加强局部护理,保持清洁,局部应用皮肤保护剂,减少渗出。发生 GVHD 时,人除了皮肤或黏膜屏障功能受损,免疫功能也受抑制,易发生各种严重感染,如病毒感染、真菌感染等。

资料来源:中华医学会血液学分会干细胞应用学组.中国异基因造血干细胞移植治疗血液系统疾病专家共识(Ⅲ)——急性移植物抗宿主病(2020 年版)[J].中华血液学杂志,2020,41(7):529-536.

◆ 患者皮肤出现急性移植物抗宿主病变后,还应注意观察什么?

皮肤、胃肠道、肝脏是 GVHD 的三大主要受累器官。临床上,患者可能只单独出现一个部位的症状,其他部位症状并不明显,因此,当患者出现皮肤 GVHD 表现后,还应注意观察胃肠道、肝脏有无 GVHD 表现。

(1)胃肠道:肠道 GVHD 的出现一般晚于皮肤 GVHD 1~4 周。肠道 GVHD 表现为腹泻、便血、痉挛性腹痛和肠梗阻。腹泻为最主要症状,大便通常为绿色黏液样或水样便混合剥脱的肠上皮细胞和组织。大便量的统计对判断 GVHD 严重程度和评估 GVHD 治疗效果很重要。痉挛性腹痛说明病情严重,严重者可出现肠梗阻。

(2)肝脏:是 GVHD 最常累及的器官,最晚出现,一般见于移植 40d 后,常见表现是黄疸。

理论支持

皮肤、肝脏和胃肠是 GVHD 的主要靶器官。GVHD 作为全身性疾病,也可以有各种各样的表现。畏光、结膜充血、假膜形成、眼睑闭合不全也有报道,这样的患者预后较差。严重的低 γ 球蛋白血症、血栓性血细胞减少、贫血、溶血都可能是 GVHD 的表现,改良的 GVHD 分级标准见表 11-3。

表 11-3　改良的急性移植物抗宿主病(GVHD)Glucksberg 分级标准

项目 分级	累及器官		
	皮肤	肝脏 - 胆红素血症	胃肠道
1 级	皮疹面积 <25%	总胆红素 2~3mg/dL	腹泻量 >500mL/d 或持续性恶心
2 级	皮疹面积 25%~50%	总胆红素 3.1~6mg/dL	腹泻量 >1 000mL/d
3 级	皮疹面积 >50%,全身红斑	总胆红素 6.1~15mg/dL	腹泻量 >1 500mL/d
4 级	全身红皮病伴大疱形成	总胆红素 >15mg/dL	严重腹痛和 / 或肠梗阻
分度			
Ⅰ度	1~2 级		
Ⅱ度	1~3 级	1 级	1 级
Ⅲ度		2~3 级	2~4 级
Ⅳ度	4 级	4 级	

资料来源:中华医学会血液学分会干细胞应用学组 . 中国异基因造血干细胞移植治疗血液系统疾病专家共识(Ⅲ)——急性移植物抗宿主病(2020 年版)[J]. 中华血液学杂志,2020,41(7):529-536.

(四)案例总结分析

半相合造血干细胞移植后发生急性 GVHD 的概率可高达 60%,死亡率为 5%。本案例中,患者移植后第 40 天皮肤 GVHD 症状加重,出现大面积Ⅳ级损害,护士对其进行护理过程中,加强了皮肤护理,注重感染防护,使其顺利渡过了危险期。应注意,急性 GVHD 发作时,肠道 GVHD 和肝脏 GVHD 非同时出现,应做好观察护理。

（曾　咪　姜金霞　刘　佳）

参考文献 ◆

［1］ 尤黎明,吴瑛 . 内科护理学［M］.6 版 . 北京:人民卫生出版社,2017.

［2］ 葛均波,徐永健,王辰,等 . 内科学［M］.9 版 . 北京:人民卫生出版社,2018.

［3］ 中华医学会血液学分会血栓与止血学组 . 弥散性血管内凝血诊断中国专家共识(2017 年版)［J］. 中华血液学杂志,2017,38(5):361-363.

［4］ 中华医学会血液学分会干细胞应用学组 . 中国异基因造血干细胞移植治疗血液系统疾病专家共识(Ⅲ)——急性移植物抗宿主病(2020 年版)［J］. 中华血液学杂志,2020,41(7):529-536.

［5］ 唐瞻贵,步荣发,郭伟,等 . 口腔医疗中恶性高热临床诊治中国专家共识［J］. 中国口腔颌面外科杂志,2020,18(1):1-9.

［6］ 中国感染病相关专家组 . 广泛耐药革兰阴性菌感染的实验诊断、抗菌治疗及医院感染控制:中国专家共识［J］. 中国感染与化疗杂志,2017,17(1):88-89.

［7］ 中华医学会血液学分会,中国医师协会血液科医师分会 . 中国中性粒细胞缺乏伴发热患者抗菌药物临床应用指南(2016 年版)［J］. 中华血液学杂志,2016,37(5):353-359.

［8］ 中国临床肿瘤学会指南工作委员会 . 肿瘤放化疗相关中性粒细胞减少症规范化管理指南［J］. 中华肿瘤杂志,2017,39(12):864-878.

［9］ 中华医学会神经病学分会,中华医学会神经病学分会脑血管病学组 . 中国脑出血诊治指南(2019)［J］. 中华神经科杂志,2019,52(12):994-1005.

［10］ 中华医学会神经病学分会脑血管病学组 . 中国脑出血诊治指南［J］. 中华神经科杂志,2019,52(12):14.

［11］ 中国医师协会输血科医师分会,中华医学会临床输血学分会 . 血小板抗体检测专家共识［J］. 临床输血与检验,2020,22(1):1-5.

［12］ PENACK O,MARCHETTI M,RUUTU T,et al. Prophylaxis and management of graft versus host disease after stem-cell transplantation for haematological malignancies:updated consensus recommendations of the European Society for Blood and Marrow Transplantation［J］.Lancet Haematol,2020,7(2):e157-e167.

［13］ 急性出血性凝血功能障碍诊治专家共识组,邵勉,薛明明,等 . 急性出血性凝血功能障碍诊治专家共识［J］. 中华急诊医学杂志,2020,29(6):780-785.

第十二章

骨骼肌肉系统疾病患者的
急危重症护理及案例分析

第一节　骨骼肌肉系统及其护理评估

一、骨骼肌肉系统概述

　　骨骼肌肉系统是分布在全身各处的重要系统。由骨、骨连接和骨骼肌组成,起着支持、运动、保护、储存与造血、供能与产热的作用。骨骼肌肉系统疾病在临床较多见,包括各种创伤、退行性疾病、骨坏死、感染性疾病、代谢性疾病、畸形及肿瘤等。骨骼肌肉系统疾病不仅造成创伤本身及其周围组织解剖结构发生改变,还累及周围皮肤、神经、血管、肌肉、肌腱及邻近脏器,可继发多种并发症,对人类健康造成严重威胁,也为社会带来沉重的经济负担。因此,积极开展骨骼肌肉系统疾病的治疗及并发症的防治具有重要意义。

(一) 骨骼肌肉系统的组成

　　骨骼肌肉系统由骨、关节和骨骼肌三部分组成。

　　成人共有 206 块骨,其中 6 块听小骨属于感觉器。骨骼按部位分为颅骨、躯干骨和四肢骨;按形态分为长骨、短骨、扁骨和不规则骨(图 12-1)。长骨呈长管状,分布于四肢,分为一体两端。体又称骨干,内有空腔(又称髓腔),容纳骨髓。两端膨大称骺(epiphysis),表面有光滑的关节面,

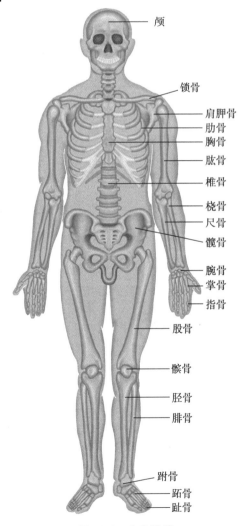

颅

锁骨

肩胛骨
肋骨
胸骨
肱骨

椎骨

桡骨
尺骨
髋骨

腕骨
掌骨
指骨

股骨

髌骨

胫骨
腓骨

跗骨
距骨
趾骨

图 12-1　全身骨骼

与相邻的关节面构成关节。短骨呈立方体，多成群分布于连结牢固且运动灵活的部位，如腕骨。扁骨外形为板状，主要参与颅腔、胸腔、盆腔的构成，用于保护脏器。不规则骨形状不规则，如椎骨。

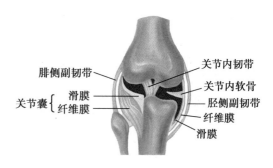

图 12-2 滑膜关节

骨与骨之间凭借结缔组织相连，形成骨连接，称为关节或滑膜关节（图 12-2）。关节包含关节面、关节囊和关节腔以及为适应其功能而形成的特殊结构，如韧带、关节盘、滑膜囊等。

骨骼肌包括肌腹和肌腱，多数附着于骨骼。骨骼肌形态各异，大致可分为长肌、短肌、扁肌和轮匝肌 4 种（图 12-3）。骨骼肌两端常附着于 2 块或 2 块以上的骨。受神经系统支配的骨骼肌完成收缩与舒张运动，以骨关节作为支点，牵引骨骼改变原有的功能位置。

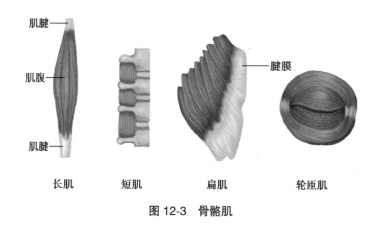

图 12-3 骨骼肌

在骨骼肌肉系统中，骨骼肌是运动系统的主动部分，而骨和关节是运动系统中的被动部分。

（二）骨骼肌肉系统的功能

骨骼肌肉系统主要有三大功能。

1. 运动　是骨骼肌肉系统的首要功能。通常情况下，关节面的结构形态、数量及分布位置决定了该处骨骼肌肉系统的运动形式与范围。运动主要有 5 种形式。①移动：是最简单的运动方式，即一个关节面在另一个关节面上移动；②屈曲和伸展：指关节面沿着冠状面进行活动；③收缩和舒展：是关节沿矢状面的运动；④旋转：指关节沿垂直轴运动；⑤环转：运动骨的上端或下端为轴，另一侧做圆周运动。

2. 支撑　构成人体基本形体、支撑人体体重和维持身体姿态。人体姿态的维持，除了骨和关节起作用外，骨骼肌也起着重要的作用。人体处于静止状态时，需要依靠骨骼肌群相互对抗牵拉来实现动态平衡。

3. 保护　骨骼肌肉系统参与构成人体三大腔系（颅腔、胸腔和腹腔），保护腔内重要脏器免受打击和震荡。

(三) 骨骼肌肉系统疾病的临床表现

1. 骨折 主要是创伤和骨骼疾病所引起的。①直接暴力所致的骨折:指在严重外力作用下立即发生的骨折,常伴有不同程度的软组织损伤;②间接暴力所致的骨折:指通过传导、杠杆、旋转和肌肉收缩等方式使受力点以外的骨骼部位发生骨折;③疲劳性骨折:指长期、反复、轻微的直接或间接外力致肢体某一特定部位骨折。大多数骨折只引发局部症状,严重骨折和多发性骨折可导致全身反应。

(1) 骨折的全身反应:主要包括休克与发热。

1) 休克:是骨折最严重的并发症,多发生于严重的骨盆骨折、股骨骨折和多发性骨折,此时出血量可超过 3 000mL。严重的开放性骨折或并发重要内脏器官损伤会导致休克,甚至死亡。

2) 发热:多见于股骨骨折、骨盆骨折等。骨折发生时出血量较大,血肿吸收时出现发热,通常 <38℃。开放性骨折伴有发热时,应考虑感染。

(2) 骨折的局部症状:包括疼痛和压痛、肿胀和瘀斑、功能障碍。

1) 疼痛和压痛:骨折处疼痛和 / 或压痛,移动时加剧。

2) 肿胀和瘀斑:骨折处血管破裂出血形成血肿、瘀斑,软组织损伤可导致水肿。

3) 功能障碍:骨折端局部肿胀和疼痛导致患肢功能受限。

(3) 骨折的特有表现:包括畸形、反常活动、骨擦音或骨擦感。

1) 畸形:骨折段移位可使局部肢体发生外形改变,表现为短缩、成角或旋转畸形。

2) 反常活动:肢体非关节部位出现类似关节部位的活动。

3) 骨擦音或骨擦感:由骨折断端在活动时相互碰撞摩擦产生。

2. 关节脱位 主要是由于直接或间接外力作用于关节,或关节有病理改变,使骨与骨之间相对关节面失去正常的对合关系而形成。四肢大关节中,关节脱位最常见于肩关节、肘关节,其次是髋关节,最少见于膝关节、腕关节。患者常出现关节疼痛、肿胀、局部压痛和功能障碍;早期可合并复合伤、休克等,局部可合并骨折和神经、血管损伤;晚期可发生骨化性肌炎、缺血性骨坏死和创伤性关节炎等。特有体征为畸形、弹性固定和关节盂空虚。

3. 断肢 全身表现主要是出血和剧烈疼痛引起的休克。局部表现为肢体远端肿胀、血液循环障碍等。将完全离断或不完全离断的肢体进行清创、血管吻合、骨骼固定、肌腱和神经修复使其存活并最大限度地恢复功能称为断肢再植。

4. 骨关节感染 常见于 3~15 岁的儿童和青少年。儿童或青少年在生长发育期,长骨干骺端的动脉血流缓慢,有利于细菌繁殖和生长,故易发生骨关节感染。溶血性金黄色葡萄球菌为主要致病菌。

(1) 症状

1) 全身症状:患者往往起病急,体温达 39℃以上。轻者表现为寒战、呕吐;重者出现昏迷或感染性休克。

2) 局部症状:早期为患部剧痛,肌肉产生保护性痉挛。数天后局部出现水肿,压痛愈加明显。若脓肿穿破骨膜形成软组织深部脓肿,疼痛减轻,但红、肿、热更加明显,范围也更大。

（2）体征：表现为患肢局部皮肤温度增高；当脓肿进入骨膜下时，局部有明显压痛；若整个骨干均受破坏，易继发病理性骨折，出现骨折的相应体征。

5. 骨肿瘤 指发生在骨内或起源于各种骨组织成分的肿瘤，以及由其他脏器恶性肿瘤转移到骨骼的肿瘤。很多肿瘤生长在长骨的干骺端，如股骨远端、胫骨近端、肱骨近端，主要表现为：

（1）疼痛：是生长迅速的骨肿瘤最显著的症状。起初为轻度、间歇性发作，进而发展为持续性疼痛，夜间明显，并有局部压痛。

（2）肿块和肿胀：恶性骨肿瘤局部肿胀和肿块常发展迅速，表面可有皮温增高和浅静脉怒张。

（3）功能障碍和压迫症状：位于长骨干骺端的骨肿瘤多邻近关节，由于疼痛、肿胀和畸形，可使关节肿胀或活动受限。肿块巨大时，可压迫周围组织引起相应症状。

（4）病理性骨折：肿瘤生长可破坏骨质，轻微外力引起病理性骨折常为骨肿瘤的首发症状，也是恶性骨肿瘤和骨转移瘤的常见并发症。

二、骨骼肌肉系统护理评估

骨骼肌肉系统的护理评估重点是现病史和专科体征的评估。护士应全面了解患者的病史、体格检查及相关辅助检查结果，对患者的护理问题尽早做出正确的诊断，以便护理措施的进一步实施。

【健康史】

1. 现病史

（1）患病经过：患者的受伤时间、受伤原因，有无受到外力撞击以及外力撞击的方向、受伤部位、受伤时的体位、受伤后的症状和体征。与急救人员沟通时，需要详细询问急救过程、患者受伤后有无昏迷史、施救时给予的搬运方式及急救措施。

（2）治疗经过：患者是否在其他医院诊治，做过何种检查，有无诊断，采用了何种治疗方法和护理措施，治疗效果如何。

（3）目前状况：患者主要症状的特点，有无伴随症状；心理、营养及自理能力；是否为跌倒、压力性损伤、血栓、导管滑脱的高危人群。

（4）既往史：有无高血压、糖尿病、冠心病等慢性病史；有无手术及外伤史；有无食物、药物过敏史。

2. 生活史和家族史

（1）个人史：有无传染病接触史，预防接种情况，女性患者月经史。

（2）饮食方式：饮食是否均衡，有无烟酒嗜好。

（3）生活方式：休息与睡眠情况、排泄情况、日常活动与自理能力，从事何种工作，是否经常做弯腰、扭转等动作。

（4）家族史：有无家族遗传病史。

【身体评估】

1. 一般状态

（1）生命体征：观察体温、脉搏、呼吸、血压是否异常，有无低血容量性休克的发生。

（2）面容与表情：受伤后是否出现急性痛苦面容与表情，如皱眉、咬牙、呻吟、不安等。若患者出现面色苍白或铅灰、表情淡漠、目光无神、四肢厥冷、额部出汗，应考虑是否存在大出血、休克等情况。

（3）意识状态：意识是否发生改变，有无嗜睡、昏迷等状态。

（4）伤口：伤口大小、形状、颜色、深度及出血情况；伤口部位的包扎和固定情况；有无留置引流管，如留置伤口引流管，需评估引流管在位情况及引流液的色、质、量。

（5）其他：有无其他重要的伴发伤，有无骨折后早期或晚期并发症。石膏固定、夹板固定或牵引固定是否维持在有效状态。

2. 专科评估　可根据骨科体格检查的方法进行，包括视诊、触诊、叩诊、听诊、动诊和量诊6项。

（1）视诊：从各个侧面和不同体位观察患者的体位和姿势、轴线及步态有无异常。

1）体位和姿势：临床常见的体位有自动体位、被动体位和强迫体位，如截瘫患者处于被动体位；姿势主要靠骨骼结构和各部分肌肉的紧张度来维持，如锁骨骨折患者常表现为健手扶持患肘的姿势。

2）步态：指患者行走时表现的姿势。骨科常见的典型异常步态有剪刀步态、摇摆步态、宽基步态、跨阈步态、跛行步态和间歇性跛行。

（2）触诊：局部温度和感觉；有无压痛，压痛的部位、深度、范围、性质及程度等；局部有无包块；有无异常活动及骨擦感。

（3）叩诊：有无叩击痛，包括轴向叩击痛、脊柱间接叩击痛、棘突叩击痛；有无神经干叩击症。

（4）听诊：有无骨摩擦音、关节弹响、骨传导音。

（5）动诊：评估主动活动、被动活动和异常活动情况。异常活动包括关节强直、关节活动范围减小、关节活动范围超常及假关节活动等。

（6）量诊：主要测量肢体的长度、周径、角度等。①长度测量：将肢体放在对称位置，以骨性标志为基点进行测量，评估肢体有无挛缩、是否对称；②周径测量：取两侧肢体相对应的同一水平测量，以评估肢体肿胀、萎缩程度；③角度测量：测量各关节主动与被动运动的角度，以评估关节活动范围。

【心理 - 社会评估】

1. 患者角色　患者对疾病相关知识的了解程度、对就医治疗的态度、对自身健康状况的重视程度；是否适应角色转变；有关手术准备的情况。

2. 心理状态　患者有无焦虑、恐惧、抑郁等心理反应及其严重程度。

3. 社会支持系统　患者的文化教育背景、家庭支持、有无医疗保障、费用承受能力等。

【辅助检查结果评估】

1. 实验室检查

（1）血常规检查：评估患者血红蛋白、血细胞比容等的情况。对于创伤合并挤压综合征的患者，当血红蛋白呈现下降时，提示存在休克的危险因素。

（2）生化检验：包括血电解质、血脂、血糖、肝肾功能指标等，其中尿素、肌酐、血钾异常对于判断骨折患者是否出现急性肾功能不全有重要意义。

（3）血气分析：评估患者是否存在缺氧、呼吸衰竭、内环境紊乱等情况。正常情况下,乳酸 <2mmol/L,若乳酸持续升高提示患者预后差或术后炎症反应严重。

2. 影像学检查

（1）X 线检查：可显示局部肢体是否出现骨折或关节损伤、脱位；显示骨折的类型和方位。

（2）多普勒超声：可用于辅助诊断局部肢体水肿的原因,结合 D- 二聚体可判断下肢静脉血栓的形成和危险程度。

（3）血管造影：是鉴别血管中是否存在血栓的金标准。

3. 心电图　是诊断血钾是否异常的重要标志,对于识别骨骼肌肉系统患者病情的危重程度有警示作用。

第二节　骨骼肌肉系统常用监测手段及护理要点

对于骨科危重症患者而言,除了常规的生命体征监测外,专科指标监测也十分重要。常用的监测手段包括肌力六级分法、创伤评分量表、周围神经功能监测、静脉血栓监测和患肢运动功能监测。

一、肌力与感觉功能障碍监测及护理要点

(一) 肌力六级分法

肌力六级分法是国际通用的监测肢体肌力和感觉功能异常的方法,即当局部关节实施主动运动时,对相应部位的肌肉施加一定的阻力,以测量其肌力。该方法亦可用于监测肢体的感觉功能障碍。使用此法时,需同时进行双侧肢体对比（表 12-1,表 12-2）。

表 12-1　肌力六级分法——肌力测定的分级

级别	运动
0 级	肌力完全消失,无活动
I 级	肌肉能收缩,关节不活动
II 级	肌肉能收缩,关节稍有活动,但不能对抗肢体重力
III 级	能对抗肢体重力使关节活动,但不能抗拒外来阻力
IV 级	能对抗外来阻力使关节活动,但肌力较弱
V 级	肌力正常

表 12-2　肌力六级分法——感觉功能障碍的分级

级别	感觉
S0 级	完全无感觉
S1 级	深痛感觉
S2 级	有痛觉及部分触觉
S3 级	痛觉和触觉完全
S4 级	痛觉和触觉完全,且有两点区别觉,但距离较大
S5 级	感觉完全正常

(二)护理要点

1. 熟悉身体各部位肌力检查的方法和要点,便于协助专科医生实施该项检查。
2. 能够准确评估患者的肌力状况,敏锐地察觉到患者潜在的护理问题和风险。

(三)注意事项

1. 制订详细的肌力监测计划,实时记录监测结果,动态了解患者的肌力变化情况。
2. 全面评估并做好患者的心理护理,应对不同肌力效果对其产生的心理影响。

二、周围神经功能监测及护理要点

(一)Seddon 神经损伤分级

　　周围神经是一种特殊的组织,其外膜由疏松结缔组织组成。常见的周围神经损伤因素包括压力、牵拉、摩擦、缺氧或切割。外周神经损伤分级通常采用 Seddon 神经损伤分级,将神经损伤准确地分为神经麻痹、轴突断裂和神经断裂 3 种,有利于护士快速识别患者的周围神经病变(表 12-3)。

表 12-3　Seddon 神经损伤分级

损伤分级	定义	症状和体征
神经麻痹(Sunderland 1 度)	因神经缺血、受压或牵拉引起的暂时性功能障碍,不伴有 Wallerian 变性	疼痛,无或轻度肌肉萎缩,肌肉无力,麻木,本体感觉障碍 恢复时间:数分钟至数天
轴突断裂(Sunderland 2 度和 3 度)	神经内部结构连续、但轴突损伤重,有 Wallerian 变性	疼痛,肌肉萎缩明显,运动、感觉、交感功能完全丧失 恢复时间:数个月(轴突按照每个月 25mm 或每天 1mm 速度再生);感觉恢复较运动恢复早
神经断裂(Sunderland 4 度和 5 度)	因离断伤、严重的瘢痕或长时间严重的压迫导致神经结构破坏	无痛(麻痹),肌萎缩,运动、感觉、交感功能完全丧失 恢复时间:数月且必须在手术后

(二) 护理要点

1. 评估患者骨骼肌肉系统功能,了解损伤现状。
2. 认真倾听患者主诉,仔细检查患者的感觉减退区域和肌肉受累程度。

(三) 注意事项

1. 当局部组织出现病变时,运动会引起疼痛或不适,嘱患者运动时以无不适感觉为宜。
2. 创伤后,患者局部皮肤温度会出现异常,护士应密切关注患者的皮肤温度变化。

三、肢体运动功能检测及护理要点

(一) 肢体运动功能检测

对于受伤者,通过运动与疼痛的关系,可以分析肢体运动功能的状况。骨科基本检查方法中动诊包括主动运动、被动运动和异常活动情况。主动运动又称生理性运动,是指患者在无外力帮助情况下自主进行活动,主要用于肌力检查、关节主动运动检查和肢体角度测量。被动运动是指患肢借助外力实施活动,包括和主动运动方向相同的被动运动和非主动运动方向的被动运动。异常活动包括关节强直、关节运动范围减小、关节运动范围超常和假关节活动。通常采用骨科专业测量尺(图 12-4)、量角器等测量肢体的活动角度。

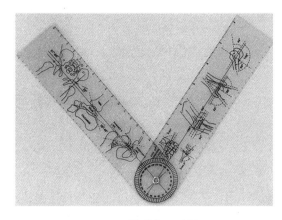

图 12-4 骨科专业测量尺

(二) 护理要点

1. 测量前,评估患者患肢疼痛、关节受损状况,告知测量目的和方法,以取得患者配合。
2. 测量时,指导患者放松,暴露测量部位,听取患者主诉,同时注意观察其面色、疼痛、运动耐受力。
3. 测量后,做好记录,安慰患者,缓解其紧张情绪。

(三) 注意事项

1. 测量前检查伸肌和屈肌的长度和紧张度,确保关节活动范围不受限。
2. 注意正确的测量体位,防止邻近关节的代偿。
3. 关节活动度存在一定个体差异,评价时应左右对比。

第三节　骨骼肌肉系统典型急危重症案例分析

一、髋关节术后并发谵妄的临床案例

(一) 患者一般信息

患者,女,68 岁。左侧髋关节无明显诱因肿痛 8 年余,加重 2 个月,伴有行走功能障碍,给予口服药物及物理治疗,效果不佳。骨科门诊以左髋关节炎收入院行进一步诊治。患者自诉有高血压病史。入院后完善各项常规检查及相关术前准备,于入院第 3 天在全麻下行左髋关节置换术。术后患者安全返回病房,留置外周静脉置管接镇痛泵,留置导尿。术后予以抗感染、镇痛、补液支持等治疗。术后 7h,患者出现躁动、无法入睡、神志不清,给予地西泮注射液 10mg 肌内注射后逐渐好转,但仍躁动不安,考虑谵妄。术后第 2~3 天患者多次出现白天嗜睡、思维模糊,夜间躁动情况。治疗 1 周后,患者精神状态逐渐恢复,白天嗜睡减轻,夜晚躁动消失,安静入眠。

(二) 诊治护理过程

术后当天:15 时 10 分,患者行左髋关节置换术后安全返回病房,神志清。心电监测示窦性心律,心率 76 次/min,血压 112/67mmHg,氧饱和度 95%。镇痛泵持续使用中,长海痛尺评分 3 分,意识模糊评估法(confusion assessment method,CAM)评分 15 分。患肢抬高于心脏平面 20°~30°,伤口有少量渗血,予以抗炎、补液支持等治疗,继续密切观察。

20 时 30 分,患者主诉伤口疼痛,疼痛评分为 5 分,CAM 评分为 16 分,遵医嘱使用吲哚美辛栓(消炎痛栓)100mg 纳肛。

21 时 10 分,患者主诉疼痛稍缓解,疼痛评分为 3 分,CAM 评分为 16 分。继续观察病情。

23 时 50 分,患者主诉疼痛加重,难以入睡,疼痛评分为 8 分,CAM 评分为 21 分。考虑谵妄可能,汇报医生,遵医嘱给予盐酸布桂嗪针剂 75mg 肌内注射。

术后第 1 天:0 时 30 分,患者疼痛缓解,入睡。继续观察病情。

22 时 20 分,患者出现躁动,无法入睡,神志不清,强烈要求回家。CAM 评分为 26 分,考虑谵妄。汇报医生后,遵医嘱予地西泮注射液 10mg 肌内注射。患者逐渐好转,但仍躁动不安。

术后第 2 天:患者日间嗜睡、思维模糊,生命体征平稳,CAM 评分为 24 分,疼痛评分为 3 分。镇痛泵夹闭。伤口周围少量渗血,予以换药 1 次。晨起拔除尿管,患者自行排尿 4 次,量约 800mL。

23 时 40 分,患者躁动,坚持起身,自行拔除外周静脉置管。遵医嘱再次予地西泮注射液 10mg 肌内注射。患者躁动稍有缓解,但仍未入睡。

术后第 3 天:8 时 10 分,查房时询问患者,其对昨晚情景毫无记忆,CAM 评分为 24 分,疼痛评分为 3 分。遵医嘱拔除镇痛泵。患者日间仍有嗜睡,予以心理疏导,缓解其紧张情绪,并指导患者及家属予以主动、被动运动。遵医嘱给予氟哌啶醇 0.5mg/12h 口服。

术后第 4~7 天:经治疗,患者精神状态逐渐恢复,白天嗜睡减轻,夜晚躁动消失,可安静入眠。CAM 评分为 18 分,疼痛评分为 1~2 分。

(三) 护理思考路径

◆ 髋关节术后患者为何易并发谵妄?

术后谵妄是指患者在经历外科手术后出现的一过性意识混乱状态,主要表现为注意力不集中、思维混乱或不连贯以及感知功能异常,通常发生在术后 1~3d。术后谵妄的发生受多种因素影响,其主要危险因素分为两大类:易患因素和诱发因素。易患因素包括高龄、认知功能障碍、合并多种疾病、听觉障碍、视觉障碍、酗酒等。诱发因素包括疼痛、抑郁、贫血、合并感染、活动受限、低氧血症、睡眠剥夺、药物等。髋关节手术患者多为老年人,常合并其他疾病,治疗过程中易受到创伤、疼痛、感染、睡眠剥夺等刺激,而留置导尿管、术后活动受限、麻醉药的使用等均可增加术后谵妄发生的风险。因此,髋关节术后患者易并发谵妄,应引起足够重视。

本案例中,患者 68 岁,有高血压病史,为术后谵妄发生的易患因素;全麻手术、使用镇痛泵、留置尿管、伤口疼痛、术后卧床,为术后谵妄发生的诱发因素。因而,该患者属于谵妄的高危人群,容易发生谵妄。

理论支持

老年患者术后谵妄的发生率高。65 岁及以上患者术后谵妄的发生率为 5.0%~50.0%。

术后谵妄常见的易患因素:①高龄;②认知功能障碍;③合并多种内科疾病;④视觉障碍;⑤听觉障碍;⑥酗酒。

术后谵妄常见的诱发因素:①疼痛;②抑郁;③贫血;④合并感染;⑤活动受限;⑥营养不良;⑦低氧血症;⑧脱水、电解质紊乱和酸碱失衡;⑨尿潴留和便秘;⑩睡眠剥夺;⑪药物。

资料来源:中华医学会老年医学分会.老年患者术后谵妄防治中国专家共识[J].中华老年医学杂志,2016,35(12):1257-1262.

◆ 如何早期识别髋关节术后患者出现谵妄征象?

髋关节术后谵妄的临床表现多种多样、错综复杂,尽早准确识别需综合应用多种方式。

(1) 早期识别危险因素:除疾病外,术后谵妄的危险因素包括易患因素和诱发因素。谵妄的发生是三者综合作用的结果,尽早识别危险因素有利于早期准确诊断。

(2) 联合使用谵妄筛查工具:目前诊断谵妄的金标准是《精神疾病诊断与统计手册》第 5 版(diagnostic and statistical manual of mental disorders-fifth edition,DSM-5)。常用的快速识别筛查工具有意识模糊评估法(confusion assessment method,CAM)、3 分钟谵妄诊断量表(3-minute diagnostic confusion assessment method,3D-CAM)、4 项谵妄快速诊断(4AT) 方案,包括警觉性(alertness)、简化心理测试 -4(4-item abbreviated mental test,AMT-4)、注意力(attention)、急性改变或波动(acute change or fluctuating course)。

(3) 早期识别谵妄类型:按临床诊断可分临床型和亚临床型,按表现形式可分为兴奋型、混合型和抑制型。亚临床型是介于正常意识与谵妄之间的过渡状态,应早期识别和干预,避免进展为临床谵妄。

(4) 每天评估:可及早发现需要治疗的谵妄患者,尽可能缩短谵妄持续时间,从而减少谵妄带来的不良后果。

(5) 重视谵妄的鉴别诊断:痴呆和抑郁症是谵妄发生的高危因素,其临床表现也与谵妄症状有部分重叠。因此,尽早区分三者有利于疾病早期诊断。

(6) 评估谵妄严重程度:尽早划分出谵妄严重程度对指导后续治疗具有重要意义。目前最常用的评估工具是谵妄分级量表 -98 修订版(delirium rating scale-revised-98,DRS-R-98)。

本案例中,护士及时识别患者危险因素,如高龄、高血压病史、留置尿管、疼痛等,于手术后使用长海痛尺、CAM 评估表进行每天评估,从而早期发现了患者的谵妄征象,及时配合医生给予有效措施,缩短谵妄时间。

理论支持

谵妄与患者的预后密切相关,且谵妄持续时间与老年患者的 1 年病死率直接相关。因此早期筛查,并尽可能缩短谵妄持续时间,是改善预后的关键。2013 年美国《ICU 成人疼痛、躁动、谵妄管理指南》(PAD 指南)提出,对成年重症患者应使用有效可靠的评估工具常规对其进行谵妄监测。已有研究发现,每天评估可发现更多需要治疗的谵妄患者,让医生准确治疗谵妄,减少谵妄带来的不良后果。

目前谵妄的快速筛查方案包括:3 分钟谵妄诊断量表(3D-CAM)(3min 内,包括 3 个定向力项目、4 个注意力项目、3 个症状项目、10 项可观察项目)和 4 项谵妄快速诊断(4AT)方案[包括警觉性、认知(定向力及注意力)及精神状态的急性改变]。最常用的评估谵妄严重程度工具是谵妄分级量表 -98 版(delirium rating scale-revised-98,DRS-R-98)。

资料来源:汤铂,王小亭,陈文劲,等 . 重症患者谵妄管理专家共识[J]. 中华内科杂志,2019,58 (2):108-118.

◆ 髋关节术后并发谵妄患者的护理要点?

对谵妄患者采用集束化护理模式,包括睡眠管理、镇静管理、镇痛管理、药物管理、饮食管理、运动管理、认知管理、谵妄分级和心理护理。①睡眠管理:睡眠时间减少噪声及医护活动、避免给药;②镇静管理:规律作息时间,合理使用镇静药物;③镇痛管理:尽量选用非阿片类药物;④药物管理:联合用药,但尽量减少用药种类,避免引起谵妄加重的药物;⑤饮食管理:鼓励患者多饮水、多进食高纤维食物,养成定时排便的习惯,必要时静脉补液;⑥运动管理:鼓励患者早日活动,包括床上运动和下床活动;⑦认知管理:鼓励家属参与管理,支持患者进行益智活动;⑧谵妄分级:使用评分量表进行谵妄严重程度的分级,如谵妄分级量表 -98 版,根据谵妄严重程度进行分级管理;⑨心理护理:评估患者心理状况,给予心理疏导。

本案例中,患者发生谵妄后,护士进行疼痛、意识模糊评分,判断谵妄严重程度,遵医嘱给予镇静镇痛药物,同时指导患者及家属主动和被动活动,并给予心理疏导,从而避免谵妄症状的进一步加重,促进患者康复。

理论支持

谵妄的综合性预防措施见表 12-4。

表 12-4 谵妄的综合性预防措施

危险因素	干预措施
认知功能和定向	1. 提供明亮的环境,大号数字的时钟和挂历 2. 介绍环境和人员 3. 鼓励患者进行益智活动 4. 鼓励患者的亲属和朋友探访
脱水和便秘	1. 鼓励患者多饮水,必要时考虑静脉输液 2. 如患者需要限制入量,考虑专科的意见并保持出入量平衡 3. 鼓励进食高纤维素食物,定时排便
低氧血症	1. 及时发现低氧血症 2. 监测患者的血氧浓度,保持氧饱和度 >90%
活动受限	1. 鼓励术后尽早下床活动 2. 对于不能行走的患者,鼓励被动运动 3. 康复科介入干预
感染	1. 及时寻找和治疗感染 2. 避免不必要的插管(如尿管等) 3. 严格执行院感控制措施
多药共用	1. 在临床药师的参与下评估药物 2. 减少患者用药种类 3. 避免会引起谵妄症状加重的药物
疼痛	1. 正确评估患者疼痛水平,对不能进行言语沟通的患者,使用身体特征、表情等进行评估 2. 对任何怀疑有疼痛的患者都要控制疼痛,避免治疗不足或过度治疗
营养不良	1. 在营养师的参与下改善营养不良 2. 保证患者的义齿正常
听觉和视觉障碍	1. 解决可逆的听觉和视觉障碍 2. 鼓励患者使用助听器或老花镜
睡眠剥夺	1. 避免在夜间睡眠时间进行医护活动 2. 调整夜间给药时间,避免打扰睡眠 3. 睡眠时间减少走廊的噪声

资料来源:中华医学会老年医学分会.老年患者术后谵妄防治中国专家共识[J].中华老年医学杂志,2016,35(12):1257-1262.

◆ 髋关节术后并发谵妄患者镇静镇痛的原则是什么?

优化镇痛镇静管理。①联合镇痛镇静治疗:尤其对于重症患者,首先考虑镇痛治疗,在镇痛的基础上进行镇静治疗;②合理使用镇痛镇静药物:尽量减少用药种类,避免使用可加重谵妄症状的药物,选用非阿片类药物管理疼痛;③在实施镇痛镇静治疗前,评估各器官功能状态;④监测镇痛镇静效果。

　　本案例中,患者发生躁动时,医护人员严格遵从镇痛镇静管理原则,先给予吲哚美辛(消炎痛)、盐酸布桂嗪(强痛定)等止痛药,再用地西泮(安定)等镇静药,尽量减少用药种类,使用后及时评估用药效果,有效预防药物不良反应的发生。

理论支持

　　1. 正确评估患者疼痛水平,对不能进行言语沟通的患者使用身体特征、表情等进行评估。

　　2. 对任何怀疑有疼痛的患者都要控制疼痛,避免治疗不足或过度治疗。

资料来源:中华医学会老年医学分会.老年患者术后谵妄防治中国专家共识[J].中华老年医学杂志,2016,35(12):1257-1262.

　　推荐意见:推荐在镇静治疗的同时或之前给予镇痛治疗。

　　大部分患者烦躁的首要原因是疼痛和不适感,故对于重症患者应首先考虑镇痛治疗,将镇痛应作为镇静的基础。研究表明,联合镇痛治疗的镇静方案能减少疼痛发生率,降低患者镇痛评分,降低机械通气的使用率,减少气管插管时间及缩短住院时间。使用镇痛为先的镇静方法也要权衡镇痛药可干扰呼吸动力,降低胃动力及增加实施肠内营养的难度,同时还要考虑停药所导致的疼痛复发。

　　推荐意见:对于 ICU 患者的非神经性疼痛,建议首选阿片类药物作为镇痛药物。

　　阿片类药物为强效中枢镇痛剂之一,具有镇痛效果强、起效快、可调性强、价格低廉等优点,是 ICU 患者疼痛管理中的基本药物。但不同阿片类药物作用的阿片类受体及药理特点不同,应根据患者具体情况选择合适的药物。

资料来源:中华医学会重症医学分会.中国成人 ICU 镇痛和镇静治疗指南[J].中华危重病急救医学,2018,30(6):497-514.

◆　如何预防髋关节术后并发谵妄?

　　髋关节术后谵妄的预防围绕着去除诱因、针对危险因素、多学科团队干预的方案制订。①去除诱因:包括积极治疗原发病、优化疼痛管理、避免使用导致谵妄的高危药物等。②针对危险因素的措施:包括改善环境,提高患者舒适度;重视与患者和家属的沟通交流;强调睡眠管理;鼓励患者早期运动;关注脑功能锻炼。③多学科团队干预方案:如以谵妄为核心的集束化管理策略的应用,其中代表性的是 ABCDEF 和 eCASH(early comfort using analgesia,minimal sedatives and maximal humane care)策略。ABCDEF 策略包括疼痛的评估(assess prevent and manage pain)、自主觉醒试验和自主呼吸试验(both SAT and SBT)、镇痛镇静的选择(choice of analgesic and sedation)、谵妄的评估及预防(delirium:assess,prevent and manage)、早期活动(early mobility and exercise)及家庭成员的参与(family engagement and empowerment)六方面。而与之类似的 eCASH 策略,包含早期使用镇痛药物保持舒适、最小化镇静和最大化人文关怀。

理论支持

谵妄的预防要求纠正诱因、针对危险因素，并强调多学科团队干预的非药物性预防方案。医务人员首先全面评估患者，针对患者存在的具体的危险因素，个体化地提供相应的多学科团队干预方案。针对术后谵妄常见的 10 条危险因素，建议采取相应综合性预防措施。

资料来源：中华医学会老年医学分会. 老年患者术后谵妄防治中国专家共识 [J]. 中华老年医学杂志,2016,35(12):1257-1262.

（四）案例总结分析

谵妄是髋关节置换术后的严重并发症之一，一旦发生会引起非常严重的不良后果，给个人、家庭和社会均造成沉重的负担。近年来，医护人员对谵妄的管理越来越重视，尤其强调预防的重要性。本案例中，护士通过危险因素评估、风险量表筛查，及时明确患者为谵妄高危人群，并给予重点关注，从而在患者出现谵妄症状时能够第一时间识别，及时采取治疗措施，缩短了谵妄持续时间。

二、下肢骨折并发脂肪栓塞综合征的临床案例

（一）患者一般信息

患者，男，45 岁。因车祸致右下肢疼痛、肿胀、活动受限，由急诊科以右侧股骨颈骨折收入骨科。入科时，患者神志清、精神萎靡，体温 37.3℃，心率 100 次 /min，呼吸 21 次 /min，血压 98/65mmHg，氧饱和度 94%。X 线片显示右侧股骨颈骨折。完善各项常规检查和术前准备，患者于入院后第 2 天在腰麻下行右股骨颈骨折切开复位内固定术。术后 10h 患者主诉胸闷、呼吸困难。心电监护示血氧饱和度持续下降。急查动脉血气：pH 7.40，氧分压（partial pressure of oxygen，PO_2）52mmHg，二氧化碳分压（partial pressure of carbondioxide，PCO_2）33mmHg，PO_2/ 吸入气氧浓度（fractional concentration of inspired oxygen，FIO_2）135。胸部 CT 示双肺内暴风雪斑片状影，考虑为脂肪栓塞所致。立即转入重症监护病房，给予气管插管下呼吸机辅助呼吸，同时予抗感染、抗凝、抑酸、脱水、激素抗炎等综合治疗。术后第 6 天，患者病情好转。复查胸部 CT 示双肺内暴风雪斑片状影基本吸收。复查动脉血气：pH 7.41，PO_2 68mmHg，PCO_2 37mmHg，PO_2/FIO_2 245。遂停止呼吸机辅助呼吸，改为面罩吸氧，并由重症监护病房转至骨科病房继续治疗。

（二）诊治护理过程

入院第 1 天：18 时 10 分，患者神志清、乏力，体温 37.3℃，心率 100 次 /min，呼吸 21 次 /min，血压 98/65mmHg，氧饱和度 94%。右下肢肿胀、疼痛，长海痛尺疼痛评分 4 分，遵医嘱使用吲哚美辛栓（消炎痛栓）100mg 纳肛。

18时50分,患者主诉疼痛稍缓解,疼痛评分3分。继续观察生命体征及疼痛变化。

入院第2天(术后当天):10时30分,患者在腰麻下行右股骨颈骨折切开复位内固定术,术后安全返回病房。心电监护示血压95/60mmHg,心率105次/min,呼吸21次/min,氧饱和度93%。遵医嘱予氧气1~2L/min持续吸入。继续监测患者生命体征及病情变化。

18时,患者体温38℃,心率110次/min,神志清。遵医嘱急查血气分析示pH 7.40,PO_2 86mmHg,PCO_2 37mmHg,PO_2/FIO_2 315。予冰袋物理降温,继续监测病情变化。

20时30分,患者主诉胸闷、呼吸困难。心电监护示血压85/50mmHg,心率130次/min,呼吸24次/min,氧饱和度85%且持续下降。立即通知床位医生,急查动脉血气:pH 7.40,PO_2 52mmHg,PCO_2 33mmHg,PO_2/FIO_2 135。胸部CT示双肺内暴风雪斑片状影,考虑为脂肪栓塞所致。立即转入重症监护病房,给予气管插管下呼吸机辅助呼吸,同时予抗感染、抗凝、抑酸、脱水、激素抗炎等综合治疗。

术后第3~5天:密切观察气管插管下呼吸机辅助呼吸情况,检查管道在位情况,保持管道通畅,气管套囊每隔4~6h放气3~5min,同时予口腔护理、雾化吸入、吸氧等措施。

术后第6天:患者病情好转,停止呼吸机辅助呼吸,拔除气管插管,改为面罩吸氧,由重症监护病房转至骨科继续治疗。

(三) 护理思考路径

◆ 下肢骨折患者为何会并发脂肪栓塞综合征?

脂肪栓塞综合征(fat embolism syndrome,FES)是指脂肪颗粒阻塞血管腔引起的,以意识障碍、皮肤瘀斑、进行性低氧血症及呼吸窘迫为特征的临床综合征。其发生与多种因素有关,包括原发因素(骨折、骨折手术、软组织损伤等)和继发因素(休克、弥散性血管内凝血和感染)。其中,骨折主要是长骨骨折,尤以股骨干为主的多发性骨折发病率最高。

本案例中,患者在股骨颈骨复位术后出现肺部症状(呼吸困难、氧分压下降等)、体温升高(38℃)、心率增快(120次/min)、血压下降(85/50mmHg),双肺内暴风雪斑片状影等改变,诊断为并发脂肪栓塞综合征。

理论支持

脂肪栓塞综合征是指脂肪颗粒阻塞血管腔而引起的一系列病理生理改变的临床综合征,是创伤骨折后的严重并发症之一。其临床表现突然,进展迅速,并且累及多系统和器官。脂肪栓塞综合征在长骨骨折的发生率为0.5%~2.0%,在多发骨折或合并骨盆骨折的发生率为5%~10%,病死率为5%~15%。

资料来源:覃宇宙,蔡贤华.合并股骨干骨折的多发伤患者并发脂肪栓塞综合征的高危因素[J].中华创伤杂志,2017,33(12):1123-1126.

◆ 如何早期识别下肢骨折患者出现脂肪栓塞综合征?

(1) 尽早评估患者是否为高危人群:根据脂肪栓塞发生原因,尽早评估患者是否为高危人群,如属于高危人群(骨折、骨折手术、继发休克等),应给予重点关注。

(2)早期发现临床症状和体征的变化:脂肪栓塞患者常有意识障碍、皮肤瘀斑、进行性低氧血症及呼吸窘迫表现。一旦患者出现缺氧症状,且呼吸通畅和一般吸氧无效时,应考虑脂肪栓塞发生的可能。其生命体征中,体温升高一般是第一个出现的症状,脉率可达120次/min以上,呼吸加快,血压下降。

(3)借助辅助检查手段:血气分析、CT检查等有助于尽早发现,如血气分析显示氧分压下降,CT显示双肺内有特异的暴风雪斑片状影。

在本案例中,患者为骨折后手术患者,评估属于高危人群,因此护士对其重点关注:密切观察其临床表现和生命体征变化,早期发现了体温升高(38℃)、血氧饱和度持续下降、脉率增加(120次/min以上)、血压下降(85/50mmHg),并通过血气分析和胸部CT检查早期识别了脂肪栓塞综合征的发生。

理论支持

脂肪栓塞综合征的主要临床表现是呼吸困难、低氧血症、无颅脑损伤的神经症状和皮肤黏膜出血点等,其主要发病时间是在伤后24~72h。脂肪栓塞综合征主要发生在四肢长管状骨骨折、骨盆和脊柱骨折,并且脂肪栓塞综合征病死率可达5%~15%。

资料来源:覃宇宙,蔡贤华,刘曦明,等.改良创伤严重度评分与药物在预防骨创伤脂肪栓塞的应用[J].中国矫形外科杂志,2019,27(2):141-144.

◆ 如何对下肢骨折并发脂肪栓塞综合征的患者进行紧急处理?

下肢骨折并发脂肪栓塞综合征,以对症处理为主。①积极抗休克治疗,如密切观察生命体征变化、有效补充血容量。②纠正缺氧,可经鼻导管或面罩给氧,短期可先行气管插管;若缺氧仍未改善,应做气管切开;对于已有呼吸衰竭者,可采用呼吸机辅助呼吸;③减轻脑损害:对于高热或因缺氧而昏迷的患者,可使用冰袋或冰帽,并采用脱水治疗减轻脑水肿;④药物治疗:遵医嘱予抗感染、抗凝、脱水、激素抗炎等药物治疗。

本案例中,医护人员发现患者发生脂肪栓塞综合征后,立即将其转入重症监护病房,给予气管插管下呼吸机辅助呼吸,同时予抗感染、抗凝、抑酸、脱水、激素抗炎等综合治疗,从而防止了脂肪栓塞的进一步加重。

理论支持

由于脂肪栓塞综合征的病理机制尚不清楚,使得其治疗尚无良策。对症处理,如保护重要组织器官、纠正低氧血症、支持呼吸功能、防止各种并发症等成为主要治疗措施。

资料来源:覃宇宙,蔡贤华,刘曦明,等.改良创伤严重度评分与药物在预防骨创伤脂肪栓塞的应用[J].中国矫形外科杂志,2019,27(2):141-144.

◆　如何进行下肢骨折并发脂肪栓塞综合征患者的气道管理？

对于下肢骨折并发脂肪栓塞综合征患者的气道管理应做到：①保持气道通畅,鼓励并协助患者进行有效咳嗽、咳痰；②给予气道湿化,保持呼吸道的温度和湿度；③给予有效镇痛,提倡预防性和多模式镇痛联合应用；④给予氧气吸入；⑤控制液体入量和滴速,以免加重心肺负担；⑥控制感染,吸痰时注意无菌操作。

本案例中,患者转入重症病房后,予以气管插管下呼吸机辅助呼吸。在此期间,护士定时检查管道在位情况,保持管道通畅,气管套囊每隔4~6h放气3~5min,同时予以口腔护理、雾化吸入、吸氧等措施。最终患者病情好转,安全拔除气管插管。

理论支持

脂肪栓塞综合征的主要临床表现是呼吸困难、低氧血症、无颅脑损伤的神经症状和皮肤黏膜出血点等,其主要的发病时间是在伤后24~72h。由于脂肪颗粒的大小、数量、栓塞部位及发生栓塞的时间不同,脂肪栓塞综合征的临床表现可呈暴发型、完全型和不完全型。暴发型潜伏期很短,患者立即发生呼吸功能衰竭而很快死亡。临床中大部分病例属于完全型,有较长的潜伏期,并且症状多与呼吸系统疾病难以区分。

资料来源：覃宇宙,蔡贤华.合并股骨干骨折的多发伤患者并发脂肪栓塞综合征的高危因素[J].中华创伤杂志,2017,33(12):1123-1126.

急诊气道管理可分为两个步骤。

第一步：确保通气与氧合,同时初步评估气道情况。保证患者生命安全为首要目标。同时按"CHANNEL原则"初步评估患者气道情况。

第二步：明确气道情况,建立人工气道。在这一阶段,明确患者气道情况,按照"降阶梯"的思路进行准备,建议使用气道管理车,以提供立即可取的气道管理设备,迅速建立人工气道。有条件的患者,可选择快速诱导插管程序。遇到困难气道时,遵循"优先维持通气与氧合"原则,切忌盲目多次尝试。人工气道的建立方式遵循"简便、有效、最小创伤"原则,优选可视化技术。

资料来源：徐军,孙峰,王亚,等.急诊气道管理共识[J].中华急诊医学杂志,2016,25(6):705-708.

◆　如何预防下肢骨折并发脂肪栓塞综合征？

(1) 找出高危因素,有针对性地采取措施：如对于骨折患者,及时进行有效外固定,操作时注意手法轻柔,以免骨折固定不良,搬动时诱发脂肪栓塞综合征。

(2) 药物预防：合理使用激素、蛋白酶抑制药等,如预防性静脉推注地塞米松。

(3) 其他：例如在术中降低髓腔内压力。

本案例中,患者发生右股骨颈骨折后行右股骨颈骨折切开复位内固定术,术后给予抗感染、激素等治疗,均属于预防脂肪栓塞的措施。

理论支持

对于脂肪栓塞综合征,早期预防措施以药物预防为主,其中以损害控制理论及早期内固定基础上采用激素预防脂肪栓塞综合征最具代表。

但目前尚无一种有效的方法能够完全预防脂肪栓塞综合征的发生。因此,分析股骨干骨折的类型及其对合并有股骨干骨折多发伤患者的损伤量化评估,找出合并股骨干骨折多发伤患者并发脂肪栓塞综合征的高危因素,对预防脂肪栓塞综合征具有重要的意义。

资料来源:覃宇宙,蔡贤华.合并股骨干骨折的多发伤患者并发脂肪栓塞综合征的高危因素[J].中华创伤杂志,2017,33(12):1123-1126.

(四)案例总结分析

本案例通过下肢骨折合并脂肪栓塞综合征患者的治疗护理过程,阐明了脂肪栓塞的病因、早期识别方法、紧急处理措施和护理要点。护士在临床工作中,不仅要对下肢骨折并发脂肪栓塞的常见危险因素进行评估,还要全面观察患者的生命体征和骨折肢体的局部情况,充分估计脂肪栓塞综合征的潜在危险因素,才能防患于未然。本案例中,护士对脂肪栓塞的早期表现有明确的认识,敏锐地捕捉到患者的病情变化,及时通知医生处理,从而延缓了病情的恶化。

三、多发伤并发下肢深静脉血栓的临床案例

(一)患者一般信息

患者,男,37岁。因高空坠落致腰部疼痛、双下肢活动障碍,由急诊科以L1椎体爆裂性骨折、右胫腓骨粉碎性骨折、右桡骨骨折收入骨科。入院时,患者神志清,血压80/55mmHg,心率110次/min,血氧饱和度92%,腰背部、右桡骨、右下肢疼痛伴活动障碍,大小便功能障碍、双下肢肌力0级。CT示L1椎体爆裂性骨折,X线片示右胫腓骨粉碎性骨折、右桡骨骨折。患者既往有糖尿病病史。完善各项常规检查和术前准备后,患者于入院后第3天在全麻下行L1椎体爆裂性骨折切开复位椎弓根钉内固定植骨融合术+右胫腓骨粉碎性骨折切开复位内固定植骨术+右桡骨骨折切开复位内固定术。术后,患者转至重症监护病房治疗,病情平稳后(术后1d)安全返回病房。返回时,患者神志清,生命体征平稳,患肢抬高于心脏平面20°~30°,深静脉血栓(DVT)风险评估表评分为7分,属于高危人群,给予相应预防措施。术后第4天,患者出现发热,右下肢疼痛、肿胀、皮温升高。血管彩超示右下肢肌间部分静脉可见充盈缺损、静脉血栓形成;血浆D-二聚体示353mg/L(增高)。明确诊断并发右下肢深静脉血栓,予消肿、止痛、抗凝、溶栓等治疗。持续治疗5d后,患者症状明显好转,改为口服抗凝药物、穿弹力袜治疗。

(二) 诊治护理过程

入院第 1 天：16 时 45 分，患者血压 80/55mmHg，心率 110 次/min，血氧饱和度 92%。左下肢长腿托固定在位，局部肢体肿胀、毛细血管充盈时间为 2s，血运良好。

入院第 3 天 (术后当天)：10 时 40 分，在全麻下行 L1 椎体爆裂性骨折切开复位椎弓根钉内固定植骨融合术 + 右胫腓骨粉碎性骨折切开复位内固定植骨术 + 右桡骨骨折切开复位内固定术。

16 时 20 分，术后转入重症监护室继续治疗。

术后第 1 天：8 时 40 分，由重症监护室转至骨科病房。患者神志清，生命体征平稳，患肢抬高于心脏平面 20°~30°，下肢皮肤略显苍白，皮温正常，肌力 3 级，使用 DVT 风险评估表进行评分，评分 7 分，属于高危人群。予相应预防措施，如鼓励多饮水、床上活动等。

术后第 2 天：指导并协助患者进行踝泵运动、骨四头肌等长收缩、直腿抬高等运动。

术后第 4 天：10 时，患者出现发热，右下肢疼痛、肿胀、皮温升高。右下肢肌间部分静脉可见充盈缺损、静脉血栓形成，血浆 D- 二聚体示 353mg/L（增高）。明确诊断并发右下肢深静脉血栓，予消肿、止痛、抗凝、溶栓等治疗，同时指导患者进行患肢制动，禁止抬高患肢，禁止热敷和按摩。

术后第 9 天：患者症状明显好转，改为口服抗凝药物、穿弹力袜治疗。

(三) 护理思考路径

◆ 多发伤患者为何会并发下肢深静脉血栓？

深静脉血栓 (DVT) 的形成与三大因素有关：静脉血流缓慢、静脉壁损伤和血液高凝状态。多发伤常合并多系统、器官的病变，患者血液呈高凝状态；术后由于长期卧床、活动受限，患者血流处于相对缓慢状态；手术引起血小板反应性改变亦可造成继发性高凝状态。因此，多发伤患者会并发下肢深静脉血栓。

本案例中，患者有糖尿病病史，合并腰椎、下肢胫腓骨、桡骨多部位受伤，行骨科大手术后卧床休息，存在深静脉血栓形成相关因素，属于高危人群。

理论支持

导致 DVT 的三大因素：静脉内膜损伤、静脉血流淤滞和血液高凝状态。凡涉及以上因素的临床情况均可增加 DVT 发生风险。具体包括以下 3 类。①静脉内膜损伤相关因素：创伤、手术、反复静脉穿刺、化学性损伤、感染性损伤等；②静脉血流淤滞相关因素：长期卧床、术中应用止血带、瘫痪、制动、既往 DVT 病史等；③血液高凝状态相关因素：高龄、肥胖、全身麻醉、恶性肿瘤、红细胞增多症、人工血管或血管腔内移植物、妊娠、产后、长期口服避孕药等。

资料来源："卧床患者常见并发症规范化护理干预模式的构建"项目组，中华护理学会行政管理专业委员会. 卧床患者常见并发症护理专家共识［J］. 中国护理管理，2018，18(6)：740-747.

◆ 如何早期识别多发伤患者并发下肢深静脉血栓?

(1) 使用 DVT 风险评估表进行动态评估,尽早筛选出高危人群,给予重点关注和预防。

(2) 密切观察患者的症状和体征,尽早发现变化。下肢深静脉血栓起病急,患肢常表现为压痛、肿胀、浅静脉曲张、Homans 征阳性,严重者患肢呈青紫色。

(3) 借助辅助检查明确诊断,以免漏诊和误诊。血管超声是确诊深静脉血栓的首选方法。血浆 D- 二聚体浓度测定也是判断血栓形成的重要指标之一。

本案例中,护士在患者入院时、手术后及时采用 DVT 风险评估表进行动态评估,了解患者深静脉血栓的严重程度;通过观察末梢血液循环,发现患者患肢皮温低,伴有肿胀和压痛,足背动脉搏动微弱,预测有下肢静脉深血栓形成的可能;最后借助 D- 二聚体检验及超声检查早期识别下肢静脉血栓的发生,给予早期干预,防止了血栓的进一步加重。

理论支持

患者近期有手术、严重外伤、骨折或肢体制动、长期卧床、肿瘤等病史,出现下肢肿胀、疼痛、小腿后方和/或大腿内侧有压痛,提示下肢 DVT 的可能性大;但当患者无明显血栓发生的诱因,仅表现为下肢肿胀或症状不典型时,无论临床表现典型与否,均需进一步的实验室检查和影像学检查,明确诊断,以免漏诊和误诊。

资料来源:李晓强,张福先,王深明.深静脉血栓形成的诊断和治疗指南(第 3 版)[J].中国血管外科杂志(电子版),2017,9(4):250-257.

对于所有卧床患者,在入院后 24h 内以及住院期间发生转科、治疗方案或病情变化时,需要进行 DVT 风险评估。评估工具建议使用 Caprini 血栓风险评估表。

资料来源:"卧床患者常见并发症规范化护理干预模式的构建"项目组,中华护理学会行政管理专业委员会.卧床患者常见并发症护理专家共识[J].中国护理管理,2018,18(6):740-747.

◆ 如何对多发伤并发下肢深静脉血栓进行紧急处理?

(1) 一旦发现患者并发下肢深静脉血栓,应立即给予患肢制动,禁止抬高患肢,禁止热敷和按摩。

(2) 遵医嘱合理使用抗凝药物,如低分子量肝素、维生素 K 拮抗剂和利伐沙班等。

(3) 在抗凝的基础上,进行溶栓、经皮腔内机械性血栓清除术、支架植入术等介入治疗。

(4) 建立多学科团队进行综合管理。

本案例中,患者发生血栓后,护士立即指导患者患肢制动,禁止抬高患肢,禁止热敷和按摩,以免栓子脱落,同时协助医生予消肿、止痛、抗凝、溶栓等治疗,避免病情进一步加重。

理论支持

建议医院根据自己现有的专业技术和医疗设备资源建立多学科团队,管理高危以及特定情况下的中危肺栓塞患者。

资料来源:KONSTANTINIDES SV,MEYER G,BECATTINI C,et al. 2019 ESC guidelines for the diagnosis and management of acute pulmonary embolism developed in collaboration with the European Respiratory Society(ERS):the task force for the diagnosis and management of acute pulmonary embolism of the European Society of Cardiology(ESC)[J]. Eur Respir J,2019,54(3): 1901647.

对于早期 DVT 非肿瘤患者,建议直接使用新型口服抗凝药物(如利伐沙班),或使用低分子量肝素联合维生素 K 拮抗剂,在凝血功能的国际标准化比值(international normalized ratio,INR)达标且稳定 24h 后,停用低分子量肝素。

资料来源:李晓强,张福先,王深明.深静脉血栓形成的诊断和治疗指南(第3版)[J].中国血管外科杂志(电子版),2017,9(4):250-257.

在抗凝治疗基础上,下肢 DVT 介入治疗包括:①下腔静脉滤器(inferior vena cava filter,IVCF)置入术、取出术;②溶栓治疗,如经足背浅静脉置入留置针行患肢浅静脉顺行溶栓、导管接触溶栓(catheter directed thrombolysis,CDT);③经皮腔内机械性血栓清除术(percutaneous mechanical thrombectomy,PMT);④经皮腔内血管成形术(percutaneous transluminal angioplasty,PTA)和支架植入术。

资料来源:李燕,郑雯,葛静萍.下肢深静脉血栓形成介入治疗护理规范专家共识[J].介入放射学杂志,2020,29(6):531-540.

◆ 如何实施运动管理预防多发伤并发下肢深静脉血栓?

静脉血流缓慢是深静脉血栓形成的三大因素之一。对患者实施运动管理的核心就是加速静脉回流。①告知患者及家属运动的目的、方式、作用,取得患者的信任和配合;②指导并协助患者进行床上运动(如床上踝泵运动、骨四头肌等长收缩、直腿抬高)及使用穿弹力袜、辅助器具下床行走;③指导患者正确使用弹力袜;④做好镇痛管理,以免降低患者运动效果;⑤心理疏导,消除患者紧张、担心等情绪,树立信心。

本案例中,患者从重症监护室安全返回病房后,护士鼓励患者多饮水、进行床上运动,指导并协助患者进行主动和被动运动,以预防深静脉血栓的发生。

理论支持

协助患者术后早期行走或进行足踝运动。

资料来源:黄晓玲,蔡建树,蒋苗苗,等.围术期静脉血栓栓塞症预防与管理的最佳证据总结[J].护理与康复,2020,19(11):33-38.

DVT 急性期患者早日下床活动不增加 DVT 进展、肺栓塞的发生率及血栓治疗期间的病死率,但可以降低中重度疼痛患者的疼痛程度。在药物抗凝、患者耐受的情况下,穿弹力袜早日下床活动是一种安全、有效的静脉血栓预防方式。

资料来源:孙建华,马玉芬,郭一峰,等.急性深静脉血栓患者早日下床活动可行性与安全性的系统评价[J].中华护理杂志,2017,52(5):581-585.

◆ 如何预防多发伤并发深静脉血栓?

预防多发伤并发深静脉血栓需要通过三级预防策略。

(1)一级预防(基础预防):通过护士为患者实施健康教育,指导患者抬高患肢、进行早期活动和功能锻炼,可降低下肢静脉血栓的发生风险。

(2)二级预防(物理预防):目的在于促进下肢静脉回流,可采用弹力袜、间歇性充气加压装置及足底静脉泵。

(3)三级预防(药物预防):可选用各类抗凝药物,且术前可达到更佳的效果;同时适度补液(首选平衡液,1.5~2.5L/d),以满足患者的液体需求,稀释血液,加速血液循环。

理论支持

对卧床患者,需要常规进行 DVT 预防,根据 DVT 风险评估结果选择预防措施。参照 Caprini 血栓风险评估的结果,建议:低危患者采取基本预防;中危患者采取基本预防和物理预防,并根据病情需要遵医嘱采取药物预防;高危和极高危患者在病情允许的情况下,三种预防方法联合使用。

资料来源:"卧床患者常见并发症规范化护理干预模式的构建"项目组,中华护理学会行政管理专业委员会.卧床患者常见并发症护理专家共识[J].中国护理管理,2018,18(6):740-747.

(四)案例总结分析

下肢深静脉血栓是骨科常见并发症。早期评估深静脉血栓的高发人群、识别深静脉血栓的症状、开展三级预防策略,可以有效降低其发生率。骨科护士需要掌握患者发生深静脉血栓的预防策略、管理要点和应对方法。本案例中,护士通过临床观察,早期发现了并发症的产生,避免了病情进一步加重影响预后效果。

四、断指再植术后并发血管危象的临床案例

(一)患者一般信息

患者,女,45 岁。因电锯锯伤致左手手掌不完全断离 30min,由救护车紧急送入某三甲医院急诊科。急诊医生立即完善相关术前准备,在全麻下行左手清创 + 左手血管神经肌腱探查修复再植术。术后,患者转入骨科病房,生命体征平稳,患肢末梢血液循环好,给予抗

感染、抗凝、消肿、解痉等治疗。术后第 2 天,患者左手出现皮肤皱纹变浅、指腹饱满、颜色青紫,温度先升高后下降,毛细血管充盈时间缩短;左手血管超声检查示左手静脉未见明显血流,提示发生静脉血管危象。立即予患肢切开引流,同时予镇痛、解痉、抗凝、溶栓等治疗。术后第 6 天,患者症状缓解,左手皮肤皱纹逐渐恢复,毛细血管充盈时间正常,末梢血液循环良好。

(二) 诊治护理过程

入院第 1 天(手术当天):10 时 50 分,患者在全麻下行左手清创 + 左手血管神经肌腱探查修复再植术。

15 时 18 分,患者术后转入骨科病房。心电监测示窦性心律,心率 68 次 /min,血压 132/77mmHg,氧饱和度 95%。手术伤口敷料有少量渗血,左手桡动脉搏动良好,末梢血运尚可。患者患肢外展 20°,并距离心脏平面抬高 15cm,毛细血管充盈时间 2s。遵医嘱给予抗感染、抗凝、解痉、消肿、营养神经等对症治疗;为患者佩戴高危警示标志,建立血运护理观察记录单。

术后第 1 天:18 时 20 分,护士巡视病房时发现患者左侧卧位休息,肩部及上臂半压在身下,患指皮肤温度及颜色正常,毛细血管充盈时间为 1.5s。嘱患者平卧,勿使患侧肢体受压,以免影响血液循环。汇报医生,并继续密切观察患肢末梢血液循环。

术后第 2 天:9 时,护士巡视病房时发现患者左手皮肤皱纹变浅、指腹饱满、颜色青紫、温度先升高后下降,毛细血管充盈时间为 1s,初步判断发生静脉血管危象,立即通知医生并配合给予患肢皮肤切开引流。

10 时,遵医嘱予盐酸罂粟碱针剂 30mg 肌内注射,烤灯距离皮肤 35cm 照射 30min。

10 时 30 分,患者情绪焦虑,主诉左手伤口疼痛,长海痛尺疼痛评分 5 分,遵医嘱予曲马多 50mg 口服,同时安慰患者,消除患者紧张情绪。

11 时 10 分,患者主诉疼痛稍缓解,长海痛尺疼痛评分 3 分。

术后第 3~5 天:继续给予抗感染、抗凝、解痉、消肿、营养神经等治疗,密切观察患者生命体征、患肢末梢血液循环、毛细血管充盈时间等。

术后第 6 天:患者症状缓解,左手皮肤皱纹逐渐恢复,毛细血管充盈时间 2s,末梢血液循环良好。

(三) 护理思考路径

◆ 断指再植术后患为何会并发血管危象?

血管危象是指显微外科缝合小血管后产生吻合口痉挛或栓塞,造成血流不通畅,器官或组织出现缺血或瘀血的现象,分动脉性和静脉性两种。它是断指再植术后最严重的并发症之一,可直接影响断指再植存活。血管危象通常是患侧肢体受压导致肢体循环障碍,进而影响断肢动脉供血或静脉回流所致。断指再植术后发生血管危象的原因有基础疾病因素、断指缺血时间、离断情况、手术护理因素及心理因素。

本案例中,患者术后疼痛、体位不当(患肢受压)、情绪焦虑均是造成血管危象的原因。

理论支持

年龄、伤因、离断程度、离断平面、吸烟、动脉修复度、静脉修复度、就医时间、缺血时间、焦虑程度是预测断指再植术后血管危象发生的独立危险因素。

手指撕脱伤具有组织损伤严重、血管断裂面不规则、断指血管易形成血栓等特点，因此这类创伤再植术后血管危象发生的可能性更大。

手指撕脱伤患者往往存在焦虑情绪，主要因对伤情的恐惧和对手术等治疗效果的担忧，焦虑将会增加精神紧张度和持续时间，交感神经兴奋，促使血管收缩，血液淤滞，同样可增加血栓形成风险。

资料来源：李显勇，李平华，李章超.手指撕脱伤断指再植术后血管危象发生的危险因素分析[J].实用手外科杂志，2020，34(2):194-197.

◆ 如何早期识别断指再植术后患者并发血管危象？

血管危象包含动脉危象和静脉危象两种。动脉危象表现为皮肤颜色由红润转为苍白，皮肤皱纹加深，皮温低，肌张力下降，指腹瘪陷，毛细血管充盈时间延长，动脉搏动减弱或消失，侧切口放血时不出血或缓慢流出暗红色血液。静脉危象表现为皮肤颜色由红润转为暗紫，皮肤皱纹变浅或消失，皮温下降，肌张力增高，指腹饱满，毛细血管充盈时间缩短，动脉搏动存在，侧切口放血时出血活跃，初呈淡紫色。

本案例中，患者出现了左手皮肤皱纹变浅，指腹饱满，毛细血管充盈时间为1s，提示发生了静脉血管危象。

理论支持

血管危象多发生在术后1~2d，2~4d属于超敏感期，血管危象的发生率可达50%~70%。

资料来源：郭晓玲，张海波，陈文，等.不同镇痛方法结合激光多普勒血流灌注成像仪观察断指血运防治血管危象的临床研究[J].创伤外科杂志，2016，18(6):370-373.

动脉危象：指温低于正常值5℃左右；指体颜色苍白，指腹无毛细血管充盈、张力降低、毛细血管充盈缓慢，指端侧方切口无血液渗出或血液渗出缓慢。静脉危象：指温降低，指体颜色暗紫，指腹毛细血管充盈时间短、张力高，指端侧方切口有暗红色、出血量多。

资料来源：李显勇，李平华，李章超.手指撕脱伤断指再植术后血管危象发生的危险因素分析[J].实用手外科杂志，2020，34(2):194-197.

◆ 如何对断指再植合并血管危象的患者实施紧急处理？

断指再植术后，观察皮瓣血运状况是护理工作的重点。若皮瓣颜色发绀、青紫，张力增高并伴有皮下水疱，提示发生了静脉血管危象。一旦患者出现静脉血管危象，应积极查找原因并采取措施。

（1）血肿形成：拆开伤口缝合处，清除皮瓣下血肿。

（2）皮瓣蒂部受压：松解敷料，减轻局部表皮张力，如有血肿应立即清除并止血。

（3）血管痉挛者：以烤灯照射局部。烤灯与局部再植指体应保持 30~40cm 的距离，避免烫伤。

（4）肌内注射盐酸罂粟碱，以扩张血管。

（5）静脉回流障碍：应抬高患肢，使皮瓣高于皮瓣蒂。

（6）镇痛治疗：局部疼痛时，可使用止痛剂对症处理。

本案例中，护士识别患者出现静脉血管危象，立即通知医生并配合切开引流，夜间给予曲马多 50mg 口服治疗疼痛。

理论支持

一旦出现血管危象，立即报告医生，配合医生进行局部按摩、注射药物（罂粟碱30mg）、切口放血或手术探查。此外，需加强夜间镇痛。患者的疼痛在夜间较为明显，因此给予预防性镇痛十分重要，此外可指导患者采取听音乐、看书、看电视等手段转移对疼痛的过度关注，加强夜间的心理护理及健康教育。

资料来源：施玲玲，刘祯庆，傅育红，等．强化夜间护理在预防断指再植患者术后血管危象中的应用［J］．中国实用护理杂志，2017，33（32）：2504-2506.

◆ 断指再植合并血管危象患者的关键护理要点？

对于骨科护士而言，为了及时监控断指再植术后血管危象的发生，构建一套完整的血管危象预警体系至关重要。血管危象预警体系包括实施医护集体交班、评估为高风险的患者佩戴高警示标志、建立血运护理观察记录单，有助于最大限度地早期识别血管危象。

理论支持

临床监测是目前皮瓣移植术后微循环监测的常用方法。它主要通过医护人员观察移植皮瓣颜色、表面温度、皮瓣肿胀程度以及毛细血管回流试验而进行判断。

通过动态且系统化的监测，实施数据输入，进行定量分析，通过相关指标及阈值的评估、做出定性评价与分析，准确筛查高危血管危象的患者。但由于临床监测存在很大的主观性且高度依赖监测者的临床经验，可能会延迟对血管危象的识别，导致皮瓣移植失败，辅助仪器作为补充方法也越来越备受关注。

资料来源：刘明明，彭伶丽．皮瓣移植术后非侵入性微循环监测方法的进展［J］．中华显微外科杂志，2019，42（2）：208-209.

◆ 如何预防断指再植术后血管危象的发生？

实施断指再植术后，护士应反复向患者及家属说明摆放体位的注意事项，嘱患者卧床休息至少 1 周。肢体放置不当易诱发血管痉挛而导致血管危象。静脉注射时，避免频繁穿刺增加患者的痛苦。换药、注射时，动作须轻柔以减轻对患者的刺激。

本案例中,术后,护士给予患者耐心的指导,为患者佩戴高警示标志,建立血运护理观察记录单,密切监测患者的患指血液循环。

理论支持

术后应对措施:①首先要选择安静、舒适、光线及通风好并便于管理的病房。②术后要保证患者卧床休息不少于 7d,病房内绝对禁烟,保持病房的温度、湿度舒适。③术后常规给予预防感染、抗凝血、抗血管痉挛以及对症治疗,严格落实医嘱,并务必保证药物的时效性和血药浓度。④安排经验丰富、穿刺技术好的护理人员执行医嘱;在给予静脉滴注时,尽可能做到一针到位,以减轻疼痛的刺激。⑤术后 1 周内,密切监测再造指体的血液循环。正常情况下,术后 1.0~24.0h,一般情况下每 0.5~1.0h 观察 1 次;对再造指体血液循环异常者,每 15~30min 观察 1 次。术后 1~3d,每 1.0~2.0h 观察 1 次;术后 3~7d,每 2.0~3.0h 观察 1 次。⑥安排责任心强、临床经验丰富的医护人员监管此类患者,以便早发现血管危象,并采取及时有效的处理。

资料来源:谢瑞菊,刘刚义,荣向科,等.拇(手)指再造术中或术后出现血管危象的应对策略及分析[J].中华显微外科杂志,2020,43(5):495-498.

(四) 案例总结分析

血管危象通常发生在断指再植术后 3d 内,是断指再植术后最常见而又危险的并发症,严重情况下易导致肢体或组织坏死,给患者的身心带来极大痛苦,同时也增加了社会和家庭的经济负担。断指再植术后血管危象的发生与多种因素相关。吻合口血栓形成、肢体肿胀受压、情绪紧张、室温过低、体位不当、疼痛都是引发血管危象的原因。因此,护士应该在患者术后 3d 内高度警惕血管危象的发生,给予心理护理、体位指导,进行皮温监测,通过早期观察、早期评估、早期干预,针对诱因及时采取有效的预防护理措施,避免血管危象的发生。

(朱小霞　杨静怡　徐　曼)

参考文献 ◆

[1] 中华医学会老年医学分会.老年患者术后谵妄防治中国专家共识[J].中华老年医学杂志,2016,35(12):1257-1262.

[2] 汤铂,王小亭,陈文劲,等.重症患者谵妄管理专家共识[J].中华内科杂志,2019,58(2):108-118.

[3] 中华医学会重症医学分会.中国成人 ICU 镇痛和镇静治疗指南[J].中华危重病急救医学,2018,30(6):497-514.

[4] 覃宇宙,蔡贤华.合并股骨干骨折的多发伤患者并发脂肪栓塞综合征的高危因素[J].中华创伤杂志,2017,33(12):1123-1126.

［5］覃宇宙,蔡贤华,刘曦明,等.改良创伤严重度评分与药物在预防骨创伤脂肪栓塞的应用［J］.中国矫形外科杂志,2019,27(2):141-144.

［6］徐军,孙峰,王亚,等.急诊气道管理共识［J］.中华急诊医学杂志,2016,25(6):705-708.

［7］"卧床患者常见并发症规范化护理干预模式的构建"项目组,中华护理学会行政管理专业委员会.卧床患者常见并发症护理专家共识［J］.中国护理管理,2018,18(6):740-747.

［8］李晓强,张福先,王深明.深静脉血栓形成的诊断和治疗指南(3版)［J］.中国血管外科杂志(电子版),2017,9(4):250-257.

［9］KONSTANTINIDES SV,MEYER G,BECATTINI C,et al. 2019 ESC Guidelines for the diagnosis and management of acute pulmonary embolism developed in collaboration with the European Respiratory Society(ERS):the task force for the diagnosis and management of acute pulmonary embolism of the European Society of Cardiology(ESC)［J］. Eur Respir J,2019,54(3):1901647.

［10］李燕,郑雯,葛静萍.下肢深静脉血栓形成介入治疗护理规范专家共识［J］.介入放射学杂志,2020,29(6):531-540.

［11］黄晓玲,蔡建树,蒋苗苗,等.围术期静脉血栓栓塞症预防与管理的最佳证据总结［J］.护理与康复,2020,19(11):33-38.

［12］孙建华,马玉芬,郭一峰,等.急性深静脉血栓患者早日下床活动可行性与安全性的系统评价［J］.中华护理杂志,2017,52(5):581-585.

［13］李显勇,李平华,李章超.手指撕脱伤断指再植术后血管危象发生的危险因素分析［J］.实用手外科杂志,2020,34(2):194-197.

［14］施玲玲,刘祯庆,傅育红,等.强化夜间护理在预防断指再植患者术后血管危象中的应用［J］.中国实用护理杂志,2017,33(32):2504-2506.

［15］刘明明,彭伶丽.皮瓣移植术后非侵入性微循环监测方法的进展［J］.中华显微外科杂志,2019,42(2):208-209.

［16］谢瑞菊,刘刚义,荣向科,等.拇(手)指再造术中或术后出现血管危象的应对策略及分析［J］.中华显微外科杂志,2020,43(5):495-498.

第十三章

妇产科疾病患者的急危重症护理及案例分析

第一节　女性生殖系统及其护理评估

一、女性生殖系统概述

女性生殖系统的生理和病理变化是有机联系的整体。女性妊娠和分娩是复杂而又协调的生理过程,各种内在因素与外界因素的综合作用影响母体和胎儿,若其中某些因素发生异常或妊娠前已存在些疾病,孕产妇在妊娠、分娩期可能出现一些威胁母婴生命安全的并发症和/或合并症。妇科疾病包括女性生殖系统炎症、肿瘤、损伤和发育异常、内分泌异常等。一些产科疾病和妇科疾病可以互为因果,因此,对患者的病情做出准确评估,实现及时有效救治,对于促进患者早日康复至关重要。

(一) 女性生殖系统的组成

女性生殖系统包括内外生殖器及其相关组织。女性外生殖器指生殖器外露部分,又称外阴,包括阴阜、大阴唇、小阴唇、阴蒂和阴道前庭(图 13-1)。女性内生殖器包括阴道、子宫、输卵管和卵巢,后二者称为附件(图 13-2)。

除了以上内外生殖器外,女性生殖系统还包括卵巢动脉、子宫动脉、阴道动脉、阴部内动脉及其各伴随静脉组成的女性生殖器血管网,淋巴与神经也伴随相应血管而行。女性生

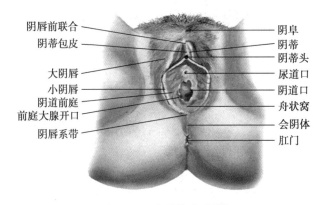

图 13-1　女性外生殖器

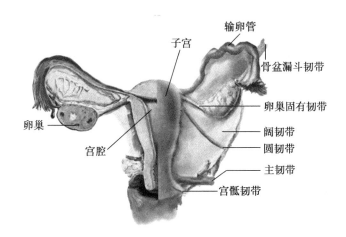

图 13-2 女性内生殖器(后面观)

殖器与尿道、膀胱、输尿管、直肠及阑尾等器官相邻。

(二) 女性生殖系统的功能

女性外生殖器中,小阴唇和阴蒂富含神经末梢,对性刺激敏感。两侧大阴唇自然合拢,遮盖阴道口和尿道外口,起防御作用。女性内生殖器中,阴道为性交器官、月经血排出及胎儿娩出的通道。子宫腔内覆盖黏膜称子宫内膜,青春期后受性激素影响发生周期性改变并产生月经;子宫是精子到达输卵管的通道,孕育胚胎和胎儿的场所。输卵管为卵子与精子相遇的场所,也是向宫腔运送受精卵的管道。卵巢为一对扁椭圆形的性腺,具有生殖和内分泌功能,可以产生和排出卵细胞以及分泌雌激素、孕激素和少量雄激素。

(三) 女性生殖系统疾病的临床表现

1. 阴道流血 女性生殖器任何部位,包括阴道、宫颈、宫体及输卵管均可发生出血,绝大多数来自宫体。除正常月经外,均称阴道流血。出血原因不同,其临床表现也不同。

(1) 经量增多:最常见的疾病是子宫肌瘤,其他如子宫腺肌病、排卵性月经失调、放置宫内节育器等。

(2) 周期不规则的阴道流血:多为无排卵性功能失调性子宫出血所致。

(3) 长期持续阴道流血:多为生殖道恶性肿瘤所致,如宫颈癌或子宫内膜癌。

(4) 停经后阴道流血:育龄妇女首先考虑与妊娠有关的疾病,如流产、异位妊娠、葡萄胎等;围绝经期妇女多为无排卵性功能失调性子宫出血,但应排除生殖道恶性肿瘤。

(5) 阴道流血伴白带增多:多考虑晚期宫颈癌、子宫内膜癌或子宫黏膜下肌瘤伴感染。

(6) 接触性出血:考虑急性宫颈炎、宫颈癌、宫颈息肉或子宫黏膜下肌瘤。

(7) 经间出血多:为排卵期出血,偶可伴有下腹疼痛和不适。

(8) 经前或经后点滴出血:见于排卵性月经失调、放置宫内节育器。

(9) 绝经后阴道流血:考虑子宫内膜癌、萎缩性阴道炎等。

(10) 间歇性阴道排出血性液体:警惕输卵管癌的可能。

(11) 外伤后阴道流血:常见于骑跨伤后,流血量可多可少。

2. 白带异常 发生生殖道炎症(如阴道炎)、急性子宫颈炎或癌变时,白带量、色、质发生改变,称病理性白带。

(1)透明黏性白带:外观正常,量显著增多,可见于卵巢功能失调、阴道腺病、宫颈高分化腺癌等疾病。

(2)灰黄色泡沫状稀薄白带:为滴虫性阴道炎的特征,可伴外阴瘙痒。

(3)凝乳块状或豆渣样白带:为外阴阴道假丝酵母菌病的特征,常伴严重外阴瘙痒或灼痛。

(4)灰白色匀质鱼腥味白带:常见于细菌性阴道病,伴轻度外阴瘙痒。

(5)脓性白带:多有臭味,为细菌感染所致,可见于淋病奈瑟菌阴道炎、急性子宫颈炎及子宫颈管炎、阴道癌或子宫颈癌并发感染、宫腔积脓或阴道内异物残留等。

(6)血性白带:见于子宫颈癌、子宫内膜癌、宫颈息肉、子宫黏膜下肌瘤等。

(7)水样白带:见于晚期宫颈癌、阴道癌、输卵管癌等。

3. 下腹痛 为妇科常见症状,应根据下腹痛的性质和特点进行鉴别。

(1)起病缓急:起病缓慢,逐渐加重者,考虑内生殖器炎症、恶性肿瘤;发病急骤者,考虑卵巢囊肿蒂扭转或破裂、子宫浆膜下肌瘤蒂扭转;反复隐痛突发撕裂样剧痛者,首先考虑异位妊娠破裂或流产。

(2)疼痛部位:下腹正中疼痛,多为子宫病变引起;一侧下腹痛,考虑该侧附件病变,如卵巢囊肿蒂扭转、输卵管卵巢急性炎症、异位妊娠等;右侧下腹痛应考虑急性阑尾炎;双侧下腹痛常见于盆腔炎性病变;整个下腹痛甚至全腹疼痛,考虑卵巢囊肿破裂、输卵管妊娠破裂或盆腔腹膜炎。

(3)疼痛性质:持续性钝痛,多为炎症或腹腔内积液所致;顽固性疼痛,难以忍受,常为晚期生殖器官癌肿所致阵发性绞痛,见于子宫或输卵管等空腔脏器收缩;撕裂样锐痛,考虑输卵管妊娠或卵巢肿瘤破裂;下腹坠痛,考虑宫腔内积液。

(4)疼痛时间:经间期出现一侧下腹隐痛,考虑排卵性疼痛;经期腹痛,可能是原发性痛经或子宫内膜异位症;周期性下腹痛但无月经来潮,见于先天性生殖道畸形或术后宫腔、宫颈管粘连等。

(5)腹痛放射部位:放射至肩部,考虑为腹腔内出血;放射至腰骶部,多为宫颈、子宫病变所致;放射至腹股沟及大腿内侧,多为该侧附件病变所引起。

(6)腹痛伴随症状:伴停经史,多为妊娠并发症;伴恶心、呕吐,考虑卵巢囊肿蒂扭转;伴畏寒、发热,常为盆腔炎性疾病;伴休克,考虑有腹腔内出血;伴肛门坠胀,系直肠子宫陷凹积液所致;伴恶病质,常为生殖器晚期癌肿的表现。

4. 外阴瘙痒 是妇科常见症状,多由外阴不同病变引起。当瘙痒严重时,患者坐卧不安,影响生活与工作。

(1)瘙痒原因:最常见的局部原因是外阴阴道假丝酵母菌病和滴虫性阴道炎,还可见于细菌性阴道病、萎缩性阴道炎、湿疹、阴虱、疥疮、蛲虫病、寻常疣、疱疹、外阴鳞状上皮增生、药物过敏、护肤品刺激及不良卫生习惯等。全身原因主要包括糖尿病、黄疸、维生素(A、B)缺乏、重度贫血、白血病、妊娠期肝内胆汁淤积症等。

(2)瘙痒部位:多位于阴蒂、小阴唇、大阴唇、会阴甚至肛周等皮损区。长期搔抓可出现抓痕、血痂或继发毛囊炎。

(3)瘙痒特点:外阴阴道假丝酵母菌病、滴虫性阴道炎以外阴瘙痒、白带增多为主要症状;外阴上皮非瘤样病变以外阴奇痒为主要症状,伴有外阴皮肤色素脱失;蛲虫病引起的外阴瘙痒以夜间为甚;糖尿病患者并发外阴阴道假丝酵母菌病时,外阴瘙痒特别严重。

5. 下腹部肿块　是妇科常见主诉,根据肿块质地不同分为囊性和实性。囊性肿块多为良性病变,实性肿块除妊娠子宫、子宫肌瘤、卵巢纤维瘤、盆腔炎性包块等为良性病变外,其他实性肿块均考虑恶性病变。

(1) 子宫增大

1) 妊娠子宫:育龄妇女有停经史,下腹正中扪及包块,首先考虑为妊娠子宫。停经后出现不规则阴道流血,且子宫增大超过停经周数,可能为葡萄胎。

2) 子宫肌瘤:子宫均匀增大,表面可有单个或多个球形隆起,典型症状为月经过多。

3) 子宫腺肌病:子宫均匀增大,通常不超过妊娠3个月大,质硬,多伴有逐年加剧的痛经、经量增多及经期延长。

4) 子宫恶性肿瘤:老年患者子宫增大且伴有不规则阴道流血,应考虑子宫内膜癌。子宫增长迅速伴有腹痛及不规则阴道流血,可能为子宫肉瘤。有生育史或流产史,特别是有葡萄胎史,子宫增大且外形不规则及子宫不规则出血时,应考虑妊娠滋养细胞肿瘤的可能。

5) 子宫畸形:双子宫或残角子宫可扪及子宫一侧有与其对称或不对称的包块,两者相连,硬度也相似。

6) 宫腔、阴道积血或宫腔积脓:青春期无月经来潮伴有周期性下腹痛,下腹正中扪及肿块,应考虑处女膜闭锁或阴道无孔横膈。子宫增大也可见于子宫内膜癌合并宫腔积脓。

(2) 附件肿块:当附件出现肿块多属病理现象。

1) 输卵管妊娠:肿块位于子宫旁,大小、形状不一,有明显触痛。患者多有短期停经史,随后出现阴道持续少量流血及腹痛。

2) 附件炎性肿块:多为双侧性,位于子宫两旁,与子宫有粘连,有压痛。急性附件炎患者有发热、腹痛。慢性附件炎患者多有不育及下腹隐痛史。

3) 卵巢子宫内膜异位囊肿:多为与子宫粘连、活动受限、有压痛的囊性肿块,可有继发性痛经、性交痛、不孕等病史。

4) 卵巢非赘生性囊肿:多为单侧、可活动的囊性包块,直径通常不超过8cm。黄体囊肿可于早期妊娠时出现。葡萄胎常并发一侧或双侧卵巢黄素囊肿。输卵管卵巢囊肿常有不孕或盆腔感染病史。

5) 卵巢赘生性肿块:表面光滑、囊性且可活动者多为良性肿瘤。肿块为实性,表面不规则,活动受限,特别是盆腔内扪及其他结节或伴有胃肠道症状者,多为卵巢恶性肿瘤。

二、女性生殖系统护理评估

【健康史】

1. 现病史

(1) 主诉:了解患者就医的主要问题、主要症状(或体征)、出现的时间、持续时间和患者的应对方式。

（2）患病经过：围绕主诉展开，了解发病时间、病因及可能的诱因。评估患者发病性质、部位、严重程度、持续时间以及有无伴随症状和/或并发症等。

（3）治疗经过：了解患者就医经过、采取的治疗手段、用药情况、护理措施及效果。

（4）目前状况：评估患者目前的一般情况、生命体征、阴道流血、下腹疼痛、见红、胎动、胎心等情况，评估辅助检查、实验室检查的结果及有无血栓、跌倒、坠床、休克、胎儿宫内窘迫等风险。

（5）预产期的推算：问清末次月经（last menstrual period，LMP）的日期，推算预产期（expected date of confinement，EDC）。方法：末次月经第 1 天起，月份减 3 或加 9，日期加 7。如果孕妇记不清末次月经的日期，则可根据早孕反应出现时间、胎动开始时间、子宫底高度和 B 超检查的妊娠囊大小等推算出预产期。

2. 既往史　重点评估有无高血压、心脏病、糖尿病、肝肾疾病、血液病、传染病（如结核病）等，注意发病时间和治疗情况，有无手术史及手术名称；既往有无胃肠道疾病史；有无甲状腺功能亢进症或糖尿病等内分泌疾病史；有无药物过敏、食物过敏史。

3. 生活史与家族史

（1）个人史

1）了解患者年龄、婚姻、籍贯、职业、民族、教育程度、宗教信仰等，患者的年龄、婚姻等情况可能影响疾病的发展。例如，年龄过小者容易发生难产；年龄过大，尤其是 35 岁及以上的高龄初产妇，容易并发妊娠高血压、产力异常等；妇女的婚姻状况、性伴侣可能与妇科性传播疾病有关。

2）月经史：询问月经初潮的年龄、月经周期、经期持续时间、经量、有无血块。

3）孕产史：了解既往的孕产史及其分娩方式，询问足月产、早产、流产次数以及现存子女数，有无难产、死胎、死产、产后出血史等。

（2）饮食方式：评估患者的饮食习惯，包括饮食内容和摄入量等。

（3）生活方式：评估患者的休息与睡眠情况、排泄情况、日常活动与自理情况和有无特殊嗜好。

（4）家族史：评估患者家庭成员健康状况，有无遗传性疾病。了解配偶健康状况，有无烟酒嗜好及遗传性疾病等。

【身体评估】

1. 一般状态　测量患者生命体征（体温、脉搏、呼吸、血压）；观察发育、营养、精神状态、身高及步态，测量体重，计算体重指数（BMI），BMI= 体重（kg）/［身高（m）］^{2}，评估营养状况；评估患者有无疼痛及疼痛的严重程度；检查心肺有无异常，乳房发育情况，脊柱及下肢有无畸形。身材矮小者（145cm 以下）常伴有骨盆狭窄。

2. 专科评估　包括腹部检查、骨盆测量、阴道检查、肛诊和绘制妊娠图。检查前先告知孕妇检查的目的、步骤，检查时动作尽可能轻柔，以取得合作。若检查者为男护士，则应有女护士陪同，注意保护被检查者的隐私。

（1）腹部检查：视诊观察患者腹部形状及大小，有无膨隆、腹壁有无瘢痕、静脉曲张、妊娠纹或腹直肌分离等。触诊患者腹部厚度、肝脾肾有无肿大、有无压痛、反跳痛或肌紧张、能否扪及包块等。叩诊注意有无移动性浊音。听诊了解有无肠鸣音。若为孕妇，应进行"四步触诊"和胎心音听诊。

（2）骨盆测量：分为骨盆外测量和骨盆内测量，目的是了解骨产道情况，以判断胎儿能否经阴道分娩。

（3）肛门指诊检查：多于分娩期进行，帮助判断胎先露、坐骨切迹宽度、坐骨棘间径、骶骨前面弯曲度以及骶尾关节活动度，必要时测量出口后矢状径。

（4）盆腔检查：又称妇科检查，包括外阴检查、阴道窥器检查、双合诊、三合诊和直肠-腹部诊。检查前让患者排空膀胱，取膀胱截石位，检查过程中动作轻柔。避免对月经期妇女进行阴道检查；无性生活史的患者严禁做阴道窥器检查或双合诊检查，应行直肠-腹部诊。

【心理-社会评估】

1. 患者角色　了解患者对疾病及医院环境的感知，对健康问题的感受，对住院、治疗、护理的期待等。若为孕妇，应评估其对妊娠的反应、接受程度及对妊娠的态度。

2. 心理状态　评估患者意识、注意力、仪表、举止、情绪、沟通交流能力，有无焦虑、恐惧、抑郁、自责、沮丧、绝望等情绪变化。评估孕妇对妊娠有无不良的情绪反应。

3. 社会支持系统　了解患者的家庭成员组成，家庭经济、文化、教育背景，尤其是配偶对患者所患疾病的认识，对患者的关心程度。若为孕妇，评估其配偶对此次妊娠的态度。

【辅助检查结果评估】

1. 实验室检查结果评估　包括血常规、尿常规、凝血功能、血型（ABO 和 Rh）、肝功能、肾功能、空腹血糖、血或尿人绒毛膜促性腺激素（human chorionic gonadotropin，HCG）、乙型肝炎表面抗体、梅毒螺旋体、人类免疫缺陷病毒（human immunodeficiency virus，HIV）筛查等。

2. 影像学检查

（1）B 型超声检查：腹部 B 超可了解腹部肿块大小、位置以及盆腔积液情况。阴道超声可了解子宫大小、形态、内膜厚度、宫内妊娠情况、附件区情况。妊娠 18~24 周时进行胎儿系统超声检查，可以观察胎儿生长发育情况、羊水量、胎位、胎盘位置、胎盘成熟度，筛查胎儿有无严重畸形等。

（2）CT 扫描：可清晰显示腹部肿块、腹水、淋巴结转移等情况；也可用于妇科大手术后 DVT 的诊断，显示血栓部位、程度、长度等。

（3）磁共振检查：主要可用于了解盆腔包块性质、与周围器官的关系、胎盘植入的深度等。

3. 妊娠糖尿病筛查　先行 50g 葡萄糖筛查(glucose challenge test，GCT)，若 7.2mmol/L≤血糖≤11.1mmol/L，则进行 75g 口服葡萄糖耐量试验（oral glucose tolerance test，OGTT）；若≥11.1mmol/L，则测定空腹血糖。国际最近推荐的方法是有条件者可直接行 75g OGTT，其正常上限为空腹血糖 5.1mmol/L，1h 血糖为 10.0mmol/L，2h 血糖为 8.5mmol/L；或者通过检测空腹血糖作为筛查标准。

4. 胎心电子监护　可以连续记录胎心率的变化，并观察胎心率与胎动、宫缩之间的关系，还可以连续监测妊娠晚期胎儿心率的动态变化。因此，胎心电子监护成为筛选胎儿宫内窘迫、评判胎盘储备功能的首选方法。监护可以在妊娠 34 周开始，高危妊娠孕妇酌情提前。

5. 经阴道后穹隆穿刺　主要用来诊断有无腹腔出血。穿刺出暗红色不凝血液者为阳性,异位妊娠破裂可能性极大。但是结果为阴性时,也不能完全排除异位妊娠,原因是早期未破裂型异位妊娠腹腔出血不多,或者有血肿形成或粘连时,抽不出血液。

第二节　女性生殖系统常用的监测手段

一、胎儿宫内状况监测

(一) 胎动监测

胎动监测是孕妇自我评价胎儿宫内状况的简便经济的有效方法。一般妊娠 20 周开始自觉胎动,胎动夜间和下午较为活跃。胎动常在胎儿睡眠周期消失,持续 20~40min。妊娠 28 周以后,胎动计数 <10 次 /2h 或减少 50%,提示有胎儿缺氧可能。

(二) 电子胎心监护

电子胎心监护(electronic fetal monitoring,EFM)能连续观察并记录胎心率(fetal heart rate,FHR)的动态变化,同时描记子宫收缩和胎动情况,反映三者间的关系,其中基线变异是最重要的评价指标。

1. 胎心率基线　指任何 10min 内胎心率平均水平(除外胎心加速、减速和显著变异的部分),至少观察 2min 以上的图形(该图形可以是不连续的)。①正常胎心率基线:110~160 次 /min;②胎儿心动过速:胎心基线 >160 次 /min;③胎儿心动过缓:胎心基线 <110 次 /min。

2. 基线变异　指每分钟胎心率自波峰到波谷的振幅改变。按照振幅波动程度分为:①变异消失:振幅波动完全消失;②微小变异:振幅波动 ≤5 次 /min;③中等变异(正常变异):振幅波动 6~25 次 /min;④显著变异:振幅波动 >25 次 /min。

3. 加速　指基线胎心率突然显著增加,开始到波峰时间 <30s。从胎心率开始加速至恢复到基线胎心率水平的时间为加速时间;妊娠 ≥32 周胎心率加速标准:胎心率加速 ≥15 次 /min,持续时间 >15s,但不超过 2min;妊娠 <32 周胎心率加速标准:胎心率加速 ≥10 次 /min,持续时间 >10s,但不超过 2min;延长加速:胎心率加速持续 2~10min。胎心率加速 ≥10min 则考虑胎心率基线变化。

4. 早期减速　指伴随宫缩出现的减速,通常是对称性地、缓慢地下降到最低点再恢复到基线。减速的开始到胎心率最低点的时间 ≥30s,减速的最低点常与宫缩的峰值同时出现;一般来说,减速的开始、最低值及恢复与宫缩的起始、峰值及结束同步。

5. 晚期减速　指伴随宫缩出现的减速,通常是对称性地、缓慢地下降到最低点再恢复到基线。减速的开到胎心率最低点的时间 ≥30s,减速的最低点通常晚于宫缩峰值;一般来说,减速的开始、最低值及恢复分别延后于宫缩的起始、峰值及结束。

6. 变异减速　指突发的显著胎心率急速下降。减速的开始到最低点的时间 <30s,胎心率下降 ≥15 次 /min,持续时间 ≥15s,但 <2min。当变异减速伴随宫缩时,减速的起始、深度和持续时间与宫缩之间无固定规律。典型的变异减速是先有一初始加速的肩峰,紧接一

快速的减速,之后快速恢复到正常基线伴有一继发性加速(双肩峰)。

7. 延长减速　指明显的低于基线的胎心率下降。减速程度≥15 次/min,持续时间 ≥2min 但不超过 10min。胎心率减速≥10min 则考虑胎心率基线变化。

8. 反复性减速　指 20min 观察时间内,≥50% 的宫缩均伴发减速。

9. 间歇性减速　指 20min 观察时间内,<50% 的宫缩伴发减速。

10. 正弦波形　胎心率基线呈现平滑的类似正弦波样摆动,频率固定,3~5 次/min,持续≥20min。

11. 宫缩

(1) 正常宫缩:观察 30min,10min 内宫缩≤5 次。

(2) 宫缩过频:观察 30min,10min 内宫缩 >5 次。若宫缩过频,应记录有无伴随胎心率变化。

(三) 产时胎心监护图形的判读

产时胎心监护图形的三级判读参照 2009 年美国妇产科医师学会(American College of Obstetricians and Gynecologists,ACOG) 发布的 *Intrapartum Fetal Heart Rate Monitoring*:*Nomenclature*,*Interpretation*,*and General Management Principles* 及 2015 年中华医学会围产医学分会制定的《电子胎心监护应用专家共识》。

1. Ⅰ类电子胎心监护　同时满足下列条件:①胎心率基线 110~160 次/min;②基线变异为中度变异:③无晚期减速及变异减速;④存在或缺乏早期减速;⑤存在或缺乏加速。Ⅰ类电子胎心监护结果提示胎儿酸碱平衡正常,可常规监护,不需采取特殊措施。

2. Ⅱ类电子胎心监护　除了第Ⅰ类和第Ⅲ类电子胎心监护图形外的其他情况均归为Ⅱ类。Ⅱ类电子胎心监护结果尚不能说明存在胎儿酸碱平衡紊乱,但是应该综合考虑临床情况、持续胎心监护、采取其他评估方法来判定胎儿有无缺氧,可能需要宫内复苏来改善胎儿状况。

3. Ⅲ类电子胎心监护　有两种情况:①胎心率基线无变异伴下面任何一项:复发性晚期减速、复发性变异减速、胎心率过缓(胎心率基线 <110 次/min);②正弦波形。Ⅲ类电子胎心监护提示胎儿存在酸碱平衡失调,即胎儿缺氧,应该立即采取相应措施纠正,包括改变体位、吸氧、停止缩宫素使用、抑制宫缩、纠正低血压等措施,如果这些措施均不奏效,应该紧急终止妊娠。

(四) 彩色多普勒超声胎儿血流监测

应用该技术监测胎儿血流动力学,可以对有高危因素的胎儿状况做出客观判断,为临床选择适宜的终止妊娠时机提供有力的证据。常用的指标包括脐动脉和胎儿大脑中动脉的收缩期峰值流速(peak systolic velocity,PSV)与舒张末期流速(end-diastolic velocity,EDV)的比值即 S/D 比值、阻力指数(resistance index,RI)、搏动指数(pulsation index,PI)、脐静脉和静脉导管的血流波形等。其中 RI 为[S-D]/S,PI 为[S-D]/ 平均流速。不同孕周的 S/D、RI 与 PI 值不同。较公认的判断胎儿血流异常的标准如下:①脐动脉血流指数大于各孕周的第 95 百分位数或超过平均值 2 个标准差,预示胎儿缺氧;②脐动脉的舒张末期血流频谱消失或倒置,预示胎儿缺氧严重;③胎儿大脑中动脉的 S/D 比值降低,提示血流在胎儿体内重新分布,预示胎儿缺氧;④出现脐静脉或静脉导管搏动、静脉导管血流 a 波反向均预示胎儿处于濒死状态。

二、阴道出血的监测

(一) 阴道出血量的监测

1. 称重法 将分娩后所用敷料称重(g)减去敷料干重(g)后除以 1.05(血液比重)即为失血量(mL)。

2. 容积法 用专用产后接血容器收集血液后,用量杯测量出血量。

3. 面积法 可用血液浸湿纱布的面积,按 10cm×10cm 为 10mL 血液粗略计算。

4. 休克指数法(shock index,SI) 休克指数 = 脉率 / 收缩压(mmHg)。SI=0.5,血容量正常;SI=1.0,失血量为 10%~30%(500~1 500mL);SI=1.5,失血量 30%~50%(1 500~2 500mL);SI=2.0,失血量为 50%~70%(2 500~3 500mL)。

5. 血红蛋白测定 血红蛋白每下降 10g/L,失血量为 400~500mL。但是在产后出血的早期,由于血液浓缩,血红蛋白常无法准确反映实际的出血量。

(二) 阴道出血速度的监测

1. 产前 有活动性出血≥50mL,累计出血量≥200mL。

2. 产后 2h 内出血量≥400mL,出血速度 >150mL/min,或 3h 内出血量超过总血容量的 50%,或 24h 内出血量超过全身总血容量,提示严重出血。

三、子宫收缩情况监测

(一) 产时子宫收缩情况监测

1. 监测时间 一般每隔 1~2h 观察 1 次,连续观察 3 次宫缩并予以记录。

2. 监测方法 将手掌平放于产妇腹壁上,感觉宫缩时宫体部隆起变硬,间歇期松弛变软;观察宫缩的持续时间、间歇时间、强度及其规律性。也可用电子胎心监护仪描记宫缩曲线,观察宫缩强度、频率和每次宫缩持续时间。宫缩曲线是反映子宫收缩的客观指标。

(二) 产后子宫收缩情况监测

1. 监测时间 顺产者,产后即刻、30min、1h、2h 各观察 1 次;剖宫产者,产后每 30min 观察 1 次,共 6 次;以后 1 周内,在每天的同一时间评估子宫复旧情况及恶露 1 次。如发现产妇子宫质地软、轮廓不清、宫底高、恶露多,可随时观察。

2. 监测方法 产妇排空膀胱后仰卧于床上,双膝稍屈曲,腹部放松,解开会阴垫。注意用屏风遮挡及保暖。检查者按摩子宫使其收缩后,判断子宫软硬度、轮廓、宫底位置,恶露的质、量和气味并做好记录;同时应按压宫底,挤出血块以免影响子宫收缩。若子宫质地软、轮廓不清、宫底高、恶露多,应考虑是否有产后宫缩乏力;若子宫偏向一侧,应考虑是否有膀胱充盈。

3. 按摩子宫的方法

(1) 单手按摩法：在腹部用一手置于宫底部，拇指在前，其余四指在后壁，均匀而有节律地按摩宫底，挤出宫腔积血和血块。

(2) 双手按摩法：一手在产妇耻骨联合上缘按压下腹中部，将子宫上推；另一手置于子宫底部，拇指在前壁，其余四指在后壁，均匀而有节奏地挤出血块。

(3) 腹部阴道双手按摩法：一手握拳置于阴道前穹隆，向上方顶住子宫前壁，另一手自腹部按压子宫后壁，使子宫体前屈，两手相对紧压子宫并持续按摩 15min。

4. 按摩子宫的注意事项

(1) 按摩子宫时，注意观察患者的面色、表情及阴道出血等情况，听取患者主诉。

(2) 按摩子宫的力量要适度，手法要正确，切忌使用暴力。

(3) 不宜过度暴露患者的身体，注意保暖。

(4) 如按摩子宫，出血仍不见好转，应及时通知医生。

(5) 经阴道双手按摩子宫时，严格执行无菌操作。

5. 并发症的预防　按摩子宫的力量要适度，手法要正确，切忌使用暴力。经阴道双手按摩子宫时严格执行无菌操作。如发生腹腔内脏器损伤、子宫外翻等情况，应立即汇报医生，遵医嘱予以抢救处理；若发生感染，遵医嘱使用抗生素等药物。

四、孕产妇血液系统功能监测

孕妇处于血液高凝状态，容易发生血管栓塞性疾病，也容易出现胎盘及凝血功能障碍进而导致 DIC 的发生。

1. 红细胞计数、血红蛋白　由于血液稀释，妊娠期孕妇红细胞计数约为 $3.6×10^{12}/L$，血红蛋白约为 110g/L，血细胞比容从未孕时 0.38~0.47 降至 0.31~0.34。孕妇外周血血红蛋白 <110g/L 及血细胞比容 <0.33 为妊娠期贫血。根据血红蛋白水平分为轻度贫血(100~109g/L)、中度贫血(70~99g/L)、重度贫血(40~69g/L)和极重度贫血(<40g/L)。在危重患者救治过程中，应根据出血量、出血表现来决定是否输血治疗，而不能因为等待实验室检查结果延误抢救时间。

2. 血小板计数　妊娠期由于血小板破坏增加、血液稀释或免疫因素等，可导致妊娠期血小板减少，部分孕妇在妊娠晚期会进展为妊娠期血小板减少症。虽然血小板数量下降，但血小板功能增强以维持止血。当血小板计数 $<100×10^9/L$ 时，应注意观察患者有无牙龈出血、皮肤黏膜瘀点瘀斑、有创操作部位出血不止等情况；血小板计数 $<50×10^9/L$ 时，观察患者有无大量阴道流血、血液不凝固、切口渗血、全身皮肤黏膜出血、血尿以及消化道大出血等全身广泛性出血表现。

3. 凝血因子　妊娠期血液处于高凝状态，凝血因子Ⅱ、Ⅴ、Ⅶ、Ⅷ、Ⅸ、Ⅹ增加，仅凝血因子Ⅺ及Ⅻ降低。PT 及 APTT 轻度缩短，凝血时间无明显改变。PT、APTT 缩短，应警惕静脉血栓栓塞症(venous thromboembolism，VTE)如深静脉血栓(DVT)、肺栓塞(pulmonary embolism，PE)等；PT、APTT 延长，超过正常范围的 1.5 倍时，考虑产科 DIC。孕妇血浆纤维蛋白原含量比非孕妇女约高 50%，于妊娠末期平均达 4.5g/L。血浆纤维蛋白原 <0.25g/L，提

示凝血功能异常;<0.15g/L 则对凝血功能障碍有诊断意义。

第三节 妇产科典型急危重症案例分析

一、妊娠高血压并发急性左心衰竭的临床案例

(一)患者一般信息

患者,女,34 岁。因停经 35+2 周,双下肢水肿 1 个月,胸闷 9d,气急 3d,于 6 月 27 日 22 时 30 分由下级医院转入某三甲医院治疗。入院时患者神志清,体温 36.3℃,脉搏 107 次/min,呼吸 25 次/min,血压 167/106mmHg,胎心 148 次/min;可扪及不规则宫缩,无阴 道流血、流液,宫口未开,尿蛋白阳性(+++),双下肢水肿;既往无心脏病病史。入院诊断为 G3P1,孕 35+2 周,先兆早产,横位,妊娠高血压,重度子痫前期,瘢痕子宫。遵医嘱给予 I 级 护理,低盐饮食,鼻导管吸氧 3~4L/min,5% 葡萄糖 500mL+25% 硫酸镁 60mL 静脉滴注解痉, 拉贝洛尔 100mg 1 次/8h 口服降压,地塞米松 5mg 1 次/12h 肌内注射促胎肺成熟等治疗,液 体摄入量控制在 1 500mL/d 内。

(二)诊治护理过程

入院第 2 天:2 时,患者因重度子痫前期 + 横位 + 瘢痕子宫,在腰部和硬膜外联合麻醉 下行剖宫产术,分娩一活男婴,重 2 300g,阿普加评分(Apgar score)1min 时 9 分,5min 时 9 分,转新生儿科治疗。

3 时 10 分,患者术后返回病房,予心电监护,留置导尿,继续 5% 葡萄糖 500mL+25% 硫 酸镁 60mL 静脉滴注解痉、呋塞米 20mg 静脉推注利尿及抗炎、缩宫、补液治疗。患者脉搏 96~110 次/min,呼吸 18~22 次/min,血压 145~160/98~110mmHg,血氧饱和度 96%~100%, 无头晕、头痛和视物模糊主诉。

15 时,护士巡视病房时发现患者频繁咳嗽,端坐位,给予拍背后无缓解,测脉搏 103 次/min,呼吸 22 次/min,血压 141/89mmHg,血氧饱和度 90%。立即报告医生,遵医嘱予面 罩吸氧 6L/min。

15 时 5 分,患者咳嗽无缓解,并出现大汗淋漓,主诉头晕、气急、胸闷、呼吸困 难。听诊双肺遍布湿啰音,双下肢水肿加重,测脉搏 116 次/min,呼吸 28 次/min,血压 156/107mmHg,血氧饱和度 88%。遵医嘱予告病危,特级护理;25% 葡萄糖 20mL+ 毛花苷 C 0.4mg 静脉推注强心,呋塞米 20mg 静脉推注利尿,0.9% 氯化钠 50mL+ 硝酸甘油 20mg 静 脉泵入降压,5% 葡萄糖 250mL+25% 硫酸镁 30mL 静脉泵入解痉,哌替啶 50mg+ 异丙嗪 25mg 肌内注射镇静治疗,控制液体入量,输液速度不超过 20 滴/min,记 24h 出入量。急查 心肌酶谱、血电解质示肌酸激酶 130U/L、肌酸激酶同工酶 136U/L、乳酸脱氢酶 528U/L、钾 4.26mmol/L、钙 1.73mmol/L、镁 1.66mmol/L、谷草转氨酶 40U/L。

16 时 45 分,患者呼吸困难、心悸等症状明显好转。测脉搏 109 次/min,呼吸 18 次/ min,血压 132/96mmHg,血氧饱和度 91%,听诊双肺湿啰音减少,尿量 1 000mL。

术后第 1 天：8 时，患者脉搏 100 次 /min，呼吸 20 次 /min，血压 142/92mmHg，血氧饱和度 98%，无呼吸困难、心悸等不适主诉。17h 入量 1 260mL，出量 1 900mL。改为Ⅰ级护理，继续给予吸氧、强心、利尿、降压、解痉治疗。

术后第 3 天：10 时，患者脉搏 110 次 /min，呼吸 19 次 /min，血压 138/95mmHg，血氧饱和度 99%。遵医嘱转心内科继续治疗。

(三) 护理思考路径

◆ 妊娠高血压患者为什么会发生急性左心衰竭？

急性左心衰竭是妊娠高血压严重的并发症，是引起孕产妇及胎儿死亡的常见因素之一。任何原因引起心脏前后负荷过重，血氧浓度降低，组织耗氧增加，均可能引起严重妊娠高血压患者发生心力衰竭。妊娠高血压患者血压升高，心脏后负荷增加，左心排出受阻，影响肺静脉回流，静脉压升高，肺毛细血管压力升高，肺毛细血管内液体渗入肺间质及肺泡。分娩期子宫收缩使回心血流量增多，心脏前负荷增加；第二产程中，除子宫收缩外，腹肌和骨骼肌的收缩使外周循环阻力增加，腹肌、膈肌收缩力使肺循环压力增加，腹腔压力增高，内脏血液向心脏回流增加，心脏前后负荷显著加重；第三产程，胎儿娩出后，腹腔内压力骤减，大量血液流向内脏，回心血量减少，继之胎盘娩出，胎盘循环停止，使回心血量骤增，造成血流动力学急剧变化，极易诱发心力衰竭。产褥期，产后 3d 内，子宫收缩使大量血液进入体循环，且产妇体内组织间隙内潴留的液体也开始回流至体循环，心脏回流血量增加，心脏前负荷过重。此外，重度子痫前期常伴低蛋白血症，血浆胶体渗透压下降，加重肺毛细血管液体外渗，易形成急性肺水肿，出现急性左心衰竭。

本案例中，患者患妊娠高血压，重度子痫前期，入院时血压 167/106mmHg，伴胸闷、气急不适，并可扪及不规则宫缩，可引起心脏前后负荷加重；术中胎儿、胎盘娩出，机体血流动力学发生急剧变化；术后血压维持在 145~160/98~110mmHg，同时由于分娩后子宫收缩时大量血液进入体循环和妊娠期组织间隙液体开始进入体循环，回心血量明显增加，心脏前后负荷进一步加重，故分娩后 24~72h 是急性左心衰竭发生的高风险期。该患者手术当天下午出现大汗淋漓、头晕、脉速、气促、气急、胸闷、呼吸困难、双肺听诊湿啰音等临床表现，考虑发生了急性左心衰竭。

理论支持

急性心力衰竭的诱发因素包括急性冠脉综合征、严重心律失常(心动过速，如房颤、室性心动过速，心动过缓)、感染(如肺炎、感染性心内膜炎、脓毒症)、慢性阻塞性肺疾病急性发作、高血压急症、药物(如非甾体抗炎药、糖皮质激素、负性肌力药物、具有心脏毒性的化疗药物)、肺栓塞、手术及围手术期并发症、交感神经张力升高、应激性心肌病、代谢及内分泌紊乱(如甲状腺功能异常、糖尿病、肾功能不全、妊娠及围生期相关疾病)、脑血管意外、急性机械性因素[急性冠脉综合征(acute coronary syndrome, ACS)继发心脏破裂、胸部创伤或心脏介入治疗后、继发于心内膜炎的瓣膜或人工瓣膜关闭不全、

292 | 第二篇　各　　论

主动脉夹层或血栓形成〕、依从性差(未严格限制水/钠摄入或未规律服用药物)、吸毒、酗酒。

资料来源:PONIKOWSKI P,VOORS AA,ANKER SD,et al. 2016 ESC Guidelines for the diagnosis and treatment of acute and chronic heart failure:the task force for the diagnosis and treatment of acute and chronic heart failure of the European Society of Cardiology (ESC) developed with the special contribution of the Heart Failure Association (HFA) of the ESC[J]. Eur Heart J,2016,37(27):2129-2200.

子痫前期患者多处于血液浓缩状态,各种血管舒缩因子功能改变,导致血管痉挛。由于子痫前期常伴有毛细血管渗漏和胶体渗透压降低,补液治疗纠正血管内容量减低是无效且危险的,特别是可能导致肺水肿。

资料来源:American College of Obstetricians and Gynecologists. ACOG Practice bulletin No.202:Gestational hypertension and preeclampsia [J]. Obstet Gynecol,2019,133(1):e1-e25.

◆ 如何早期识别妊娠高血压患者出现了急性左心衰竭?

早期急性左心衰竭的表现常不典型,主要包括:①轻微活动后即出现胸闷、心悸、气短;②休息时,心率超过 110 次 /min,呼吸超过 20 次 /min;③夜间常因胸闷而坐起呼吸;④肺底出现少量持续性湿啰音,咳嗽后不消失。本案例中,患者入院时休息状态下主诉胸闷,呼吸频率超过 20 次 /min;术后第 2 天出现频繁咳嗽、双下肢水肿加重等不典型的临床表现。当班护士及时发现异常并立即汇报医生,给予患者高流量面罩吸氧,协助患者取端坐位、双腿下垂,减少静脉回流,降低心脏负荷,积极抢救。

理论支持

应重视早期心力衰竭的表现:①轻微活动后即出现胸闷、心悸、气短;②休息时,心率超过 110 次 /min,呼吸频率超过 20 次 /min;③夜间常因胸闷而坐起呼吸;④肺底出现少量持续性湿啰音,咳嗽后不消失。

资料来源:中华医学会妇产科学分会产科学组.妊娠合并心脏病的诊治专家共识[J].中华妇产科杂志,2016,51(6):401-409.

◆ 对于妊娠高血压并发急性左心衰竭患者如何做好容量管理?

(1) 容量评估:心力衰竭患者容量状态复杂且动态变化,应从多方面进行容量评估。护士在病情观察的过程中,应重点评估患者的生命体征、中心静脉压(central venous pressure, CVP)、尿量等情况和液体潴留的严重程度,注意有无近期体重增加、颈静脉充盈、外周水肿、端坐呼吸等。住患者院期间,给予动态个体化容量状态监测,为评估治疗效果、调整治疗方案提供及时可靠的依据。

(2) 容量控制:对于肺淤血明显的患者,应限制饮水量和静脉输液速度。为减少水钠潴留和缓解症状,液体摄入量一般控制在 1 500mL/d 内(不超过 2 000mL/d),并保持出入量负平衡约 500mL(严重肺水肿者负平衡应为 1 000~2 000mL/d),输液滴速控制在不超过

20 滴 /min。3~5d 后,如肺淤血、水肿明显消退,应减少水负平衡量,逐渐过渡到出入量大体平衡。同时,限制钠摄入(<2g/d)。在负平衡情况下,应注意防止发生低血容量、低钾血症和低钠血症等。

本案例中,患者入院时容量负荷过重,表现为脉搏 107 次 /min,呼吸 25 次 /min,血压 167/106mmHg。主诉胸闷、气急,双下肢水肿。术后第 2 天出现频繁咳嗽,胸闷、气急、呼吸困难,呼吸频率加快,双下肢水肿加重,听诊双肺遍布湿啰音等肺淤血、肺水肿表现。在救治过程中严格遵医嘱控制液体入量和静脉输液速度,输液速度不超过 20 滴 /min,控制出入量为负平衡 640mL。

理论支持

　　容量管理是急性心力衰竭治疗中的关键环节之一。肺淤血、体循环淤血及水肿明显者,应严格限制饮水量和静脉输液速度。无明显低血容量因素(大出血、严重脱水、大汗淋漓等)者,每天摄入液体量一般宜在 1 500mL 以内,不应超过 2 000mL。保持出入量负平衡约 500mL/d。严重肺水肿者,水负平衡为 1 000~2 000mL/d,甚至可达 3 000~5 000mL/d,以减少水钠潴留,缓解症状。

　　资料来源:国家卫生计生委合理用药专家委员会,中国药师协会.心力衰竭合理用药指南(第 2 版)[J].中国医学前沿杂志(电子版),2019,11(7):1-78.

◆　妊娠高血压并发急性左心衰竭患者的抢救要点有哪些?

(1) 体位:患者取半卧位或端坐位,双腿下垂,减少静脉血回流。

(2) 吸氧:立即予高流量面罩吸氧,根据动脉血气分析结果进行氧流量调整,严重者采用无创呼吸机持续加压(continuous positive airway pressure,CPAP),增加肺泡内压,加强气体交换,对抗组织液向肺泡内渗透。

(3) 容量管理:予专人护理,持续心电、血氧监护,严密监测循环状态,输液滴速不超过 20 滴 /min,总液体量控制在 1 000mL/d 左右,遵医嘱调整容量控制方案。

(4) 用药:建立静脉通路,遵医嘱迅速准确用药,给予硝酸甘油降压、呋塞米利尿、毛花苷 C 强心、硫酸镁解痉等治疗。注意观察用药时的毒性反应。

(5) 产科处理:对妊娠晚期有严重心力衰竭者,在控制心力衰竭的同时,紧急行剖宫产术取出胎儿,以减轻心脏负担,挽救孕妇的生命。

(6) 心理护理:给予患者心理支持,缓解其紧张、焦虑情绪。

(7) 母乳喂养:暂停母乳喂养,但应避免乳胀,待病情平稳后根据心功能情况决定是否母乳喂养,必要时可回奶。

理论支持

　　急性心力衰竭的治疗目标:依据心力衰竭的不同阶段而不同。早期急诊抢救阶段,以迅速稳定血流动力学状态、纠正低氧、改善症状、维护重要脏器灌注和功能、预防血栓栓塞为主要治疗目标;后续阶段,应进一步明确心力衰竭的病因和诱因,给予相应处理、控制症状和淤血,并优化血压管理,制订随访计划,改善远期预后。

急性心力衰竭的治疗原则:减轻心脏前后负荷,改善心脏收缩与舒张功能,积极去除诱因以及治疗原发病变。

急性心力衰竭危及生命,对疑诊急性心力衰竭的患者,在完善检查的同时即应开始药物和非药物治疗。

资料来源:中国医师协会急诊医师分会,中国心胸血管麻醉学会急救与复苏分会.中国急性心力衰竭急诊临床实践指南(2017)[J].中华急诊医学杂志,2017,26(12):1347-1357.

一发生急性心力衰竭,需要多学科合作抢救,根据孕周、疾病严重程度及母儿情况综合考虑终止妊娠的时机和方法。

资料来源:中华医学会妇产科学分会产科学组.妊娠合并心脏病的诊治专家共识[J].中华妇产科杂志,2016,51(6):401-409.

妊娠高血压患者出现肺水肿,推荐静脉滴注硝酸甘油。

资料来源:REGITZ-ZAGROSEK V,ROOS-HESSELINK JW,BAUERSACHS J,et al.2018 ESC guidelines for the management of cardiovascular diseases during pregnancy[J]. Eur Heart J,2018,39(34):3165-3241.

◆ 如何预防妊娠高血压患者急性左心衰竭的发生?

(1)认真做好孕期保健,定期产检。注意季节、天气变化,注意保暖,预防上呼吸道感染。

(2)重视早期心力衰竭的表现,排除上呼吸道感染后应及早治疗,防止病情恶化。

(3)遵医嘱使用降压药物合理控制血压。

(4)术后及产后在患者腹部压沙袋,防止腹压骤降诱发心力衰竭。

(5)严格掌握扩容指征,注意输液速度及液体量,避免补液过多或过快引发心力衰竭。

(6)术后及产后加强管理,充分休息,减少不良刺激,适当活动;心功能Ⅲ级以上者禁止哺乳。

理论支持

新发急性心力衰竭最常见的病因包括由急性缺血、感染和中毒等所致的急性心肌细胞损伤或坏死、急性瓣膜功能不全和急性心脏压塞。早期识别并处理急性心力衰竭的急性病因或诱因,可以避免心功能的进一步恶化。

资料来源:中国医师协会急诊医师分会,中国心胸血管麻醉学会急救与复苏分会.中国急性心力衰竭急诊临床实践指南(2017)[J].中华急诊医学杂志,2017,26(12):1347-1357.

(四)案例总结分析

妊娠高血压并发急性左心衰竭是妊娠特有疾病。急性左心衰竭起病急、进展快,如不及时诊治将导致孕产妇和胎儿死亡。因此,对于急性左心衰竭的成功救治应做到早预防、早识别、早干预。护士应严密观察患者病情变化,尽量避免心力衰竭的诱因,重视早期心力衰竭的表现,及时识别急性左心衰竭不典型的临床表现,及时处理和抢救,同时认真做好容量评估与控制,才能有效控制心力衰竭发生和降低其死亡率。本案例中,护士及时识别急性左心衰竭不典型表现,对抢救成功起到了至关重要作用。

二、胎盘早剥并发产后出血的临床案例

(一)患者一般信息

患者,女,30 岁。因停经 36+4 周,腹痛伴阴道流血 1h,于 3 月 7 日 12 时急诊收入某三甲医院。入院时体温 36.8℃,脉搏 88 次 /min,呼吸 18 次 /min,血压 110/80mmHg。主诉腹痛。阴道流血量中,子宫有压痛,可扪及宫缩(25~30s/4~5min);胎心于脐左下,胎心率 108~130 次 /min。胎心监护:变异减速。B 超提示:胎盘早剥可能,脐动脉 S/D 值增高,羊水轻度浑浊。血常规示红细胞计数 $3.66×10^{12}$/L,血红蛋白 116.30g/L,血小板计数 $377×10^9$/L。凝血功能示活化部分凝血活酶时间 21.45s,凝血酶原时间 11.18s。入院诊断为 G2P0、孕 36+4 周、胎盘早剥可能、胎儿窘迫,给予 I 级护理,禁食、吸氧、静脉补液,完善相关术前准备。

(二)诊治护理过程

入院第 1 天: 13 时,遵医嘱在腰部和硬膜外联合麻醉下行子宫下段剖宫产术,于 13 时 20 分取出一活男婴,重 2 570g,Apgar 评分 1min 时 8 分,5min 时 10 分,羊水 I 度。胎儿娩出后予缩宫素 10U 肌内注射。术中见胎盘早剥 1/3,胎盘后血块约 200mL,子宫后壁呈紫蓝色。

13 时 35 分,患者在胎盘娩出后出血量约 500mL,色暗红,子宫软,轮廓不清,测脉搏 90 次 /min,呼吸 20 次 /min,血压 100/65mmHg,血氧饱和度 99%。立即予按摩子宫,卡前列甲酯栓 1mg 舌下含服,卡前列氨丁三醇 250μg 宫体注射,5% 葡萄糖 500mL+ 缩宫素 20U 静脉滴注,建立另一条静脉通路予扩容补液治疗。

15 时 45 分,经治疗后患者生命体征平稳,子宫收缩好转、质硬,宫底脐平,阴道出血量减少,返回病房。返病房时,患者面色略显苍白;体温 37.1℃,脉搏 90 次 /min,呼吸 18 次 /min,血压 120/75mmHg,血氧饱和度 100%;子宫收缩好,质硬,宫底脐平,阴道出血不多,量约 50mL;无不适主诉。遵医嘱予 I 级护理,流质饮食,吸氧、抗炎、缩宫、补液治疗,腹部压沙袋 6h,留置导尿管长期开放,以称重法测阴道出血量并记录,记 24h 出入量,留置镇痛泵镇痛。

16 时 15 分,患者面色略显苍白;脉搏 96 次 /min,呼吸 20 次 /min,血压 119/70mmHg,血氧饱和度 98%;子宫质软,宫底于脐上 1 指,阴道出血 400mL;无不适主诉。立即汇报医生,予按摩子宫,卡前列氨丁三醇 250μg 宫底注射,面罩吸氧 10L/min,加快补液速度。

16 时 25 分,患者面色苍白;脉搏 100 次 /min,呼吸 21 次 /min,血压 105/60mmHg,血氧饱和度 96%;子宫质中,宫底于脐上 1 指,阴道出血 480mL;主诉头昏。遵医嘱告病重,安排

专人负责;继续予按摩子宫,卡前列氨丁三醇250μg肌内注射。急查血常规示红细胞计数3.29×10¹²/L,血红蛋白78.10g/L;凝血功能检查示活化部分凝血活酶时间64.73s,凝血酶原时间19.55s;D-二聚体、血电解质正常。

16时45分,患者面色苍白。脉搏120次/min,呼吸21次/min,血压85/58mmHg,血氧饱和度97%。子宫质中、宫底脐上1指,阴道出血200mL,主诉头昏。遵医嘱治疗同前,并予输红细胞悬液4U、血浆600mL,立即联系介入科行DSA下双侧髂内动脉栓塞术。

18时,患者行DSA下双侧髂内动脉栓塞术后返回病房。面色苍白,脉搏100次/min,呼吸22次/min,血压93/64mmHg,血氧饱和度99%。子宫质中,宫底于脐上1指,阴道出血100mL,尿量300mL。无不适主诉。

18时30分,患者面色苍白,脉搏106次/min,呼吸21次/min,血压98/60mmHg,血氧饱和度100%。子宫质硬,宫底与脐平,阴道出血100mL。无不适主诉。复查血常规示红细胞计数2.77×10¹²/L,血红蛋白70.65g/L;凝血功能、D-二聚体正常。

21时45分,护士取下患者腹部沙袋,患者子宫质硬,宫底与脐平,阴道出血150mL。

术后第1天:7时,患者前一天24h入量3 650mL(补液),出量3 960mL(阴道出血量2 030mL,尿量1 930mL)。

10时,患者面色苍白,血压120/75mmHg;宫底于脐下1指、质硬,阴道出血量少;血红蛋白75.10g/L;无不适主诉。

术后第2天:7时,患者血压122/72mmHg。宫底于脐下1指、质硬,阴道出血50mL,肛门排气,血白蛋白26g/L。予II级护理、半流质饮食,输白蛋白20g,停称重法测阴道出血量,拔除镇痛泵和导尿管。

术后第7天:患者神志清,面色转红润,生命体征平稳,各项检验指标值逐渐好转。查血红蛋白93.95g/L,血白蛋白32g/L。宫底于脐下4指;恶露色红、量少;双侧乳房不胀,泌乳通畅;切口II/甲愈合。

术后第8天:患者康复出院。

(三)护理思考路径

◆ 胎盘早剥患者为什么会出现产后出血?

产后出血的主要原因包括宫缩乏力、胎盘滞留、软产道损伤、凝血功能障碍。胎盘早剥患者内出血严重时,血液向子宫肌层浸润,并发子宫胎盘卒中,子宫肌纤维分离、断裂、变形,引起子宫收缩乏力;剥离处的胎盘绒毛和蜕膜中释放大量组织凝血活酶进入血液循环,激活凝血系统而发生DIC,从而导致严重的产后出血。

本案例中,患者胎盘早剥1/3,胎盘后血块约200mL已浸润至子宫肌层,子宫后壁呈紫蓝色,并发子宫胎盘卒中,子宫肌纤维受到破坏,引起子宫收缩乏力;同时,胎盘早剥处的绒毛和蜕膜释放组织凝血活酶入血,激活凝血系统,活化部分凝血活酶时间和凝血酶原时间延长,在二者的共同作用下,患者发生了产后出血,产后24h内阴道出血量达2 030mL。

理论支持

产后出血定义为无论采用何种分娩方式,胎儿娩出后 24h 内(包括产时)累积出血量达到或超过 1 000mL 或者出现低血容量的症状及体征。

产后出血高危因素为"4T":①tone(uterine atony 宫缩乏力);②tissus(胎盘滞留);③trauma(软产道损伤);④thrombin(凝血功能障碍)。子宫收缩乏力是 70%~80% 产后出血的原因,通常也是发生产后出血时首要考虑的原因。最常见导致产后出血的因素包括宫缩乏力、软产道撕裂伤、胎盘残留,少见的原因有胎盘早剥、凝血机制障碍、羊水栓塞、胎盘植入或子宫内翻。

资料来源:Bulletins Obstetrics COP. Practice bulletin No.183:Postpartum hemorrhage [J]. Obstet Gynecol,2017,130(4):e168-e186.

◆　如何早期识别胎盘早剥患者发生产后出血?

产后出血主要表现为胎儿娩出后阴道出血量过多和 / 或伴有因失血引起的相应症状。不同原因所致的阴道流血临床表现不同。①子宫收缩乏力所致出血:常表现为胎盘娩出后阴道大量出血,色暗红;子宫软,轮廓不清。②胎盘因素所致出血:多在胎儿娩出数分钟后出现大量阴道流血,色暗红。③软产道裂伤所致出血:多表现为胎儿娩出后立即出现阴道流血,色鲜红。隐匿性软产道损伤时,常伴阴道疼痛或肛门坠胀感,而阴道流血不多。④凝血功能障碍性出血:胎儿娩出后阴道流血呈持续性,且血液不凝。

本案例中,患者术中胎盘娩出后出血量约 500mL,色暗红,子宫软,轮廓不清,主要为子宫收缩乏力所致出血,经及时治疗后好转。患者返病房后,观察见子宫质软,宫底与脐上 1 指,阴道出血量多,凝血功能检查示活化部分凝血活酶时间和凝血酶原时间延长,但未出现血液不凝现象,因此仍考虑主要为子宫收缩乏力所致的产后出血。

理论支持

及时识别并在机体出现明显症状及体征改变前对产后出血进行处理,应熟知产后出血的四大初始病因,包括宫缩乏力、软产道裂伤、胎盘因素、凝血机制障碍。产后出血的干预应当基于多学科协同诊治这一原则,在保证血流动力学稳定的情况下积极寻找病因并处理。迅速地对子宫、宫颈、阴道、会阴区域进行检查,必要时结合相关辅助检查,明确具体原因,制订相应预案。

资料来源:Bulletins Obstetrics COP. Practice bulletin No.183:Postpartum hemorrhage [J]. Obstet Gynecol,2017,130(4):e168-e186.

◆　胎盘早剥并发产后出血时如何正确判断出血量?

(1)临床症状和体征:阴道出血量多时,患者可出现面色苍白、出冷汗、诉口渴、心慌、头晕,出现脉搏细数、血压下降等低血压甚至休克的临床表现。失血量 <1 000mL 时,血压和心率尚能维持在正常范围内;失血量为 1 000~1 500mL 时,出现心动过速、呼吸急促、收缩

压轻度下降;失血量 >1 500mL 时,出现收缩压 <80mmHg,心动过速、呼吸急促和精神状态改变。

(2) 出血量评估方法:临床上,目测估计的阴道流血量往往低于实际失血量。目前常用的评估出血量方法有以下几种。

1) 称重法:将分娩后所用敷料称重(g)减去敷料干重(g)后除以 1.05(血液比重)即为失血量(mL)。此法可较准确地评估出血量,但操作烦琐,分娩过程中操作可行性小,而且当敷料被羊水浸湿时无法准确估计。但对于产后的产妇,可通过称量产垫的重量变化评估产后出血量。

2) 容积法:用专用的产后接血容器收集阴道出的血,放入量杯测量。此法可简便、准确地了解出血量,但与称重法一样,当容器中混入羊水时,测量值不准确。临床上,容积法主要用于阴道分娩过程中,第二产程结束后在产妇臀下置接血器,以计量产时出血量。

3) 面积法:根据接血纱布血湿面积粗略估计,将血液浸湿的面积按 10cm×10cm(4 层纱布)为 10mL 计算。该法简便、易行,但不同估计者对于纱布浸湿程度的掌握不尽相同,导致估计的出血量不准确。

4) 休克指数法:休克指数 = 脉率 / 收缩压(mmHg)。此法方便、快捷,可第一时间粗略估计出血量。SI=0.5,血容量正常;SI=1.0,失血量为 10%~30%(500~1 500mL);SI=1.5,失血量为 30%~50%(1 500~2 500mL);SI=2.0,失血量为 50%~70%(2 500~3 500mL)。

理论支持

以肉眼估计围生期出血量是不精确的,产后出血评估宜包括临床症状和体征。肉眼评估经常低估失血量,可采用更精确的出血量估计方法,如阴道血液收集袋和吸血纱布称重。产后出血的评估中应包括产后出血致低血容量的临床症状和体征。妊娠期循环血量的生理增加使得低血容量的临床变化并不敏感。妊娠期失血量 <1 000mL,血压和心率尚能维持在正常范围内;失血量 1 000~1 500mL,出现心动过速、呼吸急促、收缩压轻度下降;失血量 >1 500mL,出现收缩压 <80mmHg,心动过速、呼吸急促和精神状态改变。

资料来源:Royal College of Obstetricians and Gynaecologists. Prevention and management of postpartum hemorrhage:Green-top guideline No.52 [J]. BJOG:Int J Obstet Gy,2017,124(5): e106.

◆ 胎盘早剥并发产后出血患者急诊行 DSA 下髂内动脉栓塞术,术后的护理要点有哪些?

该患者在胎盘早剥剖宫产术后,反复出现宫缩乏力,阴道出血量多,活化部分凝血活酶时间和凝血酶原时间延长,经按摩子宫、应用缩宫药物、输液、输血等治疗后,阴道出血仍未得到有效控制,出现脉搏细数、血压下降等低血压症状,遵医嘱急诊行 DSA 下双侧髂内动脉栓塞术。术后护理要点如下:

（1）观察并记录患者的生命体征变化。

（2）观察并记录患者的穿刺点有无血肿及渗血情况。6~8h后解除股动脉穿刺点的压迫，鼓励患者在床上适当进行踝泵运动或按摩小腿肌肉，在病情允许的情况下应及时下床活动。

（3）观察栓塞效果，观察患者的阴道出血量。

（4）监测患者的足背动脉搏动情况。

（5）观察患者的下肢皮肤颜色、温度、感觉、运动功能等。

（6）给予心理护理，做好健康宣教，缓解患者术后紧张情绪。

理论支持

提倡在6~8h后解除股动脉穿刺点的压迫，并及时下床活动。对于合并产科因素而不适合下床活动的患者，也应鼓励其在床上适当进行踝泵运动或按摩小腿肌肉。

介入术后护理主要有以下内容：①观察并记录患者的生命体征；②观察并记录患者的穿刺点有无血肿及渗血；③观察介入术后患者的阴道流血情况；④监测患者的足背动脉搏动情况；⑤观测患者的下肢皮温等；⑥进行健康宣教，缓解患者术后紧张情绪等。

资料来源：鲁景元，李兵，陈春林．血管内介入技术在产后出血防治中的应用专家共识(2019)[J]．中国实用妇科与产科杂志，2019，35(12)：1333-1339．

产后出血使用急诊介入放射学技术的适应证：①产程正常或延长的正常分娩或剖宫产分娩后出现宫缩乏力；②剖宫产时出现手术并发症或子宫撕裂；③正常分娩或剖宫产分娩产后恢复期出现迟发性出血；④子宫全切术后出血。以上四种情况用其他措施止血无效者。

资料来源：郭永建，马春会．英国孕产妇出血管理系列指南主要推荐及其启示(八)-《急诊和择期介入放射学在产后出血救治中的作用》和孕产妇死亡保密调查计划[J]．中国输血杂志，2017，30(8)：969-974．

◆ 如何预防胎盘早剥患者发生产后出血？

（1）加强孕期保健，定期进行产前检查，积极处理高危妊娠，应提前入院待产，必要时及早终止妊娠。

（2）严密观察患者的阴道出血、子宫收缩、腹痛和子宫压痛等情况，定时测量生命体征，发现异常及时处理。

（3）分娩期严密观察产程进展，胎肩娩出后立即肌内注射或静脉滴注缩宫素，正确处理胎盘娩出，不可过早牵拉脐带或按摩、挤压子宫，见胎盘剥离征象后，及时协助胎盘娩出，仔细检查胎盘、胎膜是否完整、准确收集和测量出血量。

（4）对可能发生大出血的患者，保留静脉通路，做好输血和急救准备。

● 治疗产前贫血:应筛查和治疗产前贫血,从而降低产后出血的发病率。
● 减少产程出血:①子宫按摩对产后出血预防无益;②第三产程常规预防性使用
缩宫药物以降低产后出血危险;③不存在产后出血危险因素的阴道产产妇在第三产程
肌内注射缩宫素 10U 是预防产后出血的首选措施,使用更大剂量缩宫素无益;④对于
剖宫产的产妇,宜给予缩宫素 5U 缓慢静脉注射,以增强子宫收缩和减少失血;⑤对于
具有出血危险且没有妊娠高血压的产妇,可联合使用缩宫素和麦角新碱以降低少量产
后出血(500~1 000mL)的危险;⑥对于具有出血危险因素的产妇,采用产后出血综合预
防措施比单用缩宫素更能奏效;⑦对于产后出血高危产妇,在剖宫产时除了使用缩宫
素外,还宜考虑静脉注射氨甲环酸 0.5~1.0g,以减少失血。

资料来源:Royal College of Obstetricians and Gynaecologists. Prevention and management of postpartum hemorrhage:Green-top guideline No.52 [J]. BJOG,2017,124(5):e106-e149.

(四) 案例总结分析

胎盘早剥并发子宫胎盘卒中易导致产后出血,病情凶险、进展快。胎盘早剥患者分娩后,护士应严密观察病情变化,及早发现产后出血的早期临床表现,积极查找出血原因,针对不同出血原因进行处理和抢救,才能有效降低产后出血的发生率和孕产妇死亡率。本案例中,胎盘早剥患者行剖宫产术后返病房时子宫收缩好、阴道出血不多,但是护士仍然对患者的子宫收缩、阴道出血量等情况给予高度重视,及时发现了宫缩乏力导致的产后出血,立即汇报,积极配合处理,对抢救成功起到了至关重要作用。因此,对于产后出血的成功救治,应做到早预防、早识别,正确评估失血量,早干预,多学科协同诊治。

三、胎盘植入并发羊水栓塞的临床案例

(一) 患者一般信息

患者,女,39 岁。因停经 38+4 周,下腹坠胀不适 1d,于 2 月 8 日 10 时收入某三甲医院。入院时体温 36.2℃,脉搏 76 次 /min,呼吸 20 次 /min,血压 125/75mmHg。主诉下腹坠胀,无阴道流血、流液;可扪及不规则宫缩。胎心于脐右下,胎心率 142~150 次 /min,胎心监护示无应激试验(non-stess test,NST)为有反应型;B 超示边缘性前置胎盘、胎盘植入可能;血常规示红细胞计数 3.52×10^{12}/L,血红蛋白 100g/L,血小板计数 286×10^9/L;凝血功能检查示活化部分凝血活酶时间 25.72s,凝血酶原时间 12.90s,血浆纤维蛋白原 3.96g/L。入院诊断为 G2P1、孕 38+4 周、瘢痕子宫、前置胎盘,胎盘植入可能。给予Ⅱ级护理,禁食,吸氧,胎心监护,完善相关术前准备。

(二) 诊治护理过程

入院第 1 天: 11 时 15 分,患者因妊娠 38+4 周、瘢痕子宫在腰部和硬膜外联合麻醉下行子宫下段剖宫产术。术中见子宫前壁下 1/2 有广泛密集血管网,血管充盈明显。切开子宫,于 11 时 35 分取出一活女婴,重 3 650g,Apgar 评分 1min 时 9 分,5min 时 10 分,羊水清。检查见胎盘植入于子宫下段瘢痕处,面积约 15cm×14cm,因胎盘剥离困难行徒手剥离胎盘术。

11 时 38 分,患者子宫质软,出血量多(800~1 000mL)。予按摩子宫,宫体注射缩宫素 60U。

11 时 40 分,患者突然诉呼吸困难,随即双眼上翻,意识丧失。血氧饱和度由 100% 骤然降至 50%,出现发绀,呼吸 10 次 /min,血压 45/25mmHg。立即予气管插管,呼吸机正压给氧,开通 3 条静脉通路,给予 25% 葡萄糖 20mL+ 地塞米松 20mg 静脉推注,10% 葡萄糖 100mL+ 氢化可的松 200mg 快速静脉滴注抗过敏,5% 葡萄糖 500mL+ 罂粟碱 90mg 静脉滴注缓解肺动脉高压,5% 葡萄糖 500mL+ 缩宫素 20U 静脉滴注缩宫,低分子右旋糖酐 500mL 静脉滴注扩容等治疗,急查血常规、凝血功能、电解质、血涂片找羊水等。

11 时 45 分,患者子宫下段收缩差。予卡前列氨丁三醇 250μg 子宫下段注射,按摩子宫,温盐水纱布热敷子宫,子宫出血减少后缝合子宫切口。

11 时 50 分,患者意识恢复,血氧饱和度维持在 98%~100%,血压 60/35mmHg,脉搏 146 次 /min。给予 0.9% 氯化钠 250mL+ 多巴胺 40mg 静脉滴注升压,输新鲜冰冻血浆 800mL、红细胞悬液 8U、冷沉淀 4U 补充血容量及凝血因子,25% 葡萄糖 20mL+ 毛花苷 C 0.4mg 静脉推注强心,20% 甘露醇 250mL 静脉滴注利尿,5% 碳酸氢钠 250mL 静脉滴注纠正酸中毒等治疗。

12 时 10 分,患者神志清,血氧饱和度 96%~100%,血压 68/40mmHg,脉搏 152 次 /min;子宫质软,下段收缩差;累计出血量 2 000mL;血常规示红细胞计数 $2.45×10^{12}/L$,血红蛋白 64g/L,血小板计数 $96×10^9/L$;凝血功能检查示活化部分凝血活酶时间 48.75s,凝血酶原时间 15.63s,血浆纤维蛋白原 1.86g/L。

12 时 40 分,患者子宫下段收缩仍差,出血多,累计量约 3 800mL,血液不凝;血压 60/41mmHg,脉搏 135 次 /min。行子宫全切术。

13 时 30 分,患者手术顺利。术中共出血 4 500mL,补液 4 300mL,输血浆 1 600mL、红细胞悬液 20U、冷沉淀 10U、血小板 20U,尿量 3 450mL。

15 时 45 分,患者病情趋于稳定,神志清。脉搏 106 次 /min,呼吸 22 次 /min,血压 85~120/60~85mmHg。留置导尿通畅,术后 2h 尿量 95mL,尿色黄、质清。

16 时 30 分,患者入 ICU 治疗,神志清。体温 36.5℃,脉搏 110 次 /min,呼吸 24 次 /min,血压 105/60mmHg,血氧饱和度 98%。腹部切口外敷料无渗血,阴道出血量约 30mL。术后告病危,予特级护理,禁食,吸氧,抗炎、缩宫、补液、营养支持治疗。腹部压沙袋 6h,留置导尿长期开放,记 24h 出入量,留置镇痛泵镇痛。

术后第 7 天: 患者神志清,生命体征平稳,各项检验指标值逐渐好转。腹部切口拆线,Ⅱ/甲愈合。血常规示红细胞计数 $3.50×10^{12}/L$,血红蛋白 90g/L,血小板计数 $208×10^9/L$;凝血功能检查示活化部分凝血活酶时间 26.64s,凝血酶原时间 10.81s,血浆纤维蛋白原 4.05g/L;血白蛋白34g/L;血涂片查见羊水有形成分。病理报告示胎盘植入。

(三) 护理思考路径

◆ 胎盘植入患者为什么会出现羊水栓塞?

羊水栓塞发生的具体原因不明,可能原因主要包括:①羊膜腔内压力过高,羊水有可能被挤入破损的血管;②分娩过程中各种原因引起宫颈或宫体损伤、血窦破裂,羊水可通过破损血管或胎盘后血窦进入母体血液循环;③胎膜破裂后,羊水可从子宫蜕膜或宫颈管破损的小血管进入母体血液循环中。另外,所有可能增加羊水及胎儿成分进入母体机会的状况,如剖宫产、会阴切开等手术操作,前置胎盘、胎盘植入、胎盘早剥等胎盘异常,均为羊水栓塞的高危因素。

本案例中,患者为经产妇,瘢痕子宫,B超示边缘性前置胎盘,胎盘植入可能;子宫下段剖宫产术中见胎盘植入子宫下段瘢痕处,胎盘剥离困难,行徒手剥离胎盘术,胎盘剥离后大量胎盘后血窦暴露。这是该患者发生羊水栓塞的最主要原因。另外,术中子宫收缩乏力,宫体注射缩宫素后,子宫强烈收缩也可能导致停留于子宫小静脉的羊水进入血管内,导致羊水栓塞的发生。

理论支持

羊水栓塞的确切发生原因目前仍不清楚。其高危因素包括所有可能增加羊水及胎儿成分进入母体机会的状况,如剖宫产、会阴切开等手术操作,前置胎盘、胎盘植入、胎盘早剥等胎盘异常。其他高危因素还有宫颈裂伤、子宫破裂、子痫、羊水过多、多胎妊娠以及高龄、人种差异等。但是由于羊水栓塞发病例数少,目前数据显示,没有任何一项高危因素可有针对性地指导产科规范处理而降低羊水栓塞的发生率。

资料来源:周玮,漆洪波.美国母胎医学会羊水栓塞指南(2016)要点解读[J].中国实用妇科与产科杂志,2016,32(9):864-867.

羊水栓塞的发病机制尚不明确。通常认为,当母胎屏障破坏时,羊水成分进入母体循环,一方面引起机械性阻塞,另一方面母体对胎儿抗原和羊水成分发生免疫反应,当胎儿的异体抗原激活母体的炎症介质时,发生炎症、免疫等瀑布样级联反应,从而发生类似全身炎症反应综合征。在这个过程中,补体系统的活化可能发挥重要作用。

资料来源:中华医学会妇产科学分会产科学组.羊水栓塞临床诊断与处理专家共识(2018)[J].中华妇产科杂志,2018,53(12):831-835.

◆ 如何早期识别胎盘植入患者发生羊水栓塞?

羊水栓塞的典型表现为低氧血症、低血压和凝血功能障碍三联征。因此,在分娩过程中突发心力衰竭或心搏骤停、抽搐、严重呼吸困难或缺氧,尤其是伴随这些症状之后出现凝血障碍,不能用其他疾病解释,应考虑羊水栓塞。部分羊水栓塞的临床表现并不典型,仅出现低血压、心律失常、呼吸短促、抽搐、急性胎儿窘迫、心搏骤停、产后出血、凝血功能障碍或典型羊水栓塞的前驱症状。当其他原因不能解释时,应考虑羊水栓塞。

本案例中,患者出现低氧血症、低血压和产后出血等羊水栓塞的典型临床表现,包括血氧饱和度由 100% 骤然降至 50%，血压 45/25mmHg，血液不凝，术中出血 4 500mL。上述表现能够帮助护士早期识别羊水栓塞。

理论支持

产时或产后短时间内突发急性循环呼吸障碍表现时，一定要在鉴别诊断中考虑到羊水栓塞的可能。不推荐任何特异性的实验室诊断用于确诊或排除羊水栓塞。羊水栓塞目前仍然是一项临床诊断。

资料来源：Society for Maternal-Fetal Medicine (SMFM). Amniotic fluid embolism:diagnosis and management [J]. Am J Obstet Gynecol,2016,215(2):B16-24.

羊水栓塞的典型表现为产时、产后出现突发低氧血症、低血压和凝血功能障碍。其临床表现具有多样性，羊水栓塞 70% 发生在产程中，11% 发生在经阴道分娩后，19% 发生于剖宫产术中及术后；通常在分娩过程中或产后立即发生，大多发生在胎儿娩出前 2h 内及胎盘娩出后 30min 内。

全部符合以下 5 条可诊断为羊水栓塞：①急性发生的低血压或心搏骤停；②急性低氧血症、呼吸困难、发绀或呼吸停止；③凝血功能障碍，有血管内凝血因子消耗或纤溶亢进的实验室证据，或临床上表现为严重出血，但无其他原因可以解释；④上述症状发生在分娩、剖宫产术、刮宫术或产后短时间内（多数发生在胎盘娩出后 30min 内）；⑤上述出现的症状和体征不能用其他疾病来解释。

资料来源：中华医学会妇产科学分会产科学组．羊水栓塞临床诊断与处理专家共识(2018)[J].中华妇产科杂志,2018,53(12):831-835.

◆ 胎盘植入患者并发羊水栓塞的急救要点有哪些？

（1）改善低氧血症：保持呼吸道通畅，对于出现呼吸困难、发绀者，立即面罩给氧，必要时行气管插管或气管切开、人工辅助呼吸；遵医嘱使用罂粟碱、阿托品、氨茶碱等药物，以缓解肺动脉高压、改善肺血流灌注，预防呼吸、循环衰竭。

（2）抗过敏：在给氧的同时，遵医嘱立即予肾上腺皮质激素静脉推注，以改善和稳定溶酶体，保护细胞，对抗过敏反应。

（3）抗休克：遵医嘱使用低分子右旋糖酐扩容，多巴胺或间羟胺升压，毛花苷 C 纠正心力衰竭，5% 碳酸氢钠纠正酸中毒等处理。

（4）防治 DIC：早期抗凝，遵医嘱使用肝素钠，以对抗羊水栓塞早期的高凝状态；及时输新鲜全血或血浆、纤维蛋白原，补充凝血因子；晚期抗纤溶，防止大出血。

（5）预防肾衰竭：对于补足血容量仍少尿者，按医嘱给予 20% 甘露醇或呋塞米等利尿剂。

（6）预防感染：严格无菌操作，按医嘱使用广谱抗生素预防感染。

（7）产科处理：对于临产者，密切观察产程进展、宫缩强度与胎儿情况。若在第一产程发病，待病情平稳后立即行剖宫产结束分娩，以去除病因；若在第二产程发病，可在条件允许的情况下经阴道助产结束分娩。产后密切观察出血量、凝血情况，若子宫出血不止，应及时报告医生，做好子宫全切术的术前准备。

理论支持

一旦怀疑发生羊水栓塞,立即按羊水栓塞急救。推荐多学科密切协作参与抢救处理。及时有效的多学科合作对于孕产妇抢救成功及改善其预后至关重要。

● 呼吸支持治疗:立即保持气道通畅,充分给氧,尽早保持良好的通气状况,包括面罩给氧、无创面罩或气管插管辅助呼吸等。

● 循环支持治疗:根据血流动力学状态,在羊水栓塞的初始治疗中使用血管活性药物和正性肌力药物,以保证心排血量和血压稳定,并应避免过度输液。

● 处理凝血功能障碍:羊水栓塞引发的产后出血、DIC 往往较严重,应积极处理,快速补充红细胞和凝血因子(新鲜冰冻血浆、冷沉淀、纤维蛋白原、血小板等)至关重要,尤其需要注意补充纤维蛋白原。如有条件,早期可按大量输血方案进行输血治疗,可使用床旁血栓弹力图指导血液成分的输注。

● 产科处理:若羊水栓塞发生在胎儿娩出前,抢救孕妇的同时应及时终止妊娠,给予阴道助产或短时间内行剖宫产术。若孕产妇发生心搏骤停,胎儿已达妊娠23周以上,立即进行心肺复苏的同时准备紧急剖宫产术;若孕产妇心肺复苏 4min 后仍无自主心率,可以考虑行紧急剖宫产术。

● 迅速全面地监测:立即进行严密的监护,包括血压、心率、呼吸、尿量、凝血功能、电解质、肝肾功能、血氧饱和度、心电图、动脉血气分析、中心静脉压、心排血量等。

● 器官功能支持与保护:心肺复苏后要给予适当的呼吸和循环等对症支持治疗,包括神经系统保护、亚低温治疗、稳定血流动力学及足够的血氧饱和度,积极防治感染、维护胃肠功能、监测微循环及调节免疫与抗氧化治疗等。

资料来源:中华医学会妇产科学分会产科学组.羊水栓塞临床诊断与处理专家共识(2018)[J].中华妇产科杂志,2018,53(12):831-835.

◆ 胎盘植入患者并发羊水栓塞时如何进行呼吸支持?

羊水栓塞初始阶段由于肺动脉高压,表现为右心功能不全。如果通气不能及时改善,低氧、酸中毒、高碳酸血症会加重肺动脉高压,最终发生急性右心衰竭,继而呼吸、循环功能衰竭,出现休克,甚至死亡。呼吸支持的目的是预防和纠正缺氧,防止发生酸中毒、高碳酸血症、肺动脉高压加重。羊水栓塞患者出现呼吸困难、发绀时,应保持气道通畅,立即给予面罩吸氧,尽早行气管插管或气管切开正压给氧,有条件时尽早使用呼吸机,尽量保持血氧饱和度在 90% 以上。

本案例中,患者出现意识丧失、血氧饱和度骤降、发绀,立即予气管插管、呼吸机正压给氧,10min 后血氧饱和度恢复并维持在 98%~100%。早期呼吸支持为患者的成功救治起到了至关重要的作用。

> **理论支持**
>
> 　　羊水栓塞初始阶段由于肺动脉高压,表现为右心功能不全。如果通气不能及时改善,低氧、酸中毒、高碳酸血症会加重肺动脉高压,最终发生右心衰竭。羊水栓塞治疗时适当给氧和通气非常关键。
> 　　资料来源:Society for Maternal-Fetal Medicine (SMFM). Amniotic fluid embolism:diagnosis and management [J]. Am J Obstet Gynecol,2016,215(2):B16-24.
> 　　对于羊水栓塞患者,良好的通气状况是救治成功的关键。呼吸支持治疗包括保持气道通畅、面罩给氧、无创面罩或气管插管辅助呼吸等。
> 　　资料来源:中华医学会妇产科学分会产科学组.羊水栓塞临床诊断与处理专家共识(2018)[J].中华妇产科杂志,2018,53(12):831-835.

◆ 如何预防胎盘植入患者发生羊水栓塞?

(1) 加强产前检查,注意诱发因素,及时发现前置胎盘、胎盘早剥等并发症并正确处理。

(2) 严密观察产程,密切观察宫缩,正确使用宫缩剂,防止宫缩过强。

(3) 严格掌握破膜时间,人工破膜时不兼行剥膜术,以减少子宫颈管部位的小血管破损;人工破膜应在宫缩间歇期,破口要小,并控制羊水流出速度。

(4) 剖宫产术中刺破羊膜前,保护好子宫切口,避免羊水进入切口处开放性血管。

(四) 案例总结分析

　　前置胎盘、胎盘植入是羊水栓塞发生的高危因素。羊水栓塞病情十分凶险,可危及母婴生命。从血涂片中找羊水成分不敏感、速度慢,国内外多主张根据羊水栓塞的症状和体征给予诊断,边治疗边诊断,有助于有效救治患者。本案例中,医护人员在患者分娩过程中对其呼吸、脉搏、心率及血氧饱和度等情况给予积极监护,及时识别了剖宫产术中出现突发的低氧、低血压症状,考虑到羊水栓塞的可能,立刻进行了有效处理,挽救了患者生命。因此,成功救治羊水栓塞患者应做到早发现、早诊断、早治疗,及时进行呼吸支持,迅速建立静脉通路给予循环支持,对症治疗,保护器官功能和纠正 DIC。

四、子宫内膜癌术后并发肺栓塞的临床案例

(一) 患者一般信息

　　患者,女,69 岁。身高 162cm,体重 75kg。因绝经 15 年,不规则阴道流血 3 个月,加重 1 个月,诊断性刮宫病理检查报告示子宫内膜癌,8 月 2 日由门诊收治入某三甲医院。患者既往有糖尿病病史 10 年余,口服阿卡波糖片 50mg 3 次/d,血糖控制可;有高血压史 8 年余,口服氨氯地平片 5mg 1 次/d,血压控制可。无呼吸系统及血栓性疾病史。入院后完善各项常规检查,排除手术禁忌,于 8 月 5 日在全麻下行腹腔镜下全子宫伴双附件切除术 + 盆腔淋巴结清扫术 + 肠粘连分解术。手术顺利,手术时长 1h 50min,术中出血 100mL。术后,患

者神志清,生命体征平稳。遵医嘱予以头孢曲松钠 1.0g 2 次/d、奥硝唑 200mL 1 次/d 静脉滴注抗感染治疗。患者 Caprini 血栓评分 7 分,给予血栓高危监控,穿抗血栓袜。

(二)诊治护理过程

术后第 2 天: 10 时,查 D- 二聚体 0.67mg/L,予那曲肝素钙 4 100IU 1 次/d 皮下注射抗凝治疗。

术后第 4 天: 10 时 50 分,患者出现寒战、发热,最高体温 38.5℃,血压 128/86mmHg,心率 103 次 /min,血氧饱和度 98%。告知医生,予调整抗生素(头孢哌酮钠舒巴坦钠 3.0g 1 次/12h 静脉滴注),冰袋物理降温。

11 时 50 分,复测体温 37.8℃。

术后第 5 天: 10 时,患者血氧饱和度降低至 92%,血压 130/87mmHg,心率 98 次 /min,体温 37.3℃。立即通知医生,给予吸氧,血氧饱和度维持在 95% 左右。患者无胸闷、呼吸困难等主诉。复查 D- 二聚体 5.85mg/L,纤维蛋白(原)降解产物 14.72μg/mL。血常规无明显异常。立即行肺动脉 CT 血管造影术(CT pulmonary angiography,CTPA)检查示左右肺动脉内不均匀密度影,栓塞部位为肺动脉大分支,诊断为肺栓塞。迅速将患者转入 ICU,予心电监护、吸氧,尿激酶 $1×10^6$U 持续静脉泵入溶栓治疗及对症支持治疗。

术后第 9 天: 完成尿激酶溶栓治疗后,患者无出血倾向,生命体征平稳。复查 D- 二聚体 2.66mg/L,较前明显降低。继续予那曲肝素钙 4 100IU 1 次/12h 皮下注射抗凝治疗,CTPA 检查肺动脉血栓较之前减少。

术后 15 天: 患者病情稳定,CTPA 检查未见明显异常。转出 ICU,继续予以口服利伐沙班片 5mg 1次/d 抗凝治疗。

(三)护理思考路径

◆ 为何子宫内膜癌术后易并发肺栓塞?

子宫内膜癌术后患者发生肺栓塞的危险因素主要分为自身因素和手术相关因素。自身因素包括年龄、恶性肿瘤、静脉曲张、VTE 史等;手术相关因素包括手术时长、卧床时间、手术方式等。肺栓塞属于 VTE 的一种,当血液在深静脉内形成凝血块,使静脉管腔部分或完全堵塞,发生 DVT,可导致静脉回流障碍;如果来自静脉或右心的血栓堵塞肺动脉及其分支,引起肺循环障碍和呼吸功能障碍,即进展为肺栓塞,90% 的肺栓塞继发于 DVT。

本案例中,患者高龄,诊断为子宫内膜癌,入院后行腹腔镜下全子宫伴双附件切除术 + 盆腔淋巴结清扫术 + 肠粘连分解术,手术时长 1h 50min,术后 Caprini 血栓评分为 7 分,易并发肺栓塞,为血栓高危监控人群。

理论支持

年龄是 VTE 的独立危险因素,75 岁以上者每年 VTE 的发生率至少是普通人群的 10 倍;恶性肿瘤患者 VTE 的发生率增加 2~3 倍;ACOG 指南提出,静脉曲张是妇科手术后发生 VTE 的高危因素之一;既往有 VTE 病史者极易复发,尤其是在大的手术后。

　　手术创伤及其导致的血流状态改变是术后发生 VTE 不容忽视的因素；恶性肿瘤手术、手术时长≥3h、术后卧床≥48h、住院时间 >5d 等均可促进术后 VTE 的发生；腹腔镜手术在一定程度上减少了妇科手术后 VTE 的发生。

资料来源：郎景和，王辰，瞿红，等．妇科手术后深静脉血栓形成及肺栓塞预防专家共识[J]．中国妇产科杂志，2017，52（10）：649-653.

◆　对于子宫内膜癌术后患者如何早期筛查发现肺栓塞？

筛查内容主要包括临床表现和辅助检查。

（1）临床表现：妇科手术后患者存在 DVT 或出现低氧血症、呼吸困难、晕厥、心动过速、胸痛等症状，应积极进行筛查。

（2）辅助检查：D- 二聚体主要用于血流动力学稳定的疑似中、低可能性的急性肺栓塞患者的排除诊断。D- 二聚体诊断的特异性随年龄的升高而逐渐下降，随年龄调整的 D- 二聚体临界值（>50 岁患者为年龄 ×0.01mg/L）可提高诊断的特异度；影像学检查，如 CTPA、核素肺通气 / 灌注显像、磁共振肺动脉造影、肺动脉造影、超声心动图，可用于肺栓塞的评估和诊断。其中，CTPA 是目前首选的影像学检查方法，诊断肺栓塞的敏感度达 83%，特异度为 96%。

　　子宫内膜癌术后并发肺栓塞无典型的临床表现，因此肺栓塞的诊断更多依赖于辅助检查，本案例中患者为血栓高危监控人群，术后已经穿抗血栓袜，手术当天查 D- 二聚体为 0.67mg/L，予以抗凝治疗；术后第 5 天出现低氧血症，复查 D- 二聚体明显升高，为 5.85mg/L，及时行 CTPA，确诊为肺栓塞。

理论支持

　　近 2/3 的肺栓塞患者并无典型的临床表现。对于妇科手术后出现低氧血症、呼吸困难、晕厥、心动过速、胸痛等可疑肺栓塞症状者，建议进行肺栓塞相关检查，如 D- 二聚体、CTPA、核素肺通气/灌注显像、磁共振肺动脉造影、肺动脉造影、超声心动图。

资料来源：郎景和，王辰，瞿红，等．妇科手术后深静脉血栓形成及肺栓塞预防专家共识[J]．中国妇产科杂志，2017，52（10）：649-653.

　　应考虑使用年龄校正的 D- 二聚体值或根据临床概率调整的界值，来替代固定界值。

资料来源：KONSTANTINIDES SV，MEYER G，BECATTINI C，et al. 2019 ESC Guidelines for the diagnosis and management of acute pulmonary embolism developed in collaboration with the European Respiratory Society（ERS）：the task force for the diagnosis and management of acute pulmonary embolism of the European Society of Cardiology（ESC）[J]. Eur Respir J，2019，54（3）：1901647.

◆　子宫内膜癌术后早期筛查肺栓塞的时机如何？

子宫内膜癌术后患者易出现 DVT，并可进展为肺栓塞。对于高危患者的筛查，推荐首选下肢血管加压超声(compression ultrasound,CUS)检查。有研究显示,97.1%的妇科盆腔手术后 DVT 发生于术后 1 周内,故推荐于术后 2~7d 进行 CUS 检查,明确是否发生 DVT。而对于疑诊 DVT 或肺栓塞的患者,推荐 D- 二聚体检测,如结果正常,可排除急性 DVT 或肺栓塞的诊断。若患者罹患 DVT 或出现可疑肺栓塞症状,应常规进行肺栓塞筛查,如病情允许,推荐将 CTPA 作为首选影像学检查方法。

理论支持

具有危险因素(年龄≥50 岁、高血压、静脉曲张、手术时间≥3h、术后卧床时间≥48h、开腹手术)的患者,妇科手术前应该常规进行 DVT 筛查,排除 DVT 后方可实施手术。

- 手术后 2~7d 内进行 DVT 筛查。
- DVT 筛查首选无创下肢血管 CUS 检查。
- 妇科手术后罹患 DVT 者需要进行相关检查以除外肺栓塞。
- 出现可疑肺栓塞症状者,建议进行肺栓塞筛查。
- 肺栓塞筛查首选 CTPA。

资料来源:郎景和,王辰,瞿红,等 . 妇科手术后深静脉血栓形成及肺栓塞预防专家共识[J]. 中国妇产科杂志,2017,52(10):649-653.

◆ 子宫内膜癌术后患者并发肺栓塞时应该如何处置?

当患者发生肺栓塞时,应因人而异,根据病情的变化,随时调整护理内容。

(1) 患者绝对卧床休息,肢体制动,以防止栓子脱落发生更危险的栓塞。严密观察患者心率、心律、呼吸、血压、末梢循环、肢体温度、血氧饱和度的变化,有无发绀、胸闷、憋气、胸部疼痛,有无咳嗽,以及尿量等情况。

(2) 根据患者的症状给予对症处理:呼吸困难者给予氧气吸入;胸疼较重、影响呼吸者,遵医嘱使用止痛剂;咳嗽、咯血者,注意保持呼吸道通畅,咯血量多时应积极给予抗休克治疗;高热者,应给予物理和药物降温;焦虑患者,给予心理安慰。

(3) 对进行溶栓治疗的患者,应密切观察是否有出血和再栓塞的发生,鼓励患者更好地配合治疗。目前临床抗凝治疗主要有皮下注射低分子量肝素和口服新型抗凝药物(如达比加群、利伐沙班、阿哌沙班或依度沙班),应在医生指导下使用。护士应保证患者持续用药并观察药物的疗效和不良反应,同时注意密切观察切口有无渗血或引流有无血性液体,皮肤黏膜有无出血点,有无头痛、呕吐、意识障碍等颅内出血倾向。

(4) 外科手术或安装下腔静脉滤器后应尽早活动肢体,促进下肢静脉的血液循环,防止血栓的产生。避免长时间坐卧,至少每 4h 活动肢体 1 次,尽量避免交叉腿坐位,以免阻碍下肢静脉回流。向患者讲授主动或被动活动下肢的方法(活动应由被动到主动,循序渐进地增加活动量)。指导患者正确穿着弹力袜,这有利于静脉血回流。

(5) 排便行为可诱发肺栓塞,甚至造成患者晕厥、猝死。应指导患者多吃富含粗纤维的食物,养成定时排便的习惯,保持大便通畅,防止用力排便。出现便秘时,可以服用通便药物或外用软便剂,防止屏气用力和下蹲过久。

理论支持

● 开始口服抗凝药物治疗的肺栓塞患者,若适合服用新型口服抗凝药(阿哌沙班、达比加群、依度沙班或利伐沙班),推荐使用新型口服抗凝药进行抗凝治疗。

● 对于肺栓塞事件,没有可识别危险因素的患者应考虑延长抗凝治疗。

● 对于癌症合并肺栓塞,除了胃肠道癌症患者,建议将依度沙班或利伐沙班作为低分子量肝素的替代方案。

● 推荐急性肺栓塞抗凝治疗 3~6 个月后进行常规临床评估。

● 推荐在急性肺栓塞后采用综合的治疗模式,以确保从住院治疗到门诊治疗的最佳转变。

资料来源:KONSTANTINIDES SV,MEYER G,BECATTINI C,et al. 2019 ESC Guidelines for the diagnosis and management of acute pulmonary embolism developed in collaboration with the European Respiratory Society (ERS):the task force for the diagnosis and management of acute pulmonary embolism of the European Society of Cardiology (ESC)[J]. Eur Respir J,2019,54(3): 1901647.

◆ 如何预防子宫内膜癌术后患者发生肺栓塞?

(1) 基本预防:①根据病情进行下肢锻炼(被动运动、主动运动);②对于因大手术后、极度虚弱等原因需要长期卧床或子宫动脉栓塞术后需要制动的患者,应加强床上翻身,可抬高下肢,但应避免腘窝及小腿下单独垫枕;③避免下肢静脉穿刺,特别是反复穿刺,尤其是左侧肢体;④在病情允许的情况下,让患者尽早下床活动,多做深呼吸和咳嗽运动;⑤饮食以清淡、易消化为主,避免刺激性食物,多饮水,戒烟、戒酒,控制血糖、血脂。

(2) 机械性预防:主要包括间歇性气囊加压和梯度压力袜,可有效限制静脉扩张,提高血流速度,促进深静脉血液回流到心脏。间歇性气囊加压和梯度压力袜均应在手术前开始应用,至患者术后自由活动;梯度压力袜每天的使用时间至少为 18h。

(3) 药物预防:①遵医嘱按时、按量使用抗凝药物,如皮下注射低分子量肝素制剂或口服抗凝药物;②使用抗凝药物有出血风险,如出现牙龈出血、皮肤有出血点或瘀斑、大小便中带血等情况,应及时告知医护人员;③出院后遵医嘱随访并监测肝肾功能和凝血功能。

理论支持

减少 VTE 的危害重在预防,基于风险分级的预防措施可以提高预防效率。

● 低危患者:术后尽早下床活动。

● 中危患者:术后采取低分子量肝素/低剂量肝素药物预防或机械性预防。

● 高危患者:术后无大出血风险者,采取药物预防;术后有大出血风险者,采取机械性、药物序贯预防,先机械性预防(间歇性气囊加压为佳),待出血风险降低后改为药物预防。

- 极高危患者：术后无大出血风险者，采取机械性与药物联合预防；术后大出血风险较高者，建议采取机械性、药物序贯预防，先机械性预防（间歇性气囊加压为佳），待出血风险降低后改为机械性与药物联合预防。
- 恶性肿瘤患者：术后推荐低分子量肝素或低剂量肝素药物预防持续 4 周。
- 不推荐将下腔静脉滤器作为围手术期肺栓塞的预防措施。

资料来源：郎景和，王辰，瞿红，等．妇科手术后深静脉血栓形成及肺栓塞预防专家共识[J]．中国妇产科杂志，2017，52（10）：649-653.

（四）案例总结分析

本案例中，患者患妇科恶性肿瘤，入院后行手术治疗，是血栓高危监控人群。肺栓塞是妇科手术患者的常见并发症，也是非预期死亡和围手术期死亡的重要原因，其发病隐匿且症状无特异性，常被忽视。因此，在护理此类患者时，采取积极有效的预防措施，做到早期识别与诊断、及时有效的救治，是降低肺栓塞死亡率的关键。在护理过程中，应当充分评估患者存在的危险因素，仔细观察患者的临床表现，听取其主诉，特别是对于不典型的临床症状（如低氧血症、呼吸困难、晕厥、心动过速、胸痛等）应予以重视，及时与医生沟通，立即进行相应的检查以帮助筛查肺栓塞，为后续治疗提供可靠依据，避免病情恶化，延误治疗。

（夏杰　张莉　金微娜　周易）

参考文献

[1] 谢幸，孔北华，段涛，等．妇产科学．9 版[M]．北京：人民卫生出版社，2018.

[2] 徐丛剑，华克勤，李笑天，等．实用妇产科学．4 版[M]．北京：人民卫生出版社，2018.

[3] 安力彬，陆虹．妇产科护理学．6 版[M]．北京：人民卫生出版社，2018.

[4] 李淑文，王丽君．妇产科护理[M]．北京：人民卫生出版社，2016.

[5] PONIKOWSKI P，VOORS AA，ANKER SD，et al. 2016 ESC Guidelines for the diagnosis and treatment of acute and chronic heart failure：the task force for the diagnosis and treatment of acute and chronic heart failure of the European Society of Cardiology（ESC）developed with the special contribution of the Heart Failure Association（HFA）of the ESC[J]．Eur Heart J，2016，37（27）：2129-2200.

[6] American College of Obstetricians and Gynecologists. ACOG Practice bulletin No.202：Gestational hypertension and preeclampsia[J]．Obstet Gynecol，2019，133（1）：1.

[7] 中华医学会妇产科学分会产科学组．妊娠合并心脏病的诊治专家共识[J]．中华妇产科杂志，2016，51（6）：401-409.

[8] 国家卫生计生委合理用药专家委员会，中国药师协会．心力衰竭合理用药指南（第 2 版）[J]．中国医学前沿杂志（电子版），2019，11（7）：1-78.

[9] 中国医师协会急诊医师分会，中国心胸血管麻醉学会急救与复苏分会．中国急性心

力衰竭急诊临床实践指南(2017)[J].中华急诊医学杂志,2017,26(12):1347-1357.

[10] REGITZ-ZAGROSEK V,ROOS-HESSELINK JW,BAUERSACHS J,et al. 2018 ESC guidelines for the management of cardiovascular diseases during pregnancy [J]. Eur Heart J,2018,39(34):3165-3241.

[11] Bulletins Obstetrics COP. Practice bulletin No.183:Postpartum hemorrhage [J]. Obstet Gynecol,2017,130(4):e168-e186.

[12] Royal College of Obstetricians and Gynaecologists. Prevention and management of postpartum hemorrhage:Green-top guideline No.52 [J]. BJOG,2017,124(5):e106-e149.

[13] 鲁景元,李兵,陈春林. 血管内介入技术在产后出血防治中的应用专家共识(2019) [J]. 中国实用妇科与产科杂志,2019,35(12):1333-1339.

[14] 郭永建,马春会. 英国孕产妇出血管理系列指南主要推荐及其启示(八)-《急诊和择期介入放射学在产后出血救治中的作用》和孕产妇死亡保密调查计划[J]. 中国输血杂志,2017,30(8):969-974.

[15] Society for Maternal-Fetal Medicine (SMFM). Amniotic fluid embolism:diagnosis and management [J]. Am J Obstet Gynecol,2016,215(2):B16-B24.

[16] 中华医学会妇产科学分会产科学组 羊水栓塞临床诊断与处理专家共识(2018)[J]. 中华妇产科杂志,2018,53(12):831-835.

[17] 周玮,漆洪波. 美国母胎医学会羊水栓塞指南(2016)要点解读[J]. 中国实用妇科与产科杂志,2016,32(9):864-867.

[18] 郎景和,王辰,瞿红,等. 妇科手术后深静脉血栓形成及肺栓塞预防专家共识[J]. 中国妇产科杂志,2017,52(10):649-653.

[19] KONSTANTINIDES SV,MEYER G,BECATTINI C,et al. 2019 ESC Guidelines for the diagnosis and management of acute pulmonary embolism developed in collaboration with the European Respiratory Society (ERS):the task force for the diagnosis and management of acute pulmonary embolism of the European Society of Cardiology (ESC)[J]. Eur Respir J,2019,54(3):1901647.

第十四章

新生儿疾病的急危重症护理及案例分析

第一节　新生儿及其护理评估

一、新生儿概述

新生儿时期是一生中最重要的发展阶段之一。从脐带结扎至生后满 28d 称为新生儿期,期间的小儿称为新生儿。新生儿期是胎儿期的延续,是人体发育的基础阶段。新生儿的分类有以下几种:

1. 根据胎龄分类

(1) 足月儿:指胎龄满 37~42 周(260~293d)出生的新生儿。

(2) 早产儿:指胎龄 <37 周(<259d)的新生儿。2012 年世界卫生组织发布全球早产儿报告,对早产儿进行分类和定义:早产儿是指胎龄 <37 周的新生儿,其中胎龄 <28 周的早产儿为超早产儿;胎龄在 28~32 周的早产儿称为极早早产儿。

(3) 过期产儿(post-term infant):指胎龄 ≥42 周(≥294d)的新生儿。

2. 根据出生体重分类

(1) 正常出生体重儿:指出生体重为 2 500~4 000g 的新生儿。

(2) 低出生体重儿:指出生体重 <2 500g 的新生儿。其中,体重 <1 500g 者又称极低出生体重儿;体重 <1 000g 者又称超低出生体重儿。低出生体重儿一般为早产儿和小于胎龄儿。

(3) 巨大儿:指出生体重 >4 000g 者,包括正常和有疾病者。

3. 根据出生体重和胎龄关系分类

(1) 适于胎龄儿(appropriate for gestational age, AGA):指出生体重在同胎龄儿平均体重的第 10~90 百分位者。

(2) 小于胎龄儿(small for gestational age, SGA):指出生体重在同胎龄儿平均体重的第 10 百分位以下的新生儿。

(3) 大于胎龄儿(large for gestational age, LGA):指出生体重在同胎龄儿平均体重的第 90 百分位以上的新生儿。

4. 高危新生儿　指已发生或有可能发生危重情况而需要密切观察的新生儿,包括以下几种情况:

（1）母亲异常妊娠史的新生儿：指存在母亲有糖尿病、妊娠高血压综合征、先兆子痫、阴道流血、感染、吸烟、酗酒史，母亲为 Rh 阴性血型，母亲过去有死胎、死产史等情况的新生儿。

（2）异常分娩的新生儿：指存在各种难产（如高位产钳、臀位娩出），分娩过程中使用镇静和止痛药物等情况的新生儿。

（3）出生时有异常的新生儿：指存在出生时 Apgar 评分低于 7 分、脐带绕颈、各种先天性畸形等情况的新生儿以及早产儿、小于胎龄儿、巨大儿、多产儿等。

二、新生儿护理评估

【健康史】

1. 现病史

（1）患病经过：包括①起病的时间、地点、方式；②症状；③疾病的发展与变化；④治疗经过；⑤一般情况，如精神状态、食奶量等。

（2）个人史：包括①出生史；②喂养史；③生长发育史；④预防接种史。

（3）一般资料：包括①患儿的姓名（若新生儿未取名，可以加母亲姓名标注，如王××之子，赵××大女、赵××小女等）；②性别，与体检后是否相符；③住院号；④入院时间；⑤入院时日龄，出生不满 24h 者应记录时龄；⑥出生年、月、日、时；⑦出生地点；⑧种族、籍贯；⑨父母姓名、工作、受教育程度、家庭住址、联系方式等。

（4）主诉：主要包括就诊或产科医生提出转诊的主要原因、症状、体征等。

2. 既往史（包括过敏史）包括胎儿期情况和出生后的患病情况、药物过敏史等。

3. 生活史与家族史　父母年龄及直系亲属的健康状况，双方家族中有无遗传性疾病史、过敏性疾病史、地方性疾病史；母亲的血型及孕期身体状况，有无心肺疾病、糖尿病、高血压、先兆子痫、感染性疾病以及妊娠、分娩史及产时的用药情况等。

【身体评估】

1. 一般状态

（1）外观特点

正常新生儿：体重在 2 500g 以上（约 3 000g），身长在 47cm 以上（约 50cm），哭声响亮，肌肉有一定张力，四肢屈曲，皮肤红润，胎毛少，耳壳软骨发育好，指、趾甲达到或超过指、趾端，乳晕清楚，乳头突起，乳房可扪到结节，足底有较深的足纹，男婴睾丸下降，女婴大阴唇覆盖小阴唇。

早产儿：体重大多小于 2 500g，身长小于 47cm，哭声轻，颈肌软弱，四肢肌张力低下，皮肤红嫩，胎毛多，耳壳软，指、趾甲未达指、趾端，乳晕不清，足底纹少，男婴睾丸未降或未完全下降，女婴大阴唇不能盖住小阴唇。

（2）生理特点

1）呼吸系统：新生儿呼吸中枢发育不成熟，呼吸节律常不规则，频率较快（40 次 /min 左右）。呼吸主要靠膈肌运动，以腹式呼吸为主。早产儿呼吸中枢发育成熟度更差，常呼吸浅表而不规则，甚至出现呼吸暂停现象，易发生新生儿肺透明膜病、吸入性肺炎。

2）循环系统：新生儿心率平均为 120~140 次 /min，波动较大，可达 100~150 次 /min。

血压平均为 70/50mmHg。早产儿较足月儿心率偏快,血压偏低,部分早产儿可伴有动脉导管未闭。

3) 消化系统:足月儿食管下端括约肌松弛,胃呈水平位,幽门括约肌较发达,易发生溢乳和呕吐。生后 10~12h 开始排胎粪,2~3d 内排完。胎粪呈墨绿色。若超过 24h 还未见胎粪排出,应检查是否有肛门闭锁、消化道畸形等。

早产儿吸吮能力差,吞咽反射弱,容易呛乳而发生乳汁吸入。胃贲门括约肌松、容量小,易发生胃食管反流和溢乳。早产儿对脂肪的消化吸收较差,易发生坏死性小肠炎、胎粪延迟排出。早产儿肝脏不成熟,葡萄糖醛酸转换酶不足,生理性黄疸较重,持续时间长,易引起核黄疸。早产儿还易发生低血糖、低蛋白血症及出血。

4) 血液系统:新生儿缺氧时发绀不明显。足月儿刚出生时白细胞水平较高,第 3 天开始下降。早产儿血小板数量较足月儿略低,贫血常见;维生素 K、铁及维生素 D 贮存较足月儿低,更易发生出血、贫血和佝偻病。

5) 泌尿系统:新生儿一般生后 24h 内排尿。如果出生后 48h 无尿,需要做相关检查。新生儿肾小球滤过率低,浓缩功能较差;肾脏排磷功能较差,因此易导致低钙血症。早产儿肾脏浓缩功能较差,肾小管对醛固酮反应低下,排钠分数高,易发生低钠血症;葡萄糖阈值低,易发生糖尿;碳酸氢根阈值低、肾小管排酸能力差,在用普通牛奶进行人工喂养时,因酪蛋白含量较高,可发生晚期代谢性酸中毒。

6) 神经系统:新生儿脊髓相对较长,大脑皮质兴奋性低,睡眠时间长。足月儿出生时已具有原始的神经反射,如觅食反射、吸吮反射、握持反射、拥抱反射和交叉伸腿反射。新生儿巴宾斯基征、克氏征、佛斯特征阳性属于正常现象。神经系统的功能和胎龄有着密切的关系,胎龄越小,反射越差。早产儿易发生缺氧,导致缺氧缺血性脑病、颅内出血。

7) 免疫系统:胎儿可从母体通过胎盘得到免疫球蛋白 G(immunoglobulin,IgG),免疫球蛋白 IgA 和 IgM 则不能通过胎盘传给胎儿。新生儿网状内皮系统和白细胞的吞噬作用较弱,血清补体水平比成人低,白细胞对真菌的杀灭能力也较弱,因此易患感染。早产儿皮肤娇嫩,屏障功能弱,体液及细胞免疫功能均很不完善,IgG 和补体水平较足月儿更低,更易发生各种感染。

8) 体温调节:新生儿体温调节功能差,皮下脂肪较薄,体表面积相对较大,容易散热;产热主要依靠棕色脂肪的代谢。室温过高时,足月儿能通过皮肤蒸发和出汗散热,但如果体内水分不足,血液浓缩而发热,称为脱水热。早产儿体温调节功能更差,棕色脂肪少,基础代谢低,产热量少,而体表面积相对大,皮下脂肪少,易散热,同时汗腺发育不成熟、缺乏寒战反应,常因寒冷而导致硬肿症的发生。

2. 专科评估

(1) 身长、体重、头围的评估:身长、体重和头围是新生儿体格检查最重要的 3 项指标,也是衡量胎儿宫内发育水平的客观指标。

1) 身长:为头顶至足跟的距离,正常足月儿为 48.0~53.0cm。测量时需注意,使新生儿双下肢伸直,读数精确到 0.1cm。

2) 体重:正常足月儿出生时体重范围为 2.50~4.00kg。称重前应先将称校正零点,读数以千克(kg)为单位,读数精确到 0.01kg,称重所得值应为净重(除去衣物、尿不湿的重量)。

注意,称重时让小儿保持在安静状态。

3）头围:正常足月儿头围为 33.0~38.0cm。测量时将软尺的零点固定于右侧齐眉弓上缘处,软尺从头右侧经枕骨粗隆最突出部再经左侧眉弓回至零点,读数精确至 0.1cm。

（2）体温的评估:目前临床上测量新生儿体温常用方法有背部、颈下、腹部以及肛内测温法。新生儿禁用口腔测量法测量体温。

1）发热:当体温超过 37.5℃时应视为体温过高,可伴随面红、烦躁、呼吸急促、吃奶时口鼻出气急、手脚发烫等症状。引起发热的疾病很多,可分为感染性和非感染性两大类。

2）体温过低或不升:体温过低可能是生理性的,也可能是病理性的,常见于秋冬季节出生的婴儿及早产儿,尤其是低出生体重儿、小于胎龄儿、接受长时间复苏的婴儿以及患严重疾病（如感染、心血管系统疾病、神经系统疾病）、存在手术问题、活动减少（如使用镇静剂或麻醉剂等）的小儿。

（3）脉搏的评估

1）脉率:符合小儿日龄、性别和体表面积大小等个人情况。新生儿脉率的正常值为 120~140 次 /min。

2）脉搏节律:一般情况下,脉搏节律和心搏节律是一致的,每次脉搏搏动的时间长短相等,如果脉搏跳动不规律,即称为脉律不整。

（4）呼吸的评估:新生儿的呼吸较表浅,节律不均,频率较快,正常值为 40~45 次 /min,但变动很大,哭闹时呼吸可达 80 次 /min,呼吸与脉搏的比例为 1∶3。

早产儿常出现呼吸暂停或吮奶后有暂时性青紫;咳嗽及吞咽反射差,呕吐时胃内容物易被吸入气管内而引起呼吸道梗阻或肺不张。新生儿肺的顺应性与肺泡的成熟度主要与Ⅱ型肺泡细胞所产生的肺泡表面活性物质有关。早产儿肺泡表面活性物质少,肺泡壁黏着力大,有促使肺泡萎陷的倾向,易患呼吸窘迫综合征。

1）呼吸增快:新生儿呼吸频率持续超过 60~70 次 /min,可由原发性呼吸系统疾病引起,也可是代谢性疾病（如酸中毒）、低血容量、败血症、神经系统疾病和心脏病等所致。

2）呼吸减慢:新生儿呼吸频率持续低于 30 次 /min,是严重呼吸衰竭的一个症状。新生儿患败血症、化脓性脑膜炎、颅内出血、低氧血症及药物中毒时,均可抑制呼吸中枢,使呼吸减慢。

（5）血压的评估:正常足月新生儿正常值,收缩压为 50~90mmHg,舒张压为 30~65mmHg,脉压为 25~30mmHg;早产儿血压正常值,收缩压 45~80mmHg,舒张压为 25~60mmHg,脉压为 15~25mmHg。脉压幅度窄提示外周血管收缩、心力衰竭或低心排血量;脉压增宽则提示主动脉增宽、动脉导管未闭或动静脉畸形。

（6）疼痛的评估:新生儿疼痛最常见的面部表情变化有皱眉、挤眼、缩鼻、下颌抖动、努嘴、舌肌紧张等,同时会有剧烈、刺耳、不规则的尖声啼哭以及躯体四肢的舞动。受到疼痛刺激时,足月新生儿哭声较高且频繁,而早产儿较少哭,且哭的时间较短。

1）新生儿面部编码系统（neonatal facial coding system,NFCS）:主要用于评估早产儿、新生儿和 18 个月龄以下婴儿的急性疼痛。

2）新生儿疼痛量表（neonatal infant pain scale,NIPS）:用于评估早产儿和足月儿（生后 6 周内）的操作性疼痛（表 14-1）。

表 14-1　新生儿疼痛评估量表（NIPS）

项目	表现		
	0 分	1 分	2 分
面部表情	安静面容，表情自然	面肌收紧，表情痛苦	
哭闹	不哭	间歇性轻声呻吟	持续性大声尖叫
呼吸	自如	不规则、加快、屏气	
上肢动作	自然/放松	肌紧张，腿伸直，僵硬和/或快速屈伸	
下肢动作	自然/放松	肌紧张，腿伸直，僵硬和/或快速屈伸	
觉醒状态	睡眠/觉醒	警觉，烦躁，摆动身体	

3）早产儿疼痛量表（premature infant pain，PIPP）：用于早产儿疼痛的行为评定（表 14-2）。

表 14-2　早产儿疼痛量表（PIPP）

项目	评分标准			
	0 分	1 分	2 分	3 分
胎龄	>36 周	32~35 周	28~31 周	<28 周
行为状态	活动/觉醒，双眼睁开，有面部活动	安静/觉醒，双眼睁开，无面部活动	活动/睡眠，双眼闭合，有面部活动	安静/睡眠，双眼闭合，无面部活动
心率最大值	增加 0~4 次/min	增加 5~14 次/min	增加 15~24 次/min	增加 >25 次/min
血氧饱和度最低值	下降 0~2.4%	下降 2.5%~4.9%	下降 5%~7.4%	下降 ≥7.5%
皱眉	无(< 观察时间的 9%)	最小值(< 观察时间的 10%~39%)	中值(观察时间的 40%~69%)	最大值(> 观察时间的 70%)
挤眼	无(< 观察时间的 9%)	最小值(< 观察时间的 10%~39%)	中值(观察时间的 40%~69%)	最大值(> 观察时间的 70%)
鼻沟加深	无(< 观察时间的 9%)	最小值(< 观察时间的 10%~39%)	中值(观察时间的 40%~69%)	最大值(> 观察时间的 70%)

4）新生儿术后疼痛评分：用于评估足月儿、胎龄 >32 周早产儿的术后疼痛（表 14-3）。

表 14-3　新生儿术后疼痛评分（CRIES）

项目	表现		
	0 分	1 分	2 分
哭闹（crying）	无(非高调哭)	高调哭但可安抚	高调哭且不可安抚
血氧饱和度 >95% 所需的氧浓度（required O$_2$ for SpO$_2$>95%）	无	<30%	>30%
生命体征（increased vital signs）	心率和平均血压 < 术前值	心率或平均血压增高但幅度 < 术前值的 20%	心率或平均血压增高但幅度 > 术前值的 20%
面部表情（expression）	无痛苦表情	痛苦表情	痛苦表情伴有呻吟
睡眠障碍（sleeplessness）	无	频繁觉醒	不能入睡

（7）新生儿行为能力评估：新生儿的行为能力是其对周围环境及刺激的适应、与人交往能力和情感变化的体现，反映了神经系统发育和功能的整体水平。

20项新生儿神经行为测定（neonatal behavioral neurological assessment，NBNA）能比较全面地反映大脑的功能状态，早期发现脑损伤，可作为观察治疗效果和反映康复程度的指标。

1）测量的环境和时间：测量宜安排在安静、半暗的环境中，避免声、光等刺激对新生儿测定产生干扰，室内温度一般控制在22~27℃，检测时间安排在两顿奶之间为宜。

2）测量的顺序：从新生儿睡眠开始，先测光和咯咯声反应减弱项目；然后打开包被，脱去衣服，观察四肢活动情况，做上下肢弹回、围巾征和腘窝角项目；接着拉成坐位，观察竖头能力；扶起观察直立支持反应、踏步和放置反应；平放呈仰卧位，观察握持和牵拉反应；放下时观察拥抱反射；哭闹时观察安慰反应；随后包裹新生儿，观察视、听定向反应。检查一般在10min内完成，检查完成后立即做评分记录。

3）测量的内容：NBNA（20项）分行为能力、被动肌张力、主动肌张力、原始反射、一般反应5个部分。每一项评分范围为0、1、2分，满分40分（表14-4）。

【心理-社会评估】

1. 家庭成员角色　以家庭为中心的护理模式是目前的流行趋势，家庭成员在这当中扮演着重要的角色，初为父母者对其各自角色认同和适应、夫妻关系和谐，将有助于与新生儿亲子关系的建立。评估内容包括家庭成员之间的亲密程度，是否彼此亲近、相互关心，有无偏爱、溺爱、冲突、紧张状态，能否使小儿获得爱与安全；家庭成员在家庭中所处的地位及所承担的责任是否匹配。

2. 家庭成员心理状态　家庭成员往往对于新成员的到来没做好充分的思想准备，尤其当小儿因为早产或其他疾病原因需要住院治疗时，家长常有内疚、焦虑的心理；母亲与婴儿的早期分离可能对母子之间的依恋关系产生不利影响；母亲的心理变化会影响儿童的认知、情感和行为障碍。医护人员在与家长进行沟通交流时，在真诚、尊重的前提下，可适当采用沉默、观察、配合、接受、移情等方法来缓解小儿家长紧张、焦虑的情绪。

3. 社会支持系统　包括家庭居住环境、社区环境（包括邻里之间关系）、环境中潜在危险因素等；父母目前从事职业的工作强度、是否涉及家庭的经济状况、医疗保险状况等。

【辅助检查结果评估】

1. 实验室检查结果评估

（1）红细胞数与血红蛋白量：胎儿处于相对缺氧状态，红细胞数及血红蛋白量较高，出生时红细胞数为$(5.0~7.0)×10^{12}$/L，血红蛋白量为150~220g/L；出生后随着自主呼吸的建立，血氧含量增加，红细胞生成素减少，骨髓造血功能暂时下降，红细胞破坏增加，生长发育迅速，循环血量增加等，红细胞数和血红蛋白量逐渐降低，至2~3个月时，红细胞数降至$3.0×10^{12}$/L，血红蛋白量降至110g/L左右，出现轻度贫血，称为生理性贫血。生理性贫血呈自限性经过，3个月后，红细胞生成素增加，红细胞数和血红蛋白量又逐渐上升，约至12岁时达到成人水平。

（2）其余指标：与成人大致相同。

2. 影像学检查　与成人大致相同。

表 14-4 新生儿神经行为测定

项目		检查时状态	评分标准			日龄 /d			
			0分	1分	2分	2~3	4~7	12~14	26~28
行为能力	1. 对光习惯形成	睡眠	≥11 次	7~10 次	≤6 次				
	2. 对声音习惯形成	睡眠	≥11 次	7~10 次	≤6 次				
	3. 对"咯咯"声反应	安静觉醒	头眼不转动	头或眼转动 <60°	头或眼转动 ≥60°				
	4. 对说话的反应	安静觉醒	头眼不转动	头或眼转动 <60°	头或眼转动 ≥60°				
	5. 对红球的反应	安静觉醒	头眼不转动	头或眼转动 <60°	头或眼转动 ≥60°				
	6. 安慰	哭	不能	困难	容易或自动				
被动肌张力	7. 围巾征	觉醒	环绕颈部	肘略过中线	肘未到中线				
	8. 前臂弹回	觉醒	无	慢,弱,>3s	活跃,可重复,≤3s				
	9. 腘窝角	觉醒	>110°	90~110°	<90°				
	10. 下肢弹回	觉醒	无	慢,弱,>3s	活跃,可重复,≤3s				
	11. 颈曲,伸肌主动收缩(头竖立)	觉醒	缺或异常	困难,有	好,头竖立 1~2s 以上				
主动肌张力	12. 手握持	觉醒	无	弱	好,可重复				
	13. 牵拉反应	觉醒	无	提起部分身体	提起全部身体				
	14. 支持直立位	觉醒	无	不完全,短暂	有力,支持全部身体				
原始反射	15. 踏步或放置反射	觉醒	无	引出困难	好,可重复				
	16. 拥抱反射	觉醒	无	弱,不完全	好,完全				
	17. 吸吮反射	觉醒	无	弱	好,与吞咽同步				
一般反应	18. 觉醒度	哭	昏迷	嗜睡	正常				
	19. 哭	哭	无	微弱,尖,过多	正常				
	20. 活动度	觉醒	缺或过多	略减少或过多	正常				

第二节　新生儿常用监测手段及护理要点

危重症新生儿随时都有生命危险,除认真细致观察病情外,还可利用现代化电子设备和各类器械,对其进行持续不断的监测,从而及时判断病情变化的质与量,迅速采取有针对性的医疗和护理措施,必要时给予呼吸机、ECMO 等生命支持,改变新生儿生命体征的不稳定状态,建立新的平衡。

一、新生儿血压监测及护理要点

血压是反映心脏前、后负荷及循环血流量的指标。新生儿常用血压监测方法有无创(间接)和有创(直接)两种。

(一) 无创血压监测

1. 适应证　常规使用。

2. 护理要点:基本同成人无创血压测量护理要点。血压监护设备配有大小不等的袖带,选用宽度应为肩至肘长 2/3 的袖带。压力袖带包绕上臂或大腿时,袖带上的尖头要正对脉搏搏动处。

3. 注意事项　①危重新生儿血压监测一般 2~6h/ 次,休克、失血等患儿血压监测一般 1~2h/ 次;②血压测量完毕,要及时取下袖带,以免影响被测上肢末梢血液循环。

(二) 有创血压监测

有创动脉血压监测是指将动脉导管置入动脉内直接测量动脉内血压的方法。将导管通过穿刺置于被测部位的血管内,导管的外端直接与压力传感器相连接,由于流体具有压力传递作用,血管内的压力将通过导管内的液体传递到外部的压力传感器上,从而可获得血管内实时压力变化的动态波形,并通过特定的计算方式,获得被测部位血管的收缩压、舒张压和平均动脉压。

1. 适应证　①各种重症休克、低血压、严重心肌梗死和心力衰竭;②体外循环心脏直视手术;③低温麻醉和控制性降压;④呼吸衰竭;⑤危重症患儿接受复杂手术;⑥严重的周围血管收缩;⑦需经常采取动脉血标本。

2. 护理要点

(1) 密切观察动脉穿刺侧手指端的颜色与温度,当发现缺血征象,如肤色苍白、指端肤温降低、毛细血管充盈时间延长、有疼痛感等异常时,应及时拔管。

(2) 固定置管肢体时,切勿行环形包扎或包扎过紧,以免影响血液循环。

(3) 压力传感器连接患儿前使用 30U/mL 的肝素液预冲,将传感器充满液体,排尽空气。

(4) 每班需要将压力传感器进行监护仪零点调试:将充满液体的传感器放置在相当于患儿右心房水平,液体通过三通时传感器与大气相通;当监护仪显示"零"时,转动三通,使液体与大气隔绝而与患儿动脉插管相通。

(5) 从测压管道内抽取血标本时,应先将管道内肝素溶液全部抽尽后再采血,以免血液稀释或肝素化而影响检查结果。

3. 注意事项 ①任何操作过程中,要严格遵守消毒隔离制度以防止感染。②在调试零点、取血等操作过程中严防气体进入动脉内造成气栓形成(应在连接接口前将接口内注满液体,以防空气进入)。③拔管时,如为穿刺置管,局部压迫 5min;如为切开置管,则局部压迫 10min。止血后用纱布和宽胶带加压覆盖以防再次出血。

二、新生儿通气监测及护理要点

(一) 无创通气监测

经鼻间歇正压通气(nasal intermittent positive pressure ventilation, NIPPV)是在经鼻持续气道正压通气(nasal continuous positive airway pressure, NCPAP)的基础上给予间歇正压的一种呼吸支持模式,其具有避免气管插管等无创呼吸支持的优点,在早产儿领域的应用越来越多,已经成为早产儿的重要辅助通气方式。

1. 适应证

(1) 对于频发呼吸暂停早产儿,推荐使用 NIPPV 治疗。

(2) 轻 - 中度呼吸困难,表现为呼吸急促(呼吸持续 >60~70 次 /min);动脉血气分析异常[pH<7.35, $PaCO_2$>50mmHg(1mmHg=0.133kPa)或氧合指数 <200mmHg]。

(3) 鼻导管、面罩或头罩吸氧时,当吸氧浓度(FiO_2)>0.3,仍然 PaO_2<50mmHg 或经皮血氧饱和度(transcutaneous oxygen saturation, $TcSO_2$)<90%。

(4) 在常频或高频机械通气撤机后,出现明显的三凹征和 / 或呼吸窘迫。

2. 护理要点

(1) 初始参数设定:NIPPV 采用双鼻塞密闭环路方式。指标为:气道峰压(peak inspiratory pressure, PIP),初始值一般设定在 15~25cmH2O(1cmH2O=0.098kPa);呼气末正压(positive end expiratory pressure, PEEP)一般设定在 4~6cmH2O;FiO_2 根据维持 $TcSO_2$ 在 90%~95% 的目标调节,范围为 25%~50%;呼吸机频率一般设定在 15~50 次 /min。

(2) 监测和疗效判断:在 NIPPV 治疗过程中,应边治疗边观察患儿反应,治疗 1~2h 后,根据患儿的病情和治疗反应来决定是否继续应用 NIPPV 或改为有创通气。如果出现下列指征,应及时气管插管,以免延误救治时机:①频繁呼吸暂停,经药物或 NIPPV 干预无效;②气体交换无改善,呼吸困难加重;③出现频繁呕吐、消化道大出血;④意识恶化或烦躁不安;⑤气道分泌物增多、引流困难;⑥血流动力学指标不稳定、低血压、严重心律失常;⑦FiO_2>0.4 时,呼吸困难无改善,肺脏 X 线检查示病变无改善,动脉血气分析结果明显异常[(PaO_2<50~60mmHg, $PaCO_2$>60~70mmHg,伴有严重呼吸性酸中毒(pH<7.25)]或 $TcSO_2$<85%。

(3) 撤机时机:当患儿病情趋于稳定后,可逐渐降低各参数。当 FiO_2<0.3,PIP<14cmH2O,PEEP<4cmH2O,呼吸 <15 次 /min,患儿无呼吸暂停及心动过缓,无 $TcSO_2$ 下降,动脉血气分析结果在可接受范围内(pH 7.35~7.45, PO_2 50~80mmHg, PCO_2 35~45mmHg)时,可考虑撤离 NIPPV。

（4）撤离 NIPPV 时，应根据患儿当时状况，考虑撤机后是否需要继续吸氧（包括 NCPAP、鼻导管吸氧、头罩吸氧等）过渡。

（5）密切观察患儿病情变化，若病情稳定，撤机后 2h 复查动脉血气分析。

3. 注意事项

（1）治疗过程中，需根据患儿病情的变化随时调整通气参数，最终达到缓解气促、减慢呼吸频率、增加潮气量和改善动脉血气的目的。

（2）防止并发症的发生：如鼻损伤、胃肠道扩张胀气、气胸和颅内出血等。在保证疗效的前提下避免吸气压力过高。留置胃管，经胃管给奶时应避免呛奶及误吸，定时抽出残留气体，必要时可保持胃管持续开放。根据患儿病情及时调整 PIP 及 PEEP，密切监测胃肠道、肺部及颅内情况。

（二）有创通气监测

有创通气是指应用气管插管或气管切开保持呼吸道通畅，加上正压通气以维持足够的潮气量，保证患儿代谢所需的肺泡通气。

不同的有创通气模式适用于不同的新生儿疾病，具体对应情况如下：

（1）持续气道正压通气（continuous positive airway pressure，CPAP）：是指有自主呼吸的患儿在整个呼吸周期中接受高于大气压的气体，主要用于 $FiO_2 \geqslant 60\%$ 而 $PaO_2 < 50mmHg$（6.7kPa）或 $TcSO_2 < 80\%$、轻型呼吸窘迫综合征及频发呼吸暂停的患儿，也可作为应用或撤离呼吸机前的一种过渡通气方式。

（2）间歇指令通气（intermittent mandatory ventilation，IMV）：也称间歇正压通气，是指呼吸机以预设的频率、压力和吸气时间对患儿施以正压通气，在两次正压通气之间患儿进行自主呼吸，主要用于撤机前的过渡阶段。撤机前逐步降低 IMV 的频率直至 5~10 次 /min，以增强患儿自主呼吸，达到撤离呼吸机的目的。

（3）同步间歇指令通气（synchronized intermittent mandatory ventilation，SIMV）：是指呼吸机通过识别患儿吸气初期气道压力或气体流速或腹部阻抗的变化，触发呼吸机以预设的参数进行机械通气，即与患儿吸气同步；当患儿呼吸暂停或无自主呼吸时，呼吸机则以设定的频率控制通气。只有在呼吸机按预设频率送气前的较短时间内，患儿的吸气才能触发呼吸机的机械通气。患儿接受正压通气的频率也等于呼吸机的预设频率。

（4）辅助 - 控制通气（assist/control ventilation，A/C）：也称同步间歇正压通气，是将辅助通气与控制通气相结合的通气模式。辅助通气是指患儿的自主吸气触发机械通气，提供与自主呼吸频率相同并且同步的机械通气；控制通气是指呼吸机按预设频率进行机械通气。当患儿有自主呼吸时，呼吸机予以辅助通气，否则将给予控制通气。

1. 适应证

（1）各种原因，如肺部疾病、神经肌肉疾病、心血管疾病等引起呼吸衰竭。

（2）全身性严重疾病，如多脏器功能衰竭、心肺复苏后。

（3）其他疾病，如上呼吸道梗阻、胸部手术或外伤、颅内高压等。

（4）血气分析符合呼吸衰竭标准：$PaO_2 < 60mmHg$，$PaCO_2 > 50mmHg$。

2. 护理要点 机械通气患儿常处于极不稳定的状态，密切监护和精心护理对取得满意疗效至关重要。

(1)病情观察:观察包括生命体征、神经系统表现、体温、皮肤黏膜及周围循环状况、出入液量、气道分泌物及腹部情况。

(2)变换体位、翻身与拍背:每隔 1~2h 翻身 1 次,变换体位。在病情允许的情况下,可以进行四肢按摩及抚触。拍背振动排痰是机械通气患儿常用的胸部理疗法。注意:拍背后应及时进行吸痰;体重小于 1kg、心力衰竭、颅内出血、肺出血及肺透明膜病早期未并发感染者不应进行拍背。

(3)气道湿化:加强气道湿化可防止呼吸道黏膜干燥、分泌物干结、纤毛活动减弱及排痰不畅,从而预防并发症的发生。

(4)吸痰:一般来说,吸痰管的外径是气管插管内径的 1/2~2/3 比较合适。吸痰时应注意以下几点:①严格无菌操作;②吸痰前,给患儿吸高浓度氧气 1~2min,或用复苏囊加压给氧,待血氧饱和度升至 95% 以上再进行吸痰;③新生儿气道吸痰的负压不宜过大,一般早产儿 <13.3kPa(100mmHg),足月儿 <20.0kPa(150mmHg);④吸痰时间一般不超过 10s,先吸净气管导管内的痰液,再吸引咽部、鼻腔的痰液;⑤如吸痰过程中,若患儿出现低氧血症,应暂停吸痰,立即给予复苏囊加压给氧纠正缺氧,待缺氧症状改善后继续吸痰;⑥吸痰完毕,进行肺部听诊,双肺听不到痰鸣音说明气道分泌物已清理干净。

(5)口腔护理:每天清洁口腔 3~5 次,可选用生理盐水、3% 的过氧化氢溶液或 3% 硼酸水擦洗口腔。

(6)呼吸机管路的护理:应 24~48h 更换 1 次,换下的呼吸机管道各接头一般先清洗、晾干,再进行消毒、备用。

3. 注意事项

(1)撤机后注意变换体位、拍背,防止肺不张和肺部感染。

(2)撤机后 6~8h 内不经口喂养,以免发生呛咳及误吸,可经胃管喂养。

(3)拔管后易发生喉头水肿,可给予异丙肾上腺素及地塞米松雾化吸入,每天 3~4 次,持续 2~3d。

(4)撤机后 24h 内应密切观察生命体征的变化,备好抢救物品。

三、新生儿体外膜氧合技术及护理要点

体外膜氧合(extracorporeal membrane oxygenation,ECMO)技术是一种持续体外生命支持(extracorporeal life support,ELS)疗法,通过长时间的体外循环,对循环或呼吸衰竭患者进行有效支持,提供一定的氧供及稳定的循环血量,有效维持心、脑等重要脏器的血供和氧供,为患者后续治疗获得宝贵时间。

1. 适应证 呼吸衰竭新生儿出现以下情况,应该考虑进行 ECMO 治疗:

(1)氧合指数 >40mmHg 超过 4h [氧合指数 = 平均气道压 × 吸入氧浓度(FiO_2)×100/动脉血氧分压(PaO_2)(导管后)]。

(2)氧合指数 >20mmHg 超过 24h 或呼吸困难持续恶化。

(3)积极呼吸支持下,病情仍迅速恶化,出现严重的低氧血症[PaO_2<40mmHg(1mmHg=0.133kPa)]。

(4)血 pH<7.15,血乳酸≥5mmol/L,尿量 <0.5mL/(kg·h)持续 12~24h。

（5）肺动脉高压导致右心室功能障碍，需要持续以大剂量正性肌力药物维持心功能（正性肌力药物评分 >40 分；正性肌力药物评分 = 肾上腺素 ×100+ 异丙肾上腺素 ×100+ 米力农 ×10+ 氨力农 ×1+ 多巴胺 ×1+ 多巴酚丁胺 ×1）。

2. 禁忌证　包括胎龄 <34 周和 / 或体重 <2kg，颅内出血等出血性疾病，严重非可逆性先天畸形或疾病，机械通气 10d 以上肺部病变不可逆转，多器官功能衰竭。

3. 护理要点

（1）ECMO 流量的观察与护理：根据患儿体重计算 ECMO 流量，调节范围在 120~150mL/（kg·min）。严密监测血流动力学，如有创动脉血压 / 中心静脉压、肺动脉楔压、左房压等；监测心率、心律：采用静脉 - 动脉（venoarterial，V-A）模式的患儿心脏收缩或舒张的波形低平，最初的 24~48h 内高血压常见；采用静脉 - 静脉（venovenous，V-V）模式的患儿常见低血压；脉压非常窄或缺如提示心室收缩力减弱。

（2）ECMO 插管及回路的管理：妥善固定插管位置并做好标记，且每小时检查其是否移位。检查管道连接是否完整、稳固、紧密，有无渗血、凝固、气泡，有无异常震动、冒泡等。严禁通过此管道加药、输液、输血及抽取血标本等，严防空气进入诱发空气栓塞。检查管路内所有报警系统，调整报警上下限，规律监测氧合器前后压力。备好泵的手动曲柄、电池、管道夹。

（3）呼吸机的参数调整与护理

1）ECMO 转流期间采用保护性通气策略。呼吸机应用 P-SIMV 模式，低氧流量、低潮气量、低气道压设置：一般 FiO_2 为 30%，潮气量 3~5mL/kg，PEEP 为 3~5cmH$_2$O，呼吸频率为 10 次 /min。

2）在使用呼吸机期间，密切观察患儿的呼吸、血氧饱和度，根据血气分析结果调整呼吸机的参数，持续监测动静脉血氧饱和度，维持动脉血氧饱和度 >97%，静脉血氧饱和度应 >55%；观察气道压、气道峰压、平台压等，以免发生气压伤；注意吸痰、加强湿化及翻身拍背，以利于痰液排除；定期复查胸部 X 线片，了解肺部情况。

3）胸部物理治疗必须动作轻柔，气管插管内吸痰避免负压过大并使用头端圆钝的吸痰管，禁忌鼻腔内吸引。

（4）体位管理

1）ECMO 导管置入股静脉，因此要求下肢制动，以防止导管脱出。同时，注意观察下肢血运情况，如下肢有无僵硬、苍白、肿胀以及足背动脉搏动、足温。如发现异常，及时报告医生。

2）ECMO 患儿带颈部插管，因此必须保持枕中位，以保证血液回流。可使用沙袋或约束带来保持头部稳定，以防止插管导管移动和 ECMO 导管缠绕。每 2h 变换体位 1 次。

（5）液体与营养　ECMO 循环中的开口可用于注射液体、药物和输血。除脂质和纤维蛋白原外，其他药物和灌注液体可以通过 ECMO 循环中的开口管道给予。

1）宜通过压力低的静脉端给药，肝素必须从远端注入，以便活化凝血时间（activated clotting time，ACT）采样。

2）ECMO 患儿不适宜应用脂肪乳剂，因脂质通过静脉给予会黏附于氧合器薄膜。

3）输血：ECMO 患儿需要使用大量血制品，成分血可经静脉通路或直接加到 ECMO 管道内使用；血小板、冷沉淀以及纤维蛋白原宜通过外周血管给药，避免阻塞 ECMO 氧合器以及管道。

（6）皮肤护理：接受 ECMO 治疗的患者往往末梢灌注不良、体位制动，极易发生压疮，需经常观察，特别是头枕部和放置导管的颈部。

4. 注意事项

（1）ECMO 治疗常见并发症：包括患儿和机械因素两个方面（表 14-5），需做好观察及护理工作。

表 14-5 新生儿 ECMO 治疗并发症

患儿方面	机械方面
颅内出血、插管及切口部位出血、胃肠道出血等	循环中凝血、气体进入血液循环（栓塞）
中枢神经系统感染、全身感染、败血症等	管道移位、破裂、扭曲、连接处异常
溶血、高胆红素血症、低钾血症、抽搐	泵故障、膜氧合器故障、热转换功能不良
肺不张、肺水肿、心肾功能不全	血液滤过功能不良

（2）出血的观察：常规进行出凝血时间监测。ECMO 循环刚开始时 1 次 /h，稳定后 1 次 /30min，转流期间常规 1 次 /60min。通过调整肝素用量使活化凝血时间维持在 160~180s，血小板 >100×10⁹/L，血细胞比容 >40%，必要时补充全血或输成分血。

（3）预防感染：危重患儿免疫力及抵抗力下降，易并发感染，进行 ECMO 时由于导管置入血管更增加了感染的危险。在 ECMO 期间，应严格无菌操作，定时更换伤口敷料，避免发生局部感染，同时密切观察患者体温，定时做血、尿细菌培养，遵医嘱使用抗生素，加强护理及营养支持等以减少感染的发生。

第三节 新生儿典型急危重症案例分析

一、新生儿胎粪吸入综合征并发呼吸衰竭的临床案例

（一）患者一般信息

患儿系 G1P1，胎龄 41⁺² 周，于 11 时 8 分顺产娩出，出生体重 3 145g。患儿出生时羊水 Ⅲ度污染，脐带胎盘无特殊，Apgar 评分 1min 时为 8 分（肤色红，呼吸不规则，刺激有哭声，四肢略屈曲，心率 140 次 /min），5min 时为 10 分；生后气促、三凹征、呻吟，血氧饱和度 70%，头罩吸氧下血氧饱和度稳定，维持在 90% 左右，口鼻腔吸出胎粪样物质；反应差，未开奶，胎便已解。为进一步治疗，由某产科医院转运至某三级甲等儿童专科医院新生儿科。

（二）诊治护理过程

入院第 1 天：18 时 15 分，患儿突然出现血氧饱和度下降（最低至 50%~60%），呼吸急促，面色发绀，同时伴血压下降（降至 38/28mmHg），予简易呼吸器加压给氧后，血氧饱和度上升不明显，血压仍偏低。血气分析：pH 7.3，PaCO₂ 45mmHg，PaO₂ 45mmHg，碱剩余（base excess,BE）–4.3mmol/L,HCO₃22.3mmol/L,氧合指数（oxygenation index,OI）为56mmHg（正常值范围:400~500mmHg）。立即给予气管插管机械通气,调节呼吸机参数（高频振荡通气模式,FiO₂80%）,生理盐水24.8mL+多巴胺22mg［相当于5μg/（kg·min）］改善微循环,生理盐水24.8mL+多巴酚丁胺22mg［相当于5μg/（kg·min）］强心,猪肺磷脂注射液480mg气管滴入促进肺成熟。患儿心电监护下血氧饱和度波动在90%左右,心率160次/min,血压上升至72/38mmHg。继续观察生命体征变化。

入院第2天:13时40分,调节呼吸机参数（非同步间歇指令通气模式下,FiO₂100%,PEEP 6cmH₂O）,患儿心电监护下血氧饱和度波动在75%~90%,心率175次/min,平均动脉压维持于55mmHg。血气分析提示pH 7.558,PaCO₂27mmHg,PaO₂30mmHg,BE-42.3mmol/L;HCO₃24.8mmol/L,OI为30mmHg。患儿各项指标符合进行ECMO治疗的指征。

16时50分,患儿ECMO置管成功,给予ECMO治疗,转速2 000转/min,流量0.25~0.3L/min,气流0.8L/min,氧浓度100%,水泵温度38℃;呼吸机辅助通气,采用非同步间歇指令通气模式,FiO₂30%,PEEP 5cmH₂O,频率30次/min。监测患儿凝血功能,活化全血凝固时间为180~220s。

17时,患儿胃肠减压管中出现褐色液体,考虑胃肠道出血可能,继续监测APTT为61~79s。

入院第6天:10时,停止ECMO治疗,患儿情况稳定。调整机械通气非同步间歇指令通气模式参数:FiO₂40%,PEEP 5cmH₂O。患儿心率148次/min,呼吸46次/min,血氧饱和度98%~100%,无发绀。

入院第7天:10时17分,患儿情况稳定。监测生命体征:心率144次/min,呼吸42次/min,血氧饱和度95%左右。停用呼吸机,拔除气管插管,予高流量吸氧（FiO₂30%）。患儿气稍促,呼吸约60次/min,无喘息及发绀,血氧饱和度90%。继续密切观察患儿生命体征变化。

入院第10天:9时,患儿情况稳定,心电监护示心率140次/min,呼吸38次/min,血氧饱和度95%以上。通知患儿家长办理出院手续,定期随访。

（三）护理思考路径

◆　新生儿胎粪吸入综合征为什么容易并发呼吸衰竭?

胎儿在宫内或分娩过程中发生窒息和低氧血症时,血流重新分布,肠道与皮肤血流量减少,致使肠壁缺血痉挛、肛门括约肌松弛而排出胎粪。缺氧对胎儿呼吸中枢的刺激使呼吸运动由不规则而逐渐发生强有力的喘息,将胎粪吸入鼻腔及气管内;而胎儿娩出后的有效呼吸,使上呼吸道内的胎粪吸入肺内。气道内的黏稠胎粪造成机械性梗阻,引起阻塞性肺气肿和肺不张,导致肺泡通气-血流灌注平衡失调;小气道内的活瓣性阻塞更易导致气胸、间质性肺气肿或纵隔气肿,加重通气障碍,引起急性呼吸衰竭。

本案例中,患儿出生时羊水Ⅲ度污染,存在胎粪吸入,口鼻腔吸出胎粪样物质,伴随有呼吸困难、缺氧的症状,出现三凹征、呻吟,血氧饱和度70%,使用呼吸机辅助通气后呼吸情况未得到改善,随后出现了呼吸急促、面色发绀,血压下降,并发急性呼吸衰竭。

理论支持

胎粪吸入综合征的发病机制主要包括三方面：①胎粪颗粒作为一种异物刺激局部产生化学性和炎症反应，造成支气管痉挛，致死性肺水肿、肺出血及间质大量的白细胞聚集；②肺间质的炎症反应及吸入的胎粪对肺表面活性物质功能有抑制作用，引起肺泡壁的萎陷；③胎粪颗粒和脱落的上皮细胞造成气道机械性阻塞。以上机制相互影响，相互促进，形成一个恶性循环，最终导致患儿病情加重。

资料来源：CHINTAN KG,ROMEL H,IRA HG,et al. Degradation of lung protective angiotensin converting enzyme-2 by meconium inhuman alveolar epithelial cells:a potential pathogenic mechanism in meconium aspiration syndrome [J]. Lung,2019,197(2):227-233.

◆ 如何早期识别新生儿胎粪吸入综合征并发呼吸衰竭？

新生儿呼吸衰竭的临床表现常不典型，基本病理生理变化包括低氧血症和高碳酸血症。

（1）低氧血症表现

1）发绀：是缺氧的典型表现，以唇、口周、甲床等处为明显。

2）神经系统：早期可有睡眠不安、烦躁、易激惹，继而出现神志模糊、嗜睡、意识障碍。

3）循环系统：早期可有血压升高、心率增快、心排血量增加。

4）肾功能障碍：出现少尿或无尿。

5）消化系统：可有食欲减退、恶心等胃肠道表现。

（2）高碳酸血症表现：$PaCO_2$ 轻度增高时，患儿可出现多汗、四肢温暖、皮肤潮红、瞳孔缩小、脉速、血压升高、口唇暗红；当 $PaCO_2$ 进一步增高时，患儿表现为昏睡、肢体颤动、心率增快，如 $PaCO_2$ 继续增高则会出现惊厥、昏迷等。

本案例中，患儿突然出现血氧饱和度下降，最低至 50%~60%，并见呼吸急促、面色发绀，同时伴血压下降至 38/28mmHg，心率增快至 175 次/min，血气分析提示 pH 7.6、$PaCO_2$ 27mmHg、PaO_2 30mmHg，符合呼吸衰竭的低氧血症表现。

理论支持

1986 年 9 月全国新生儿学术会议（杭州）拟订的新生儿呼吸衰竭诊断标准：

● 临床指标：①呼吸困难，在安静时呼吸频率持续超过 60 次/min 或低于 30 次/min，出现节律改变甚至呼吸暂停，三凹征明显，伴有呻吟；②青紫，除外周围性及其他原因引起的青紫；③神志改变，精神萎靡，反应差，肌张力低下；④循环改变，肢端发凉，皮肤毛细血管充盈时间延长（足跟部 >4s），心率 <100 次/min。

● 血气指标：①Ⅰ型呼吸衰竭，PaO_2<50mmHg（1mmHg=0.133kPa）；②Ⅱ型呼吸衰竭，PaO_2<50mmHg，$PaCO_2$>50mmHg，其中轻症者 $PaCO_2$ 50~70mmHg，重症者 $PaCO_2$>70mmHg。

● 诊断：新生儿呼吸衰竭的临床表现常不典型，故应密切观察患儿病情，根据病因、临床表现及血气指标,综合分析进行诊断。

临床指标①、②项为必备条件,③、④项为参考条件。无条件做血气分析时若具备临床指标①、②项,可临床诊断为呼吸衰竭,积极按呼吸衰竭治疗。

资料来源:李征. 新生儿急性呼吸衰竭临床分析研究[D]. 山东:山东大学,2009.

◆ 如何早期识别新生儿胎粪吸入综合征?

新生儿胎粪吸入综合征是指胎儿在宫内或娩出过程中吸入被胎粪污染的羊水,导致呼吸道和肺泡机械性阻塞和化学性炎症,由于胎儿缺氧,出生后常伴缺氧缺血性脑病、颅内出血等多系统损害。新生儿胎粪吸入综合征临床表现差异较大,羊水吸入较少者出生时可无症状或症状较轻;胎粪大量吸入者可致死胎或生后不久死亡。具体表现为:分娩时可见羊水中混有胎粪;多数患儿在生后数小时出现呼吸急促(呼吸频率 >60 次 /min)、呼吸困难、鼻翼扇动、呻吟、三凹征、胸廓饱满、发绀,两肺先有鼾音、粗湿啰音,以后出现中、细湿啰音;严重胎粪吸入和急性缺氧患儿常有意识障碍、颅内压增高、惊厥等中枢神经系统症状以及红细胞增多症、低血糖、低血钙和肺出血等表现。

本案例中,患儿出生时,羊水Ⅲ度污染,出现呻吟、三凹征、发绀,呼吸不规则,血氧饱和度 70%,口鼻腔内吸出胎粪样物质,生后精神反应差,均符合胎粪吸入综合征的表现。

理论支持

临床上对于新生儿胎粪吸入综合征的诊断标准包括以下几点:①在胎粪污染羊水环境出生的新生儿,出生后出现呼吸窘迫(根据新生儿胎粪吸入综合征的严重程度,新生儿可发生从轻度呼吸窘迫至呼吸衰竭);②需要氧气支持治疗维持氧饱和度≥92%(在出生后 2h 内需要及时进行氧气支持治疗,并且至少持续治疗 12h);③排除心、呼吸道或肺先天畸形;④有新生儿胎粪吸入综合征的胸部 X 射线片表现,包括弥漫性斑片状浸润和肺过度扩张。

资料来源:HUANG L,WINOKUR EJ. A sticky situation:meconium aspiration in the emergency department [J]. J Emerg Nurs,2019,45(1):6-11.

◆ 该新生儿胎粪吸入综合征并发呼吸衰竭考虑使用 ECMO 的原因?

ECMO 是一种为常规治疗难以治愈的呼吸衰竭患者提供临时呼吸支持的技术,ECMO 治疗指征详见下面的“理论支持”内容。

本案例中,患儿发生胎粪吸入综合征并发呼吸衰竭,生后第 2 天,在使用呼吸机辅助通气的情况下,血氧饱和度仍较低(波动在 75%~90%),心率增快(175 次 /min),出现严重的低氧血症(PaO_2 30mmHg),OI 为 30mmHg 超过 24h,符合 ECMO 的使用指征,故使用 ECMO 治疗。

理论支持

ECMO 治疗指征为：

● 氧合指数 >40mmHg 超过 4h［氧合指数 = 平均气道压 × 吸入气氧浓度（FiO$_2$）×100/ 动脉血氧分压（PaO$_2$）（导管后）］。

● 氧合指数 >20mmHg 超过 24h，或呼吸困难持续恶化。

● 积极呼吸支持下，病情仍迅速恶化，严重的低氧血症［PaO$_2$<40mmHg（1mmHg=0.133kPa）］。

● 血 pH<7.15，血乳酸≥5mmol/L，尿量 <0.5mL/（kg·h）持续 12~24h。

● 肺动脉高压导致右心室功能障碍，需要持续大剂量正性肌力药物维持心功能（正性肌力药物评分 >40 分；正性肌力药物评分 = 肾上腺素 ×100+ 异丙肾上腺素 ×100+ 米力农 ×10+ 氨力农 ×1+ 多巴胺 ×1+ 多巴酚丁胺 ×1）。

资料来源：中国医师学会新生儿科医师分会. 新生儿呼吸衰竭体外膜肺氧和支持专家共识［J］. 中华儿科杂志，2018，56（5）：327-331.

◆ 新生儿胎粪吸入综合征并发呼吸衰竭患者使用 ECMO 的观察要点有哪些？

（1）流量、气体和压力管理：维持血流量在 80~100mL/（kg·min），气血比为（0.5~10）∶1。

（2）生命体征监测：持续给予心电、动脉压（维持平均动脉压在 40~65mmHg）、中心静脉压监测。

（3）呼吸机管理：ECMO 支持期间，应降低机械通气参数，使肺得到休息。

（4）液体管理：在维持足够循环灌注和 ECMO 流量前提下，应该控制液体摄入量，"量出为入"。

（5）感染控制：严格采取院内感染防控措施，实施单间隔离。

（6）镇静：ECMO 支持期间，新生儿通常需要轻度镇静和镇痛，首选苯二氮䓬类药物（如咪达唑仑），镇痛药物可选吗啡或芬太尼。

（7）营养支持：开始 ECMO 支持后 24~48h 评估是否给予胃肠内营养。

（8）实验室监测：血气分析 1 次 /3~8h（ECMO 支持第 1 个 24h 内 1 次 /3h）；血常规检查 1 次 /12h，维持血红蛋白在 120~140g/L，血小板在 50×10^9/L 以上。

（9）凝血功能监测与管理：每 12h 测 1 次凝血酶原时间、活化部分凝血活酶时间、纤维蛋白原、D- 二聚体。

（10）游离血红蛋白监测：建议每天测游离血红蛋白；无条件者可通过肉眼观察血清和尿液颜色判断是否发生溶血。

理论支持

ECMO 支持期间，应降低机械通气参数使肺得到休息。设置建议如下：FiO$_2$ 0.21~0.30、气道峰压（PIP）<20cmH$_2$O（1cmH$_2$O=0.098kPa）、呼气末气道正压（PEEP）

5~10cmH$_2$O、呼吸频率 15~25 次/min、吸气时间 0.4~0.6s、潮气量 <6mL/kg。

　　ECMO 启用后即应监测活化全血凝固时间(ACT)水平,待 ACT 水平降至 300s 以内,开始启用肝素抗凝,ECMO 支持期间以 5~50U/(kg·h) 的剂量持续泵入肝素,维持 ACT 在 160~220s,纤维蛋白原 >1.5g/L,活化部分凝血活酶时间(APTT)50~80s。监测抗凝血酶(antithrombin,AT)Ⅲ、抗 X 因子(AT Ⅲ >70%,抗 X 因子 0.35~0.7U/mL)。血小板、冷沉淀等凝血类物质只能经外周静脉输入,禁止在氧合器前输入。

　　如出现溶血,应检查管路,判断管路是否有凝块、打折,动脉插管是否堵塞,管路压力是否过高等情况,并更换氧合器、泵头或整套管路,碱化尿液和使用利尿剂维持尿量。

资料来源:中国医师学会新生儿科医师分会.新生儿呼吸衰竭体外膜肺氧和支持专家共识[J].中华儿科杂志,2018,56(5):327-331.

(四)案例总结分析

　　本案例中,患儿出生时发生胎粪吸入综合征,出生后在使用呼吸机辅助通气治疗的情况下,血氧饱和度仍不能维持,出现低氧血症、呼吸衰竭。对于这类患儿,护士不仅需要熟知新生儿专科护理知识,还要关注呼吸衰竭的高危因素,及时评估病情是否符合使用 ECMO 的指征。在使用 ECMO 治疗的过程中,医护人员应严密监测患儿出血情况及重要器官功能,预防感染及其他并发症的发生,进行 ECMO 灌流量的安全调控、ECMO 氧和器的安全评估等;护理人员还需妥善固定导管,防止意外脱管的发生,并做好应急预案等,同时做好患儿的镇静、镇痛及皮肤管理,防止压力性损伤的发生。

二、新生儿重度窒息并发颅内出血的临床案例

(一)患者一般信息

　　患儿,女,系 G2P2,胎龄 35^{+2} 周。因胎儿宫内窘迫剖宫产娩出,出生体重 2 190g。患儿出生时羊水Ⅲ度污染,脐带 50cm,胎盘、胎膜完整,Apgar 评分 1min 时为 1 分(心率 58 次/min,无呼吸,四肢瘫软,喉反射无,全身青紫),立即予气管插管、口咽部吸羊水(约吸出 10mL)、胸外心脏按压,并于气管内、脐静脉内多次注射肾上腺素(共 1.6mL)。患儿心率逐渐上升至 120 次/min,5min 时复评为 1 分(心率 1 分),10min 时复评为 1 分(心率 1 分),15min 时复评为 3 分(心率 2 分,肤色 1 分),持续气管插管,血氧饱和度维持在 87% 左右。为求进一步治疗,由某产科医院转运至某三级甲等儿童专科医院新生儿科。

(二)诊治护理过程

　　入院第 1 天:10 时,患儿因窒息复苏后 2.5h 收入院。查体:体温 35.4℃,心率 112 次/min,血压 82/56mmHg,身长 49cm,体重 2 190g。患儿带气管插管入院,反应差,烦躁,易激惹,全身皮肤青紫,可见粪染,无出血点,前囟隆起,口唇苍白,双侧瞳孔等大、等圆,对光反射迟

钝,气管插管下两肺呼吸音粗,未及明显干湿啰音,心律齐,心音有力,未闻杂音,腹软、不胀,未及包块,肝肋下2.5cm,质软,脾肋下未及,肌张力增高,生理反射未引出,病理征未引出。医疗诊断:新生儿窒息。

11时,CT平扫提示:脑实质出血。置患儿于远红外辐射台上,给予亚低温治疗(设置温度33.4℃,温差10℃)、芬太尼镇痛,未见明显抽搐;予气管插管呼吸机辅助通气(高频振荡通气模式,FiO$_2$ 70%)、禁食,患儿血氧饱和度为93%,无气促,无呕吐、腹胀,未排便,平均动脉压35~40mmHg。医生补充诊断:颅内出血。

入院第2天: 10时,患儿于亚低温治疗中,予气管插管呼吸机辅助通气(高频振荡通气模式,FiO$_2$ 60%),无明显抽搐,血氧饱和度为91%,无气促;予配方奶5mL,1次/h,无呕吐、腹胀,排墨绿色大便1次,小便量100mL,24h入量286mL,出量135mL;予生理盐水23.8mL+多巴胺32mg[相当于10μg/(kg·min)]维持,平均动脉压45~50mmHg。

入院第4天: 11时,患儿经亚低温治疗满72h,给予复温(利用亚低温仪设置水温及温差范围,逐步复温,每小时上升0.5~1℃)。

15时,患儿复温结束,直肠温度36.2℃,全身皮肤红润,四肢活动可。

入院第6天: 13时,呼吸机撤管后,予以鼻导管吸氧1L/min,患儿一般情况恢复良好,呼吸平稳,心率135次/min左右,呼吸40次/min左右,血氧饱和度为95%。脑部CT复查示,脑实质出血吸收中,范围较前缩小。

入院第10天: 10时,患儿各项生命体征平稳,予配方奶45mL,1次/3h,未见腹胀及呕吐,大小便无殊。遵医嘱通知患儿家长办理出院手续,定期随访。

(三)护理思考路径

◆ 重度窒息的新生儿为什么容易并发颅内出血?

患儿重度窒息,持续处于缺氧状态时,无氧代谢使酸性产物浓度增加,导致重度代谢性酸中毒,体内储存糖原耗尽,血流代偿机制丧失,心脏功能受损,继发脑损伤,主要表现为缺氧缺血性脑病和颅内出血。

本案例中,患儿因胎儿宫内窘迫剖宫产娩出,羊水Ⅲ度污染,生后心率58次/min,无呼吸,四肢瘫软,喉反射无,全身青紫,行胸外心脏按压,根据新生儿窒息诊断标准,诊断为重度窒息。入院后完善CT检查,提示脑实质出血。

理论支持

中华医学会国产医学分会新生儿复苏学组组织相关专家讨论,提出关于结合Apgar评分及脐动脉血气pH诊断新生儿窒息的具体方案如下:

● 新生儿生后仍做Apgar评分,在二级以上或有条件的医院生后应即刻做脐动脉血气分析,Apgar评分要结合血气结果做出窒息的诊断:

轻度窒息:Apgar评分1min时≤7分或5min时≤7分,伴脐动脉血pH<7.2。

重度窒息:Apgar评分1min时≤3分或5min时≤5分,伴脐动脉血pH<7.0。

● 未取得脐动脉血气分析结果的Apgar评分异常可称为低Apgar评分。考虑到目前国际、国内的疾病诊断编码的现状,对于低 Apgar 评分的病例,Apgar 评分≤3 分列入严重新生儿窒息诊断,Apgar 评分≤7 分列入轻或中度新生儿窒息诊断。

资料来源:中华医学会围产医学分会新生儿复苏学组.新生儿窒息诊断的专家共识[J].中华围产医学杂志,2016,19(1):5-8.

◆ 如何早期识别重度窒息新生儿并发颅内出血?

新生儿重度窒息引起的缺氧和酸中毒可直接损伤毛细血管内皮细胞,使其通透性增加或破裂出血;缺氧和酸中毒还损伤脑血管自主调节功能,形成压力被动性脑血流,当体循环压力升高时,脑血流量增加而致毛细血管破裂。而患儿出现颅内损伤的症状和体征与出血部位及出血量有关,常见的有:

(1) 意识形态改变:如激惹、过度兴奋或表情淡漠、嗜睡、昏迷等。

(2) 眼症状:如凝视、斜视、眼球上转困难、眼震颤等。

(3) 颅内压增高表现:如脑性尖叫、前囟隆起、惊厥等。

(4) 呼吸改变:出现增快、减慢、不规则或暂停等。

(5) 肌张力改变:早期增高以后减低。

(6) 瞳孔:不对称,对光反应差。

(7) 其他:黄疸和贫血。

本案例中,患儿入院时意识形态改变:反应差,烦躁,易激惹;前囟隆起,颅内压增高;双侧瞳孔对光反射迟钝;肌张力增高。

理论支持

Apgar 评分是对新生儿出生后即刻生理状态的描述,包含了主观的成分。Apgar 评分低不能预测个体的发病率或病死率。声明告诫,单独使用 Apgar 评分诊断新生儿窒息是不恰当的,可导致错误的窒息定义。为正确描述新生儿的状态,提供准确的数据,推荐使用扩展的 Apgar 评分表(表 14-6)。

表 14-6　扩展的 Apgar 评分表

孕龄(__ 周)

项目	征象(评分标准)			评分 / 分				
	0 分	1 分	2 分	1min	5min	10min	15min	20min
肤色	发绀或苍白	四肢发绀	全身红润					
心率	无	<100 次 /min	>100 次 /min					
对刺激反应	无反应	反应及哭声弱	哭声响,反应灵敏					
肌张力	松软	有些弯曲	动作灵活					
呼吸	无	微弱,不规则	良好,哭					
总分								

续表

备注:	复苏				
	项目	1min	5min	10min	15min	20min
	给氧					
	PPV/NCPAP					
	气管插管					
	胸外按压					
	肾上腺素					

PPV:正压通气(positive pressure ventilation);NCPAP:经鼻持续气道正压通气。

资料来源:李茂军,吴青,阳倩,等.Apgar 评分的再评价——美国儿科学会和妇产科学会"Apgar评分"最新声明简介[J].中华实用儿科临床杂志,2016,31(14):1063-1065.

◆ 重度窒息的新生儿并发颅内出血如何紧急处理?

重度窒息的新生儿首先要及时进行心肺复苏(cardiopulmonary resuscitation,CPR),气管插管呼吸机辅助通气,如患儿并发颅内出血,则还需进行以下紧急处理。

(1) 止血:可选用维生素 K_1、酚磺乙胺、注射用血凝酶等。

(2) 镇静、止惊:地西泮、苯巴比妥等。

(3) 降低颅内压:呋塞米、甘露醇等。

(4) 降低脑组织的基础代谢,保护神经细胞:亚低温治疗。

理论支持

● 亚低温治疗指征

(1) 有以下围生期缺氧证据:①10min Apgar 评分≤5 分;②出生后 60min 内脐血/动脉血/静脉血/毛细血管血血气分析 pH<7.00 或 BE≤-12mmol/L;③需机械通气或持续复苏超过 10min。

(2) 有中到重度脑病(根据改良的 Sarnat 标准)证据或有惊厥发作(被医生、护士或助产士证实或由振幅整合脑电图/脑电图发现)。

(3) 胎龄≥35 周,出生体重≥1 800g。

(4) 生后 6h 内可以实施亚低温治疗。

● 亚低温治疗的绝对禁忌证:①难以控制的严重出血;②由持续性肺动脉高压导致的无法控制的缺氧;③计划立即撤除生命支持。

资料来源:陈小娜,姜毅.2018 昆士兰临床指南:缺氧缺血性脑病介绍[J].中华新生儿科杂志,2019,34(1):77-78.

◆ 重度窒息并发颅内出血新生儿亚低温治疗的观察要点?

(1) 诱导阶段:是在最短的时间(一般要求在 1~2h 内)内把体核温度降至目标温度。

目前,全身亚低温治疗的目标体核温度多设置为 33~34℃。

(2) 维持阶段:目标是维持体核温度的恒定或小范围波动(通常波动范围维持在 0.2~0.5℃),维持时间 72h。

(3) 复温阶段:是指全身亚低温治疗结束后缓慢恢复至正常体温(目标直肠温度为 37℃)的过程。目前临床多采用自然复温方式,必要时使用加热毯。维持室温 25~26℃,湿度 55%~60%。复温至 34.5℃前,每 20min 升高 0.1℃;复温至 34.5℃后,每 20min 升高 0.5℃。

(4) 监测生命体征,密切观察病情:在降温过程中,护士应密切监测患儿生命体征的变化,尤其是体温的变化。监测体核温度、腋温和降温装置的温度,1 次 /20min。监测血压、心率、呼吸频率、血氧饱和度,在维持阶段的前 2~4h 一般为 1 次 /15min,此后 1 次 /30~60min。

(5) 降温过程中,护士要加强观察,注意评估患儿的全身皮肤情况,一旦出现皮肤并发症,应尽快给予局部保暖等处理。行亚低温治疗时及复温后,患儿未出现皮肤花纹,说明末梢血液循环较好,保暖措施完善。

理论支持

● 脑电图监测:推荐间断或持续应用(特别是使用肌肉松弛药时),监测癫痫的发生。躯体感觉诱发电位(SSEP)对评估缺氧缺血性脑病预后具有重要的参考价值。

● 脑氧饱和度监测:评估脑氧供和脑氧耗。

● 其他:血红蛋白是携氧载体,保证血细胞比容 >0.24 以维持充足的氧供和氧输送。定期进行血气分析(温度校正),保持电解质平衡和内环境稳定。亚低温诱导和维持阶段,血清 K^+ 建议保持在 3.0~3.5mmol/L,以防止复温时离子反跳造成高钾血症和心律失常。

资料来源:中国研究型医院学会神经再生与修复专业委员会心脏重症脑保护学组,中国研究型医院学会神经再生与修复专业委员会神经重症护理与康复学组.亚低温脑保护中国专家共识[J].中华危重病急救医学,2020,32(4):385-391.

◆ 重度窒息并发颅内出血患儿亚低温治疗的并发症有哪些,如何预防?

(1) 心律 / 心率、血压异常:主要表现为心律失常、窦性心动过缓(心率 <80 次 /min)、QT 间期延长等。严重心律失常时,需要医疗干预和 / 或停止亚低温治疗;若血压下降(平均动脉压 <40mmHg,1mmHg=0.133kPa),需要给予强心药物支持。

(2) 皮下脂肪坏死:为良性病变,是发生于新生儿或婴儿早期的疾病,其特点为皮下脂肪组织出现无痛性结节及斑块,能自行消退,预后良好。其特征为红斑、皮下硬结、疼痛,主要分布在背部、面部、肩膀和臀部。寒冷和缺氧会导致脂肪细胞损伤、脂肪组织结晶化以及脂肪坏死组织的肉芽肿反应。皮下脂肪坏死又可导致血钙过高、疼痛、血脂异常、肾功能不全和脂肪萎缩。临床上应多加观察,以便早期发现和处理。

(3) 凝血障碍:包括凝血时间延长、凝血障碍和弥散性血管内凝血等。有报道指出,全身亚低温治疗中患儿可能出现暴发性紫癜。

(4) 对代谢的影响:全身亚低温治疗对代谢的影响主要表现在患儿出现低血糖(<2.6mmol/L)、高乳酸血症(>2mmol/L)、低钾血症(<3.5mmol/L)、液体潴留和低钠血症等。

当出现下列不良情况时要及时终止亚低温治疗,防止并发症的发生:①吸入纯氧时,患儿仍出现持续低氧血症;②出现威胁生命的凝血功能障碍;③出现不可控制的肺动脉高压;④出现需要干预的心律失常。当上述状况发生时,患儿即使处于维持阶段的 72h 内,也要提前停止低温。

理论支持

- 亚低温组心动过缓和血小板减少的发生率均明显低于对照组。深入分析各文献发现,心动过缓患儿的心率很少低于 70 次 /min。
- 重度血小板减少(<2.5×10/L)者极其少见,与常温组具有可比性,而血小板高于 2.5×10/L 者更为多见,但这一血小板值一般不会导致自发出血。如果除血小板明显下降外还伴有出凝血时间延长,可暂缓实施亚低温治疗或在实施亚低温治疗的同时及时纠正血小板和出凝血功能。
- 其他不良反应(如需要治疗的心律失常、凝血异常导致的出血、血培养证实的败血症和肺动脉高压等)的发生率,两组比较差异均无统计学意义。

资料来源:王来栓,程国强,周文浩,等.亚低温治疗胎龄大于 35 周龄新生儿缺氧缺血性脑病效果及安全性的荟萃分析[J].中华医学杂志,2012,92(20):1400-1404.

(四)案例总结分析

本案例中,新生儿因缺氧发生宫内窘迫,引起呼吸、循环障碍,以致生后 1min 内无自主呼吸或未能建立规律性呼吸,Apgar 评分≤3 分,而导致低氧血症和混合性酸中毒,使各器官受损,颅内出血的发生。护理人员应掌握 Apgar 评分的标准,并根据 Apgar 评分来判断患儿的窒息严重程度。在患儿出现窒息时,可进行心肺复苏,并及时给予气管插管辅助呼吸治疗。如果患儿情况符合亚低温治疗的纳入标准,可采取该项治疗方法。亚低温治疗可以提高因窒息引起颅内出血患儿的存活率,并改善神经系统预后。在进行亚低温治疗时,应重点关注患儿核心温度的稳定性并且密切观察患儿的生命体征,以及有效预防可能出现的不良反应。在复温过程中切记一定要缓慢复温,加强皮肤的护理,防止冻伤或压力性损伤的产生。

三、新生儿缺氧缺血性脑病并发惊厥的临床案例

(一)患者一般信息

患儿,女,G2P1,胎龄 37^{+6} 周。胎膜早破 9h,产前胎心偏快,生后 1min 时 Apgar 评分为 3 分(皮肤青紫,四肢松软,心率 90 次 /min 为),即刻清理呼吸道并予以简易呼吸器正压通气,3min 后情况逐渐好转(肤色转红,呼吸增强,刺激无哭声,四肢仍松软)。继续给予正压通气 2min,患儿在刺激后出现哭声,四肢开始活动,5min 时 Apgar 评分为 5 分(肤色红润,呼吸弱,心率 128 次 /min)。患儿胎盘脐带完整,羊水 I 度污染,断脐后体重 3 370g。诊断为新生儿缺氧缺血性脑病(hypoxie-ischemic encephalopathy,HIE),转入新生儿科继续观察治

疗。予心电监护,禁食,纠正酸中毒,静脉营养支持,生理盐水 24.8mL+多巴胺 22mg[相当于 5μg/(kg·min)]改善循环,头孢他啶抗感染治疗。生后 6h,患儿出现激惹,肌张力高,瞳孔缩小,对光反应迟钝,脑电图检查见癫痫样波,予苯巴比妥钠止惊,生理盐水 24.8mL+多巴酚丁胺 22mg[相当于 5μg/(kg·min)]增强心肌收缩。生后 16h,患儿出现呼吸暂停,血氧饱和度下降(波动在 85% 左右),予鼻导管吸氧(氧流量 1L/min)后仍有呼吸暂停,并有四肢阵发性痉挛。

(二) 诊治护理过程

入院第 1 天: 9 时,患儿入院,置远红外辐射台。患儿无抽搐发作,无屏气发作,无呕吐,小便正常,胎粪已解。予心电监护,血氧饱和度在 94% 左右,心率 130 次/min 左右,呼吸 44 次/min。

入院第 2 天: 9 时 30 分,患儿自前一天至今共抽搐 5 次,均表现为四肢持续抖动,持续约 30s。抽搐发作时,血氧饱和度维持在 80% 左右。自前一天起,予配方奶 15mL 1 次/3h,患儿无呕吐、腹胀。

入院第 3 天: 8 时 50 分,患儿呼吸平稳,无惊厥发作。予配方奶 30mL,1 次/3h,未见发绀、屏气、激惹、呕吐等症状。前一天入量 362mL,出量 305mL。

入院第 5 天: 9 时 50 分,患儿心率 142 次/min,呼吸 40 次/min,血氧饱和度在 95% 左右,生命体征平稳。予配方奶 45mL,1 次/3h。通知家长办理出院手续,定期随访。

(三) 护理思考路径

◆ 新生儿缺氧缺血性脑病为什么容易并发惊厥?

新生儿缺氧缺血性脑病是由于各种围生期因素引起的缺氧和脑血流减少或暂停而导致胎儿和新生儿的脑损伤,是新生儿窒息后严重的并发症。缺氧和酸中毒还可导致脑血管自主调节功能障碍,形成压力被动性脑血流,当血压升高过多时,可造成脑室周围毛细血管破裂出血;而低血压时脑血流量减少,又可引起缺血性损伤。缺氧时无氧糖酵解增加、乳酸堆积,导致低血糖和代谢性酸中毒;三磷酸腺苷产生减少,细胞膜钠泵、钙泵功能不足,使钠钙离子进入细胞内,激活某些受其调节的酶,从而进一步破坏脑细胞膜的完整性。故而造成神经系统功能紊乱,引起惊厥。

本案例中,患儿胎膜早破 9h,羊水 I 度污染,产前胎心偏快,生后皮肤青紫,四肢松软,心率 90 次/min,生后 6h 出现激惹、肌张力高,生后 16h 在吸氧的状态下仍反复出现呼吸暂停,血氧饱和度不能维持,继而出现了惊厥的症状。

理论支持

临床表现是诊断缺氧缺血性脑病的主要依据,同时具备以下 4 条者可确诊:

● 母亲产前存在异常的可引起胎儿宫内窘迫的产科病史,以及存在严重的胎儿宫内窘迫表现(羊水污染或胎心异常),或者分娩过程中有明显的窒息史。

● 出生时存在新生儿重度窒息,即 Apgar 评分 1min 时≤3 分,且 5min 时仍≤5 分,和/或出生时脐动脉血气分析 pH≤7.0。

● 出生后不久患儿出现不同程度神经系统的症状,并可能会持续 24h 以上,如兴奋、嗜睡、昏迷、肌张力增高或减弱,原始反射减弱或消失,病情严重时可出现惊厥发作、呼吸节律改变、瞳孔改变、对光反应迟钝或消失、前囟张力增高等。

- 排除电解质紊乱、颅内出血和产伤等原因引起的抽搐,以及宫内感染、遗传代谢性疾病和其他先天性疾病所引起的脑损伤。

资料来源:中华医学会儿科学分会新生儿学组.新生儿缺氧缺血性脑病诊断标准[J].中华儿科杂志,2005,43(8):584.

◆ 如何早期识别新生儿缺氧缺血性脑病并发惊厥?

新生儿缺氧缺血性脑病主要表现为意识改变及肌张力变化。轻度者主要表现为兴奋、激惹,肢体及下颏可出现颤动;中度者表现为嗜睡、反应迟钝、肌张力减低,肢体自发动作减少,可出现惊厥,脑电图检查可见癫痫样波或电压改变,诊断常发现异常;重度者表现为意识不清(常处于昏迷状态),肌张力低下,肢体自发动作消失,惊厥频繁,脑电图及影像学诊断明显异常,脑干诱发电也异常。

本案例中,患儿生后6h出现激惹、肌张力高,生后16h在吸氧的状态下仍反复出现呼吸暂停,血氧饱和度不能维持,瞳孔缩小,对光反应迟钝,脑电图检查可见癫痫样波,提示缺氧缺血性脑病并发惊厥。

理论支持

以下辅助检查可以帮助诊断缺氧缺血性脑病并发惊厥:

- 脑电图:在生后1周内检查。表现为脑电活动延迟(落后于实际胎龄),异常放电,缺乏变异,背景活动异常(以低电压和暴发抑制为主)等。有条件时,可在出生早期进行振幅整合脑电图连续监测。

- B超:可在缺氧缺血性脑病病程早期(72h内)开始检查,有助于了解脑水肿、脑室内出血、基底核、丘脑损伤和脑动脉梗死等缺氧缺血性脑病的病变类型。发生脑水肿时可见脑实质不同程度的回声增强,结构模糊,脑室变窄或消失,严重时脑动脉搏动减弱;基底核和丘脑损伤时显示为双侧对称性强回声;脑梗死早期表现为相应动脉供血区呈强回声,数周后梗死部位可出现脑萎缩及低回声囊腔。

- CT:待患儿生命体征稳定后检查,一般以生后4~7d为宜。发生脑水肿时可见脑实质呈弥漫性低密度影伴脑室变窄;基底核和丘脑损伤时呈双侧对称性高密度影;脑梗死表现为相应供血区呈低密度影。有病变者3~4周后宜复查。

- MRI:有条件时可进行检查,在对缺氧缺血性脑病的病变性质与程度评价方面优于CT,对矢状旁区和基底核损伤的诊断尤为敏感。发生脑水肿时可见脑实质呈弥漫性高信号伴脑室变窄;基底核和丘脑损伤时呈双侧对称性高信号;脑梗死表现为相应动脉供血区呈低信号;矢状旁区损伤时皮质呈高信号、皮质下白质呈低信号。弥散成像所需时间短,对缺血脑组织的诊断更敏感,病灶在生后第1天即可显示为高信号。

资料来源:中华医学会儿科学分会新生儿学组.新生儿缺氧缺血性脑病诊断标准[J].中华儿科杂志,2005,43(8):584.

◆ 对于新生儿缺氧缺血性脑病并发惊厥,如何给予紧急处理?

新生儿缺氧缺血性脑病并发惊厥,应立即进行抢救处理:

(1) 让患儿平卧,头偏向一侧,清除患儿口鼻腔分泌物、呕吐物等,保持呼吸道通畅;备好急救用品。

(2) 常用药物:①苯巴比妥(是治疗新生儿惊厥的一线药物);②苯妥英钠(是治疗新生儿惊厥的二线药物);③苯二氮䓬类,如地西泮等;④利多卡因等。观察并记录患儿用药后的反应。

(3) 预防外伤,防止皮肤摩擦受损。

(4) 密切观察患儿病情变化,预防脑水肿的发生。

理论支持

苯巴比妥、苯妥英钠和地西泮等是新生儿重症监护病房中最常用的经验性抗惊厥药,其中苯巴比妥作为一线药物应用最为广泛,二线药物有苯妥英钠,地西泮、硫喷妥钠和罗拉西泮等为三线药物。基于抗惊厥药能改善惊厥再发作,从而减轻对未成熟脑发育负面影响的假设,目前国内外临床上在窒息后使用抗惊厥药预防脑损伤的现象非常普遍。初步证据表明,在围生期窒息发生后给予抗惊厥药治疗,可显著减少继发惊厥的发生。

资料来源:陈燕琳,周文浩.抗惊厥药治疗足月新生儿围生期窒息临床疗效的 Meta 分析[J].中国循证儿科杂志,2009,4(1):39-44.

◆ 对于新生儿缺氧缺血性脑病并发惊厥有哪些护理观察要点?

(1) 密切观察体温、脉搏、意识及瞳孔变化。

(2) 惊厥发作时,立即让患儿头偏向一侧,清除口鼻腔分泌物,保证气道通畅。

(3) 按医嘱使用镇静药物,观察并记录患儿用药后的反应。镇静药物使用过量,可致呼吸抑制、血压降低、心律失常等不良反应,因此在用药时需严密观察患儿的呼吸及血压变化。

(4) 惊厥发作较频繁或持续时间较长者,给予吸氧。

(5) 大多数惊厥可在 2~3d 内缓解,罕见复发,可早期停药。

理论支持

苯巴比妥最常见的不良反应是镇静,血药浓度 >50μg/mL 或联合咪达唑仑、吗啡等镇静药时,常需予以呼吸支持。如重复给药时间间隔过短(<15min),剂量累积,易引起中枢抑制。早产、窒息、肝肾功能不全、低温治疗以及生后 2 周内的新生儿药物清除率低、半衰期长等引起的药物蓄积均可使不良反应风险增加。

利多卡因的主要不良反应是心律失常,发生率 4.8%,采用降剂量的优化方案可使不良反应发生率降至 0.4%;有先天性心脏病、联合苯妥英钠的患儿禁用,血钾浓度不稳定、肝肾功能障碍患儿慎用;用药时需监测心电图、血压、心率和电解质。

资料来源:欧阳珊,周伟,贺娟.新生儿抗惊厥药物合理使用和风险评估[J].中华新生儿科杂志,2018,23(6):466-468.

◆ 如何预防新生儿缺氧缺血性脑病并发惊厥？

（1）对于缺氧缺血性脑病患儿，要选择合适的给氧方式，防止 PaO_2 过高和 $PaCO_2$ 过低。

（2）纠正酸中毒：应改善通气以纠正呼吸性酸中毒，在此基础上使用碳酸氢钠纠正代谢性酸中毒。

（3）维持血压：保证各脏器的血液灌注，可用多巴胺、多巴酚丁胺。

（4）维持血糖在正常高值，但要防止高血糖。

（5）补液：每天液体量控制在 60~80mL/kg。

（6）使用抗惊厥药物，控制惊厥的发作。

理论支持

缺氧缺血性脑病临床分度：主要参照改良的 Sarnat 标准（表 14-7）对脑病严重程度进行评估，高危生后 6h 内，每小时都要进行神经状态评估并记录脑病严重程度，可评为正常、轻度、中度或重度脑病。如用此标准不能评估则记录为不适用。

表 14-7 改良的 Sarnat 标准

项目	不同严重程度脑病评定标准			
	正常	轻度	中度	重度
意识水平	可唤醒	兴奋、易激惹	昏睡	昏迷
自主活动	正常	正常或增多	减少	无
姿势	正常	正常	远端弯曲，完全伸展	去大脑强直
肌张力	正常	正常或增高（躯干和四肢）	降低（局部或全身）	松软
吸吮反射	正常	正常或不完全	减弱	消失
拥抱反射	强	强，低阈值	不完全	消失
自主神经系统	瞳孔等大、对光反射正常；心率和呼吸正常	瞳孔等大、对光反射正常；心率和呼吸正常	瞳孔缩小；心动过缓或周期性或不规则呼吸	瞳孔偏斜或扩大或对光反射消失；变异心率或呼吸暂停

资料来源：陈小娜，姜毅.2018昆士兰临床指南：缺氧缺血性脑病介绍[J].中华新生儿科杂志，2019,34(1):77-78.

（四）案例总结分析

新生儿缺氧缺血性脑病是由于各种围生期因素引起缺氧和脑血流减少或暂停而导致的脑损伤，是新生儿窒息后的严重并发症，病情重，病死率高，并且可能造成永久性神经功能损伤和 / 或并发惊厥。根据患儿出生时有窒息史、出现神经系统症状，可以初步判断为缺血缺氧性脑病，再结合其他临床表现和各项辅助检查（如动脉血气分析等），可以明确诊断。此类患儿容易并发惊厥，可遵医嘱合理使用抗惊厥药物防止抽搐，使用抗生素预防感染的发生。在护理此类患儿过程中须注意：操作动作要尽量轻柔，避免造成人为损伤；减少移动患儿头部,防止颅内压增高;观察瞳孔、意识情况;如出现抽搐现象,需要观察抽搐的持续时间和表现;及时开奶,满足机体生长发育的需要。

四、新生儿 ABO 溶血并发新生儿黄疸的临床案例

(一) 患者一般信息

患儿,男,系 G2P2,胎龄 37^{+6} 周,顺产娩出。出生体重 3 200g,身长 47cm。父母身体健康,无家族遗传史。其母孕期健康,未服过任何药物,无胎膜早破和产程延长。生后 1min 时 Apgar 评分为 10 分,5min 时 Apgar 评分为 10 分,无抢救史。体格检查:体温 36.6℃,心率 138 次 /min,呼吸 40 次 /min;前囟平软,口周红润;吸气性凹陷(−),两肺呼吸音正常;心律齐,心音有力,未闻及杂音;腹软、不胀,未及包块。生后 2h,患儿出现明显皮肤黄染(颜面部、胸部及腹部皮肤均黄染,并进行性加重),经皮胆红素为 236μmol/L。由某产科医院转至某三级甲等儿童专科医院,门诊以新生儿黄疸收治入新生儿科。

(二) 诊治护理过程

入院第 1 天:患儿体温 36.8℃,心率 140 次 /min,呼吸 42 次 /min;颜面部、胸部及腹部皮肤均黄染;胎便已排;测经皮胆红素为 238μmol/L。遵医嘱予蓝光治疗,并继续观察皮肤黄染情况。

生后 8h,测经皮胆红素值为 297μmol/L。患儿皮肤黄染范围扩大至四肢。实验室检查结果显示:患儿血型 A 型,母亲血型 O 型;患儿血清胆红素值为 320μmol/L,抗人球蛋白试验阳性。结合患儿临床表现及实验室检查结果,考虑为新生儿 ABO 溶血。

生后 9h,患儿皮肤黄染情况较前加重,掌心、足底均已黄染。继续蓝光治疗,遵医嘱静脉输注丙种球蛋白 50mL(2h 完成)。患儿体温 37.0℃,心率 140 次 /min,呼吸 40 次 /min,大小便正常。

生后 11h,患儿静脉输注丙种球蛋白完成,未见异型蛋白反应。患儿全身黄染加重,巩膜黄染;体温 37.1℃,心率 138 次 /min,呼吸 43 次 /min;测患儿经皮胆红素为 390μmol/L,达到换血指征,告知患儿家长情况并签署知情同意告知书。

生后 12h,护士为患儿开通一条动脉、两条静脉通路,遵医嘱予地塞米松静脉滴注,预防输血反应;予以行换血治疗,整个过程持续 3h,期间经外周静脉通路持续匀速输入 A 型血浆 160mL、O 型少浆血 300mL,共 460mL,同时经动脉通路持续匀速引血 460mL;经静脉通路每输入血总量 100mL,给予 5% 葡萄糖注射液 2mL+ 葡萄糖酸钙 1mL 静脉推注 1 次。换血过程中,各管路通畅并妥善固定,患儿禁食,持续蓝光治疗。患儿各项生命体征稳定:体温 37.0℃,心率 146 次 /min,呼吸 45 次 /min,血压 70/45mmHg。

生后 15h,换血结束。患儿体温 36.9℃,心率 142 次 /min,呼吸 41 次 /min,血压 72/43mmHg;无发热、过敏、休克等输血反应;测经皮胆红素 243.77μmol/L,较前明显下降。继续给予蓝光治疗。

生后 18h,患儿各项生命体征稳定,心率 138 次 /min,呼吸 42 次 /min;无烦躁、抽搐。遵医嘱予配方奶 25mL,1 次 /3h。

入院第 2 天:测经皮胆红素 198μmol/L,患儿皮肤黄染情况较前明显消退。继续蓝光治疗。患儿 24h 出量 220mL。心电监护示心率 142 次/min,呼吸 40 次/min,血氧饱和度 96%。

入院第 5 天:测经皮胆红素值 95μmol/L,患儿皮肤黄染消退。遵医嘱停止蓝光治疗。

入院第 7 天:患儿皮肤黄染消退,各项生命体征稳定,心率 146 次/min,呼吸 44 次/min,测经皮胆红素 93μmol/L。予以出院。

(三) 护理思考路径

◆ 新生儿 ABO 溶血为什么容易并发新生儿黄疸?

新生儿黄疸是指新生儿时期,由于胆红素代谢异常,引起血中胆红素水平升高,而出现以皮肤、黏膜及巩膜黄染为特征的病症,是新生儿最常见的临床问题,新生儿黄疸有生理性和病理性之分。病理性黄疸一般出现早,生后 24h 内出现或退而复现,进展快,主要发病机制有胆红素生成过多(过多的红细胞破坏及肠肝循环增加使血清未结合胆红素升高)、肝脏胆红素代谢障碍及胆汁排泄障碍。

新生儿 ABO 溶血主要指由于母子血型不合导致胎儿或新生儿发生的一种同族免疫性溶血。其发病机制是胎儿由父亲方面遗传来的血型显性抗原恰为母亲所缺少,在妊娠后期,胎儿血因某种原因进入母体,母体被致敏产生相应的 IgM 抗体。如母亲再次妊娠,胎儿血再次进入母体,母体发生次发免疫反应,产生大量 IgG 抗体,通过胎盘进入胎儿,使新生儿发生溶血(大量红细胞破坏)。胆红素主要来源于血红蛋白降解产物,一旦发生新生儿 ABO 溶血,患儿体内胆红素生成加快,大量胆红素积聚体内,不能被及时排出体外,从而并发黄疸。

本案例中,患儿生后 2h 起出现皮肤黄染,并进行性加重,血清胆红素高达 390μmol/L,是病理性黄疸的典型表现,患儿母亲血型为 O 型,患儿血型为 A 型,判断很可能是发生了新生儿 ABO 溶血并发新生儿黄疸。

理论支持

新生儿病理性黄疸的病因:

● 溶血:淤血产伤导致的血液外渗、出血、同族免疫性溶血、ABO 或 RhD 血型不合、其他血型、红细胞酶缺乏、遗传性红细胞膜异常、血红蛋白病、感染。

● 肝脏结合胆红素能力下降:葡萄糖醛酸转移酶缺陷、先天性甲状腺功能减退症、其他葡萄糖醛酸转移酶缺乏障碍、Crigler-Najjar 综合征、短暂性家庭性新生儿高胆红素血症、先天性垂体功能减退症。

● 胆红素摄取、结合、排出减少的综合因素:先天感染(巨细胞病毒、单纯疱疹病毒、弓形虫、风疹病毒、梅毒螺旋体、水痘-带状疱疹病毒、细小病毒 B19)、先天代谢障碍(尿素循环障碍、半乳糖血症、脂肪酸氧化障碍)。

● 胆红素排出减少:肝内胆管闭锁、肝外胆管狭窄或闭锁、囊性纤维化、胆管异常、肠肝循环增加(肠梗阻、幽门狭窄、胎粪性便秘)。

资料来源:彭程,侯新琳.《2018 昆士兰产科与新生儿临床指南:新生儿黄疸》要点介绍[J].中华围产医学杂志,2020,23(4):285-288.

◆ 如何早期识别新生儿 ABO 溶血并发新生儿黄疸?

新生儿黄疸的识别可以根据临床表现与实验室检查结果来识别。

(1) 临床表现

1) 皮肤黄染:①新生儿黄疸出现的时间:生后 24h 内即出现皮肤黄染,并呈进行性加重,即为病理性黄疸。ABO 溶血患儿大多在出生后 2~3d 出现黄疸,血清胆红素以未结合型为主。②新生儿黄疸出现的范围:黄疸首先出现在头部,随着体内胆红素水平的升高,可扩展到全身。如果只有面部黄染,为轻度黄疸;躯干皮肤有黄染,为中度黄疸;四肢皮肤及巩膜有黄染,为重度黄疸。可用手指按压患儿皮肤后抬起,观察皮肤黄染情况。

2) 贫血:ABO 溶血患儿较少发生贫血,一般到新生儿后期才出现。重症贫血者出生时全身水肿,皮肤苍白,常有胸、腹腔积液,肝脾大及贫血性心力衰竭。

(2) 实验室检查:①母子血型不合;②红细胞、血红蛋白降低及网织红细胞、有核红细胞增多,血清胆红素增高;③抗人球蛋白试验阳性。

本案例中,患儿生后 2h,出现明显皮肤黄染,并进行性加重,且患儿为 A 型血,母亲为 O 型血,抗人球蛋白试验阳性,提示发生新生儿 ABO 溶血并发新生儿黄疸。

理论支持

新生儿黄疸发生的危险因素包括:母体危险因素,如母亲血型为 O 型、Rh 阴性,既往分娩新生儿有病理性黄疸病史、母亲患妊娠糖尿病、有遗传性溶血性疾病等;新生儿危险因素,如喂养、胆红素来源增多、肠梗阻、感染、早产等。应及时评估新生儿是否存在以上黄疸发生的危险因素,并给予早期监测:新生儿皮肤情况、有无胆红素脑病、体重变化、大小便情况,胆红素水平等。

资料来源:彭程,侯新琳.《2018 昆士兰产科与新生儿临床指南:新生儿黄疸》要点介绍[J].中华围产医学杂志,2020,23(4):285-288.

◆ 新生儿 ABO 溶血并发新生儿黄疸时如何紧急处理?

(1) 蓝光治疗:通过照射,波长主峰在 425~475nm 的蓝光透过皮肤,能使血清中的胆红素产生异构体,将胆红素由脂溶性转化成水溶性,经尿液和胆汁排出体外,从而降低血清胆红素浓度。

(2) 药物治疗:使用静脉丙种球蛋白。

(3) 换血疗法:如病情继续发展,血清胆红素浓度高于 340μmol/L,需进行换血疗法,减少血型抗体。

理论支持

当 ABO 溶血性疾病患儿的血清胆红素持续升高,超过 85μmol/L 时,可给予静脉注射丙种球蛋白(intravenous immune globulin,IVIG):确诊新生儿溶血病者可采用 IVIG 0.5~1g/kg 于 2~4h 静脉持续输注,作为持续加强蓝光治疗的辅助手段,必要时可 12h 后重复使用1剂。

资料来源:AMOS RC,JACOB H,LEITH W. Jaundice in newborn babies under 28 days:NICE guideline 2016 (CG98)[J]. Arch Dis Child Educ Pract Ed,2017,102(4):207-209.

对于血清胆红素水平接近换血值,且白蛋白水平<25g/L的新生儿,可补充白蛋白1g/kg,以增加胆红素和白蛋白的联结,减少血液中的游离胆红素。若白蛋白水平正常,则没有必要额外补充白蛋白。但如存在酸中毒,应首先予以纠正。

资料来源:中华医学会儿科学分会新生儿学组.新生儿高胆红素血症诊断和治疗专家共识[J].中华儿科杂志,2014,52(10):745-748.

◆ 新生儿ABO溶血并发新生儿黄疸时,对患儿蓝光治疗中的观察要点有哪些?

(1)观察黄染消退情况:蓝光治疗的作用部位在皮肤的浅层组织,故目测皮肤黄染消退有时并不能代表胆红素下降;如用经皮测胆红素仪来检测蓝光治疗患儿的胆红素,不能在蓝光治疗结束就立即进行检测,因为这时组织中的胆红素相对较低,而血中胆红素相对较高,应在蓝光治疗停止4~6h后再进行经皮胆红素检测。

(2)保护视网膜及生殖器:蓝光治疗中要用不透光护眼罩,以免损伤视网膜;用专用光疗尿布保护生殖器,其余皮肤裸露。

(3)监测体温:注意观察患儿体温有无异常,如有异常,及时通知医生并处理。

(4)观察大便情况:给予蓝光治疗患儿腹部按摩,促进胎粪排出。

(5)预防意外伤害:蓝光治疗前应给患儿剪短指甲,必要时包裹手、足或用剪好的弹力绷带套在手、足部,以防止其抓伤皮肤及抓除眼罩。

理论支持

蓝光治疗采用的光波波长易对视网膜黄斑造成伤害,且长时间强蓝光治疗可能增加男婴罹患外生殖器鳞癌的风险,因此蓝光治疗时应用遮光眼罩遮住双眼,用尿布遮盖会阴部,而尽量暴露其他部位的皮肤。蓝光治疗过程中,患儿不显性失水增加,因此应注意补充液体,保证足够的尿量排出。监测患儿体温,避免体温过高。蓝光治疗时,患儿可出现腹泻、皮疹等不良反应,可依据其程度决定是否暂停蓝光治疗。轻者暂停蓝光治疗后症状可自行缓解。蓝光治疗过程中应密切监测胆红素水平的变化,一般6~12h测1次,发生溶血症或总血清胆红素(total serum bilirubin,TSB)接近换血水平的患儿需在蓝光治疗开始后4~6h内监测。蓝光治疗结束后12~18h也应监测TSB水平,以防反跳。

资料来源:中华医学会儿科学分会新生儿学组.新生儿高胆红素血症诊断和治疗专家共识[J].中华儿科杂志,2014,52(10):745-748.

◆ 新生儿ABO溶血并发新生儿黄疸时,对患儿实施换血疗法过程中的观察要点有哪些?

(1)密切观察患儿情况:观察并记录体温、呼吸、血压、意识等生命体征变化,观察患儿有无烦躁,观察皮肤黄染情况,观察穿刺点皮肤有无渗血,观察是否存在发绀。

(2) 监测换血过程中的出入量:治疗过程中需确保抽血与输血同时、同步匀速进行,保持动、静脉同步进行,记录换血时间、抽出与输入量,每隔 10min 评估 1 次出入量,以维持内环境稳定,避免出入量不平衡,造成心力衰竭及休克等。

(3) 检查导管:换血过程中,须妥善固定导管,避免滑脱;注意检查管路是否有扭曲、折叠,是否通畅。

(4) 监测血清胆红素浓度:换血治疗结束前,采集血清测量胆红素浓度;结束后,拔除动静脉通路,给予局部加压止血,常规保留一条静脉通路。

理论支持

换血疗法的目的是快速降低总胆红素水平,避免过多的未结合胆红素透过血脑屏障;除去导致溶血的致敏红细胞,降低血液抗体水平;纠正贫血。对高危患儿进行强蓝光治疗能减少换血概率。换血疗法的适应证包括使用强蓝光治疗后,总胆红素仍然上升;超过换血标准;出现急性胆红素脑病表现。换血结束后,应继续强蓝光治疗,并每 2h 测 1 次血胆红素水平。

资料来源:彭程,侯新琳.《2018昆士兰产科与新生儿临床指南:新生儿黄疸》要点介绍[J]. 中华围产医学杂志,2020,23(4):285-288.

换血方法:①用来换血的血制品 ABO 血型同患儿自身血型一致,紧急情况下也可选择 O 型血代替。对于 ABO 溶血病,如母亲为 O 型血,患儿为 A 型或 B 型,首选 O 型红细胞和 AB 型血浆的混合血,紧急情况下也可选择 O 型血或患儿同型血。建议红细胞与血浆比例为(2~3) : 1。②换血量为新生儿血容量的 2 倍(150~160mL/kg)。③换血途径可选择脐静脉或其他较粗的外周静脉,也可选择脐动脉或外周动脉、外周静脉同步换血。

换血注意问题:①换血过程中应注意监测生命体征(体温、心率、血压和血氧饱和度),并做好记录;②注意严格无菌操作;③注意监测血气、血糖、电解质、血钙、血常规;④换血时,需等容量、匀速地抽出和输入血液,一般控制全程在 90~120min 内;⑤换血后可发生 TSB 反弹,应继续蓝光治疗,并每 4h 测 TSB。如果监测发现 TSB 超过换血前水平,应再次换血。

资料来源:中华医学会儿科学分会新生儿学组.新生儿高胆红素血症诊断和治疗专家共识[J]. 中华儿科杂志,2014,52(10):745-748.

(四)案例总结分析

护士应熟悉新生儿病理性黄疸、新生儿 ABO 溶血的发病机制及临床表现。在监护患儿的过程中,护士要密切观察其皮肤黄染情况及进展。

当患儿出生后即出现皮肤黄染且呈进行性加重时,需结合患儿及其母亲的血型,考虑新生儿 ABO 溶血的可能。在实施光照疗法过程中,护士应加强对患儿的巡视,观察患儿皮肤黄染消退情况及生命体征变化,早期识别新生儿 ABO 溶血,一旦发现,立即行换血疗法。

在为患儿进行换血治疗时,护士应密切观察并记录患儿的各项生命体征及出入量,警惕输血反应、心力衰竭等异常表现。如有异常,及时通知医生处理,提高护理质量。

(范巧玲　范玲燕)

参考文献 ◆

［1］ 范玲 . 新生儿护理规范［M］. 北京:人民卫生出版社,2019.

［2］ 张玉侠 . 实用新生儿护理学［M］. 北京:人民卫生出版社,2015.

［3］ CHINTAN KG,ROMEL H,IRA HG,et a1.Degradation of lung protective angiotensin converting enzyme-2 by meconium inhuman alveolar epithelial cells:a potential pathogenic mechanism in meconium aspiration syndrome［J］. Lung,2019,197(2):227-233.

［4］ 李征 . 新生儿急性呼吸衰竭临床分析研究［D］. 山东:山东大学,2009.

［5］ HUANG L,WINOKUR EJ. A sticky situation:meconium aspiration in the emergency department［J］. J Emerg Nurs,2019,45(1):6-11.

［6］ 中国医师学会新生儿科医师分会 . 新生儿呼吸衰竭体外膜肺氧和支持专家共识［J］. 中华儿科杂志,2018,56(5):327-331.

［7］ 中华医学会围产医学分会新生儿复苏学组 . 新生儿窒息诊断的专家共识［J］. 中华围产医学杂志,2016,19(1):5-8.

［8］ 陈小娜,姜毅 . 2018昆士兰临床指南:缺氧缺血性脑病介绍［J］. 中华新生儿科杂志,2019,34(1):77-78.

［9］ 中国研究型医院学会神经再生与修复专业委员会心脏重症脑保护学组,中国研究型医院学会神经再生与修复专业委员会神经重症护理与康复学组 . 亚低温脑保护中国专家共识［J］. 中华危重病急救医学,2020,32(4):385-391.

［10］王来栓,程国强,周文浩,等 . 亚低温治疗胎龄大于 35 周龄新生儿缺氧缺血性脑病效果及安全性的荟萃分析［J］. 中华医学杂志,2012,92(20):1400-1404.

［11］中华医学会儿科学分会新生儿学组 . 新生儿缺氧缺血性脑病诊断标准［J］. 中华儿科杂志,2005,43(8):584.

［12］陈燕琳,周文浩 . 抗惊厥药治疗足月新生儿围生期窒息临床疗效的 Meta 分析［J］. 中国循证儿科杂志,2009,4(1):39-44.

［13］欧阳珊,周伟,贺娟 . 新生儿抗惊厥药物合理使用和风险评估［J］. 中华新生儿科杂志,2018,23(6):466-468.

［14］彭程,侯新琳 .《2018昆士兰产科与新生儿临床指南:新生儿黄疸》要点介绍［J］. 中华围产医学杂志,2020,23(4):285-288.

［15］AMOS RC,JACOB H,LEITH W. Jaundice in newborn babies under 28 days:NICE guideline 2016(CG98)［J］. Arch Dis Child Educ Pract Ed,2017,102(4):207-209.

［16］中华医学会儿科学分会新生儿学组 . 新生儿高胆红素血症诊断和治疗专家共识［J］. 中华儿科杂志,2014,52(10):745-748.

［17］中华医学会儿科学分会新生儿学组,中国医师学会新生儿科医师分会感染专业委员会.新生儿败血症诊断及治疗专家共识(2019 版)［J］.中华儿科杂志,2019,57(4):252-257.

［18］曾海丽,杨华彬.儿童急性肾损伤诊断标准的解读［J］.中华实用儿科临床杂志,2015,30(5):334-336.

［19］National Institute for Health and Clinical Excellence. Acute kidney injury:prevention,detection and management［EB/OL］.(2019-12-18)［2020-12-01］https://www.nice.org.uk/guidance/ng148.

［20］NISHIMI S,SUGAWARA H,ONODERA C,et al. Complications during continuous renal replacement therapy in critically ill neonates［J］. Blood Purif,2019,47(Suppl 2):74-80.

第十五章

烧伤患者的急危重症护理及案例分析

第一节　烧伤及其护理评估

一、烧伤概述

烧伤是由物理和化学因素导致的体表和深部组织三维度量的损害,是致伤因素作用于体表所造成的皮肤、皮下以及黏膜的损伤,既包括皮肤和皮下等深层组织的损害,也包括波及眼部角膜、结膜、眼部深层结构、呼吸道全程以及消化道开口处黏膜的损害。

(一) 致伤原因

1. 热力损伤　为最常见和最主要的致伤原因,包括火焰、烟雾、热水、热液和热的半流体、半固体、固体等各种致伤因素。

(1) 火焰:为常见的致伤原因,除其本身的致伤作用之外,还可能会有伴随的损伤和中毒。火焰的核心,即中心呈现黄色的部分,温度较低;火焰外周的温度较高,可达300~400℃;火焰尖部的温度最高可达700~800℃。火焰温度与火势有密切关系,火势越大,温度越高。

(2) 烟雾:是物质燃烧和热解的产物,可分为窒息性、刺激性、腐蚀性等种类。烟雾会刺激眼睛,影响视力,妨碍伤者逃离现场;燃烧物产生大量烟雾可导致人体发生吸入性损伤,这往往是早期死亡的重要原因之一。

(3) 热水:持续接触50℃以上热水会发生烫伤。水温越高,致伤时间越短。当水温在90℃以上时,瞬间即可造成烫伤。

(4) 热流体和半流体:如热汤、牛奶、稀饭、粥等。除去热水因素外,还应该考虑其中油的成分及其黏附体表持续致伤的作用。同等温度的热流体和半流体的致伤程度比热水烫伤严重。

(5) 高热蒸汽:一般蒸汽与空气混合,温度不至于达到致伤的程度;开水壶嘴和锅盖边冲出的蒸汽温度较高,是常见的致伤原因之一。

(6) 热融半固体:是指可熔融的固体加温后由固体变成为半固体状态,遇冷或散热后可以重新凝成固体状态,以沥青烫伤最为常见。

(7) 固体:多为金属类的物品或设备,导热性能较强。临床常见由取暖器、炊具、烙铁造成的烧伤。

2. 化学烧伤　指化学物质或药剂造成的皮肤和皮下深层组织损害。致伤化学物质种类繁多,如酸、碱、苯与苯的衍生物、磷等。

（1）酸:能使皮肤和深层组织的蛋白凝固,遇水能够产热,既能使组织损伤,又能使组织脱水。其损伤虽然比较严重,但所形成的硬痂能够防止酸的进一步入侵,一般不致引起更深部组织过多的损伤。

（2）碱:能够使皮肤和深层组织的脂肪皂化,并不断深入到深层组织,特别是脂肪组织,因而损伤较深且严重。

（3）苯和苯的衍生物:为芳香族有机化合物,品种很多。因此类物质所致伤者多伴有不同程度的吸收中毒。

（4）磷:燃点很低,在空气中能够自燃。磷既能直接损伤皮肤,又能引起火焰造成烧伤,还可经创面吸收引起中毒。

3. 电烧伤　是指电流作用于人体表面和深部组织造成的损伤,可分为直流电和交流电引起的损伤,其机制不同,损伤严重程度也不一样。

（1）电接触烧伤:是指与电流直接接触形成闭合电路所造成的损伤,一般在受损伤的皮肤上有电流入口和出口处两个或两个以上的创面。

（2）电弧烧伤:为电场放电引起的损伤,一般是电场高温所致。

（3）电火花烧伤:电流发生短路时可放出电火花,引起闪光性烧伤,其特点为温度高,时间短,创面外观看似严重,实际却因热力穿透的时间短暂损伤创面并不深。

4. 放射烧伤　放射烧伤又叫灼伤,是损伤的一种,身体局部受过量的电离辐射作用所引起的损伤。症状与一般灼伤相似,按烧伤的程度不同,表现为充血、水疱和溃疡等。

5. 其他

（1）激光:可对人体组织造成汽化性损伤。激光已被广泛用于科学实验、工业、农业、医学和军事,不适当接触激光会造成烧伤。

（2）微波:近年来,微波已经被广泛应用于科学实验、工业、农业和医学。微波亦可致人烧伤。

（二）平时和战时烧伤

1. 平时烧伤

（1）生产事故及意外造成的烧伤:在生产劳动过程中,任何环节发生问题,如操作失误、设备故障等问题,都会引发意外。此类烧伤主要发生在成年人群,男性一般多于女性。

（2）生活意外造成的烧伤:煤气灶、家用电器、微波炉等设备在应用中,可能因为操作不当、故障等引起意外烧伤。

（3）自然灾害造成的烧伤:与烧伤有密切关联的自然条件变化,有雷击、地震和火山爆发等自然因素可引起火灾,造成大批人员伤害,组织救治难度较大。

（4）人为伤害造成的烧伤:如人为纵火、自焚等,可造成不同程度的人身伤害。

2. 战时烧伤　冷兵器时代烧伤较少,当火药用于战争之后,烧伤越来越多。

（三）烧伤救护的前景

烧伤作为一种劳动和生活中常见的损伤,不仅会给伤病员带来肉体和精神上的痛苦,而且会导致残疾,甚至死亡。严重烧伤的病死率、致残率高,值得重视。因此烧伤患者生命保全之后还需关注如何解除伤病员的心理压力、精神折磨、肢体残疾等问题,以便更快更好地回归家庭和社会。鉴于此,大力发展烧伤康复治疗是烧伤外科长期奋斗目标之一。

二、烧伤护理评估

【健康史】

1. 现病史　是护理评估的核心部分,指所患疾病的最初症状开始至就诊时为止的整个发展过程。主要包括:

(1) 受伤经过:询问受伤的原因、地点、环境及时间,以明确致伤因素,有助于明确诊断和拟定治疗方案。

(2) 症状:评估目前主要症状特点、烧伤主要累及部位;详细询问有无伴随症状,如有无咽痛、胸闷等不适症状;采用长海痛尺、特殊患者疼痛评估量表(face legs activity crying consolability,FLACC)评估量表等工具评估目前的疼痛程度;测量体温、血压、脉搏、呼吸等生命体征。

(3) 诊治情况:询问受伤后已经接受过的治疗、辅助检查及其结果,使用过的药物名称、剂量、时间、疗效及不良反应。

(4) 受伤以来的一般情况:询问受伤以来的食欲、睡眠、大小便、体重改变情况。

2. 既往史与过敏史　过去的健康状况与现在的疾病常有一定关系,因此要追溯患者从幼年至现在的健康状况,包括平时健康状况(详细了解是否有影响创面愈合的疾病,如糖尿病、高血压等)、传染病史(如肝炎、梅毒、麻疹等),手术及外伤史、输血史、药物及其他过敏史。

3. 生活史与家族史

(1) 个人史:了解患者的居住地在城市还是农村,从事的职业类型。

(2) 饮食方式:了解患者的饮食习惯和饮食结构;评估患者有无烟酒嗜好,每天吸烟、饮酒的量及持续年限,目前是否已戒烟/酒;评估患者对特殊饮食的依从情况。

(3) 生活方式:评估患者作息是否规律及其生活自理程度;评估睡眠、排便、运动等情况,包括有无失眠、多梦的情况,有无定时排便习惯,有无便秘和排尿异常。

(4) 家族史:患者的直系亲属是否患与遗传相关的内分泌系统疾病,如糖尿病、甲状腺功能减退症等。

【身体评估】

1. 烧伤严重程度评估

(1) 烧伤面积评估

1) 手掌法:手指并拢,单掌面积为体表总面积的1%。手掌法适用于散在的小面积烧伤或特大面积烧伤的面积计算,计算方便,但准确性欠佳。

2) 中国九分法:见图 15-1 和表 15-1。

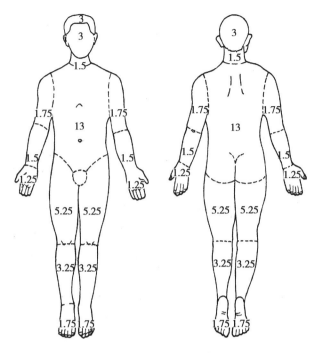

图 15-1 烧伤面积示意图

表 15-1 烧伤面积九分法估计

部位	占成人体表面积 /%	占儿童体表面积 /%
头颈	9×1	9+（12– 年龄）
头部	3	
面部	3	
颈部	3	
双上肢	9×2	9×2
双上臂	7	
双前臂	6	
双手	5	
躯干	9×3	9×3
腹侧	13	
背侧	13	
会阴	1	
双下肢	9×5+1	9×5+1–（12– 年龄）
双臀	5	
双大腿	21	
双小腿	13	
双足	7	

(2) 烧伤深度评估(四度五分法)

1) 组织学划分

Ⅰ度烧伤:病变最轻,一般为表皮角质层、透明层、颗粒层的损伤,偶可伤及棘层,但生发层健在,故增殖和再生能力活跃,常见于短期内(3~5d)脱屑愈合,不遗留瘢痕,有时候有色素沉着,但多数可于短期内恢复至正常肤色。

Ⅱ度烧伤:根据伤及皮肤的深浅划分为浅Ⅱ度烧伤和深Ⅱ度烧伤。①浅Ⅱ度烧伤:包括整个表皮层和部分真皮乳头层。由于生发层部分受损,上皮的再生有赖于残存的生发层及附件,如汗腺和毛囊的上皮增殖。如无继发感染,一般经过1~2周可愈合,可有色素沉着,亦不遗留瘢痕。②深Ⅱ度烧伤:烧伤深及真皮乳头层以下,但仍保留部分真皮。由于人体各部分真皮的厚度不一,烧伤的深浅也不一,故深Ⅱ度烧伤变异较多。浅的接近浅Ⅱ度,深的则临界Ⅲ度。由于有真皮内毛囊、汗腺等皮肤附件残存,仍可再生上皮,成为修复创面的上皮小岛。故愈合可存留不同程度的瘢痕,瘢痕组织收缩则可引起功能障碍。如无感染,创面自行愈合一般需3~4周;如发生感染,破坏皮肤附件的上皮组织,创面需要经植皮方能愈合。

Ⅲ度烧伤:伤及全层皮肤。由于皮肤及附件全部被损,无上皮再生来源,除小面积Ⅲ度烧伤,创面可由周围皮肤爬行而自行愈合外,创面修复一般依赖植皮或皮瓣修复术。

Ⅳ度烧伤:伤及肌肉甚至骨骼、内脏器官等。烧伤早期,由于肌肉、骨骼、内脏损伤被烧伤皮肤遮盖而不易与Ⅲ度鉴别。由于皮肤及附件全部被损,无上皮再生来源,创面修复必须依赖植皮或皮瓣修复术,严重时还需行截肢术。

2) 临床特点

Ⅰ度烧伤:又称红斑性烧伤,表现为局部干燥、疼痛、微肿而红,无水疱;3~5d后,局部由红转淡褐色,消肿、脱屑而愈合。

Ⅱ度烧伤:①浅Ⅱ度烧伤又称水疱性烧伤,表现为局部红肿明显,有大小不一的水疱形成,内含黄色(或淡红色)血浆样液体或蛋白凝固的胶状物。水疱破裂后,可见潮红的创面,质地较软,温度较高,疼痛剧烈,痛觉敏感,并可见扩张毛细血管网呈脉络状或颗粒状,1~2d后更为明显。这是真皮乳头与网状层的浅部血管网充血扩张所致。创面愈合后不留瘢痕。②深Ⅱ度烧伤:表现为局部肿胀,表皮较白或棕黄色,间有较小的水疱。去除坏死表皮后,创面微湿、微红或红白相间,质地坚韧,感觉迟钝,温度降低,可见粟粒大小的红色小点或细小树枝状血管,伤后1~2d更明显。这是皮肤浅部血管网血液凝固,汗腺、毛囊周围毛细血管扩张充血所致。烧伤越浅红色小点越明显,越深则红色小点越模糊。少数细小树枝状血管是网状层与皮下脂肪交界处扩张充血或皮肤深部血管网栓塞凝固所致,它们的出现,提示为较深的深Ⅱ度烧伤。

Ⅲ度烧伤:又称焦痂性烧伤,表现为局部苍白、无水疱,丧失知觉、发凉,质韧似皮革。透过焦痂可见粗大血管网(与深Ⅱ度细而密的小血管不同),是皮下脂肪层中静脉充血或栓塞凝固所致,以四肢内侧皮肤较薄处多见,多在伤后出现,有时需1~2d,特别是烫伤者,需要焦痂干燥后方可出现。

Ⅳ度烧伤:皮肤及软组织呈黄褐色、焦黄或炭化、干瘪、丧失知觉,活动受限,需截肢(指)或皮瓣修复。

Ⅲ度与Ⅳ度烧伤的鉴别主要依靠烧伤原因、受伤环境、致伤物作用时间等因素,例如:电烧伤常为Ⅳ度烧伤;碱烧伤有持续损害,破坏深部组织的特点,如不予以及时处理,则可由Ⅲ度逐渐变为Ⅳ度;局部大剂量放射性烧伤常为Ⅳ度烧伤。

2. 烧伤严重程度分类

(1) 成人烧伤严重程度分类

1) 轻度烧伤:总面积在 9% 以下的深Ⅱ度烧伤。

2) 中度烧伤:总面积在 10%~29% 或Ⅲ度烧伤面积在 9% 以下的烧伤。

3) 重度烧伤:总面积在 30%~49% 或Ⅲ度烧伤面积在 10%~19%,或总面积不超过 30% 但有下列情况之一者:①全身情况严重或休克者;②有复合伤或合并伤(严重创伤、冲击伤、射伤、化学中毒等);③有中、重度呼吸道烧伤。

4) 特重度烧伤:总面积在 50% 以上或Ⅲ度烧伤面积在 20% 以上者。

(2) 小儿烧伤严重程度分类:由于小儿的生理解剖特点,小儿烧伤与成人烧伤严重程度分类有所不同。小儿烧伤后,休克的发生率较高。小儿烧伤严重程度分类如下:

1) 轻度烧伤:总面积在 5% 以下的深Ⅱ度烧伤。

2) 中度烧伤:总面积在 5%~15% 的烧伤或Ⅱ度烧伤或总面积在 5% 以下的Ⅲ度烧伤。

3) 重度烧伤:总面积在 15%~25% 的烧伤或总面积在 5%~10% 的Ⅲ度烧伤。

4) 特重度烧伤:总面积在 25% 以上的烧伤或总面积在 10% 以上的Ⅲ度烧伤。

【心理 - 社会评估】

1. 早期心理反应

(1) 紧张和恐惧:烧伤早期(主要是初入院的 1~2d),大多数患者因突然意外致伤,一时无法应对、丧失理智,判断力减弱,出现紧张、恐惧心理。

(2) 焦虑:在意识到自己面临的困难处境时,患者会出现程度不同的焦虑反应。

2. 中期心理反应

(1) 惧怕疼痛:此期病程较长、病情变化复杂,可能需要频繁接受手术、换药及其他各种治疗,如注射、静脉穿刺等。这些治疗都会使患者产生不同程度的疼痛,病程越长,患者害怕各种疼痛刺激的心理就越严重。

(2) 猜疑:烧伤患者住院时间较长,对周围事情较为敏感。他们非常注意自己的病情发展和预后,希望了解伤情信息、治疗方法和效果,有时会反复询问治疗措施,如果医护人员解释不及时就会产生猜疑,或者对医护人员的解释抱怀疑态度,认为自己伤情重,担心被误诊等。

3. 康复期心理反应　康复期的心理反应主要与烧伤所致伤残程度有关,特别是面部烧伤患者,心理打击最严重。

(1) 忧郁:当患者觉察到烧伤给自己造成的损失,如肢体伤残、破相,经济损失,今后学习、工作、生活的困难,对个人前途的影响等,常会产生忧郁的心理。忧郁是对"损失感"的心理反应,主要表现为情绪低落、淡漠、少言寡语,对治疗失去信心、不愿配合,如少数患者产生自杀的想法。

(2) 急躁易怒:随着烧伤创面的愈合,瘢痕不断增生、挛缩,可导致患者肢体功能障碍,甚至生活不能自理。面对残酷的现实,想到一切美好的愿望都无法实现,患者会出现情绪不稳定、自制力下降、易激动、性格怪僻、烦躁不安、无故发脾气等症状。

（3）绝望、自卑：许多患者心理承受不了烧伤后遗留的畸形、功能障碍的残酷打击，往往悲痛欲绝。

（4）依赖性：在烧伤早期，由于对伤情的担心、恐惧，患者总希望医护人员一刻也不要离开自己，对医护人员的依赖性较强。这种心理一般在病情稳定后会自行消失。

4. 不同职业、年龄患者的心理反应　不同文化修养、经济生活环境以及年龄的患者在烧伤后的心理反应有所不同。

（1）年龄

1）年轻人热爱生活，感情较脆弱、敏感，突然的意外致伤会使其惶恐不安，有到了"末日"之感。他们最关心是否会留下后遗症、残疾，是否会影响今后的工作、生活、恋爱及社交活动等。

2）中年人往往是家庭的支柱，除家庭负担、夫妻关系外，事业成就等也是其忧虑的问题，因此终日忧心忡忡。

3）老年人的心理反应主要与子女关系、配偶及经济来源有关。老年人发生烧伤后，会希望从子女处获得心理安慰；若丧失生活自理能力，则又希望子女今后能照顾、赡养自己，但又怕成为子女的累赘、遭到嫌弃，而产生自卑心理，情绪忧郁、低落，甚至不愿出院怕回家后无人照顾。

（2）经济状况：一般，家庭经济条件好、有医疗保险的患者心理负担较少一些，而无医疗保障的患者心理负担则较重，担心伤后经济来源中断，给家庭增加经济负担。

【辅助检查结果评估】

1. 实验室检查

（1）血常规检查：评估粒细胞、血红蛋白的情况。在严重烧伤后，大部分患者白细胞计数下降（低于 $5×10^9$/L），持续 1 周左右（合并休克和感染的患者更是如此），以后逐渐升高，可以超过正常值，达到 $10×10^9$/L 以上。

（2）生化检验：包括血电解质、血脂、血糖、肝肾功能等。在严重烧伤早期，大量体液外渗及转移，生化检验可为早期的休克复苏提供有力依据；休克期过后，创面继续丢失水分，加之机体高代谢、反复手术、长时间静脉营养等，都会造成水电解质及酸碱紊乱，因此需要监测相关指标。

（3）血气分析：评估是否存在缺氧、呼吸衰竭、内环境紊乱等情况，确定酸碱平衡紊乱情况。乳酸（lactic acid, Lac）<2mmol/L 为正常；若乳酸持续升高，提示预后差或术后炎症反应严重。

2. 影像学检查

（1）X 线检查：参考致伤原因及受伤经过，通过 X 线检查，判断有无骨关节损伤。

（2）CT 检查：烧伤的致病因素多，如锅炉爆炸、触电后的高处坠落等，可造成烧伤复合伤，需要通过 CT 检查进行临床诊断。

第二节　烧伤患者的常用监测手段及护理要点

一、烧伤患者的临床监护

皮肤是身体最大的器官。当大部分皮肤因各种原因被烧伤时,皮肤丧失部分或全部保护身体内环境稳定的功能,同时身体为抵御损伤产生各种应激反应,并开始修复过程,发生一系列病理生理变化。可见,烧伤是一种全身性疾病。烧伤患者临床表现各不一样,但烧伤的临床过程有一定的规律,一般可分为休克期、感染期和康复期三期。不同分期监护要点如下。

(一) 烧伤休克期的监护

对于严重烧伤休克期患者,应根据监护条件,给予严密的监护。重点监测项目/指标如下:

1. 神志　由于血容量不足,微循环的功能障碍,使脑组织缺血缺氧、细胞代谢障碍。此时,患者常出现兴奋、烦躁、神志恍惚,言行往往不由自主。这种兴奋症状能反映烧伤休克的严重程度。

2. 脉搏　严重烧伤后,因应激、肾上腺髓质系统激活以及受伤局部大量血浆样液体自毛细血管渗漏至创面和组织间隙,导致有效循环血量减少,再加上肾素-血管紧张素系统的兴奋等多种因素,患者一般都会出现脉率加快,可达 100~120 次/min(小儿甚至高达 160 次/min)。此时,如果脉搏波动有力、清晰,周围循环良好(毛细血管充盈良好、肢端温暖)、每小时尿量满意,则非补液量不足的征象;反之,若出现脉搏细速、四肢湿冷、毛细血管充盈不良,则应考虑补液不足可能。

3. 尿量　目前国际上通用的烧伤休克期液体复苏评价标准仍旧是尿量 0.5~1mL/(kg·h)。每小时尿量与每小时补液量有关,但尿量受容量、肾脏有效滤过压、肾功能等多种因素的影响。近年来,对于严重烧伤患者,国际烧伤学界推荐通过有创高级血流动力学监测方法来监测循环血量变化,可实时床旁进行。但观察尿量变化对于判断整体血容量仍有不可替代的地位。

4. 体温　一般变化不大,但小儿头面部烧伤或中、大面积烧伤可能引起高热,有时伴有昏迷、抽搐。其原因之一是水分补给过多,或因患儿烦渴而饮服了过多不含钠的水并发低钠血症,甚至伴有脑水肿。

5. 呼吸　正常应气道通畅,呼吸无困难、深而不急,口唇黏膜无发绀。若患者呼吸困难、口唇青紫、气道分泌物多且带泡沫,咳嗽频繁,需要注意是否因容量负荷过度而并发急性肺水肿。此种情况常见于:严重烧伤合并吸入性损伤、抢救时已发生休克者;于院前或急诊室快速、大量输入晶体或水分者;伤前有心肺疾病者或老年人等。

6. 血气分析　动脉血氧分压和二氧化碳分压是监护严重休克或有吸入性损伤伤员的主要指标。正常动脉血氧分压为 11~13kPa(80~100mmHg),低于 8kPa(60mmHg)提示肺衰竭,必须用氧或呼吸器治疗。二氧化碳分压应低于 5kPa(40mmHg),高于 6kP(45mmHg)提示换气不足。如患者换气不足而二氧化碳分压上升,则应疑有肺功能不良。动脉血 pH 可反映碱缺失和缓冲碱的变化,以指导复苏。

7. 血清钠　血清钠量测定简便,是可反映血清渗透压的分子,作为高渗盐溶液应用于治疗,是调节水、电解质平衡的可靠指标。临床常以血清钠 165mmol/L 和细胞内脱水 15% 为极限。

8. 血清乳酸　乳酸为细胞无氧代谢的产物。当循环容量不足、休克存在时,细胞氧供与氧利用受限,机体进行无氧代谢以提供基本生命活动的能量,因此血清乳酸水平的测定可间接反映液体复苏的结果。但是烧伤(特别是特大面积烧伤)患者在早期(休克期),输入大量乳酸钠林格注射液且机体缺氧干扰乳酸肝肠循环,血清乳酸水平对评价休克纠正效果的价值尚待更多循证医学资料论证。

9. 胃液 pH　严重烧伤休克期,机体处于应激状态,胃黏膜屏障遭到损伤,胃 pH 总是处于相对或绝对过高状态,易发生应激性溃疡出血。第二军医大学烧伤科经临床观察发现,应激性溃疡出血与胃液 pH 降低有密切关系。胃液 pH 维持在 6 以上是较为安全的,降至 3.65 ± 1.36 时就可能发生临床溃疡出血。因此,应根据伤情,每 2~4h 观察胃液 pH 一次。

(二) 烧伤感染期的监护

侵袭性感染可在整个创面修复过程中发生,因此必须加强对烧伤创面感染程度的监护,以争取及时诊断和治疗。

1. 实验室检查及病理诊断　烧伤创面感染的特点是细菌不仅在创面表面集结、繁殖,还可侵袭焦痂下健康组织。烧伤创面表面细菌培养的结果不能反映烧伤感染的程度,表面细菌和痂下细菌有时并不完全一致。痂下组织细菌定量和病理学检查是监测烧伤创面侵袭性感染的比较可靠的方法。

痂下组织细菌定量检查包括痂下一定深度的坏死及健康组织中细菌的数量,它只反映细菌在痂下的密度,而不反映细菌是否已经侵入健康组织。只有病理检查才能了解细菌穿透的深度。烧伤创面侵袭性感染的病理诊断标准是:①未烧伤组织中存在细菌并伴有炎性反应;②焦痂和焦痂下有大量细菌繁殖;③血管受累,发生细菌性血管炎或淋巴管炎。

2. 创面外观　观察创面外观变化是及时、直观地发现烧伤感染的简单易行方法。例如,Ⅱ度烧伤创面坏死加深发展为Ⅲ度,Ⅲ度焦痂意外地迅速分离,创面明显炎性浸润,创面出现大片出血点、出血斑,创面色泽转暗、干枯无脓,创缘下陷如刀切样,上皮生长停止,创面或正常皮肤上局灶性变紫黑色、呈现质硬的出血坏死斑,则说明是灶性感染。必要时,争取做创面细菌定量培养和病理检查。

3. 其他　体温低于 36℃ 或高于 39℃,水肿回吸收期过后出现明显的精神症状,白细胞降低或增高,呼吸次数增加至 40 次 /min 以上,呼气性呼吸困难,胃潴留,胃内容物含有坏死黏膜,腹胀等,对诊断侵袭性感染均有一定的意义。大面积烧伤休克期患者输液量充足,但尿量仍少,并出现烦躁不安,血压不平稳,创面潮湿、腥臭且有广泛出血点,应高度警惕早期暴发型败血症的发生。

(三) 烧伤康复期的监护

深Ⅱ度和Ⅲ度烧伤创面愈合后,可产生瘢痕,甚至造成挛缩畸形。因此在烧伤治疗中,很多患者虽然治愈了创面,挽救了生命,但后期出现的不同程度的功能障碍和残疾会给精神和生活带来很大痛苦,需要长时间的功能锻炼或整复过程,以恢复功能和改善容貌。

二、烧伤患者的临床监测手段及护理要点

(一) 脉搏指数连续心排血量(pulse indicator continuous cardiac output,PICCO)有创监测

详见第五章第二节。

(二) 纤维支气管镜检查

详见第六章第一节。

(三) 持续有创血压监测

详见第五章第二节。

(四) 中心静脉压监测

详见第五章第二节。

第三节　烧伤急危重症案例分析

一、热压伤并发右上肢大出血的临床案例

(一) 患者一般信息

患者,男,44岁。6月5日工作时右上肢不慎被卷入170℃的机器约20min,就诊于当地医院,查体右上肢皮肤软组织大面积撕脱,X线片提示右肱骨内髁撕脱骨折,右肘关节脱位。于6月6日全麻下行右上肢清创、切痂、切开减压＋肘关节复位、韧带修复、屈肌腱止点重建＋外支架固定术。6月13日行右上肢扩创＋右背阔肌皮瓣移植术。6月20日行右上肢外支架拆除＋右大腿取皮、右上肢扩创植皮术。6月25日因右上肢皮瓣及创面坏死,为进一步手术治疗,门诊以"烧伤(热压伤)5%总体表面积(total body surface area,TBSA)右上肢"收入某三甲医院烧伤科。患者受伤后神志清,精神差,大小便正常。

(二) 诊治护理过程

入院第1天:患者血红蛋白为86g/L,右上肢留置创面封闭负压引流装置(负压为–100mmHg)持续负压吸引,引流出淡红色液体30mL。遵医嘱予头孢呋辛钠抗感染、丹参酮注射液促进微循环、维生素C注射液增强营养等对症支持治疗。

入院第5天:18时30分,患者右上肢创面大量出血,为鲜红色血液,约800mL。护士

立刻夹闭伤口引流管,停止负压引流,予右上臂止血带结扎,向医生汇报。患者神志清,面色苍白,自觉口干,出虚汗,乏力,小便失禁。留置导尿管和左股静脉置管,予平衡液1 000mL 快速静脉滴注;心电监护示脉搏 127 次/min,血压 88/56mmHg,呼吸 26 次/min,血氧饱和度 95%,予氧气 3L/min 经鼻吸入;急查血常规、血型鉴定、交叉配血。值班医生予床边拆除负压引流装置,寻找肱动脉,并予止血钳钳夹。

18 时 38 分,血检验示血红蛋白 56g/L。遵医嘱输注红细胞悬液 600mL、血浆 400mL。右上肢创面未再发生明显出血,脉搏 102 次/min,呼吸 24 次/min,血压 106/62mmHg,血氧饱和度 96%,引流出 150mL 深黄色尿液。拟急诊在全麻下行右上肢血管探查术。遵医嘱禁食、水,安慰患者并行术前准备和宣教。

19 时 30 分,患者由专人护送至手术室行右上肢血管探查术。术后进入烧伤监护病区监护。

(三) 护理思考路径

◆ 为什么热压伤患者容易发生大出血?

热压伤是一种复合伤,既有热力烧伤,又有挤压伤。继发性出血是热压伤常见的并发症之一。热压伤患者容易发生大出血的原因有:①热压伤除了皮肤损伤外,常伴有肌腱、神经、血管、骨或关节的损伤,尤其热力+挤压致血管壁损伤且脆性增加,易发生血管破裂出血;②热压伤创面覆满焦痂,需反复多次行扩创手术治疗,扩创可加重血管、神经等组织损伤,易发生血管破裂出血;③负压治疗时,局部组织吸引牵拉,可引起血管损伤及出血。该患者出血的主要原因是热压伤致血管壁损伤且脆性增加,而较大负压的局部吸引牵拉促进了血管损伤和出血。

理论支持

出血性疾病是急诊常见病,每年有 15%~20% 的患者因各种原因导致出血而就诊于急诊科,包括急性创伤性出血、非创伤性出血和手术及侵入性操作导致的出血。

资料来源:血凝酶在急性出血临床应用专家组.血凝酶在急性出血性疾病中应用的专家共识[J].中华急诊医学杂志,2018,27(2):137-140.

动脉损伤形式与损伤机制密切相关。压砸伤等钝性损伤多为闭合性损伤,可导致不同程度的血管壁损伤;血管中内膜受损可继发血栓形成,重者内膜撕裂、大出血。

资料来源:中国医师协会骨科医师分会,《中华创伤骨科杂志》编辑委员会.四肢及躯干主要动脉损伤诊治指南[J].中华创伤骨科杂志,2016,18(9):737-742.

◆ 应如何判断该热压伤并发右上肢大出血患者的出血量?

①右上肢创面留置伤口引流管,肉眼可见积液罐内有鲜红色引流液 800mL;②术后第1 天血红蛋白为 86g/L,出血时急查血常规示血红蛋白 56g/L,共下降 30g/L,估计出血量约为 1 200mL;③休克指数:脉率 127 次/min,收缩压 88mmHg,休克指数为 1.44,判断失血量为 1 200~2 000mL;④全身症状:神志清、面色苍白、脉搏增快、收缩压下降、小便失禁、少尿,判断出血量 >800mL。综上所述,判断该患者出血量为 800~1 200mL。

理论支持

出血量判断：

● 显性失血：评估肉眼所见出血量，包括患方陈述和医务人员现场观察到的出血情况。

● 血常规：血红蛋白每下降 10g/L，出血量约为 400mL；血细胞比容在出血前后差值大于 6，提示出血量 >500mL。

● 休克指数：能反映机体有效血容量变化，等于脉率 / 收缩压，正常为 0.582。休克指数为 1 时，失血量为 800~1 200mL；>1 时，失血量为 1 200~2 000mL；>2 时，预计失血量 >2 000mL。

● 全身症状：出血量 <400mL，多无全身症状；出血量 400~800mL，可出现头晕、心慌、冷汗、乏力、口渴等症状；出血量 >800mL，可出现表情淡漠、面色苍白、四肢发凉、脉搏增快、收缩压下降、少尿等；出血量 >1 600mL，可出现意识模糊，甚至昏迷、脉搏细速或摸不清，收缩压在 70mmHg 以下或测不出，少尿或无尿。

资料来源：中国研究型医院学会出血专业委员会，中国出血中心联盟. 致命性大出血急救护理专家共识(2019) [J]. 介入放射学杂志，2020，29(3)：221-227.

推荐临床医生根据患者的生理状况、解剖损伤类型、致伤机制以及对初始复苏的反应，综合评估创伤出血的严重程度。建议使用休克期指数来评估失血性休克的程度。

资料来源：张斌，蒋守银，江利冰，等. 创伤后大出血与凝血病处理的欧洲指南(第 5 版) [J]. 中华急诊医学杂志，2019，29(4)：429-430.

◆ 对于热压伤并发右上肢大出血的患者，护士应该如何进行紧急处置？

(1) 护士立即到床边，如有负压引流管，应夹闭引流管开关，停止负压吸引，汇报值班医生或本组医生。

(2) 严密监测患者生命体征，迅速判断出血量以及全身状况；保持患者呼吸道通畅，给予鼻导管或面罩吸氧；令患者绝对卧床休息(休克时采取中凹卧位)。

(3) 可用无菌敷料局部加压包扎、填塞、沙袋压迫止血。四肢出血时，如为动脉出血，可使用粗的止血带捆扎近心端，每 60min 放松 1~2min。若临时性止血措施未能奏效，协助医生打开创面，清除血块，采用电凝、血管结扎等方法彻底止血；待患者生命体征相对平稳后，完善术前准备，予急诊手术，进行彻底清创和血管探查止血。

(4) 迅速建立 2 条及以上静脉通路，留置 20~22 号静脉留置针，对有条件者尽早建立中心静脉通路。根据临床表现和血红蛋白水平，遵医嘱予扩充血容量、应用止血药物、补充血制品等。

(5) 心理护理：安慰患者及家属，缓解焦虑或紧张情绪。

患者出血量大或怀疑致命性出血时,应迅速采取急救措施。首诊护士不得离开患者,应指导其他人员(同事或家属)呼叫医生,并在医生到达前采取必要的急救措施,初步询问病史、用药史和过敏史。

气道:保持呼吸道通畅,给予鼻导管或面罩吸氧。

止血:对部位明确的出血采取紧急人工止血措施,如压迫止血、包扎制动等。

体位:绝对卧床休息,保持安静,避免情绪激动,休克时采取中凹卧位。

禁食:急性大出血患者一律暂禁食禁饮。

监护:立即心电监护,监测心率、心律、血压、呼吸、血氧饱和度,同时严密观察意识、瞳孔、尿量、出血部位、出血性质及量、疼痛等变化。

循环:迅速建立 2 条及以上静脉通路,留置 20~22 号静脉留置针,对有条件者尽早建立中心静脉通路。

检验:测快速血糖;急抽血查血常规、凝血功能、血型、交叉配血、输血前常规、肾功能、电解质等,必要时监测动脉血气分析。

资料来源:中国研究型医院学会出血专业委员会,中国出血中心联盟.致命性大出血急救护理专家共识(2019)[J]介入放射学杂志,2020,29(3):221-227.

如何判断热压伤并发右上肢大出血的患者出血得到有效控制?

(1) 病情观察指标:①未见明显显性出血;②经治疗后神志转清;③四肢温暖,皮肤红润、干燥;④脉搏逐渐增强,脉率转为正常;⑤气道通畅,呼吸频率、节律无明显异常,血氧饱和度大于 90%;⑥血压回升或血压虽低,但脉搏有力,脉压由小变大;⑦每小时尿量维持在 30mL 以上;⑧中心静脉压维持在 6~12cmH$_2$O。

(2) 检验指标:血红蛋白维持在 70~90g/L,血小板 >50×10^9/L。

(3) 影像学指标:术后 CT 或超声未再发现持续出血征象;DSA 未发现碘对比剂外溢。

该患者经初步急救措施处置后右上肢创面未见明显显性出血,神志清,精神软,脉率 102 次 /min,呼吸 24 次 /min,血压 106/62mmHg,血氧饱和度 96%,判断出血得到有效控制。

止血有效控制的表现:①未见明显显性出血。②意识障碍程度变浅或恢复清醒;双侧瞳孔等大等圆,对光反射存在或灵敏,散大的瞳孔缩小或恢复正常。③气道通畅,呼吸频率、节律无明显异常,血氧饱和度大于 90%。④脉搏规则、有力,频率维持在 55~100 次 /min;收缩压维持在 100~120mmHg,脉压 >20mmHg;体温维持在 35~38℃,无低体温或高热。⑤面色、皮肤、黏膜、口唇、甲床颜色变为红润或发绀程度减轻;肢端回暖,皮肤干燥无汗。⑥尿量 >40mL/h,尿比重下降或维持在正常范围,无明显脱水征象。⑦中心静脉压维持在 6~12cmH$_2$O,毛细血管充盈时间 <2s。

资料来源:中国研究型医院学会出血专业委员会,中国出血中心联盟.致命性大出血急救护理专家共识(2019)[J]介入放射学杂志,2020,29(3):221-227.

◆ **怎样预防热压伤患者应用负压封闭引流技术治疗时发生大出血?**

负压治疗是烧伤创面治疗的重要技术,可保护创面、促进创面愈合,促进创面基底血管化、肉芽形成,减少创面分泌物,防止外界环境中微生物侵袭感染等。对于热压伤患者,在应用该治疗技术时,为预防出血,应注意:

(1) 负压材料的选择(表 15-2):建议选择聚乙烯醇材质。聚乙烯醇材料孔隙致密,孔径为 100~300μm;其为亲水性,生物相容性好,弹性好,有一定的可塑性,抗牵拉能力强,肉芽不易长入网孔,故可用于深部创腔或窦道;一般可使用 5~7d。另一种常用负压材料为聚氨酯,其孔径为 500~650μm;其通透性较好,但为疏水性,且孔径大,不建议应用于深部创腔或窦道,以免肉芽组织长入,取出时损伤组织、造成出血,一般建议使用 3~5d。

表 15-2　2 种负压材料比较

材料名称	物理特性	负压需求	应用要点及特点
聚乙烯醇	呈白色,亲水性,孔径小	后期易变硬,需较大负压,不宜使用间歇模式	生物相容性好,吸引周期为 5~7d,肉芽不易长入网孔,抗牵拉能力强,不易遗留碎屑
聚氨酯	呈黑色,疏水性,孔径大	后期硬度无明显变化,较低负压需求	吸引周期为 3~5d,较聚乙烯醇短;使用时间过长时,拆除材料易牵拉出血和残留碎屑

(2) 负压值设定及模式选择:负压过高有引起出血的风险,较低的负压更适合大多数创面。热压伤创面推荐使用负压为:−12.0~−8.0kPa(−90~−60mmHg),间歇模式(吸引 2~3min,暂停 1min)。负压值宜从小到大,循序渐进。

(3) 使用过程中需严密观察创面有无活动性出血,并适当降低负压或减少使用时间。

理论支持

热压创面主要分布在手、前臂。进行创面评估后常规的治疗方法包括急诊焦痂切开减张、切痂清创术,随后根据创面情况选择Ⅰ期移植皮片、游离皮瓣或腹部带蒂皮瓣修复。有研究显示,使用负压技术处理热压伤创面,能促进组织水肿消退和肉芽组织生长,再Ⅱ期移植皮片覆盖创面。如出现大范围肌腱、骨质外露,在彻底清除坏死组织后宜尽早移植皮瓣修复创面,以期达到较佳疗效。

组织后宜尽早移植皮瓣修复创面,以期达到较佳疗效。组织后宜尽早移植皮瓣修复创面,以期达到较佳疗效。

资料来源:中华医学会烧伤外科学分会,《中华烧伤杂志》编辑委员会.负压封闭引流技术在烧伤外科应用的全国专家共识(2017 版)[J].中华烧伤杂志,2017,33(3):129-135.

(四) 案例总结分析

热压伤是热力和机械的双重因素导致的复合伤,创面深,且多伴有肌腱、神经、血管、骨和/或关节损伤。该患者在转院前,已行手术清创、皮瓣手术等对症治疗,虽然已经过了急性出血期,但在创面未完全修复之前,术后的出血观察与预防仍是护理工作的重点。本案例提示,护士在临床护理工作中,要熟练掌握热压伤的特点、并发出血的判断与紧急处理,针对疾病特点采取预防措施,制订应急预案,如出现并发症,应保持镇静,立即启动应急预案,最大限度地保证患者的生命安全。

二、大面积烧伤并发胃轻瘫的临床案例

(一) 患者一般信息

患者,男,51岁。6月23日在工作时被热炉灰(具体温度不详)烫伤全身多处,伤后36h就诊。患者当时处于狭小室内,吸入较多炉灰粉末;伤后衣物未着火,无意识丧失,自行迅速走出房屋;感觉全身各处创面疼痛、咽部疼痛,伴头晕;被急救车送至当地医院,行补液抗休克、预防感染、换药、营养支持等对症治疗,因考虑存在吸入性损伤窒息风险,行气管切开。6月26日,患者以烧伤(热炉灰)90%TBSA II ~ IV度全身多处,入某三甲医院烧伤监护病区进一步诊治。患者受伤后意识尚清楚,精神较差,尿量较少、颜色较深。

(二) 诊治护理过程

入院第1天:10时,反复呕吐,上腹部胀气,大便量少。汇报医生后,予胃肠减压,引流出咖啡色胃液500mL,隐血阳性(+++),大便无。腹部平片结果提示:腹部无膨隆,肝上界无上移,膈肌无抬高,肠管无充气、扩张。

10时30分,经消化内科会诊,诊断为胃轻瘫(无法做胃镜检查)。遵医嘱留置胃管,予持续胃肠减压,生理盐水100mL+艾司奥美拉唑40mg静脉滴注2次/d,硫糖铝1g胃管注入3次/d;留置鼻腔肠管,给予肠内营养,维持机体需要。

入院第6天:8时,患者未再发生呕吐情况,无腹胀、腹痛、恶心等不适,生命体征平稳。

(三) 护理思考路径

◆ 大面积烧伤患者为什么会发生胃轻瘫?

胃轻瘫是指非机械性梗阻因素引起的以胃排空障碍为主要征象的胃动力紊乱综合征。其发病主要与胃运动功能障碍、胃排空速度有关。发生胃轻瘫的常见原因如下:

(1) 内分泌疾病:①糖尿病,是最常见的胃轻瘫原因;②甲状腺和甲状旁腺疾病,如甲状腺功能减退和亢进、甲状旁腺功能减退;③其他内分泌疾病,如原发性慢性肾上腺皮质功能减退症等。

(2) 神经系统疾病:帕金森病、多发性硬化症、脊髓损伤、周围神经病变等。

(3) 风湿疾病:系统性红斑狼疮、皮肌炎、硬皮病等。

(4) 血管病变:腹腔动脉闭塞等。

(5) 恶性肿瘤和旁癌综合征。

(6) 物理因素:放射治疗、心律失常射频消融。

(7) 手术后:术后胃轻瘫通常发生于胃、食管和/或胰腺-十二指肠手术后。

(8) 药物:某些影响胃肠道平滑肌的药物(如麻醉镇痛剂、化疗药物等)亦可使胃排空延迟。

(9) 病毒感染。

　　（10）其他：如克罗恩病、胰腺疾病、进食障碍（包括神经性厌食症、神经性暴食症等）、妊娠、烧伤等。

　　该患者在特大面积严重烧伤后，胃肠动力减弱，又因病情限制，长期卧床，胃肠蠕动进一步减慢，容易发生胃排空障碍，即胃轻瘫。

理论支持

　　胃轻瘫是指非机械性梗阻因素引起的以胃排空障碍为主要征象的胃动力紊乱综合征。临床诊断胃轻瘫应明确胃轻瘫患者是否有糖尿病、甲状腺功能减退、神经系统疾病、自身免疫性疾病或者曾接受胃部手术、减重手术。同时，切勿忽视病毒感染和药物因素引起的胃轻瘫。

　　资料来源：CAMILLERI M,PARKMAN HP,SHAFI MA,et al. Clinical guideline:management of gastroparesis. Am J Gastroenterol,2013,108(1):18-37.

◆　如何判断大面积烧伤患者并发了胃轻瘫？

　　识别胃轻瘫可以通过观察患者是否具有胃轻瘫的临床表现。诊断胃轻瘫须符合 3 个标准。①具有胃轻瘫症状：一般包括餐后饱胀感、恶心、呕吐、早饱、上腹痛等；②排除幽门部器质性病变导致的出口梗阻；③确诊胃排空延迟：是确诊胃轻瘫的基础。首先，该患者反复出现呕吐、腹胀，而呕吐是胃轻瘫最突出的症状；其次，该患者腹部 X 线平片显示腹部无膨隆，肝上界无上移，膈肌无抬高，肠管无充气、扩张，提示无器质性病变导致的出口梗阻；再次，该患者胃肠减压 500mL，提示胃排空延迟。鉴于此，该患者被诊断为胃轻瘫。

理论支持

　　胃轻瘫的诊断主要基于症状评估和胃排空时间检测，并排除合并消化道机械性梗阻。除了症状评估外，胃轻瘫最重要的诊断依据是胃排空时间检测。常用的胃排空检测方法有：①闪烁成像（是检测胃排空延迟的金标准）；②稳定放射性核素呼吸测试；③无线运动胶囊；④其他检测方法，如 MRI 和超声检查，也可用于检测胃排空时间。

　　资料来源：熊秋棠，董卫国. 胃轻瘫临床研究进展[J]. 中国医师进修杂志,2020,43(3):280-285.

◆　大面积烧伤患者并发胃轻瘫的护理观察要点有哪些？

　　（1）胃肠减压：严格禁食水。有效的胃肠减压可减轻胃壁张力，使胃得到充分休息，是非常有效的措施。实施胃肠减压期间，要妥善固定胃管，保持有效的负压吸引，保持引流通畅，防止胃管扭曲、受压及脱落；严密观察引流液量、色、质，并做好记录；观察患者腹胀的缓解程度。

　　（2）管道护理：留置胃肠减压或鼻腔肠管时，应做好口鼻腔护理，防止黏膜压力性损伤并引发感染。

　　（3）肠内营养：在胃轻瘫的治疗中，营养治疗是关键。肠内营养可提高血中胃激素水平，促进胃排空运动，同时防止肠内细菌易位。给予肠内营养期间，每 4h 用温开水 40mL（39℃）

冲管 1 次,肠内营养开始和结束时也各用温开水 40mL 冲洗 1 次,防止管腔堵塞。实施肠内营养还需注意以下几点。①总量:从 500mL 开始,根据体重、病情和所需热量逐渐调至机体的需要量;②速度:从 20mL/h 开始,逐渐递增到 125mL/h;③温度:输注时保持营养液温度为 38~40℃;④全身情况:输注时要注意观察患者是否有腹胀、腹泻、出汗、头昏等症状;⑤体位:输注时采取半卧位,防止误吸。

理论支持

　　胃轻瘫的临床特征以不伴有机械性梗阻的胃排空延迟和胃动力障碍为主,部分严重患者可合并自主神经病变、水电解质紊乱症状。因此,目前胃轻瘫的治疗以纠正加剧因素、改善胃排空、维持水电解质平衡为主,并通过加强营养达到提高生活质量的目标。

　　资料来源:许瑾瑾,刘倩琦.糖尿病胃轻瘫发病机制的研究进展[J].医学综述. 2017,23(18):3680-3684.

　　胃轻瘫患者应避免进食高热量、高脂食物和任何可能加重餐后症状的食物。

　　资料来源:熊秋棠,董卫国.胃轻瘫临床研究进展[J].中国医师进修杂志,2020,43(3):280-285.

◆ 如何避免大面积烧伤患者并发胃轻瘫?

(1) 给予胃动力药物,促进胃动力发挥作用,加速胃肠运动,促进胃排空。

(2) 补充营养:采用肠内营养维护胃肠道功能;根据患者血检验指标遵医嘱补充血制品,避免发生低蛋白血症。

(3) 进行胃肠减压:烧伤和大量体液及蛋白质经创面丢失及感染期内大面积烧伤创面存在感染,导致人体超高代谢而消耗大量蛋白质,血浆蛋白含量明显下降,全身组织呈低灌注及缺氧状态,使细胞膜转移电位下降,出现恶性循环,导致细胞内外水肿严重,肠道水肿使蠕动减慢,肠内容物酵解产气,引起严重腹胀,因此应尽早进行胃肠减压。

(4) 对其他系统疾病进行对症治疗,减少因合并症引发的并发症。

理论支持

　　国内外学者对于危重症患者胃残余判断标准至今未达成共识。国内成人经鼻喂养临床实践指南中对胃残余量判断标准为 >200mL,而国外指南目前常推荐≥500mL。胃残余量与误吸或者肺炎之间没有必然联系,胃残余并不意味着胃停滞。处理胃残余可使用促胃动力药物,主要包括红霉素和甲氧氯普胺。甲氧氯普胺是治疗胃轻瘫最广泛使用的促动力药物。胃轻瘫患者胃残余物常为液体,因此推测甲氧氯普胺的液体制剂更安全、有效。

　　资料来源:史平,吴白女,黄培培.危重症患者肠内营养并发胃残余处理方式的指南系统评价[J].解放军护理杂志,2019,36(12):32-36.

　　胃轻瘫的饮食干预:固体食物逐渐过渡到流质食物,并适当补充高纤维食物,可促进消化道运动能力的自我修复,增强胃肠的运动;根据胃排空率调整进餐时间,较传统的按时进餐,可避免餐前饥饿和饱餐,从而更好地控制胃内容物量,减轻消化道负担,促进胃排空。

　　资料来源:王彩霞,王俊.饮食护理干预对糖尿病性胃轻瘫患者血糖达标及胃排空的达标[J].中国现代医生,2017,55(35):148-151.

◆　如何做好大面积烧伤并发胃轻瘫患者的营养支持?

　　(1)营养支持途径:营养补给的途径不同,胃轻瘫恢复所需要的时间也不同。临床应用的营养途径有肠外营养和肠内营养。①肠外营养:有经中心静脉和周围静脉两种方式。胃轻瘫发生的早期,常给予肠外营养,但静脉输注葡萄糖、氨基酸、脂肪乳剂可明显抑制胃肠蠕动。一般而言,因胃轻瘫患者营养需求量大,营养支持时间较长,建议行中心静脉营养。②肠内营养:可有经口摄入、留置空肠营养管和肠造口等方式。经口摄入相对较合适。胃轻瘫患者应遵从营养师的建议,经口少量多次摄入低脂肪和含有可溶纤维的营养餐;如果不能耐受固体食物,建议使用液状食物;如果不可经口摄入,留置肠内营养管能够改善患者的症状。胃轻瘫患者小肠功能尚存,因此肠内营养管只需放至功能正常的空肠即可。经皮内镜下胃造口空肠置管术(percutaneous endoscopic jejunostomy,PEJ)可以在实现有效胃肠减压的同时进行肠内营养,对日常生活影响小,患者痛苦小、易接受。在本案例中,患者空肠功能尚正常,考虑肠内营养更符合生理模式以及安全、经济等原因,给予留置鼻腔肠管肠内营养治疗。

　　(2)营养支持制剂:①肠外营养制剂主要包括有氨基酸、脂肪乳、葡萄糖、维生素和微量元素等。能量根据 Harris-Benedict 公式计算或根据患者静息能量消耗确定。每天热量 2 530kcal/kg,蛋白质 10~15g/kg,糖脂能量比为 1:1,热氮比为(100~150):1。②肠内营养制剂可用整蛋白型,如肠内营养乳剂、肠内营养混悬液;亦可用要素制剂,如氨基酸型(肠内营养粉等)、水解蛋白型(肠内营养混悬液)等。本案例中,患者使用整蛋白为氮源的非要素型含膳食纤维的能全力营养制剂。

　　(3)肠内营养输注注意事项:循序渐进,量由少到多,速度由慢到快,可减轻以至避免腹胀、腹泻等症状。

理论支持

　　胃轻瘫、严重胃食管反流、高误吸风险、十二指肠梗阻、胃瘘、十二指肠瘘、重症胰腺炎等患者都不适合通过鼻胃管进行肠内营养治疗。对经胃喂养不能耐受、胃排出梗阻、胃轻瘫或者有高误吸风险的患者,可采用幽门后喂养途径,如鼻腔肠管等。

　　资料来源:孙仁华,江荣林,黄曼,等.重症患者早期肠内营养临床实践专家共识[J].中华危重病急救医学,2018,30(8):715-721.

(四)案例分析总结

胃轻瘫是以胃排空障碍为主要征象的胃动力紊乱综合征,为特大面积危重烧伤患者常发生的胃肠道并发症,常由于烧创伤后胃肠动力减弱引发,应采取禁食、胃肠减压、肠内营养、心理护理等措施,缓解患者的不适症状,保证患者的营养供给。其护理范畴涉及胃、空肠管留置护理,肠内、肠外营养护理等烧伤专科护士不熟悉的领域,要求护士掌握胃轻瘫的发病病因、临床表现、诊断、护理观察要点及预防措施。临床护士在观察、预防常见病种并发症时,要有辩证思维,以便更好地进行对症处理。

三、电烧伤继发急性肾功能不全的临床案例

(一)患者一般信息

患者,男,36岁。工作时不慎被90kV交流电击伤,并伴有全身多处电弧烧伤4h余,至某三甲医院急诊科就诊。查体:神志清,精神差。体温36.1℃,脉率80~102次/min,呼吸18~25次/min,血压152/90mmHg;伤后4h排酱油色尿液80mL,急诊尿常规示尿中有肌红蛋白、红细胞及管型。电烧伤入口为双手掌,出口为双足底,损伤深达肌腱、肌肉、骨关节,为Ⅳ度创面,约为2%TBSA;电弧烧伤创面分布于双上肢、胸腹部、双下肢,为深Ⅱ~Ⅲ度创面,约为20%TBSA。血检验示钾6.1mmol/L、钠131mmol/L、氯97.1mmol/L、肌酐539μmol/L、尿素氮47.2mmol/L。急诊补液纠正水电解质紊乱、脱水和抗感染治疗,并行创面换药、留置中心静脉置管、尿管等处置。为求进一步治疗,以电烧伤继发急性肾功能不全收入烧伤科监护病房。

(二)诊治护理过程

入院第1天:10时,患者体温不升,脉搏88次/min,呼吸20次/min,血压130/84mmHg,尿量<0.3mL/(kg·h)并已持续24h,肢体肿胀明显,利尿治疗无效。行血液透析,每次4h,超滤量1.5~2.0L;根据"量出而入"原则调整液体输入量,并给予50%葡萄糖、脂肪乳剂、复方氨基酸、能量合剂、白蛋白静脉滴注营养支持和抗感染等对症治疗。

后续治疗期间:患者无尿期持续6d,在上述治疗基础上间断给予血液透析11次;24d后,尿量渐由无尿增加至500~1 200mL/d。患者病情平稳后,共行3次扩创、植皮及1次皮瓣移植术封闭创面;入院41d;创面基本愈合。半年后随访,肾功能恢复。

(三)护理思考路径

◆ 电烧伤患者为什么容易并发急性肾功能不全?

急性肾功能不全分为3类:

(1)肾前性:大出血、休克、脱水等可使机体脱水、血容量减少、心排血量下降,导致肾灌注不足,肾实质有效灌注减少。

(2)肾后性:双侧输尿管结石、前列腺肥大、盆腔肿瘤压迫输尿管等可继发急性肾功能不全。

（3）肾性：指各种肾脏组织病变导致的急性肾功能不全。①肾小管性急性肾功能不全：大出血、脱水、全身严重感染、血清过敏反应可引起肾缺血和肾中毒，进而引起肾本身病变，急性肾小管坏死是其主要形式。大面积烧伤、挤压伤、电击伤、感染性休克、肝肾综合征等既可造成肾缺血，又可引起肾中毒。②肾血管阻塞：包括栓塞、血栓。③肾小球病变：包括肾小球肾炎、肾血管炎。④间质性肾炎：包括过敏性、感染性。⑤急性肾皮质坏死及急性肾乳头坏死。

该患者被 90kV 交流电击伤，发生的是肾性急性肾功能不全。电烧伤由电流引起。人体电阻从小到大依次为神经、血管、肌肉、皮肤和骨骼。电烧伤后，电流流经肾脏，可使肾血管内膜剥脱，弹力纤维板断裂，血管壁破裂；坏死肌肉产生大量炎症介质及有害毒素，横纹肌急速损伤导致大量肌红蛋白进入肾小管直接损伤肾小管，引起急性肾小管阻塞。

理论支持

横纹肌溶解常在 24h 内出现，有充分证据证明烧伤是继发性肾衰竭的高危因素。横纹肌溶解能继发于直接烧伤或筋膜室综合征，通常在严重的电损伤后出现。

资料来源：大卫.N. 赫顿. 烧伤治疗学[M].5 版. 陈旭林，肖仕初，罗高兴，译. 北京：中国科学技术出版社，2020.

与烧伤有关的急性肾损伤（acute kidney injury，AKI）被分为早期（烧伤后 0~3d）或晚期（烧伤后 4~14d），两者的病因不同。早期 AKI 出现在严重烧伤后的初始复苏阶段，被认为是血容量不足、炎症介质增加、机械组织破坏、变性蛋白释放和心脏功能障碍所致。早期 AKI 几乎完全归因于复苏不足。最近的研究表明，AKI 不仅取决于所给予的液体量，还取决于严重烧伤后的休克程度。晚期 AKI 最常归因于败血症、多器官衰竭、体液超负荷或肾毒性药物，通常在复苏后 3~14d 发展。

资料来源：CLARK A，NEYRA JA，MADNI T，et al. Acute kidney injury after burn[J]. Burns，2017，43(5)：898-908.

◆ 急性肾功能不全有哪些临床症状及指标？

当患者出现肾功能突然减退（在 48h 内），要警惕急性肾功能不全的发生。目前定义为血肌酐增高超过基础水平的 3 倍，或血肌酐≥353.6μmol/L（ ≥4.0mg/dL）；或尿量减少[尿量 <0.3mL/(kg·h)]时间超过 24h 或连续 12h 以上无尿。该患者肾排泄功能在数小时至数周内迅速减退，尿中有肌红蛋白、红细胞及管型，血尿素氮及血肌酐持续升高，水电解质失调及氮质血症。该患者入院时血检验示钾 6.1mmol/L、钠 131mmol/L、氯 97.1mmol/L、肌酐 539μmol/L、尿素氮 47.2mmol/L，临床表现为尿量 <0.3mL/(kg·h)并已持续超过 24h，肢体肿胀明显，利尿治疗无效，符合急性肾功能不全的临床表现，结合临床检验指标分析，可以判断患者发生了急性肾功能不全。

理论支持

电烧伤引起肌肉组织破坏,横纹肌溶解会增加烧伤患者急性肾衰竭的发生率,因为游离肌红蛋白的持续存在对肾脏有毒性。

电烧伤患者尿液颜色变深,表明可能有持续的缺血对肌肉造成明显损害;继发于横纹肌溶解的肌红蛋白尿和血红蛋白尿有急性肾衰竭的风险,必须及时清除。虽然不明显的尿色改变很少引起临床关注,但对于肉眼可见的尿色加深需要快速反应,以尽可能减少肾小管阻塞。

资料来源:大卫.N.赫顿.烧伤治疗学[M].5版.陈旭林,肖仕初,罗高兴,译.北京:中国科学技术出版社,2020.

AKI 作为临床常见的危急重症,涉及临床多个科室,病因复杂,病情严重,发病率高,病死率高。近年来随着人口的老龄化,在急性肾损伤中老年患者逐年增多。临床中各种大手术的广泛开展,抗生素、免疫抑制剂等药物种类和使用频率增多及各种造影剂检查、化学疗法、放射治疗、介入治疗日益普及,导致急性肾损伤的发病率明显升高,住院患者发病率达 1%~5%,重症监护病房中高达 20%~30%。近年急性肾损伤的发病率明显升高,每年约 1 300 万人发生急性肾损伤(其中发展中国家的患者占 85%),约 170 万人死于急性肾损伤及其并发症。

资料来源:赵晓毅,孟祥娟,马远.急性肾损伤危险因素的预警[J].赤峰学院学报(自然科学版),2022,38(2):53-55.

◆ 电烧伤并发急性肾功能不全患者的护理观察要点有哪些?

(1) 密切监测生命体征、神志变化,有无肌张力增高、频繁呕吐,观察有无并发脑部疾病。严格记录出入量,根据生命体征、血流动力学指标、出入量变化动态调节输液量和速度。每天检验和记录血肌酐、尿素氮值,及时了解病情进展。除密切观察患者皮肤、黏膜、腔道有无出血外,做好补液、平衡水电解质、止血及输血等抢救休克的准备工作。

(2) 监测尿液变化:①尿量维持在 70~100mL/h 或以上,注意观察尿液的颜色;②给予溶质性利尿剂,使短期内尿量增加,以利于血红蛋白或肌红蛋白尽快排出;③给予碱性溶液,使尿液碱化,以防血红蛋白或肌红蛋白沉淀堵塞肾小管。

(3) 监测并及时处理电解质、酸碱失衡:①监测血清钾、钠等电解质,如发现异常,及时汇报医生处理;②密切观察有无高钾血症征象,关注心电图及患者主诉,注意高钾血症患者应限制钾的摄入,少食含钾丰富的食物,如香蕉、橘子、菠菜、榨菜等;③积极控制感染的同时,纠正酸中毒,严禁输注库存血;④限制钠盐的摄入量。

(4) 血液透析的护理:严格执行无菌技术原则,保持各管道的通畅,每天更换连续性肾脏替代疗法(continuous renal replacement therapy,CRRT)置管处敷料,观察穿刺处有无渗血、红肿。血液透析过程中,警惕出现相关并发症,如出血、电解质紊乱、低血压、失衡综合征等。每天准确记录出入量,结合血检验结果了解肾功能的恢复情况。

(5) 每天加强口腔护理,防止口腔感染,给予无刺激性饮食。

(6) 特大面积烧伤患者常卧专科特有的翻身床。除保持正常皮肤清洁外,需及时更换翻身床上的敷料,保持干燥、清洁、平整。遵医嘱或按需给患者翻身,注意翻身时动作轻柔,避免拉拽,防止发生意外和损伤;利用翻身床俯卧位功能,及时排痰,预防坠积性肺炎的发生。便后清洗会阴部,保持局部清洁,防止泌尿系统感染。

(7)电烧伤合并急性肾功能不全常与深部坏死组织持续存在有关。及时扩创、清除坏死组织甚至截去完全坏死的肢端可以促进肾功能的恢复。因此,维持内环境稳定、做好扩创和截肢的围手术期护理是电烧伤合并急性肾功能不全与其他肾衰竭处置和护理的不同之处。

理论支持

　　除肾脏外,合并其他器官功能衰竭者,受累器官越多,病死率越高。营养不良,免疫力低下的急性肾衰竭病死率明显增加。并发严重全身性感染和感染性休克往往难以治疗,成为烧伤后急性肾衰竭的主要致死原因。

　　电烧伤有几种不同于其他热损伤的独特急性表现,需要专业处理。必须尽早治疗,包括心电监护、紧急探查和筋膜间隙减压,同时要有更复杂的液体管理策略,以避免以肌红蛋白尿为表现的急性肾损伤并发症发生。尽可能早地覆盖皮瓣,以保护可能存活的组织。

　　资料来源:大卫.N.赫顿.烧伤治疗学[M].5版.陈旭林,肖仕初,罗高兴,译.北京:中国科学技术出版社,2020.

◆ 电烧伤患者的紧急救治措施有哪些?

(1)持续 24h 心电监护的适应证:意识丧失;心电图异常或缺血;入院前或入院后均有心律失常的记录;经过现场心肺复苏;有其他标准适应证。

(2)心脏生物标志物的留取:如脑钠肽(brain natriuretic peptide,BNP)前体。

(3)肌红蛋白尿的观察:通过输入复苏液,保持尿量双倍十标准烧伤患者的目标率,或成人尿量约 100mL/h,是治疗所需的目标。治疗一直持续到尿液变清。

(4)其他治疗方案:利尿、碱化尿液、保持血清电解质正常和筋膜室综合征减压。

理论支持

　　电烧伤有几种不同于其他热损伤的独特急性表现,需要专业处理。比如,尽早治疗,包括心电监护、紧急探查和筋膜间隙减压,同时需要更复杂的液体管理策略,以避免发生以肌红蛋白尿为表现的急性肾衰竭并发症。

　　资料来源:大卫.N.赫顿.烧伤治疗学[M].5版.陈旭林,肖仕初,罗高兴,译.北京:中国科学技术出版社,2020.

　　低压(<1 000V)电烧伤患者应进行心电图(electrocardiogram,ECG)检查。高压(>1 000V)电烧伤患者应转到专业烧伤医疗救治机构中治疗。有肌红蛋白尿/神经功能缺损的高压电烧伤患者应在烧伤中心进行精囊切开和筋膜切开术的专科治疗。电烧伤后患者要进行持续的康复治疗才能恢复到最佳状态。

　　资料来源:ISBI Practice Guidelines Committee.ISBI practice guidelines for burn care,Part 2[J]. Burns,2018,44(7)1617-1706.

◆ 如何做好电烧伤创面的护理?

(1) 控制感染:电烧伤时深部组织坏死,易发生厌氧菌感染,应遵医嘱使用破伤风抗毒素预防破伤风发生;同时遵医嘱经验性使用奥硝唑等预防厌氧菌感染以及预防需氧菌感染的抗菌药物。

(2) 出血管理:电烧伤创面血管壁缺乏收缩能力,易破裂出血,且往往无疼痛,伤后 4 周内最紧急的并发症是血管破裂引发的大出血。因此,应在患者床尾备出血急救包(内含 1m 长的止血带、缝合包、无菌手套等);外出检查、手术时备出血急救包、抢救药物和监护设备用于途中应急;掌握好扎止血带的方法及注意事项,做好记录。

(3) 创面管理:根据创面情况决定采用包扎或暴露疗法;外展四肢,做好隐蔽部位创面护理,防止潮湿、感染。创面护理不局限于表面,还需密切观察内部损伤情况,是否形成窦道,是否有异味及分泌物流出等。使用无菌消毒液清理患者伤口,促进伤口引流,加速创面细菌清除;保护创面,保持局部伤口敷料清洁、干燥。接触患者创面严格执行无菌操作。

理论支持

电烧伤因其热性和非热性致病机制常造成立体损伤,不仅烧伤皮肤,且累及深部组织结构或器官。在烧伤创面修复中,电烧伤创面仍是最复杂、最难处理的创面。

高压损伤可能与向深部组织的延伸以及向周围结构的扩散现象有关。高压损伤有点像挤压伤,可延伸到深层结构(组织或骨骼),并在接触点下方向近端和远端扩散。

资料来源:大卫.N.赫顿.烧伤治疗学[M].5 版.陈旭林,肖仕初,罗高兴,译.北京:中国科学技术出版社,2020.

局部抗菌药物的选择、使用浓度和持续时间应充分考虑烧伤创面感染的风险、后果及延缓伤口愈合的风险;含银化合物和敷料是有效的局部抗菌剂,并且是烧伤创面局部抗菌剂的基础,含银外用剂非常适合深层烧伤,长效银剂也可用于预期会自愈的浅表伤口。醋酸马芬奈德是一种有效的局部抗菌剂,具有穿透焦痂和组织的能力,非常适合深度烧伤、感染性烧伤和耳部深度烧伤。外用抗生素药膏可提供有限的抗菌作用及潮湿的愈合环境,用于小面积的浅表烧伤,包括面部浅表烧伤。在缺乏常规外用抗菌药膏和乳膏的情况下,外用蜂蜜可用于浅表局部烧伤。不能进行早期手术切除和伤口闭合时,硝酸铈可作为全层烧伤的局部用药。

资料来源:ISBI Practice Guidelines Committee.ISBI practice guidelines for burn care,Part 2 [J]. Burns,2018,44(7):1617-1706.

(四) 案例分析总结

电烧伤患者因大量肌肉坏死,肌红蛋白及血红蛋白滤入肾小管内,致肾小管阻塞是继发肾衰竭的高危因素。该例电烧伤继发急性肾功能不全患者在血液透析的基础上,密切观察生命体征以及尿量、尿色、血电解质变化等,加强液体管理和营养支持治疗,控制感染,维持机体内环境稳定是救治成功的保障。及时扩创、清除创面深部坏死组织、修复创面有利于减轻肾脏负担及促进肾功能的恢复。

四、烧伤合并肺爆震伤并发急性呼吸窘迫综合征的临床案例

(一) 患者一般信息

患者,男,24岁。因作业不当,发生爆炸烧伤6h,入当地医院急诊科。查体:体温36.0℃,脉率90次/min,呼吸23次/min,血压90/63mmHg;神志清醒,呼吸平稳,无声嘶,鼻毛无烧焦,轻度咳嗽,咳嗽时伴胸痛,烧伤面积70%(浅Ⅱ度25%,深Ⅱ度45%)。为进一步治疗,家属要求转至某三甲医院,以烧伤合并肺爆震伤收住烧伤科监护室。

(二) 诊治护理过程

入院第2天:14时,患者突发吸气性呼吸困难,口唇发绀,烦躁,但无粉红色泡沫痰咳出。纤维支气管镜检查示:气管隆凸处黏膜轻度充血,有小出血点。查体:呼吸30次/min,脉率106次/min,双肺闻及哮鸣音。予镇静、鼻导管吸氧4L/min。症状缓解,持续密切观察病情。

入院后第4天:10时,患者体温38.9℃,呼吸35次/min,呼吸窘迫。动脉血气分析:pH 7.45,PCO_2 30mmHg,PO_2 56mmHg。胸部X线检查见双侧肺浸润阴影。鼻导管给氧无法纠正低氧血症,氧合指数≤200mmHg。立即给予患者床旁经口插管,呼吸机辅助通气,采用同步间歇指令通气+压力支持+呼气末正压通气模式,根据动脉血气分析结果及时调整呼吸机参数,并加强抗感染、纠正酸碱失衡和营养支持等治疗。

入院第8天:患者动脉血气及胸部X线检查均无异常。给予拔除气管插管,双侧鼻导管给氧,血氧饱和度为96%。患者脱机成功,病情基本平稳。

后续治疗:扩创、植皮,分批分次封闭覆盖创面,继续抗感染、营养支持等治疗。患者于70d左右创面愈合出院。

(三) 护理思考路径

◆ 肺爆震伤为什么会并发急性呼吸窘迫综合征?

多种危险因素可诱发急性呼吸窘迫综合征。①直接肺损伤因素:严重肺部感染、胃内容物吸入、肺挫伤、吸入有毒气体、淹溺、氧中毒等;②间接肺损伤因素:严重感染、严重非胸部创伤、急性重症胰腺炎、大量输血、体外循环、弥散性血管内凝血等。肺爆震伤为爆炸产生的高压气浪冲击胸部使胸壁撞击肺组织,紧随高压后的负压波使肺脏碰撞胸壁而使肺毛细血管广泛渗出血,并在肺泡形成结晶体,使肺表面活性物质减少,通气功能、氧弥散功能障碍和肺内分流增加,肺顺应性下降,导致呼吸窘迫及低氧血症,常在24h内发展成急性呼吸窘迫综合征(acute respiratory distress syndrome,ARDS)。该患者突发呼吸困难、双肺哮鸣音、低氧血症,X线检查提示肺浸润阴影,常规吸氧无法纠正低氧血症,氧合指数≤200mmHg,提示发生了ARDS。该患者受爆震伤,在间接肺损伤后发病,符合间接肺损伤因素引发的ARDS。

理论支持

目前 ARDS 诊断仍广泛沿用 1994 年欧美联席会议提出的诊断标准：①急性起病；②氧合指数（PaO_2/FiO_2）≤200mmHg［不管呼气末正压（PEEP）水平］；③正位 X 线胸片显示双肺均有斑片状阴影；④肺动脉楔压≤18mmHg 或无左心房压力增高的临床证据。

肺脏是爆炸致伤最敏感、重要的靶器官，而由此引起的 ARDS 是伤后致死的主要原因。

资料来源：中华医学会重症医学分会. 急性肺损伤/急性呼吸窘迫综合征诊断和治疗指南(2006)［J］. 中国危重病急救医学, 2006, 18(12):706-710.

散裂力、内爆力和惯性力共同作用导致肺泡毛细血管和肺泡壁等一系列损伤，导致气胸、间质肺气肿、气体栓塞、肺出血、肺水肿等一系列病理和生理学改变。肺泡中渗出的血液和血红蛋白导致氧自由基形成、水肿、早期炎症反应放大和氧化应激增强，进一步导致白细胞聚集，随之引起上皮细胞损伤（在 12~24h）、内皮细胞损伤（在 24~56h）和最后典型的 ARDS。ARDS 通常在爆炸伤后 24~48h 内发展。

资料来源：SAMRA T, PAWAR M, KAUR J. Challenges in management of blast injuries in Intensive Care Unit: Case series and review［J］. Indian J Crit Care Med, 2014, 18(12):814-818.

◆ 肺爆震伤并发急性呼吸窘迫综合征如何早期识别？

一般认为，ARDS 具有以下临床特征：①急性起病，在直接或间接肺损伤后 12~48h 内发病。②常规吸氧后低氧血症难以纠正。③肺部体征无特异性，急性期双肺可闻及湿啰音，或呼吸音减低。④早期病变以间质性为主，胸部 X 线片常无明显改变；病情进展后，可出现肺内实变，表现为双肺野普遍密度增高，透亮度减低，肺纹理增多、增粗，可见散在斑片状密度增高阴影，即弥漫性肺浸润影。⑤无心功能不全证据。

肺爆震伤后，间接因素作用于肺脏，易引发 ARDS。ARDS 起病急，病情发展快，需要尽早识别。除依靠病史、症状体征外，可采用辅助诊断方法。

（1）胸部 X 线片：轻者可见病变部位肺纹理增粗，边缘模糊；稍重者可见散在斑点状、小片状阴影或大片密度增高的阴影，或出现毛玻璃样改变或大片云雾状阴影。伤后连续拍片见伤后 48h X 线胸片上阴影有所扩大，应考虑合并其他病症或感染的可能。

（2）动脉血氧分压（PaO_2）和其他酸碱指标：肺严重损伤时，随着病情进展，PaO_2 可降低，而 $PaCO_2$、pH 等变化较轻微。

（3）症状体征：患者是否感觉呼吸加快，有呼吸窘迫感。一般，呼吸窘迫感在吸氧后不能得到缓解，需引起警惕。患者可无明显的呼吸困难和发绀，肺部听诊无啰音，随病情发展可出现明显的呼吸困难和发绀、呼吸道分泌物增多、肺部啰音，可出现体温增高、白细胞计数增多等表现，此时必须行气管插管给予机械通气支持才可以缓解缺氧症状。

理论支持

　　ARDS 一旦诊断后病情往往进展迅速,晚期干预措施有限,且 ARDS 缺乏早期诊断的特异、敏感指标,所以提高 ARDS 的早期识别是抢救成功的关键。

　　资料来源:乔良,刘志.急性呼吸窘迫综合征的诊断标准及早期识别[J].中华急诊医学杂志,2015,24(3):238.

　　呼吸道损伤会导致呼吸急促,引发气体交换受损,并可能导致咯血。心动过速、呼吸急促和发绀反映损伤的严重程度呈递增趋势。重伤患者将继发 ARDS。典型的胸部 X 线影像是双侧肺门周围(“蝙蝠翼”)浸润,这是由于压力波从纵隔反射回来而产生的,并且可能反映出伤亡者接近爆炸的距离以及爆炸环境中的封闭程度。

　　资料来源:SCOTT T E,KIRKMAN E,HAQUE M,et al. Primary blast lung injury — a review[J]. Br J Anaesth,2017,118(3):311-316.

◆　对于肺爆震伤并发急性呼吸窘迫综合征应如何紧急处理?

　　(1) 休息:肺爆震伤患者应避免剧烈活动,以减轻心肺负担,防止加重出血。

　　(2) 半卧位:若无禁忌证,机械通气的 ARDS 患者应采用 30°~45° 半卧位。低于 30° 角的平卧位是院内获得性肺炎的独立危险因素。

　　(3) 保持呼吸道通畅:首先使用鼻导管,当需要较高的吸氧浓度时,可应用面罩给氧。机械通气仍然是最主要的呼吸支持手段。呼吸支持能有效纠正缺氧,是 ARDS 抢救的中心环节。

　　(4) 正压通气:其作用是保证良好的通气,移除滞留的 CO_2,增加肺泡腔内压力,防止肺萎陷。持续正压通气可增加功能残气量,提高顺应性。正压通气时应注意有无气栓、气胸、弥散性血管内凝血及低钾血症等并发症。该患者在正压通气之后改用双水平通气模式,血氧饱和度明显提升。使用呼吸机过程中,应注意观察血氧饱和度及血气指标的变化,及时调整呼吸机参数,病情改善后呼吸机模式应尽可能转回普通模式。

　　(5) 防治肺水肿:大量补液与爆震伤引起广泛的小血管和淋巴管通透性增加或破裂会造成组织间液体潴留,为了防止肺水肿,需限制大量液体输入。临床可增加胶体液量、减少晶体液量,使晶体与胶体比例达 1∶1,适当利尿、强心,给予莨菪类药物以改善微循环,既可达到液体复苏的目的,又可减少渗出,防止肺水肿。若已发生了肺水肿,可将氧气通过 50% 乙醇湿化后再吸入,以降低气管内分泌物或水肿液表面张力。补液的同时严格记录出入量,在血流动力学监测下维持体液平衡。

　　(6) 用药:①早期遵医嘱使用高效广谱抗生素,同时积极处理创面,预防内源性感染。根据药敏结果调整治疗方案,同时注意观察疗效及有无药物不良反应的发生。②可早期足量短程使用糖皮质激素。该患者入院第 4 天出现呼吸系统症状,与肺爆震伤本身造成肺实质病变有关,早期应用糖皮质激素能从多种途径抑制和阻断全身性炎症反应综合征(systemic inflammatory response syndrome,SIRS),改善肺内氧合,减少炎性渗出。但应注意其可增加感染及应激性溃疡的发生概率。③其他药物的应用:用氨溴索治疗可刺激肺泡活性物质的生成;丙种球蛋白、胸腺素等药物可提高患者免疫力等。

　　(7) 营养支持:增加机体对营养物质的利用率,减少代谢并发症的发生。

理论支持

　　严重创伤患者并发 ARDS 是综合因素作用的结果,与创伤严重程度、感染、休克、原发性肺损伤及误吸有关。SIRS 在 ARDS 的发生发展中均起着重要作用。降低严重创伤患者 ARDS 的发生率,就必须在积极治疗原发创伤的同时,及时有效阻止创伤 SIRS 恶性发展形成多脏器功能衰竭(multiple organ failure,MOF),从而改善严重创伤并发 ARDS 患者的预后。

　　在对大面积烧伤患者治疗过程中,对有潜在 ARDS 的危险因素,如伴有吸入性损伤、休克或者治疗过程中全身感染严重、呼吸频率有增加趋势者,应列入高危病例,进行密切观察。严重烧伤的发病和救治经历创伤、休克、感染等危重病程,而上述病程特点正是烧伤后 ARDS 发病的重要原因和高危因素。此外,烧伤感染、手术创伤、超负荷液体疗法、机械通气等过度治疗也是促成 ARDS 发生和发展过程中不可忽视的危险因素。

资料来源:王浩,李小毅,黄书润,等.重度烧伤并发急性呼吸窘迫综合征的诊断和治疗[J].临床军医杂志,2008,36(1):89-91.

◆ 如何预防烧伤合并肺爆震伤并发急性呼吸窘迫综合征?

　　对于急性呼吸窘迫综合征,预防比治疗更重要。休克、感染是急性呼吸窘迫综合征最重要的病理学基础和形成的根本原因。烧伤最主要的感染部位是创面。烧伤创面治疗中,选择合适的时机,早期削切痂,进行创面封闭覆盖及修复是避免创面感染、烧伤休克以及急性呼吸窘迫综合征最重要的措施,也是减轻全身炎性反应损害的关键。由于大面积烧伤合并肺爆震伤具有临床表现延迟的特点,应该在烧伤休克复苏后、肺部并发症尚未出现之前进行手术,如果低氧血症较为严重,应待病情稳定后再行手术。只要在呼吸机辅助下,$FiO_2 < 50\%$、$PEEP < 10cmH_2O$ 时,即能获得 $>85mmHg$ 的氧分压,其他生命征平稳,就可以进行手术。

理论支持

　　感染可以诱发、加重 ARDS,促使 ARDS 发展为多器官功能障碍综合征(multiple organ dysfunction syndrome,MODS),甚至死亡,因此在 ARDS 的治疗中,应高度重视预防、早期发现和治疗感染。

资料来源:庞大志,曾伟生,蒋仁超.创伤性急性呼吸窘迫综合征81例救治体会[J].临床外科杂志,2007,(3):213-214.

　　肺是冲击波作用于机体最为敏感的靶器官之一。因其病情严重、发展迅速、病死率高的特点,肺爆震伤一直是军事医学领域广为关注的研究课题。正常生理状态下,机体促炎与抗炎、氧化与抗氧化、促进凋亡与抑制凋亡等处于动态平衡,爆炸产生的冲击波会导致肺爆震伤,这些动态平衡被打破,引起机体生理、生化、病理等发生改变,严重者并发急性呼吸窘迫综合征和多器官功能障碍综合征,甚至导致死亡。

资料来源:王鸿,高俊宏,张文娟,等.肺爆震伤的分子机制研究进展[J].中华创伤杂志,2020,36(8):749-754.

　　ARDS 主要病理特征是肺微血管内皮损伤致通透性增高以及炎性细胞浸润,伴有肺间质纤维化。临床表现为难以纠正的低氧血症,最终发展为呼吸衰竭。目前认为,最早由肺泡单核 / 巨噬细胞和分叶核粒细胞产生 TNF-α,启动炎症级联反应,并使炎症扩大化,导致过度或失控的炎症反应。如早期减少 TNF-α 分泌,可能抑制 ARDS 的发生发展,这对临床治疗爆震伤致 ARDS 提供重要思路。

　　资料来源:范崇熙,张志培,程庆书,等.胸部爆震伤致兔急性呼吸窘迫综合征模型的建立及相关因素分析[J].中国危重病急救医学,2011,23(4):243-246.

◆　烧伤合并肺爆震伤并发急性呼吸窘迫综合征如何进行院前救护?

　　爆震伤伤情复杂、外轻内重、内外兼有、发展迅速。肺是冲击波最敏感的靶器官,因此,在兼顾其他器官的情况下,要侧重肺损伤的诊治。

　　(1)保持呼吸道通畅:根据条件进行气管插管或气管切开,清除气管内分泌物及异物,确保呼吸道通畅。

　　(2)迅速止血、补液,建立静脉通路:有伤口出血者,应立即给予加压包扎;对肢体动脉干出血者,可用止血带止血,并做好明显标记,紧急派送。发现胸部伤口时,可用厚敷料紧密包扎,封闭开放性气胸创口。用敷料保护烧伤创面,避免再次损伤。给予抗休克补液时应适当限制输液量,胸部伤者更需注意控制输液速度。

　　(3)局部伤情处理:鼓膜穿孔、鼓室出血者,清除外耳道分泌物,保持干燥,用棉花疏松填塞,禁止冲洗和滴药。

　　(4)留置尿管。

　　(5)根据伤情,若有指征,应用抗生素。

　　(6)备好抢救药品和必需的器械,担架和其他医疗物品的固定必须牢靠。

　　(7)做好防暑或保暖。

理论支持

　　院前急救是烧伤救治工作中的重要组成部分,指在烧伤现场采取一系列紧急有效的措施以挽救患者的生命,防止伤情恶化,减少并发症,迅速把患者转送到医院,降低病死率和伤残率。

　　资料来源:葛绳德,夏照帆.临床烧伤外科学[M].北京:金盾出版社,2006.

　　爆震伤的院前救治遵循基本创伤救治理念和原则。所有参加救援的医务人员应理解并掌握创伤救治的基本技能和知识,能对爆震伤伤员进行评估,并以合理的顺序提供恰当的救治措施,包括初次评估及同时复苏、二次评估、诊断评价和确定性治疗;掌握救治基本流程,在伤员院前救治和转运、院内紧急救治中需避免不安全、不规范和导致时效性下降的操作。

　　资料来源:张连阳,李阳.爆炸伤的院前急救与早期救治策略[J].第三军医大学学报,2020,42(18):1771-1776.

（四）案例总结分析

从烧伤合并肺爆震伤并发急性呼吸窘迫综合征的病例可以看出，烧伤是患者入院的第一诊断，但危及患者生命的诊断却是肺爆震伤后引发的急性呼吸窘迫综合征。因此，收治烧伤患者时，不仅要了解患者的第一诊断，还要能综合患者的病史、检查检验结果及临床表现，预见性地识别病情进展过程中可能出现的症状及危及生命的并发症，尽早采取针对性的措施提前干预。尽早解除威胁患者生命安全的因素，才能进一步进行专科治疗。为此，在烧伤的防治过程中，应该把防治并发症放在重要位置。

（周万芳 方文姣 顾 宁）

参考文献 ◆

［1］ 张家平，王唯依. 脉搏轮廓心排血量监测技术在严重烧伤治疗中应用的全国专家共识(2018版)[J].中华损伤与修复杂志(电子版),2018,13(6):416-420.

［2］ 郭光华，朱峰，黄跃生，等. 吸入性损伤临床诊疗全国专家共识(2018版)[J].中华损伤与修复杂志(电子版),2018,13(6):410-415.

［3］ 支气管镜在急危重症临床应用专家共识组. 支气管镜在急危重症临床应用的专家共识[J].中华急诊医学杂志,2016,25(5):568-572.

［4］ 中华医学会烧伤外科学分会，《中华烧伤杂志》编辑委员会.负压封闭引流技术在烧伤外科应用的全国专家共识(2017版)[J].中华烧伤杂志,2017,33(3):129-135.

［5］ 中国研究型医院学会出血专业委员会,中国出血中心联盟.致命性大出血急救护理专家共识(2019)[J].介入放射学杂志,2020,29(3):221-227.

［6］ 中国急诊医师协会急诊分会.创伤失血性休克诊治中国急诊专家共识[J].解放军医学杂志,2017,42(12):1029-1038.

［7］ 中国医师协会急诊医师分会.中国急性胃黏膜病变急诊专家共识[J].中国急救医学,2015,25(9):769-775.

［8］ 施斌.胃轻瘫综合征的研究进展[J].国外医学·消化系疾病分册,2000,20(4):195-198.

［9］ 彭曦，汪仕良.烧伤临床营养新理念:从营养支持到营养治疗[J].中华烧伤杂志,2011,27(5):329-331.

［10］孙仁华，江荣林，黄曼，等.重症患者早期肠内营养临床实践专家共识[J].中华危重病急救医学,2018,30(8):715-721.

［11］丁晶，汪昕.癫痫诊疗指南解读[J].临床内科杂志,2016,33(2):142-144.

［12］肖波，周罗.癫痫临床最新临床指南:机遇与挑战并存[J].协和医学杂志,2017,8(2-3):122-126.

［13］阿克帕尔·阿合买提,于扬.癫痫发作致烧伤的临床治疗与干预[J].中华损伤与修复杂志(电子版),2013,8(5):510-511.

［14］中华医学会神经病学分会帕金森病及运动障碍学组.多系统萎缩诊断标准中国专家共识［J］.中华老年医学杂志,2017,36(10):1055-1060.

［15］中华医学会神经病学分会神经重症协作组,中国医师协会神经内科医师分会神经重症专业委员会.呼吸泵衰竭监测与治疗中国专家共识［J］.中华医学杂志,2018,98(43):3467-3472.

［16］中国老年医学学会呼吸病学分会慢性阻塞性肺疾病学组.中国老年慢性阻塞性肺疾病临床诊治实践指南［J］.中华结核和呼吸杂志,2020,43(2):100-119.

［17］中华医学会麻醉学分会.成人手术后疼痛处理专家共识(2017版)［J］.临床麻醉学杂志,2017,33(9):911-917.

［18］中国普通外科相关专家组.2015普通外科围术期疼痛处理专家共识［J］.中华普通外科杂志,2015,30(2):166-173.

［19］全军麻醉与复苏学专业委员会,中华医学会麻醉学分会.战创伤疼痛管理专家共识［J］.临床麻醉学杂志,2020,36(2):181-186.

［20］李慧,饶跃峰.对2016年版美国《术后疼痛管理指南》的药学解读［J］.中国药房,2017,28(35):5007-5011.

［21］孙林利,陈丽娟,程雨虹,等.2018年《ISBI烧伤处理实践指南(第2部分)》解读［J］.护理研究,2020,34(8):1305-1310.

［22］中国老年医学学会烧创伤分会.烧伤休克防治全国专家共识(2020版)［J］.中华烧伤杂志,2020,36(9):786-792.

［23］沈余明.高压电烧伤创面修复与功能重建［J］.中华烧伤杂志,2018,34(5):257-262.

第十六章

多器官功能障碍综合征患者的急危重症护理及案例分析

第一节　多器官功能障碍综合征及其护理评估

一、多器官功能障碍综合征概述

(一) 多器官功能障碍综合征的定义

多器官功能障碍综合征(MODS)是指急性疾病过程中同时或序贯继发 2 个或 2 个以上重要器官的功能障碍或衰竭。MODS 的受损器官及系统包括肺、肾、肝、胃肠、心、脑、凝血及代谢等,早期以肺受累最多见,随着 MODS 进展,可出现肝肾衰竭及胃肠道出血,而心血管和血液系统衰竭一般是 MODS 的终末表现。

(二) 多器官功能障碍综合征的病因

MODS 的常见病因有严重感染、休克、心肺复苏、严重创伤、大手术、严重烧(烫、冻)伤、挤压综合征、重症胰腺炎、急性药物或毒物中毒等。在原有慢性心、肾、肝功能障碍等疾病的基础上,遭受急性打击后更易发生 MODS。诱发 MODS 和死亡的高危因素包括高龄(年龄≥65 岁)、慢性疾病、营养不良、嗜酒、创伤及危重病评分高等。

(三) 多器官功能障碍综合征的临床表现

MODS 具有其特征性表现:①发病前器官功能基本正常,或器官功能受损但处于相对稳定的生理状态;②从初次打击到器官功能障碍有一定间隔时间,常超过 24h;③衰竭的器官往往不是原发致病因素直接损害的器官,而原发损害的远隔器官;④器官功能障碍的发生呈序贯性,最先受累的器官常见于肺和消化器官;⑤病理变化缺乏特异性,以细胞组织水肿、炎症细胞浸润和微血栓形成等常见,显著不同于慢性器官功能衰竭时组织细胞坏死、增生、纤维化和器官萎缩等病理过程,器官病理损伤和功能障碍程度不相一致;⑥病情发展迅速,一般抗感染、器官功能支持或对症治疗效果差,死亡率高;⑦在急性致病因素作用下引发 MODS,器官功能障碍和病理损害是可逆的,治愈后器官功能可以恢复到病前状态,不遗留并发症,不复发;⑧感染、创伤、休克、急性脑功能障碍(心搏骤停复苏后、急性大面积脑出血)等是其常见诱因。

二、多器官功能障碍综合征护理评估

【健康史】

1. 现病史

(1) 患病经过:若患者意识清醒,询问患病本人;若患者意识不清,询问其家属。询问发病的急缓、起始时间、持续时间、有无明显诱因;主要的临床表现及其特点,如出现的部位、严重程度、持续时间、症状及体征;有无出现并发症;是否呈进行性加重。

(2) 治疗经过:主要的检查诊疗经过、结果;用药情况,包括药物的名称、剂量、给药途径、抢救过程等。

(3) 目前状况:评估患者的治疗配合程度、意识状态,可能出现的并发症;评估患者的自理能力、营养状况,是否存在压疮、跌倒、深静脉血栓、导管意外滑脱等风险。

2. 既往史　询问患者是否有与多器官衰竭相关疾病,如心血管疾病、肾脏疾病、肺部疾病等;有无糖尿病、高血压、营养不良、细菌感染、免疫功能低下、长期卧床等;是否已接受治疗,用药情况及疗效如何;是否存在药物或食物过敏史。

3. 生活与家族史

(1) 个人史:询问患者的居住地、所从事职业、既往生活习惯等,评估以上因素是否为患者发病的高危因素。女性患者询问生育史及月经史。

(2) 饮食方式:询问患者的饮食习惯,近期有无不洁饮食、暴饮暴食等。

(3) 生活方式:询问患者有无吸烟、饮酒、熬夜等不良习惯,有无外出史及冶游史。

(4) 家族史:询问患者家庭成员情况及家庭成员有无疾病相关患病史,有无家族遗传性疾病。

【身体评估】

1. 一般状态

(1) 生命体征:生命体征变化可有效反映病情进展程度。MODS 患者生命体征变化快,病情进展复杂,有效评估患者体温、心率及心律、呼吸频率和节律、血压、意识状态及其变化趋势对疾病发展、有效改善疾病预后具有重要的临床意义。

(2) 面容与表情:根据面容与表情可评估患者的疾病严重程度,有助于疾病的早期发现。例如,面色潮红、表情烦躁或倦怠,为急性面容;容颜憔悴、面色晦暗、目光无神、表情抑郁等为慢性消耗性疾病面容;双颊紫红、口唇轻度发绀等为二尖瓣面容等。

(3) 意识状态:MODS 晚期,患者可出现嗜睡、昏迷等。通过对意识状态的观察,可及时发现中枢神经系统功能障碍。

2. 专科评估

(1) 各脏器功能评估:评估患者心、肺、脑、肾等各脏器的功能(具体内容详见相关章节)。

(2) 出入液量的评估:评估患者 24h 的出入液量,结合生命体征及临床表现,有助于疾病治疗。准确评估各引流液的色、质、量,有助于动态观察疾病发展及预防并发症。

(3) 营养评估:评估患者营养状态、营养摄入量,判断患者是否存在营养风险、营养不良和营养相关并发症。

【心理 - 社会评估】

1. 患者角色 评估患者患病后对患者角色和疾病的认识。

2. 心理状态 评估患者患病后的心理改变,有无焦虑、恐惧、孤独、抑郁、愤怒等心理变化;做好患者家属的心理状态评估。

3. 社会支持系统 评估患者的家庭情况、经济状况及家属对疾病治疗的态度,评估患者家属、同事或朋友对患者治疗疾病的支持程度。

【辅助检查结果评估】

1. 实验室检查 及时了解患者的实验室检查指标如血气分析、电解质指标、各脏器功能检测指标、凝血时间等,评估各结果与患者临床表现是否相符,若不符合,与医生沟通后再次复查实验室检查项目,以确认结果,及时处理异常指标。

2. 影像学检查 及时了解患者 CT、MRI、X 线、B 超等影像学检查结果,针对结果对症治疗。

第二节 多器官功能障碍综合征常用监测手段及护理要点

一、体外膜氧合及其监护要点

体外膜氧合(extracorporeal membrane oxygenation, ECMO)主要用于对重症心肺功能衰竭患者提供持续的体外呼吸与循环,以维持患者生命。ECMO 的基本结构包括血管内插管、连接管、动力泵、膜式氧合器、供气系统和监测系统。其核心部分是膜式氧合器(人工肺)和动力泵(人工心脏)。ECMO 可以对重症心肺功能衰竭患者进行长时间心肺支持,为危重症的抢救赢得宝贵时间。ECMO 通过血泵将血液从体内引至体外,经膜式氧合器(其作用类似人工肺,简称膜肺)进行气体交换之后再将血液回输入体内,完全或部分替代心和 / 或肺功能,并使心肺得以充分休息。

(一) ECMO 的适应证

1. 各种原因引起的严重心源性休克,如心脏术后、心肌梗死、心肌病、心肌炎、心搏骤停、心脏移植术后等。

2. 各种原因引起的严重急性呼吸衰竭,如严重的急性呼吸窘迫综合征、哮喘持续状态,过渡到肺移植,肺移植后原发移植物衰竭、弥漫性肺泡出血、肺动脉高压危象、肺栓塞、严重支气管胸膜瘘等。

3. 各种原因引起的严重循环衰竭,如感染中毒性休克、冻伤、大面积重度烧伤、药物中毒、CO 中毒、溺水、严重外伤等。目前虽然有证据提示 ECMO 可以挽救部分严重心肺衰竭患者的生命,但仍需要进行研究以明确哪些患者从中获益最大。

(二) ECMO 的禁忌证

1. 主动脉夹层、周围血管严重畸形或者病变。

2. 合并不可逆的心肺功能、中枢神经系统损伤甚至多器官功能衰竭、严重不可逆的中枢神经系统损伤、无法纠正的感染性休克、晚期恶性肿瘤等无法恢复的原发疾病。

3. 存在严重活动性出血、3 个月内发生过脑血管事件、凝血功能严重障碍等抗凝禁忌情况。

4. 较高机械通气设置下(氧浓度 >90%，平台压 >30cmH$_2$O)，通气时间超过 7d。

5. 年龄大于 70 岁。

6. 免疫抑制。

(三) ECMO 的主要治疗方式

ECMO 的治疗方式主要有静脉 - 静脉体外膜氧合(vein-vein extra-corporal membrane oxygenation，VV-ECMO) 和 静 脉 - 动 脉 体 外 膜 氧 合(vein-artery extra-corporal membrane oxygenation，VA-ECMO)两种。VV-ECMO 适用于心脏功能良好的患者进行呼吸支持，不提供心脏功能支持；VA-ECMO 可同时提供心脏功能支持和肺脏功能支持。对于呼吸衰竭的患者，VV-ECMO 方式的并发症和病死率略低于 VA-ECMO 方式，故最为常用。

1. VV-ECMO　是将静脉血引出，经膜肺氧合并排出 CO$_2$ 后，从静脉回到体内。置管方式包括股静脉 - 颈内静脉和颈内静脉双腔管置管两种。VV-ECMO 可以进行部分或全部肺支持。通常将氧供气流和血流量设置于相同水平，使其通气血流比为 1∶1。如需要提高氧合，则增加 ECMO 血流量；如需降低 CO$_2$ 水平，则增加氧气的流量。

2. VA-ECMO　是将静脉血引出，经膜肺氧合并排出 CO$_2$ 后，从动脉回到体内。置管方式包括股静脉 - 股动脉、右心房 - 主动脉和右颈内静脉 - 右颈动脉两种。VA-ECMO 是一个密闭的环路系统，可以进行部分或全部心肺支持，这一点与体外循环存在本质区别，而且 ECMO 仅需要相对较低强度的抗凝。

(四) ECMO 的监护要点

1. 重点指标的监测　①心电图：及时发现并处理心律失常；②平均动脉压：应保持在 50~70mmHg；③中心静脉压：应维持在 5~12cmH$_2$O；④血氧饱和度；⑤ACT：定时监测 ACT，通常维持在 120~200s；⑥出入量：其中尿量是反映心功能及肾功能的重要指标；⑦体温：调节变温水箱温度，并配合使用变温毯等措施将患者体温控制在 35~37℃。

2. 并发症监测　①出血：ECMO 会消耗大量血小板，因此出血(如插管处出血、颅内出血、消化道出血等)是 ECMO 常见的并发症。需密切观察手术创面、引流及各管道插管处的出血状况。②血栓：ECMO 过程中抗凝不足，系统内会形成血栓，可造成包括脑组织在内的组织血管栓塞。肢体缺血可能会引发截肢的风险。③肾功能不全：缺血再灌注损伤、灌注不足、毒性代谢产物堆积等因素可导致肾功能不全。应严密监测肾功能和尿量。④溶血：ECMO 系统不可避免地使红细胞受到不同程度的机械性损害而引发溶血，因此需监测患者是否出现黄疸、高胆红素血症和血红蛋白尿等。⑤感染：密切观察切口及敷料、体温变化等，严格无菌操作。⑥动脉插管远端肢体缺血：密切观察插管侧肢体颜色、温度及足背动脉搏动情况,测量腿围,注意肢体保暖。

二、连续性肾脏替代疗法及其监护要点

连续性肾脏替代疗法(CRRT)又称连续性血液净化(continuous blood purification, CBP),为通过体外循环血液净化方式连续、缓慢清除水及溶质的一种血液净化治疗技术,以替代肾脏功能。相较普通血液透析而言,CRRT 延长了血液净化治疗时间而降低了单位时间的治疗效率,使血液中溶质浓度及容量变化对机体的影响降到最低,同时采用高通透性、生物相容性好的滤器,为重症患者的救治提供了极其重要的内稳态平衡。

(一) CRRT 的适应证

1. 肾性适应证 为急、慢性肾衰竭时的肾替代治疗。重症患者发生急性肾功能不全合并少尿、无尿、高钾血症、重度酸中毒、尿毒性脑病等情况时即可开始行 CRRT 治疗。

2. 非肾性适应证 由于对炎性介质及其他内源性毒性溶质的清除作用,CRRT 已被广泛应用于许多非肾衰竭疾病的治疗,包括全身炎症反应综合征或全身性感染、急性呼吸窘迫综合征、心肺转流术中与术后、充血性心力衰竭、肝衰竭与肝移植术后的替代治疗等。

(二) CRRT 的禁忌证

无绝对禁忌证,但下列情况应慎用:①颅内出血或颅内压升高;②药物难以纠正的严重休克;③严重心肌病变并有难治性心力衰竭;④活动性出血及严重凝血功能障碍;⑤无法建立合适的血管通路。

(三) CRRT 的主要治疗方式

1. 连续性动脉 - 静脉血液滤过(continuous arterio-venous hemofiltration,CAVH) 是利用人体动静脉之间压力差作为体外循环的驱动压力,通过超滤清除水分,以对流原理清除大、中、小分子溶质。CAVH 具有以下特点:①自限性:动脉压力下降,超滤就会自动减少;②持续性:24h 持续进行;③稳定性:对血流动力学影响小;④简便性:可在床旁直接进行。随着中心静脉双腔导管及泵驱动的使用,此种方式基本被淘汰。

2. 连续性静脉 - 静脉血液滤过(continuous veno-venous hemofiltration,CVVH) 清除溶质的原理与 CAVH 相同,不同之处是采用中心静脉留置单针双腔导管建立血管通路,应用泵驱动进行体外血液循环。因此,CVVH 称之为血泵驱动辅助的连续性静脉 - 静脉血液滤过。

3. 连续性动脉 - 静脉血液透析(continuous arterio-venous hemodialysis,CAVHD)及连续性静脉 - 静脉血液透析(continuous veno-venous hemodialysis,CVVHD) CAVHD 仍然是利用人体动静脉之间压力差驱动血液循环,溶质转运主要依赖于弥散,也有少量对流。当透析液流量为 15mL/min 时,透析液中全部小分子溶质呈饱和状态,从而使血浆中的溶质经过弥散清除。当透析液流量增至 50mL/min 左右时,溶质的清除率不再增加,溶质转运机制与 CAVHD 相同。

4. 连续性动脉 - 静脉血液透析滤过(continuous arterio-venous hemodiafiltration,CAVHDF)及连续性静脉 - 静脉血液透析滤过(continuous veno-venous hemodiafiltration,CVVHDF) CAVHDF 也是在 CAVH 的基础上发展起来的,加做透析以弥补 CAVH 氮质清

除不足的缺点。CAVHDF 溶质转运机制已非单纯对流,而是对流加弥散,不仅提高了小分子物质的清除率,还能有效清除中、大分子物质,溶质清除率提高 40%。CVVHDF 是在CVVH 的基础上发展起来的,溶质清除的原理与 CAVHDF 完全相同,不同之处是采用静脉-静脉建立血管通路,应用血泵驱动血液循环。

5. 缓慢连续性超滤(slow continuous ultrafiltration,SCUF)　主要原理是以对流的方式清除溶质。SCUF 不补充置换液,也不用透析液,对溶质的清除不理想,不能保持血尿素氮及血清肌酐酸在理想的水平,有时需要加用透析治疗,目前临床主要用于水肿、难治性心力衰竭,特别是心脏直视手术、创伤或大手术复苏后伴有细胞外液容量负荷者。

6. 连续性血浆滤过吸附(continuous plasma filtration adsorption,CPFA)　应用血浆滤过器连续分离血浆,滤过的血浆进入活性炭或树脂吸附装置,净化治疗后的血液再经静脉管路返回体内。CPFA 可选择性去除炎性介质、细胞因子、内毒素和活化的补体成分,降低低血压的发生率,最终降低病死率,临床上主要用于清除内毒素及促炎性介质。

7. 内毒素吸附　治疗对象通常需符合 3 条标准:①内毒素血症或怀疑为革兰氏阴性菌感染;②临床表现为全身性炎症反应综合征(SIRS);③感染性休克需要血管活性药物。

8. 血浆滤过吸附透析(plasma filter adsorption dialysis,PFAD)　是一种综合滤过、吸附以及透析 3 种不同血液净化治疗模式的全新血液净化技术。目前,在脓毒症休克动物模型的治疗中,PFAD 已取得显著疗效,可望用于各种危重疾病如脓毒症、全身性炎症反应综合征、肝肾综合征、慢性肝脏疾病急性失代偿的临床救治。

(四) CRRT 的监护要点

1. 压力监测　通常直接监测的压力包括动脉压、滤器前压、静脉压、超滤液侧压等。通过直接测量的值,计算的压力参数,包括跨膜压、滤器压力降。在行 CRRT 过程中,保持动脉压大于 –200mmHg,低于此值则需要干预;静脉压通常为正值;跨膜压为计算值,跨膜压过大可反映滤器凝血或超滤率过大。

2. 安全监测　包括空气监测、漏血监测及容量平衡监测等。密切监测滤器及管路内有无空气,避免空气栓塞;探测器通过测定超滤液的透明度或颜色改变实现漏血监测;对于容量监测,自动容量平衡系统一般采用两级控制,即泵和精确的电子秤系统来控制容量平衡;其他还需监测温度和漏电保护装置。

3. 并发症监测　监测中心静脉导管产生的出血、血栓、感染等并发症;监测体外回路产生的管路滤器凝血、空气栓塞、低体温及生物相容性与过敏反应;监测抗凝导致的患者凝血障碍,注意肝素或枸橼酸使用剂量,定时监测 APTT 及血钙指标,避免出血及低血钙的发生。

第三节　多器官功能障碍综合征典型急危重症案例分析

一、冠心病并发肾衰竭的临床案例

(一) 患者一般信息

患者,男,62岁。慢性支气管炎病史29年,冠心病病史31年,前间壁、侧壁心肌梗死12年。2年前,患者无明显诱因出现胸闷、气喘、呼吸困难,双下肢水肿,活动时胸闷、气促、呼吸困难症状加重,经当地医院抗感染、利尿治疗(用药不详)后症状减轻,但上述症状常反复发生。半年前,患者出现夜间阵发性呼吸困难,未予重视,未入院就诊检查及治疗。2d前,患者无明显诱因突发胸闷、气促、呼吸困难,双下肢水肿伴少尿,当地医院诊断为心力衰竭,给予呋塞米40mg、去乙酰毛花苷0.4mg静脉推注,20%甘露醇250mL静脉滴注。经上述治疗后,患者症状无缓解,24h尿量仅为200mL。为进一步诊治,患者来某三甲医院就诊。

(二) 诊治护理过程

入院第1天: 18时,患者神志清,精神差,主诉呼吸困难,呈端坐呼吸,口唇及四肢末梢发绀,食欲减退,烦躁不安,双下肢重度水肿,腹部高度膨隆,脐周自动向外渗出透明液体。监测生命体征:血氧饱和度最低下降至86%,呼吸20~36次/min,心率112~143次/min,血压132/67mmHg,入科2h尿量共50mL。体格检查:双肺呼吸浅快,呼吸音粗并布满湿啰音及哮鸣音。实验室检查:血钾5.88mmol/L、血钠125mmol/L、血氯85.7mmol/L、血钙0.75mmol/L、血尿素氮24.3mmol/L、血肌酐300mmol/L、白细胞$11.1×10^9$/L。汇报医生,遵医嘱给予患者呋塞米20mg静脉推注,呋塞米200mg+生理盐水30mL以3mL/h微量泵入,吗啡5mg皮下注射等对症治疗,并留置导尿管,监测每小时尿量。

18时30分,患者心率降至123次/min,血氧饱和度上升至94%,末梢循环缺氧症状缓解,尿量80mL。遵医嘱继续监测患者尿量变化。

入院第2天: 8时,患者神志清,呼吸困难症状有所缓解,双下肢仍重度水肿,24h尿量1 240mL。实验室检查:血钾5.43mmol/L,血尿素氮25.6mmol/L,血肌酐330mmol/L。遵医嘱继续0.9%氯化钠30mL+呋塞米200mg微量泵入,密切监测尿量变化。

13时,患者出现神志模糊,心率55次/min,血压110/56mmHg,近1h尿量20mL。护士立即汇报医生,并给予患者血气分析及血生化检查,结果显示pH 7.25,血钾7.8mmol/L,血尿素氮24.4mmol/L,血肌酐600mmol/L。医生立即给予患者右股静脉留置临时血透导管,行床旁CRRT。行CRRT期间密切监测患者生命体征变化,定时观察管路中有无气泡、凝血等,根据医嘱调节超滤速度及超滤量,准确记录CRRT参数。

14时,复查血气分析示血钾6.6mmol/L,尿量40mL/h。

15时,复查血气分析示血钾5.4mmol/L,尿量40mL/h,心率87次/min。

入院第3天: 患者超滤量2 240mL,尿量160mL,静脉入量540mL;神志模糊,双下肢仍水肿。遵医嘱继续行CRRT,拟超滤时间8h,超滤量2 400mL。

10时,予患者CRRT治疗。

14时,查血气分析示血钾3.2mmol/L,心率110次/min。遵医嘱将透析液中加入10%氯化钾2g。

15时,查血气分析示血钾3.8mmol/L,心率90次/min。

入院第4天: 患者神志转清,生命体征平稳,无胸闷、气急等不适主诉;24h超滤量为1 500mL,尿量800mL。遵医嘱暂停CRRT治疗,继续予以0.9%氯化钠46mL+呋塞米40mg微量泵入,患者尿量约为80mL/h。

入院第7天: 患者双下肢水肿好转,24h尿量达到3 050mL,颜色为淡黄色。医嘱:停止

0.9% 氯化钠 46mL＋呋塞米 40mg 泵入,予补充电解质钾、钙。护士遵医嘱给予患者 5% 葡萄糖氯化钠 250mL＋10% 氯化钾 7mL＋25% 硫酸镁 20mL 静脉滴注,0.9% 氯化钠 20mL＋葡萄糖酸钙 10mL 静脉推注,后给予 5% 碳酸氢钠 150mL 静脉滴注。

入院第 13 天:患者病情好转,水肿消失,尿量正常,生命体征平稳。实验室检查示血钾 4.5mmol/L,血钠 134mmol/L,血氯 85mmol/L,血尿素氮 5.8mmol/L,血肌酐 113mmol/L。患者撤除 CRRT 置管、导尿管,出院。

(三) 护理思考路径

◆ 为什么冠心病患者会并发肾衰竭?

心血管系统和肾脏系统之间关系复杂。有研究显示,超过 40% 的心力衰竭患者合并肾脏疾病,心力衰竭可引起肾脏血流灌注减少加剧肾功能恶化。心血管传统危险因素(包括高龄、高血压、糖尿病和血脂异常等)和慢性肾脏疾病特有的"非传统危险因素"(如贫血、容量超负荷、矿物质代谢异常、蛋白尿、营养不良、氧化应激和炎症反应)均可导致肾衰竭。

该冠心病患者因心肌梗死,出现心肌纤维性重构,心脏结构扩大,心肌收缩力下降,导致一系列左心衰竭的症状;随着病情进展,患者相继出现右心衰竭的症状,心力衰竭伴肺循环和/或体循环明显淤血,容量负荷过重,体内液体潴留,尿量减少、血钾增高、血肌酐及尿素氮增高,进一步加重容量负荷,体内多余液体无法排出,并发肾衰竭。

理论支持

心脏和肾脏紧密联系,相互影响,共同调节及维持血压、血管张力、排钠利尿、细胞外液容积、外周组织灌注等。当一个器官功能受损时,另一器官也将会受到影响。据统计,超过 40% 的心力衰竭患者合并肾脏疾病。二者除具有共同的危险因素(高血压、动脉粥样硬化、糖尿病等)外,心力衰竭可引起肾脏血流灌注减少,加剧肾功能恶化;心力衰竭患者的药物治疗,可导致急性肾功能恶化;肾功能下降本身对心力衰竭患者的预后影响也很大,静脉淤血、神经激素水平改变、贫血和肾交感神经系统激活等因素可加重心力衰竭。

资料来源:国家卫生计生委合理用药专家委员会,中国药师协会.心力衰竭合理用药指南(第 2 版)[J].中国医学前沿杂志(电子版),2019,11(7):1-77.

◆ 如何早期识别和判断冠心病患者出现了肾衰竭?

肾衰竭的早期症状如下:

(1) 身体不适:由于毒素和废物堆积,患者会出现恶心、呕吐、夜间睡眠差、食欲减退、皮肤瘙痒和疲劳等不适。

(2) 水肿:患者出现尿量减少,尿频(尤其在夜间),眼睛肿胀,甚至气促,手、足、踝水肿等。

(3) 贫血:由于肾脏功能遭受损害,肾脏分泌的促红细胞生成素减少,导致贫血。贫血的患者经常会感到寒冷和疲惫。

(4) 其他症状:如高血压、血尿(呈茶色或血红色)、尿液中出现泡沫、腹泻、极度口渴、睡眠不安或嗜睡、性欲下降。

除一些早期症状外,若患者在48h内突然出现肾功能减退,如尿量减少、水肿,以及血钾、血肌酐、血尿素氮等指标升高,应警惕肾衰竭。对于重症患者,尿量常能在血肌酐升高之前预示肾功能紊乱。但是,脱水状态、应用利尿剂以及存在梗阻因素等情况都会影响尿量,因此对尿量的判断需结合临床情况。本案例中,患者24h尿量仅为200mL,双下肢重度水肿,腹部高度膨隆,脐周自动向外渗出透明液体,实验室检查示血钾、血尿素氮、血肌酐指标异常增高,提示出现了肾衰竭。

理论支持

符合下列情形之一者即可定义为急性肾损伤(未分级):
- 在48h内血清肌酐上升 >10.3 mg/dL($\geq 26.5\mu$mol/L)。
- 已知或假定肾功能损害发生在7d之内,血清肌酐上升至大于等于基础值的1.5倍。
- 尿量 <0.5 mL/(kg·h),持续6h。

资料来源:郭锦洲,谢红浪.改善全球肾脏病预后组织(KDIGO)临床实践指南:急性肾损伤[J].肾脏病与透析肾移植杂志,2013,22(1):57-60.

◆ 如何识别和判断冠心病并发肾衰竭患者的高钾血症早期症状?

冠心病并发肾衰竭患者存在水钠潴留、尿量减少等表现。尿量减少,体内血钾难以排出,会导致高钾血症的发生。当患者出现高钾血症时,不仅尿量减少,还会有以下几点表现:

(1)心律失常:高血钾使心肌受抑制,心肌张力减低,故出现心动徐缓和心脏扩大,心音减弱。肾衰竭患者在出现高钾血症的早期易发生心律失常。

(2)四肢麻木,烦躁不安:患者早期常有四肢及口周麻木,极度疲乏,肌肉酸疼,肢体苍白、湿冷,还会出现烦躁不安或神志不清的情况。

(3)恶心、呕吐、腹痛:由于高钾血症引起乙酰胆碱释放增加,故可引起恶心、呕吐和腹痛。

本案例中,患者出现尿量减少,入科2h尿量共50mL;主诉呼吸困难,呈端坐呼吸,烦躁不安;入院第2天13时出现神志模糊,近1h尿量仅20mL,且心动过缓,心率55次/min。可早期识别和判断该患者出现了高钾血症。

理论支持

慢性肾脏疾病患者发生高钾血症通常无明显症状,或者伴随一些非特异性的心血管和神经肌肉症状,其严重性取决于血钾升高的程度和速度、是否存在其他电解质和代谢紊乱以及患者的基础疾病状态等。

- 心脏症状:高钾血症主要表现为心律失常和心肌收缩受抑制。高钾血症可引起各种心律失常,包括窦性心动过缓、传导阻滞和异位心律失常、致命性心室纤颤及心搏骤停。高钾血症可使心肌收缩力减弱、心脏扩大、心音低弱。
- 神经肌肉症状:高钾血症早期常有四肢及口周感觉麻木、极度疲乏、肌肉酸痛和肢体苍白湿冷。血钾浓度达 7mmol/L 时可有四肢麻木、弛缓性瘫痪,先为躯干后为四肢,最后影响到呼吸肌,发生窒息。中枢神经系统受累可表现为烦躁不安或神志不清。

● 其他症状:高钾血症会引起体内乙酰胆碱释放增加,故可引起恶心、呕吐和腹痛。

资料来源:中华医学会肾脏病学分会专家组.中国慢性肾脏病患者血钾管理实践专家共识[J].中华肾脏病杂志,2020,36(10):781-792.

◆ 如何把握冠心病合并肾衰竭患者行肾脏替代治疗的时机?

肾脏替代治疗时机为:

(1) 容量超负荷,尿量 <0.5mL/(kg·h) 连续 6h 伴或不伴利尿剂抵抗时,考虑开始 CRRT 治疗。

(2) 患者血清肌酐值处于 KDIGO 2 级,即血清肌酐值较基线水平增加 2~2.9 倍时,可考虑开始 CRRT 治疗。

(3) 患者血钾 >6.0mmol/L 且对胰岛素和利尿治疗不敏感时,应考虑给予 CRRT 治疗。

(4) 低心排血量综合征导致肾功能不全,利尿剂抵抗时行 CRRT 治疗。

本案例中,患者在经过强心、利尿、扩血管等治疗后,仍容量负荷过重,持续给予 0.9% 氯化钠 30mL+ 呋塞米 200mg 微量泵入后尿量仍无法排出,血钾 >6.0mmol/L,可考虑行床旁 CRRT。

理论支持

当代谢和液体需求超过肾脏能力时,应考虑急性肾脏替代治疗。开始急性肾脏替代治疗的决定应该个性化,而不是仅基于肾功能或急性肾损伤的阶段。肾脏替代治疗的启动应由肾脏满足“需求”的能力决定,“需求”由非肾性合并症、急症的危重程度以及溶质和液体负荷所决定。肾脏“需求 - 能力”失衡是动态变化的,应当定期评估。一旦决定启动肾脏替代治疗,就需要立刻实施,通常在 3h 内。

资料来源:黄蓉双,张凌,付平.精准连续性肾脏替代治疗——2017 急性透析质量倡议指南解读[J].华西医学,2018,33(7):831-834.

◆ 冠心病合并肾衰竭患者行肾脏替代治疗时应监护哪些内容?

(1) 病情观察:根据病情和自理能力,每小时观察患者病情,记录生命体征、机器显示的参数。

(2) 体外环路监测:①体外环路引血不宜过快,逐渐增加至目标流速。②评估患者容量,选择合适的连接方式。动、静脉管路同时连接可避免容量丢失。③气泡捕捉器中的血液量保持高水平,减少气体微栓子的形成。④严密监测环路压力(即静脉压、动脉压、跨膜压、压力降),评估管路及滤器凝血程度。凝血分级:0 级,抗凝好,无凝血或纤维凝血;I级,少部分凝血或少有几条纤维凝血;II级,滤器明显凝血或半数以上纤维凝血;III级,严重凝血,必须更换滤器及管路。⑤血管通路与体外环路连接紧密,减少三通衔接;妥善固定,避免意外脱管。⑥对于烦躁患者,给予适当约束,按需使用镇静药物,避免非计划性拔管。⑦及时处理仪器报警,减少血泵停运时间;血泵停运不能纠正时,立即予以手动回血,结束治疗,查找原因。⑧体外环路采血,注意执行无菌原则,避免气体进入管路。⑨使用生理盐水回血,回血量不宜过多,建议 200~300mL。

理论支持

1. 病情观察 根据病情和自理能力,每小时观察患者病情,记录生命体征、机器显示参数。

2. 体外环路
- 体外环路引血不宜过快,逐渐增加至目标流速。
- 评估患者容量,选择合适的连接方式。动、静脉管路同时连接可避免容量丢失。
- 气泡捕捉器中的血液量保持高水平,减少气体微栓子的形成。
- 严密监测环路压力(即静脉压、动脉压、跨膜压、压力降),评估管路及滤器凝血程度。凝血分级:0 级,抗凝好,没有或少有几丝纤维凝血;Ⅰ级,少部分凝血或少有几条纤维凝血;Ⅱ级,滤器明显凝血或半数以上纤维凝血;Ⅲ级,严重凝血,必须更换滤器及管路。
- 血管通路与体外环路连接紧密,减少三通衔接;妥善固定,避免意外脱管。
- 对于烦躁患者,给予适当约束,按需使用镇静药物,避免非计划性拔管。
- 及时处理仪器报警,减少血泵停运时间;血泵停运不能纠正时,立即予以手动回血,结束治疗,查找原因。
- 体外环路采血,注意执行无菌原则,避免气体进入管路。
- 使用生理盐水回血,回血量不宜过多,建议 200~300mL。

资料来源:血液净化急诊临床应用专家共识组.血液净化急诊临床应用专家共识[J].中华急诊医学杂志,2017,26(1):24-36.

(四)案例总结分析

肾衰竭是冠心病的常见并发症,给患者的健康和生命带来严重的威胁。在临床工作中,对于冠心病患者应早期识别并判断是否发生肾衰竭,同时协助医生评估 CRRT 治疗的时机,密切监测血流动力学变化并做好患者的液体管理,以改善心功能和肾功能。在患者进行 CRRT 治疗过程中,护士应做好监护并预防感染、血栓等并发症,在重症监护过程中发挥观察能力和评判性思维能力,结合专业知识,与医生共同救治患者,挽救其生命,预防并发症的发生。

二、肺部感染并发心力衰竭的临床案例

(一)患者一般信息

患者,女,63 岁。因反复心悸、胸闷 5 年,发热 3d 入院。患者既往有冠心病、糖尿病病

史 20 年,一直使用胰岛素注射治疗,血糖控制在 7.8mmol/L 左右。2 年前患者开始在活动后出现心悸、胸闷、气急,休息后症状缓解。患者 3d 前因受凉后出现发热、咳嗽、咳脓痰,经用青霉素抗感染治疗后症状无缓解,于 5 月 2 日以重症肺炎入某三甲医院进一步治疗。

(二) 诊治护理过程

入院第 1 天: 患者神志清,体温 38.8℃,呼吸 34 次 /min,心率 120 次 /min,血氧饱和度 92%。两肺底闻及湿啰音,双下肢轻度凹陷性水肿。实验室检查:血常规示白细胞 11.0×10^9/L,中性粒细胞 93.5%,淋巴细胞 6.6%。心电图示窦性心动过速。血气分析示 PaO_2 52mmHg,$PaCO_2$ 24mmHg,pH 7.5。胸部 X 线片示两肺透光减弱,全肺见斑片状阴影,心影稍大,右下肺感染。入科后,给予 I 级护理,持续心电监护,氧气吸入,抗感染,止咳化痰,持续雾化吸入,翻身拍背促进痰液咳出,物理降温。

入院第 2 天: 12 时 25 分,患者主诉呼吸困难、气喘严重、痰液无法咳出。可闻及患者肺部啰音,心率 123 次 /min,呼吸 35 次 /min,血氧饱和度 89%,肢体末梢皮肤颜色青紫。护士立即汇报医生,遵医嘱查血气分析示 PaO_2 69mmHg,$PaCO_2$ 46mmHg,pH 7.4。遵医嘱给予患者止咳、化痰治疗,并行床旁无创呼吸机辅助通气(持续气道正压通气模式,氧浓度 50%,呼气末正压 5cmH$_2$O);抬高床头,注意观察无创面罩处皮肤情况及辅助通气效果;给予强心、利尿、扩血管药物等治疗。患者不适症状逐渐缓解,血氧饱和度维持在 94%~100%,肢体末梢皮肤转为红润,痰液可自行咳出。

14 时,复查血气示所有指标均处于正常范围内。遵医嘱继续无创呼吸机辅助通气 2h,后给予双腔鼻导管氧气吸入 4L/min,患者无不适主诉,生命体征平稳。

入院第 4 天: 19 时,患者突发胸闷、气喘、咳粉红色泡沫痰,精神烦躁。8—19 时,患者总入量为 1 680mL,总出量为 700mL。监测生命体征示心率 143 次 /min,呼吸 36 次 /min,血压 156/99mmHg,血氧饱和度进行性下降,最低为 78%。护士立即汇报床位医生,遵医嘱给予患者半坐位,高流量吸氧,保持呼吸道通畅,严格控制补液速度,并予去乙酰毛花苷 0.4mg 强心、呋塞米 20mg 利尿、硝酸甘油 20mg 扩血管、吗啡 10mg 皮下注射等药物治疗。

19 时 15 分,患者症状无缓解,并出现意识不清,血氧饱和度 69%。医生立即给予患者床边气管插管,有创呼吸机辅助通气(参数设置:A/C 模式,氧浓度 100%,呼气末正压 6cmH$_2$O)。患者气管插管内涌出大量粉红色泡沫痰,心率 150 次 /min,血氧饱和度 92%。遵医嘱再次给予患者呋塞米 20mg 静脉推注,5% 葡萄糖 40mL+ 胺碘酮 0.45mg 微量泵入(速度 4mL/h),0.9% 氯化钠 50mL+ 右美托咪定 400μg 微量泵入(速度 4mL/h),根据心率动态调节各泵速度。

20 时 15 分,患者最近 1h 尿量 600mL,心率 133 次 /min,血压 145/67mmHg,血氧饱和度 96%,气喘症状缓解,痰液为白色稀痰。遵医嘱继续密切观察患者痰液性状及生命体征变化。

23 时,患者神志转清,生命体征逐渐平稳,心率降至 90 次 /min,血压 131/65mmHg,血氧饱和度 100%,气管插管内无粉红色泡沫痰吸出。遵医嘱继续予以 0.9% 氯化钠 50mL+ 右美托咪定 400μg 以 2mL/h 泵入,暂停胺碘酮泵。

入院第 7 天: 14 时,患者神志清,体温 39.0℃,心率 120 次 /min,呼吸 22 次 /min,血压 138/67mmHg,血氧饱和度 96%,无胸闷、气急等不适主诉。护士汇报床位医生后,给予患者酒精擦浴降温,更换抗生素。床旁胸部 X 线片示肺炎较前好转。

15 时,复测体温 38.3℃,遵医嘱继续物理降温。

17 时,再次复测体温 37.3℃,汇报医生,并继续观察患者病情变化。

入院第 9 天: 患者无呼吸困难等症状,经呼吸功能锻炼后拔除气管插管,予双腔鼻导管吸氧。患者血氧饱和度维持在 96% 以上。

入院第 15 天: 患者在未进行氧气吸入的情况下,生命体征平稳,无胸闷、气急等不适主诉,胸部 X 线片示两肺纹理稍多,右下肺少量渗出液,感染症状明显改善。遵医嘱予患者出院。

(三) 护理思考路径

◆ 重症肺炎为什么容易合并心力衰竭?

(1) 重症肺炎最主要的病因是细菌感染或病毒感染,细菌或病毒的毒素可以直接损害心脏,引起心肌细胞中毒,导致心力衰竭。

(2) 重症肺炎合并发热、高代谢状态,导致患者心率明显增快,心肌耗氧增加,可能引起心力衰竭。

(3) 重症肺炎患者存在明显缺氧,心脏的氧气供给不够,可能出现心力衰竭。

(4) 重症肺炎患者大部分合并多脏器功能损害,如肾衰竭等。肾衰竭后,患者出现少尿,体内堆积的液体增多,心脏后负荷明显增加,造成心力衰竭。

在本案例中,患者为老年人,既往有冠心病病史,此次因重症肺炎收治入院。患者因肺部严重感染且持续发热,咳脓痰,心肺做功增加,导致呼吸困难,心率增快,血氧饱和度下降,表明心肺功能已出现异常。此时,患者静脉补液量大于尿量,进一步加重病情,最终导致急性心力衰竭。

理论支持

中国心力衰竭注册登记研究分析结果显示,感染是促使心力衰竭患者住院的主要诱因,其次为劳累过度或应激反应(指情绪激动、饱食及外伤等原因)及心肌缺血,有 25.9% 的患者存在 2 种或 2 种以上心力衰竭的诱因。合并慢性阻塞性肺疾病的患者更容易因感染而诱发心力衰竭。

资料来源:中国医师协会急诊医师分会. 中国急诊重症肺炎临床实践专家共识[J]. 中国急救医学,2016,36(2):97-107.

◆ 如何快速识别肺部感染患者并发了急性心力衰竭?

肺部感染患者并发急性心力衰竭的临床表现为:①呼吸突然增快(>60 次/min)。②心率突然增快(>180 次/min)。③突然极度烦躁不安,明显发绀,面色苍白或发绀,指(趾)甲微血管再充盈时间延长,不能用发热、肺炎本身及合并症来解释。④心音低钝、奔马律,颈静脉怒张。⑤肝脏迅速增大。⑥尿少或无尿,眼睑或双下肢水肿。当患者具备前 5 项时,即可考虑肺部感染合并心力衰竭。本案例中,患者有冠心病病史,入院第 1 天双下肢出现轻度凹陷性水肿,第 2 天突发呼吸困难,呼吸、心率增快,肢体末梢皮肤颜色青紫,判断其出现肺部感染合并急性心力衰竭。

理论支持

　　心力衰竭典型症状：气促、端坐呼吸、阵发性夜间呼吸困难、运动耐力降低、乏力、疲倦、运动后恢复时间延长、踝部水肿等。不典型症状：夜间咳嗽、喘息、肿胀感、食欲减退、精神不振（尤其是老年人）、抑郁、心悸、头晕、昏厥等。

　　心力衰竭特异体征：颈静脉压升高、肝颈静脉反流征、奔马律、心尖冲动向左侧移位等。非特异特征：体重增加（>2kg/周）或体重减轻（严重心力衰竭）、组织消耗（恶病质）、心脏杂音、外周水肿（踝部、骶部、阴囊）、肺部啰音、心跳加快、脉搏不规则、呼吸加快、肝大、腹水、四肢冷、尿少、脉压小等。

　　资料来源：PONIKOWSKI P,VOORS AA,ANKER SD,et al. 2016 ESC guidelines for the diagnosis and treatment of acute and chronic heart failure. The Task Force for the diagnosis and treatment of acute and chronic heart failure of the European Society of Society (ESC), developed with the special contribution of the Heart Failure Association (HFA) of the ESC. Eur J Heart Fail,2016,18(8):891-975.

◆ 肺部感染合并心力衰竭的患者应如何严格进行容量管理？

　　肺部感染合并心力衰竭患者应从以下几方面进行容量管理：①严格限制每天静脉输液量，输液速度不应超过2mL/min。②每天摄入液体量一般宜在1 500mL以内，不应超过2 000mL。③保持出入量负平衡约500mL/d。肺水肿者，水负平衡为1 000~2 000mL/d，甚至可达3 000~5 000mL/d，以减少水钠潴留，缓解症状。3~5d后，如肺淤血、水肿明显消退，应减少水负平衡量，逐渐过渡至出入量大体平衡。④在负平衡下，应注意防止发生低血容量、低血钾及低血钠等，同时限制钠摄入量<2g/d。

　　本案例中，患者出现肺部感染合并心力衰竭症状后，出现出入液量不平衡，生命体征不稳定，心率加快，护士遵医嘱应用利尿剂严格控制患者出入量，并掌握输液速度，根据生命体征规范用药，保持出入量平衡。

理论支持

　　如果评估容量负荷重，每天尿量目标可为3 000~5 000mL，直至达到最佳容量状态。无明显低血容量因素者，每天摄入液体量一般宜在1 500mL以内，不要超过2 000mL。保持出入量负平衡约500mL/d，体重下降0.5kg；严重肺水肿者水负平衡为1 000~2 000mL/d，甚至可达3 000~5 000mL/d。3~5d后，如肺淤血、水肿明显消退，应减少液体负平衡量，逐渐过渡到出入量大体平衡。肺淤血、体循环淤血明显者，无明显低血容量因素（大出血、严重脱水、大汗等）时，每天摄入液体量一般宜在1 500mL以内，不要>2 000mL。同时限制钠摄入<2g/d。

　　资料来源：中华医学会，中华医学会杂志社，中华医学会全科医学分会，等.急性心力衰竭基层诊疗指南（实践版·2019）[J].中华全科医师杂志,2019,18(10):931-935.

◆ 对于肺部感染并发心力衰竭的患者,如何进行氧疗护理?

根据患者病情的严重程度,评估患者的用氧需求。当患者本身具有肺部基础疾病时,在双腔吸氧无法改善缺氧状况时,经评估后可给予患者无创呼吸机辅助通气;当患者出现严重肺水肿致心力衰竭,生命体征难以维持时,可给予者气管插管,有创呼吸机辅助通气。

本案例中,患者本身具有肺部基础疾病,并发心力衰竭。护士在监测患者生命体征过程中,发现其出现呼吸困难、心率加快、氧饱和度降低,因此,立即通知医生,并遵医嘱给予无创呼吸机辅助通气;后因患者病情加重,在做好血气分析、备好气管插管箱的情况下,立即协助医生给予患者床边紧急气管插管,有创呼吸机辅助通气。

理论支持

● 氧疗适用于呼吸困难明显伴低氧血症(即氧浓度<90%或二氧化碳分压<60mmHg)患者。常规氧疗方法包括:①鼻导管吸氧是常用的给氧方法,适用于轻中度缺氧者,氧流量从1~2L/min起始,根据动脉血气结果可增加到4~6L/min;②面罩吸氧适用于伴呼吸性碱中毒患者。

● 当常规氧疗方法效果不满意,对于呼吸频率>25次/min、血氧饱和度<90%的患者,在有条件的情况下,应尽早使用无创正压通气。

● 对于经积极治疗后病情仍继续恶化,出现意识障碍,呼吸节律异常或呼吸频率<8次/min,自主呼吸微弱或消失,二氧化碳分压进行性升高者,不能耐受无创正压通气或存在无创正压通气治疗禁忌证者,应给予气管插管,行有创机械通气。

资料来源:中国医师协会急诊医师分会,中国心胸血管麻醉学会急救与复苏分会.中国急性心力衰竭急诊临床实践指南[J].中华急诊医学杂志,2017,26(12):1347-1357.

◆ 如何对肺部感染并发心力衰竭患者进行出院后的随访管理?

急性心力衰竭的治疗需要连续性,一方面是在稳定病情的基础上继续药物治疗,另一方面是早期救治和后期稳定病情相结合,强调出院后随访和心力衰竭团队指导心力衰竭患者自我管理的重要性。病情和治疗方案稳定的慢性心力衰竭患者可在社区或基层医院进行随访管理。

随访频次为每2周1次,病情稳定后改为每1~2个月1次。病情不稳定期和药物调整期应适当增加随访频率,有利于强化患者的健康管理意识,及时发现问题指导医疗。

随访内容包括:①监测症状、心功能分级、血压、心率、心律、体重、肾功能及电解质;②神经内分泌拮抗剂是否达到最大耐受或目标剂量;③调整利尿剂的种类和剂量;④是否有植入型心律转复除颤器和心脏再同步化治疗的适应证;⑤针对病因治疗;⑥治疗合并症;⑦必要时行血浆利钠肽或N末端B型利钠肽原、X线胸片、超声心动图、动态心电图等检查;⑧增加患者对治疗的依从性,关注有无焦虑和抑郁;⑨医生与患者应每年进行一次联合审查当前的治疗方案,评估预后,制订后续治疗方案或实施心脏辅助装置或心脏移植。

理论支持

　　心力衰竭患者出院后 1 周内由全科医生随诊,2 周内尽量到心内科随诊,既往有慢性心力衰竭的患者最好能接受专业心力衰竭治疗团队的随访。指南强调了专业心力衰竭治疗团队组建的重要性。专业心力衰竭治疗团队不仅能提供急性心力衰竭的早期诊治,必要时提供多学科医生的治疗,还能为出院后治疗提供医疗支持,包括就病情、治疗和预后等情况与患者沟通。

　　随访内容包括:①监测症状、心功能分级、血压、心率、心律、体重、肾功能及电解质;②神经内分泌拮抗剂是否达到最大耐受或目标剂量;③调整利尿剂的种类和剂量;④经过 3~6 个月优化的药物治疗后,是否有植入型心律转复除颤器和心脏再同步化治疗的适应证;⑤针对病因治疗,如改善心肌缺血、控制血压和血糖、治疗心律失常;⑥治疗合并症,如贫血、慢性阻塞性肺疾病、睡眠呼吸暂停综合征、甲状腺功能异常;⑦评估依从性和不良反应;⑧必要时行血浆利钠肽或 N 末端 B 型利钠肽原、X 线胸片、超声心动图、动态心电图等检查(通常在规范化治疗 3 个月后、临床状况发生变化、每 6 个月 1 次的病情评估时进行);⑨增加患者对治疗的依从性,关注有无焦虑和抑郁;⑩医生与患者应每年进行 1 次病情讨论,审查当前的治疗方案,评估预后,制订后续治疗方案或实施心脏辅助装置或心脏移植。病情和治疗方案稳定的慢性心力衰竭患者可在社区或基层医院进行随访管理。

　　资料来源:张健,王运红.2015 年急性心力衰竭指南解读[J].临床内科杂志,2016,33(1):5-7.

(四) 案例总结分析

　　肺部感染是常见病,也是多发病,心力衰竭是肺部感染的常见并发症之一。有资料显示,肺部感染是充血性心力衰竭的第一诱因,可导致充血性心力衰竭加重,而心力衰竭也可使肺部感染更加难以控制,二者相互作用,互为因果。临床护士应在工作中早期发现心力衰竭的发生,预防并发症。若患者并发心力衰竭,应做好体液管理与氧疗护理,结合重症专科护理做好患者的整体护理,包括出院指导和随访。另外,护士在临床工作中应具备思辨能力,尽早预防肺部感染患者发生心力衰竭,逆转心功能,降低死亡率和减少住院时间。

三、重症肺炎并发脓毒症的临床案例

(一) 患者一般信息

　　患者,男,52 岁。因咳嗽、咳痰、高热 1 周余入当地医院,予消炎、化痰等治疗后症状无缓解,转某三甲医院进一步治疗。门诊以重症肺炎收入重症医学科。患者无高血压、冠心病及糖尿病等既往病史,无药物过敏史。入院时,患者神志清,腋温 38.5℃,呼吸 24 次 /min,脉率 108 次 /min,血压 138/87mmHg,血氧饱和度为 95%,全身皮肤完好。

（二）诊治护理过程

入院第 1 天：16 时 30 分，患者腋温最高达 40℃，咳黄色脓痰，心率 120~130 次/min，呼吸频率 40~50 次/min，喘息严重，血氧饱和度下降至 85%，血压 148/91mmHg。遵医嘱予面罩吸氧 8L/min，翻身拍背，按需吸痰，0.9% 氯化钠 20mL+ 二羟丙茶碱 0.25g 缓慢静脉推注，心电监护仪监测生命体征及血氧饱和度变化。

17 时，患者喘息好转，血氧饱和度上升至 90%，呼吸 20~30 次/min，心率 118~123 次/min，血压 108/67mmHg，体温 38.9℃，出汗约 500mL。予口服温开水 200mL，更换清洁衣物，遵医嘱予静脉滴注乳酸钠林格注射液 500mL 补充容量，监测中心静脉压。

18 时，患者血氧饱和度升至 95%，体温 38.5℃，血压 135/82mmHg，呼吸 18~25 次/min，心率 108~110 次/min，喘息缓解，中心静脉压 10cmH$_2$O。

入院第 2 天：10 时 30 分，患者血氧饱和度再次下降至 85%，并且面色青紫，呼吸困难，护士立即通知医生，并给予患者吸痰、开放气道及简易呼吸器辅助通气、动脉采血行血气分析等处理。

10 时 31 分，医生到达后立即给予患者床边紧急气管插管，有创呼吸机辅助通气。口插管置入 24cm 并妥善固定。患者面色好转，血氧饱和度升至 98%，呼吸机参数设置为同步间歇指令通气模式，潮气量 480mL，氧浓度 40%。血气分析示 PaO$_2$ 68mmHg，PaCO$_2$ 51mmHg，血乳酸 6.8mmol/L。实验室指标示 C 反应蛋白 50mg/L，白细胞计数 25×10^9/L；血培养结果显示真菌感染；确诊为脓毒症休克。医生予更改抗菌药物治疗。

入院第 3 天：18 时，患者腋温 39.8℃，心率 128 次/min，呼吸 22 次/min，测快速指末血糖为 16mmol/L。通知医生，遵医嘱给予亚低温治疗仪物理降温，每 2h 翻身 1 次，预防压力性损伤；0.9% 氯化钠 50mL+ 生物合成人胰岛素注射液（诺和灵 R）50U 微量泵入控制血糖；每小时监测血糖变化，根据血糖情况调整胰岛素泵入速度，将血糖控制在 8~10mmol/L。

22 时，患者体温降至腋下 38.9℃，快速指末血糖为 10mmol/L，遵医嘱继续给予亚低温治疗仪物理降温，停用胰岛素泵，改为每 4h 测 1 次血糖。

入院第 4 天：13 时，患者血压降至 76/43mmHg，全身水肿，每小时尿量 <40mL，血气分析示血乳酸为 7.8mmol/L，遵医嘱给予患者右旋糖酐、乳酸钠林格注射液扩容，同时给予 0.9% 氯化钠 46mL+ 去甲肾上腺素 4mg 微量注射泵 2mL/h 静脉推注，呋塞米 20mg 静脉推注；观察尿量。

14 时，患者血压升至 123/76mmHg，尿量为 30mL/h，再次给予呋塞米 20mg 静脉推注，继续观察尿量。

15 时，患者尿量为 20mL/h，血气分析示血钾 6.2mmol/L，医生立即紧急床边留置血滤管并行 CRRT 治疗。

入院第 5 天：患者生命体征较前平稳，心率 97 次/min，血压 125/80mmHg，血氧饱和度维持在 100%，血糖 8.8mmol/L。血气分析示血乳酸 2.6mmol/L；实验室检查示 C 反应蛋白 20mg/L，继续行 CRRT 治疗。

入院第 10 天：患者生命体征平稳，在未行 CRRT 治疗的情况下尿量 >80mL/h，肺部 CT 示肺部少量炎症表现，化验指标正常，遵医嘱拔除血滤管，转至呼吸内科继续治疗。

(三) 护理思考路径

◆ 为什么重症肺炎患者会并发脓毒症?

重症肺炎导致患者出现严重的肺部感染,炎性介质释放,引起全身炎症反应,最终导致组织低灌注与多脏器功能衰竭,出现脓毒症。脓毒症一般起源于肺、腹部、血液以及尿路等部位的微生物感染。一项多中心前瞻性研究结果显示,肺部感染是脓毒症患者最常见的原因,占所有脓毒症的 50% 以上。

本案例中,患者有严重肺部感染,后继发了菌血症,导致血压低、心率快等有效组织灌注不足表现,最终并发脓毒症。

理论支持

脓毒症是因感染引起宿主反应失调导致的危及生命的器官功能障碍,当机体遭受严重感染时,即可导致脓毒症;同时,脓毒症也是机体在严重创伤、大手术后、抵抗力下降等情况下发生的并发症,而肺脏是该病理变化中易受损害的靶器官之一。

资料来源:中国中西医结合学会第三届普通外科专业委员会,《中国中西医结合外科杂志》学术编辑委员会.脓毒症肺损伤中西医结合诊治专家共识[J].中国中西医结合外科杂志,2020,26(3):400-408.

◆ 如何早期识别重症肺炎患者并发了脓毒症?

当重症肺炎患者出现以下临床特点,可早期识别并判断出现了脓毒症:

(1) 一般临床特征:①体温 >38.3℃;②体温 <36℃;③心率 >90 次 /min;④气促;⑤精神状态改变;⑥明显水肿或液体正平衡(24h 超过 20mL/kg);⑦高血糖症(血糖 >7.7mmol/L)且无糖尿病病史。

(2) 炎症反应指标:①白细胞 >12×10⁹/L;②白细胞 <4×10⁹/L;③白细胞正常但幼稚白细胞总数超过 10%;④血浆 C 反应蛋白大于正常两个标准差;⑤血浆降钙素原大于正常两个标准差。

(3) 血流动力学:收缩压 <90mmHg,平均动脉压 <70mmHg 或成人收缩压下降超过 40mmHg 或低于同年龄段正常值两个标准差。

(4) 器官功能障碍:①低氧血症(氧分压 / 吸氧浓度 <300mmHg);②急性少尿,即使给予足够的液体复苏,仍然尿量 <0.5mL/(kg·h)且持续 2h 以上;③血肌酐 >0.5mg/dL;④凝血功能异常,即 APTT>60s;⑤肠梗阻(肠鸣音消失);⑥血小板 <100×10⁹/L。

(5) 组织灌注指标:①高乳酸血症(乳酸 >2mmol/L);②毛细血管再灌注能力降低或瘀斑形成。

本案例中,患者出现体温升高、C 反应蛋白增高、心率加快、水肿、高血糖、高乳酸、血压低、血氧饱和度低,且有严重肺部感染,血培养显示真菌感染阳性,可诊断脓毒症。

对脓毒症的认识包括确认感染和评估病情。2016 年的脓毒症定义强调了感染对宿主的影响,因此确定感染的存在是诊断脓毒症的前提。虽然尚没有单独判断患者是否有感染的标准,但在各种感染性疾病的判断中,体温、白细胞和中性粒细胞、C 反应蛋白等的变化是确定感染常用的指标。虽然不是所有感染患者都有发热的表现,但仍然可以把体温变化看作是急性感染的重要指标之一。同时进行全血白细胞、C 反应蛋白和降钙素原测定,在确定有感染存在或高度疑似感染存在的情况下,才能够进一步确定脓毒症的可能性。

资料来源:中华医学会急诊医学分会,中国医师协会急诊医师分会,中国人民解放军急救医学专业委员会,等.脓毒症液体治疗急诊专家共识[J].中华急诊医学杂志,2018,27(1):30-38.

◆ 对于重症肺炎并发脓毒症的患者应重点关注哪些指标?

对于此类患者,应重点关注以下指标:

(1)感染生化标志物:重症肺炎与脓毒症均由严重感染引起,应密切监测患者白细胞计数、C 反应蛋白、降钙素原、白介素 -6 等指标的变化,定期做血培养、痰培养等,寻找感染源,并及时了解感染菌株类型,对于多重耐药菌,做好接触隔离等措施。

(2)血糖:对于并发脓毒症患者,应关注血糖变化。炎症刺激易导致应激性高血糖,而胰岛素泵的使用又易导致低血糖的发生,因此,需密切关注患者的血糖变化。

(3)血乳酸值:与患者预后有关,乳酸值增高提示预后不良。

(4)各脏器功能指标:关注氧分压及二氧化碳分压变化,避免并发呼吸衰竭;关注血肌酐及尿素氮指标变化,避免并发急性肾功能不全。

本案例中,患者患重症肺炎并发脓毒症,护士在病情监测过程中关注患者的化验指标,及时发现血氧分压降低、血二氧化碳分压升高、C 反应蛋白增高、白细胞增高、乳酸增高、血糖增高等,并通知医生进行处理。

● 对于怀疑脓毒症或脓毒症休克患者,在不显著延迟启动抗菌药物治疗的前提下,推荐常规进行微生物培养(至少包括两组血培养)。

● 对于血乳酸水平升高的患者,建议以乳酸指导复苏,将乳酸恢复至正常水平。24h 乳酸水平和乳酸清除率可有效评估临床治疗效果和预后。监测血乳酸浓度能够提高复苏效果,降低脓毒症休克患者的病死率。以 6h 内血乳酸 <2mmol/L 作为目标指导复苏可明显改善预后。

资料来源:中国医师协会急诊医师分会,中国研究型医院学会休克与脓毒症专业委员会.中国脓毒症/脓毒性休克急诊治疗指南[J].临床急诊杂志,2018,19(9):567-588.

◆ 重症肺炎患者发生脓毒症休克后,如何做好液体管理?

在本案例中,患者入院第 4 天 13 时,血压降至 76/43mmHg,全身水肿,尿量 <40mL/h。医生诊断患者发生了脓毒症休克,予右旋糖酐、乳酸钠林格注射液扩容,监测中心静脉压变化,留置血滤管,并行 CRRT 治疗。对患者进行扩容治疗时,起始 3h 内输注至少 30mL/kg 的晶体液,完成初始液体复苏后,反复评估血流动力学状态以指导进一步的液体使用,用乳酸来指导液体复苏,使其恢复至正常水平。

理论支持

液体复苏是脓毒症治疗的关键。对于复苏没有达标或乳酸仍然 >4mmol/L 的患者,总体建议需要反复评估容量状态,可以根据包括中心静脉压、中心静脉氧饱和度、超声和液体反应性的综合评估,也可以根据有资质的医生反复进行的临床特征评估。

- 对脓毒症导致组织低灌注(经过最初的液体冲击后持续低血压或血乳酸 ≥4mmol/L)的患者采取早期目标导向的液体复苏。在进行初始复苏的最初 6h 内,下述复苏目标可以作为规范化治疗的一部分:①中心静脉压 8~12mmHg;②平均动脉压 ≥65mmHg;③尿量 ≥0.5mL/(kg·h);④上腔静脉血氧饱和度或混合静脉血氧饱和度 ≥70% 或 65%。

- 在严重脓毒症和脓毒症休克患者液体复苏过程中,乳酸水平和乳酸清除率可作为判断预后的指标。临床为了准确评估机体组织细胞的灌注和氧代谢情况及患者对治疗的反应,动态监测血清乳酸水平的变化,将乳酸清除率作为评估预后的一个重要指标。

- 推荐将晶体液作为严重脓毒症和脓毒症休克的首选复苏液体。

- 不建议使用羟乙基淀粉进行严重脓毒症和脓毒症休克的液体复苏。

- 严重脓毒症和脓毒症休克患者液体复苏时可考虑应用白蛋白。

- 液体复苏时可考虑使用限氯晶体液复苏。研究发现,大量使用生理盐水或以其为溶酶的液体进行液体复苏将导致稀释性高氯性酸中毒的发生。

- 对低灌注导致高乳酸血症的患者,当 pH≥7.15 时,不建议使用碳酸氢盐来改善血流动力学状态或减少血管活性药物的使用。

- 对无组织灌注不足,且无心肌缺血、重度低氧血症或急性出血的患者,可在血红蛋白 <70g/L 时输注红细胞,使血红蛋白维持在 70~90g/L。

- 对无出血或无计划进行有创操作的脓毒症患者,不建议预防性输注新鲜冰冻血浆。

- 当严重脓毒症患者血小板计数 ≤10×10^9/L 且不存在明显出血,以及当血小板计数 ≤20×10^9/L 并有明显出血风险时,建议预防性输注血小板。推荐存在活动性出血或需进行手术、有创操作的患者血小板计数应该 ≥50×10^9/L。

资料来源:中华医学会重症医学分会.中国严重脓毒症/脓毒性休克治疗指南(2014)[J].中华内科杂志,2015,54(6):557-581.

◆ 如何做好脓毒症患者的血糖管理?

控制血糖可以减少并发症的发生,降低感染发生率和病死率。《中国严重脓毒症/脓毒性休克治疗指南(2014)》建议对脓毒症患者采取强化胰岛素治疗,即要求血糖控制在≤10mmol/L。但快速指末血糖的准确性易受多种因素的影响,如设备类型以及患者血细胞比容、氧分压和药物影响等,因此建议采用动脉血测定的血糖值。对于脓毒症患者,《中国严重脓毒症 / 脓毒性休克治疗指南(2014)》推荐每 1~2h 测 1 次血糖,连续 2 次测定血糖 >10mmol/L 时启用胰岛素治疗,目标血糖为 ≤10mmol/L。血糖水平及胰岛素用量稳定后每 4h 测 1 次,但应避免低血糖的发生。建议对有动脉置管的患者采集动脉血测定血糖。

本病例中,患者在入院第 3 天 18 时,快速指末血糖为 16mmol/L。护士通知医生后,遵医嘱给予 0.9% 氯化钠 50mL+ 生物合成人胰岛素注射液(诺和灵 R)50U 微量泵入控制血糖,每小时监测血糖变化,根据血糖情况调整胰岛素泵入速度,将血糖控制在 8~10mmol/L。22 时,患者快速指末血糖为 10mmol/L。遵医嘱停用胰岛素泵,改为每 4h 测血糖 1 次。

理论支持

强化胰岛素治疗阐述了初期血糖监测间隔多为 30min~1h 或 1~2h,血糖相对平稳后每 2~4h、4~6h 测 1 次,但对此尚无较强的证据支持。即使均是脓毒症患者,其糖代谢状态并非相同。具体监测间隔也应以具体病情为基础,在血流动力学不稳定和应用儿茶酚胺等情况下需注意低血糖的发生,多数患者每 1~2h 的测 1 次应能满足调整血糖同时避免低血糖发生的要求。血糖较稳定可延长监测时间,持续血糖监测应更有助于血糖的安全有效管理。需注意可能影响床边末梢血糖快速检测准确性和可重复性的因素,包括仪器类型和型号、操作者间差异以及患者的因素,如血细胞比容(贫血时血糖假性升高)、动脉血氧分压和药物,尤其是高血压和使用儿茶酚胺的患者,必要时测血浆血糖水平。

资料来源:中华医学会重症医学分会.中国严重脓毒症 / 脓毒性休克治疗指南[J].中华危重病急救医学,2015,27(6):401-426.

(四) 案例总结分析

重症肺炎是并发脓毒症的高危因素,在临床工作中,护士应提高警惕,密切观察患者的生命体征及病情变化,关注患者的各项实验室指标,如有异常,及时通知医生处理,当患者并发脓毒症时,护士应积极配合医生进行抢救治疗。在治疗重症肺炎并发脓毒症患者的过程中,护士要掌握脓毒症并发症的观察及监护要点,做好体温、气道、血糖、异常化验指标的监测与管理,并做好体液管理。

四、脑卒中并发呼吸衰竭的临床案例

(一) 患者一般信息

患者,女,82 岁。患者既往有高血压病史,6 个月前因脑出血于神经内科保守治疗后康复出院。6 月 4 日,患者上厕所时突感双下肢乏力摔倒在地,无胸闷、胸痛、恶心、呕吐等,遂呼叫急救中心,转入医院急诊科。头颅 CT 示右侧丘脑出血,破入侧脑室内,两侧基底节、放射冠及额叶白质区多发腔隙性脑梗死灶。胸部 CT 示左肺上叶尖后段支气管扩张,伴周围炎症改变,右肺上叶下段纤维灶,主动脉及冠状动脉钙化。急诊给予常规平喘、护胃、抗感染治疗。治疗过程中,患者出现头晕,有饮水呛咳,现肢体乏力症状加重,双下肢运动感觉障碍,小便失禁,大便未解。为进一步治疗,以脑卒中收治于某三甲医院神经内科。

(二) 诊治护理过程

入院第 1 天:19 时 11 分,患者突发意识不清,呼之不应;双侧瞳孔不等大,左侧 2.0mm,右侧 3.0mm,对光反射迟钝;心率减慢(62 次 /min),呼吸变慢(10 次 /min),血压增高(182/98mmHg);GCS 评分为 6 分(1,1,4)。护士告知医生,遵医嘱予脱水、降压、镇静等治疗,病情稳定后复查 CT。CT 结果显示患者出现小脑幕切迹疝。护士立即给予患者抬高床头降低颅内压,遵医嘱给予患者 0.9% 氯化钠 46mL+ 右美托咪定 400μg 微量泵入(速度:2mL/h)镇静镇痛,20% 甘露醇 250mL 脱水治疗。

21 时,患者意识模糊;双侧瞳孔等大、等圆,直径均为 2.5mm,对光反射迟钝;心率为 82 次 /min,呼吸为 19 次 /min,血压为 132/68mmHg。继续观察生命体征及瞳孔变化。

入院第 2 天:6 时 25 分,患者体温 39.6℃;心电监护示心率 120 次 /min,呼吸 45 次 /min;双侧瞳孔等大、等圆,直径均为 2.5mm,对光反射迟钝。查血气分析示氧分压 75mmHg,二氧化碳分压 50mmHg,血钾 3.4mmol/L。通知医生,给予患者亚低温治疗仪物理降温,吲哚美辛栓 1 粒纳肛,保持体温在 36.5~37.0℃;予 0.9% 氯化钠 30mL+10% 氯化钾 3g 以 8mL/h 泵入;密切观察体温、尿量、生命体征变化以及与降温毯接触处皮肤的状况,防止冻疮。

8 时,患者体温降至 37.7℃,全身大汗淋漓,心率 98 次 /min,呼吸 28 次 /min。复查血气分析示血钾 3.6mmol/L。继续密切观察患者体温及生命体征变化。

入院第 5 天:10 时 10 分,护士为患者吸痰时发现气道内痰液为Ⅲ度黄脓痰,血氧饱和度 92%,经雾化吸入后痰液仍黏稠,难以吸出,且患者仍高热不退,腋温 38.8℃,继续予亚低温治疗仪降温治疗。

10 时 30 分,遵医嘱给予患者行肺部 CT,示右肺炎症性改变。

11 时,患者突发面色青紫,呼吸困难,血氧饱和度进行性下降,最低至 86%,心率 132 次 /min,呼吸 45 次 /min。护士立即通知医生,并在医生到达前给予患者开放气道、简易呼吸器辅助呼吸、吸痰、血气分析等处理。血气分析结果显示:PaO₂ 45mmHg,PaCO₂ 58mmHg,pH 7.3。医生立即给予患者紧急经口气管插管,接有创呼吸机辅助通气,气管插管内吸出大量黄脓痰。遵医嘱密切监测患者生命体征变化,并予雾化吸入,定时吸痰。

12 时,心电监护示心率 110 次 /min,血氧饱和度 98%。患者面色转红,双侧瞳孔等大、等圆,直径 3mm,对光反射迟钝。

入院第 8 天:患者经呼吸功能锻炼后,试脱机成功。遵医嘱再次为患者行头颅 CT 及肺部 CT,结果显示颅内出血灶较前有所吸收,肺部炎症改善。患者生命体征平稳,神志模糊,体温正常,停用亚低温治疗仪。

入院第 10 天:遵医嘱拔除气管插管,改为双腔鼻导管吸氧。患者意识清楚,双侧瞳孔等大、等圆,对光反射灵敏,直径均为 2.0mm。

入院第 12 天:患者肺部炎症明显改善,颅内血肿基本吸收。遵医嘱予患者出院。

(三) 护理思考路径

◆ 脑卒中患者为什么会并发呼吸衰竭?

脑卒中患者并发呼吸衰竭的常见原因包括误吸、全身麻醉等。本案例中,患者发生脑卒中后出现意识状态改变,长期卧床,坠积性肺炎及呼吸机相关性肺炎发生的风险显著增加。并且,患者入院时已发生少量误吸(饮水呛咳),具有肺部感染症状,加之因急性脑出血出现中枢神经系统性发热(腋温最高 39.6℃),导致心率、呼吸频率增快,心肺负担增加。综合以上因素,患者脑卒中后长期卧床,肺部炎症加重,痰液聚集,最终导致了呼吸衰竭的发生。

理论支持

脑卒中患者早期卧床不动可导致严重的心血管功能障碍。在意识障碍及吞咽困难状态下发生的误吸是导致脑卒中相关性肺炎的最主要原因。

资料来源:中华医学会神经病学分会,中华医学会神经病学分会神经康复学组,中华医学会神经病学分会脑血管病学组.中国脑卒中早期康复治疗指南[J].中华神经科杂志,2017,50(6):405-412.

◆ 如何早期判断和识别脑卒中患者出现了呼吸衰竭?

脑卒中患者发生呼吸衰竭时,不仅表现为呼吸频率变化,还有呼吸节律的改变。当患者发生脑卒中时,脑组织受损,进而影响呼吸中枢的调控功能,可出现特异性呼吸频率与节律紊乱,如大脑半球或间脑病变可出现潮式呼吸,中脑被盖部病变可出现中枢神经源性过度呼吸,中脑下部或脑桥上部病变可出现长吸气式呼吸,脑桥下部病变可出现丛集式呼吸,延髓病变可出现共济失调式呼吸等。

本案例中,患者出现突发呼吸骤停,伴心率、血压下降,同时伴面色青紫、口唇发绀,且经气道开放加压给氧后血氧饱和度上升不明显,表明其血氧饱和度下降不是因气道梗阻等问题引起的,而是因为呼吸功能受损,不能达到正常的气体交换或氧合,最终引起呼吸困难,血氧饱和度下降,呼吸衰竭,甚至呼吸骤停。

理论支持

呼吸衰竭分为代偿期和失代偿期。代偿期:最初表现为呼吸频率增快,血气分析显示呼吸性碱中毒合并或不合并轻度氧分压下降;进而因肺泡低通气下降而呼吸频率增快,但二氧化碳分压正常;最后表现为高碳酸血症、低氧血症和呼吸性酸中毒。失代偿期:表现为呼吸困难、端坐呼吸、大汗、咳嗽无力、咳痰困难和言语不连贯,体格检查可见呼吸频率增快、心率增快、启用辅助呼吸肌(胸锁乳突肌、肋间肌、腹肌)和胸腹反常运动(吸气时腹部内陷,而呼气时腹部膨出,与正常相反)。

资料来源:中华医学会神经病学分会神经重症协作组,中国医师协会神经内科医师分会神经重症专业委员会.呼吸泵衰竭监测与治疗中国专家共识[J].中华医学杂志,2018,98(43):3467-3472.

◆ 对于脑卒中并发呼吸衰竭的患者应如何进行紧急处理?

脑卒中并发呼吸衰竭的患者,应保持呼吸道通畅,抬高床头30°~45°,有效吸痰,防止误吸,必要时使用简易呼吸器辅助呼吸。急性脑卒中患者尤其是重症脑卒中患者或接受全身麻醉术后的患者,常合并有呼吸系统并发症或气道维护困难。对于存在或可能发生进行性呼吸功能恶化的患者,给予恰当的呼吸功能监测及气道管理是必要的。通常,控制的目标为维持血氧饱和度94%以上。存在呼吸及循环系统疾病继发呼吸功能衰竭时,可以选择无创辅助呼吸或有创辅助呼吸;当患者存在意识障碍并需要气道保护时,应选择气管插管及机械通气;患者出现严重低氧血症和/或高碳酸血症以及气道保护能力明显下降时,应予气管插管。

本案例中,患者由于脑卒中后意识不清,影响中枢神经系统,导致吞咽功能障碍,在急诊入院时因存在饮水呛咳、少量误吸,导致肺部炎症并进行性加重,同时中枢性发热导致呼吸过深过快,出现过度通气,最终导致呼吸衰竭的发生。护士发现患者出现心率增快、血氧饱和度降低,立即给予患者抬高床头并高流量吸氧,经血气分析结果证实患者出现呼吸衰竭后,遵医嘱立即为患者行床旁气管插管,接有创呼吸机辅助通气。

理论支持

对于急性脑卒中患者,术后不推荐常规进行氧疗,但至少应维持脉搏血氧饱和度在94%以上;对于存在气道维护困难的患者,应早期开放气道。同时,保持良好的体位、抬高床头、给予足够的口腔护理能够降低脑卒中相关肺炎的发生率。

资料来源:中国卒中学会重症脑血管病分会专家撰写组.急性缺血性脑卒中血管内治疗术后监护与管理中国专家共识[J].中华医学杂志,2017,97(3):162-172.

◆ 如何做好脑卒中并发呼吸衰竭患者的目标体温管理?

对于脑卒中并发呼吸衰竭患者,应在积极治疗原发病的情况下预防感染,并且可采取物理降温或药物降温的方式降低体温。对于顽固性颅内高压的患者,将目标体温控制在32~35℃。脑卒中患者的发热常与癫痫有关,因此一旦发现患者发热,应采取措施控制体温,一般情况下先采用药物(如对乙酰氨基酚等)降温,若使用药物后1h内未能有效控制体温,则应对患者进行目标体温管理。

在本案例中,脑卒中患者出现肺部感染症状,加之急性脑出血,发热至39.6℃,血气分析提示Ⅰ型呼吸衰竭,给予患者使用亚低温治疗仪、吲哚美辛栓1粒纳肛,以降低体温。

理论支持

神经源性发热与急性脑出血、蛛网膜下腔出血或急性缺血性卒中患者预后不良相关,发热可导致继发性脑损伤,并且与功能预后较差、致死率和发病率较高相关,因此治疗发热很重要。如果患者体温升高至37.5℃并且排除感染,应启动目标靶向体温管理,目标温度为37.0℃±0.5℃,这对患者的预后非常重要。

资料来源:ANDREWS P,V VERMA,HEALY M,et al.Targeted temperature management in patients with intracerebral haemorrhage,subarachnoid haemorrhage,or acute ischaemic stroke:consensus recommendations[J].British Journal of Anaesthesia,2018,121(4):768-775.

◆ 对脑卒中并发呼吸衰竭患者进行亚低温治疗时的护理要点有哪些?

(1) 体温监测:保持核心体温在 36.5~37.5℃。

(2) 基础护理:物理降温时避免低温冻伤;加强气管插管患者的气道管理;对卧床患者,做好皮肤护理,防止压疮的发生;观察患者有无腹胀、便秘等胃肠道症状,并及时对症处理。

(3) 亚低温治疗持续时间:对于颅脑损伤患者,短期(24~48h)的亚低温治疗难以获得较好的临床效果,建议此类患者亚低温治疗时间应至少维持 3~5d;亚低温开始的 24~48h 更易引起颅内压反跳,应积极观察病情变化并采取对症处理措施。

(4) 复温:应逐渐进行复温,防止出现反弹性高温,以免加重颅脑损伤。推荐每 4~6h 复温 1℃,12~24h 内将温度(肛温)恢复至 36~37℃。复温过程中适当给予镇静、肌松药物,预防肌颤导致的颅内压增高。

(5) 其他:保证血细胞比容 >0.24 以维持充足的氧供和氧输送。定期进行血气分析(温度校正),保持电解质平衡和内环境稳定。在亚低温诱导和维持阶段,血清钾建议保持在 3.0~3.5mmol/L,以防止复温时离子反跳造成的高钾血症和心律失常。

本案例中,由于患者持续高热,为保证体温正常,给予吲哚美辛栓 1 粒纳肛,同时使用亚低温治疗仪物理降温,使用亚低温治疗仪时监测患者皮肤状况,使患者体温维持在 36.5~37.5℃。本案例不涉及复温。

理论支持

● 使用可控电子调温式水毯(水毯温度控制在使肛温为 33~35℃),头戴冰帽,在颈部、腋下、股动脉等大血管处放置冰袋(用毛巾包裹)。室温保持在 18~25℃。

● 降温速度不宜过快,每小时降低 1℃为宜,避免降温过快引起反射性冠状动脉收缩,导致房室传导阻滞和心室纤颤。密切监测体温变化,每 30min 测 1 次肛温(推荐使用连续肛温监测模块,以减少重复工作量),保持肛温在 33~35℃。

● 体表降温具有局限性,如接触范围有限、护理工作量大、降温速度可控性差、降温目标达不到或过低、因温度不当而造成新的损伤。体表降温还会引起寒战、反跳性颅内压增高、耗氧量增加、代谢和产热增加。寒战发生率与降温速度和深度、年龄、性别有关。

资料来源:中国研究型医院学会神经再生与修复专业委员会心脏重症脑保护学组,中国研究型医院学会神经再生与修复专业委员会神经重症护理与康复学组.亚低温脑保护中国专家共识[J].中华危重病急救医学,2020,32(4):385-391.

(四) 案例总结分析

脑卒中患者因中枢神经功能受损,易发生吞咽功能障碍而引起误吸,诱发肺部感染。而随着肺部感染的加重,会进一步导致患者发热、呼吸做功增加,最终发生呼吸衰竭。神经重症科护士应在脑卒中患者出现高热时,提前做好病情监测和体温监控,防止误吸的发生,预防呼吸衰竭。当脑卒中患者并发呼吸衰竭时,护士应积极配合抢救,保障气道通畅的同时做好体温管理,全面为患者提供优质护理,做到早发现,早预防。

(张佳男 刘怡琳 庞启英)

参考文献

[1] 张波,桂莉.急危重症护理学.4版[M].北京:人民卫生出版社,2017.

[2] 国家卫生计生委合理用药专家委员会,中国药师协会.心力衰竭合理用药指南(第2版)[J].中国医学前沿杂志(电子版),2019,11(7):1-77.

[3] 郭锦洲,谢红浪.改善全球肾脏病预后组织(KDIGO)临床实践指南:急性肾损伤[J].肾脏病与透析肾移植杂志,2013,22(1):57-60.

[4] 中华医学会肾脏病学分会专家组.中国慢性肾脏病患者血钾管理实践专家共识[J].中华肾脏病杂志,2020,36(10):781-792.

[5] 黄蓉双,张凌,付平.精准连续性肾脏替代治疗——2017急性透析质量倡议指南解读[J].华西医学,2018,33(7):831-834.

[6] 血液净化急诊临床应用专家共识组.血液净化急诊临床应用专家共识[J].中华急诊医学杂志,2017,26(1):24-36.

[7] 中国医师协会急诊医师分会.中国急诊重症肺炎临床实践专家共识[J].中国急救医学,2016,36(2):97-107.

[8] PONIKOWSKI P,VOORS AA,ANKER SD,et al. 2016 ESC guidelines for the diagnosis and treatment of acute and chronic heart failure. The task force for the diagnosis and treatment of acute and chronic heart failure of the European Society of Society(ESC), developed with the special contribution of the Heart Failure Association(HFA)of the ESC. Eur J Heart Fail,2016,18(8):891-975.

[9] 中华医学会,中华医学会杂志社,中华医学会全科医学分会,等.急性心力衰竭基层诊疗指南(实践版·2019)[J].中华全科医师杂志,2019,18(10):931-935.

[10] 中国医师协会急诊医师分会,中国心胸血管麻醉学会急救与复苏分会.中国急性心力衰竭急诊临床实践指南[J].中华急诊医学杂志,2017,26(12):1347-1357.

[11] 张健,王运红.2015年急性心力衰竭指南解读[J].临床内科杂志,2016,33(1):5-7.

[12] 中国中西医结合学会第三届普通外科专业委员会,《中国中西医结合外科杂志》学术编辑委员会.脓毒症肺损伤中西医结合诊治专家共识[J].中国中西医结合外科杂志,2020,26(3):400-408.

[13] 中华医学会急诊医学分会,中国医师协会急诊医师分会,中国人民解放军急救医学专业委员会,等.脓毒症液体治疗急诊专家共识[J].中华急诊医学杂志,2018,27(1):30-38.

[14] 中国医师协会急诊医师分会,中国研究型医院学会休克与脓毒症专业委员会.中国脓毒症/脓毒性休克急诊治疗指南[J].临床急诊杂志,2018,19(9):567-588.

[15] 中华医学会重症医学分会.中国严重脓毒症/脓毒性休克治疗指南[J].中华危重病急救医学,2015,27(6):401-426.

［16］中华医学会神经病学分会,中华医学会神经病学分会神经康复学组,中华医学会神经病学分会脑血管病学组.中国脑卒中早期康复治疗指南[J].中华神经科杂志,2017,50(6):405-412.

［17］中华医学会神经病学分会神经重症协作组,中国医师协会神经内科医师分会神经重症专业委员会.呼吸泵衰竭监测与治疗中国专家共识[J].中华医学杂志,2018,98(43):3467-3472.

［18］中国卒中学会重症脑血管病分会专家撰写组.急性缺血性脑卒中血管内治疗术后监护与管理中国专家共识[J].中华医学杂志,2017,97(3):162-172.

［19］ANDREWS P,V VERMA,HEALY M,et al.Targeted temperature management in patients with intracerebral haemorrhage,subarachnoid haemorrhage,or acute ischaemic stroke:consensus recommendations［J］.British Journal of Anaesthesia,2018,121(4):768-775.

［20］中国研究型医院学会神经再生与修复专业委员会心脏重症脑保护学组,中国研究型医院学会神经再生与修复专业委员会神经重症护理与康复学组.亚低温脑保护中国专家共识[J].中华危重病急救医学,2020,32(4):385-391.

第十七章

创伤、休克、癫痫患者的急危重症护理及案例分析

一、创伤及其护理评估

(一)创伤概述

创伤有广义和狭义之分。广义的创伤也称为损伤,是指人体受外界某些物理性、化学性或生物性致伤因素作用后所出现的组织结构破坏和/或功能障碍。狭义的创伤是指机械性致伤因素作用于机体,造成组织结构完整性破坏和/或功能障碍。严重创伤是指危及生命或肢体的创伤,常为多部位、多脏器的多发伤,病情危重,伤情变化迅速,死亡率高。

1. 创伤的分类

(1) 按致伤因子分类:可分为冷兵器伤、火器伤、烧伤、冻伤、冲击伤、化学伤、放射性伤等。

(2) 按受伤部位分类:可分为颅脑伤、颌面颈部伤、胸部伤、腹部伤、骨盆部伤、脊柱脊髓伤、上肢伤、下肢伤,是临床上最常用的分类方法。

(3) 按伤口是否开放分类:可分为开放性创伤和闭合性创伤。

2. 创伤的临床表现

(1) 局部表现

1) 疼痛:局部组织完整性受损后,神经或皮肤受到刺激产生疼痛。疼痛程度取决于局部神经的分布。

2) 局部肿胀:受伤后血液流出或组织液炎性渗出导致局部肿胀。局部肿胀严重时会压迫静脉,导致静脉回流受阻而发生远端肢体肿胀。伤口局部存在感染也可导致红肿,有压痛。

3) 活动受限:组织结构受损导致功能失常性活动受限,如骨折导致行走不便,胸部损伤患者因疼痛导致胸式呼吸减弱等。

(2) 全身表现

1) 生命体征:严重创伤大量失血导致心排血量及有效循环血量不足,早期主要表现为脉率稍增快而血压正常,随着失血量增加,脉搏细速,血压降低,脉压减少。伤情重者呼吸

频率加快。在创伤初期,由于大量液体复苏、体腔暴露、严重失血等原因,体温易降低,应注重保暖、复温。若损伤中枢神经则会引起体温不升或过高。

2）感染:细菌通过创口侵入血液,在血液中生长繁殖产生毒素,从而导致脓毒症。

3）水电解质失衡:创伤中若存在体液流失,则一定会引起水电解质紊乱。失血、消化液丢失、大创面渗液、高热等症状在创伤中较为常见,而这些原因会导致水钠、钾离子、钙离子、镁离子等电解质失衡,表现为口渴、尿少、烦躁、肌无力、瘫痪、心律失常、嗜睡、手足抽搐等。

4）神经内分泌系统变化:当机体受到严重创伤时,神经内分泌系统会发生改变。其中,儿茶酚胺分泌增多是为了维持血压,但也可导致心率、脉率加快。周围血管收缩,舒张压可上升,收缩压可接近正常或更高;合并大出血或休克时,则血压降低,脉搏细弱。伤情较轻者呼吸多不改变,伤情重者呼吸频率加快。

5）代谢变化:创伤应激反应通过神经内分泌系统介导创伤代谢反应,表现为多发伤患者早期氧摄取、氧输送都明显增加,使机体处于高分解代谢、高能量消耗状态,一般持续14~21d。

6）免疫功能抑制:严重多发伤可引起机体免疫功能紊乱,表现为免疫功能抑制致机体对感染的易感性增加,易发生脓毒血症或过度的炎症反应损害引起全身炎症反应综合征。

7）其他:严重创伤可引发应激性溃疡,导致上消化道出血。失血、体液丢失或情绪紧张等可表现为神志淡漠或烦躁不安、血压偏低、脉搏细速、口干、尿量少、四肢厥冷、出虚汗等现象。

3. 创伤评分系统

(1) 修正创伤评分(revised trauma score, RTS):可用于院前急救的评估,是目前较常采用且简便的创伤严重度评分方法。RTS 由收缩压、呼吸频率和格拉斯哥昏迷评分三项指标构成,各赋予一定分值(表 17-1)。

表 17-1 修正创伤评分(RTS)表

呼吸频率 /(次·min^{-1})	收缩压 /mmHg	GCS 分值	分值
10~29	>89	13~15	4
>29	76~89	9~12	3
6~9	50~75	6~8	2
1~5	<50	4~5	1
0	0	3	0

(2) 损伤严重度评分(injury severity score, ISS):适用于多部位、多发伤和复合伤者的伤情评估。其评分方法是把人体分为 6 个区域(表 17-2),并进行编码,选择其中损伤最严重的 3 个区域,计算出每一区域的最高简明损伤分级法(abbreviated injury scale, AIS)计分值的平方,所得值相加即为 ISS 分值。ISS 的有效范围为 1~75 分,ISS 分值越高,则创伤越严重,死亡率越高。一般将 ISS 为 16 分作为重伤的解剖标准,其死亡率约 10%。ISS<16 分,定为轻伤,死亡率较低;16~25 分为重伤,>25 分为严重伤。但 ISS 不能反映患者的生理变化、年龄、伤前健康状况对损伤程度和预后的影响。

表 17-2 损伤严重度评分(ISS)的区域编码

编码	身体区域	具体损伤范围
1	头部或颈部	脑或颈椎损伤、颅骨或颈椎骨折、窒息归入头部
2	面部	口、眼、鼻、耳和颌面骨骼损伤
3	胸部	胸腔内脏、横膈、胸廓、胸椎损伤以及淹溺
4	腹部或盆腔内脏器	腹腔内脏、腰椎损伤
5	肢体或骨盆	四肢、骨盆、肩胛带损伤
6	体表	任何部位体表的裂伤、挫伤、擦伤和烧伤,体温过低或高压电击伤

(二)创伤的护理评估

【健康史】

1. 现病史

(1)患病经过:了解致伤的原因,如车祸伤、坠落伤、暴力等;了解外力的作用方向及力度,如坠落高度、落地时的着力点,车祸伤中汽车受撞击的力度、方向以及患者座椅位置、有无系安全带等;了解受伤部位,如头面颈部、胸腹部、四肢或脊柱;了解受伤时间、出血量等。若患者清醒,可与其本人交流病情;若患者昏迷,应向陪同者、家属或转运人员询问伤情。

(2)治疗经过:了解现场及转运途中给予患者的救治措施。对于出血患者,了解出血部位、出血量、止血方式及效果;若扎了止血带,要了解开始时间、应用部位和止血效果等。对于骨折患者,了解夹板固定情况。疼痛患者,了解应用镇痛药物的名称、剂量及用药时间等。对于有开放性伤口并给予包扎的患者,了解包扎部位、方式及伤口清洁程度。对于已建立静脉通路的患者,了解静脉通路建立情况及补液的量和种类等。

(3)目前状况:可采用 CRAMS 定级法进行评估。内容包含循环(circulation,C)、呼吸(respiration,R)、胸腹部(abdomen,A)、运动(motor,M)和语言(speech,S)5 项。每项分 3 个档次,分别记 2、1、0 分。总分最高为 10 分,总分 9~10 分为轻度,7~8 分为重度,≤6 分为极重度(表 17-3)。

表 17-3 CRAMS 定级法

项目	得分		
	正常	不正常	严重不正常
循环	2	1	0
呼吸	2	1	0
胸腹部	2	1	0
运动	2	1	0
语言	2	1	0

2. 既往史 询问患者有无基础疾病,如高血压、糖尿病、冠心病等;有无创伤史;有无滥用药物、精神类疾病和近期手术史;有无过敏史(药物、食物过敏史和蚊虫叮咬史)。对创伤患者应优先提问与抢救有关的既往史,待患者生命体征平稳,脱离风险后再补录其他项目。

3. 生活史与家族史

(1) 个人史:包括出生地及长期居留地,有无疫区旅居史、疫水接触史,有无烟酒嗜好(若有,注明时长、每天用量、是否戒除),从事职业(有无粉尘、放射性物质、毒物接触史)、文化程度,有无冶游史等。女性询问月经史。

(2) 饮食方式:包括饮食喜清淡还是油腻,口味偏轻还是重,喜食肉类还是水果、蔬菜等。对于术前患者询问进食状态、进食时间及进食量。

(3) 生活方式:包括锻炼、睡眠、业余爱好等。

(4) 家族史:包括父母、兄弟姐妹健康情况,有无与患者类似疾病;家族成员疾病诊治情况,有无家族遗传倾向的疾病。

【身体评估】

1. 一般状态

(1) 生命体征

1) 气道及颈椎保护(airway with simultaneous cervical spine protection,A):评估气道通畅性,同时对颈椎进行保护。

2) 呼吸(breathing,B):评估呼吸频率、节律,听诊呼吸音,观察胸廓软组织及骨骼的完整性,评估有无气管移位、反常呼吸等。

3) 循环(circulation,C):判断脉搏强度和频率,测量血压,观察有无明显外出血、皮肤颜色和温度、毛细血管再充盈情况等。

4) 神经系统(disability,D):评估意识水平、瞳孔大小和对光反应、有无偏瘫或截瘫等。

5) 暴露与环境控制(exposure and environmental controls,E):将患者完全暴露以便全面检查伤情;如果患者受伤时暴露于有害环境中,进行必要的洗消清洁处理。

(2) 面容与表情:创伤患者多为痛苦面容,与其疼痛相关。面色苍白提示失血量过多。因创伤造成肢体活动不便和身体不适,患者多有烦躁、不安及恐慌的表情。

2. 专科评估 进一步评估,进行从头到脚的全身评估,评估过程中保持颈椎固定。

(1) 头面部评估:评估头面部、口、鼻、耳有无损伤,观察鼻部溢液或出血情况,触诊鼻中隔位置,观察瞳孔大小、对光反应,判断视力及听力。

(2) 颈部评估:评估气管是否居中,评估颈部肿胀、皮下气肿、压痛及出血情况,评估过程中保持颈部固定。

(3) 胸部评估:评估胸廓呼吸运动对称情况,评估胸部是否受伤,是否存在捻发音及皮下气肿,听诊呼吸音和心音,判断有无异常。

(4) 腹部评估:评估腹部有无损伤,听诊肠鸣音,触诊腹部紧张、压痛及反跳痛等,叩诊移动性浊音。评估腹痛、腹胀、腹膜炎的范围和程度。

(5) 骨盆及外生殖器评估:评估有无外伤、出血、失禁、异物等。骨盆骨折易致低血压、休克,应予以重视。

（6）四肢评估：评估有无肿胀、畸形、压痛、出血等，判断肌力、活动度及其神经血管情况，触诊四肢动脉搏动情况。

（7）检查后背部：评估后背部、季肋区及臀部、大腿后部是否有损伤、水肿等。触诊有无畸形、肿胀及压痛等。

【心理-社会评估】

1. 患者角色　一部分创伤患者因为事发突然而无法接受自己的伤情，无法进入患者的角色。尤其是伤情严重者，通常否认自己的疾病，违背疾病治疗原则，做出过激行为。也有一部分患者，伤情并不严重，却因为过度关注身体变化，陷入患者角色无法自拔，病情轻微却无法自理等。还有一些患者心理接受能力很强，对于疾病冷静对待，积极接受治疗，能尽快恢复健康的生活状态。

2. 心理状态　清醒患者在刚刚受创后，容易出现恐惧、紧张的心理状态，表现为语无伦次，无法清楚、准确地描述受伤时间、部位等，医护人员要予以及时有效的安慰，缓解其紧张情绪。部分伤情较重患者甚至还会因为情绪紧张出现过度通气等症状，更需要医护人员给予安抚和正确的情绪引导。而创伤过后，患者也有可能因为无法接受现实，如截肢或损失某一器官的情况，而一蹶不振，对生活失去信心，无法回归正常生活，因而需要医护人员以及患者家属共同鼓励，帮助患者重新建立自我形象、建立心理防御功能，使其重新回归正常的社会和家庭生活。

3. 社会支持系统　遭遇严重创伤的患者，如脊柱受损患者，丧失部分或全部自理能力，不仅需要家人的鼓励，同时也要面对经济收入、社会接纳程度等很多问题。因此，需要社会福利系统等为患者提供相应的援助以及与其本人能力匹配的工作岗位，鼓励患者自力更生、自强不息。

【辅助检查结果评估】

1. 实验室检查结果评估

（1）动脉血气分析：pH、PaO_2、$PaCO_2$、碱剩余（BE）改变可提示呼吸、循环状态以及体内酸碱是否失衡。

（2）血、尿常规检查：血常规指标和血细胞比容可提示有无出血及其程度等，尿常规指标可提示泌尿道有无损伤以及身体是否脱水及其程度。

（3）血清电解质：Na^+、K^+、Ca^{2+} 等电解质紊乱提示疾病危重。

（4）生化检查：血糖升高提示过去有糖尿病或发生创伤后应激性高血糖和胰岛素抵抗。血尿素氮、肌酐可提示氮质血症。氨基转移酶、谷丙转氨酶、血清胆红素等可提示肝脏有无损伤以及严重程度等。淀粉酶增高提示胰腺有损伤。

（5）心电图：可提示有无心肌损伤以及损伤的部位。

（6）穿刺液的性状：根据穿刺液的性状大致判断实质脏器或空腔脏器损伤。

2. 影像学检查结果评估

（1）床旁 X 线片：对颈椎损伤、胸部伤、腹部伤、骨折或异物存留的诊断具有重要意义。

（2）超声检查：创伤超声重点评估（focused assessment with sonography for trauma，FAST）可快速确定胸腔和腹腔内有无积血和积液，观察肝脏和脾脏的损伤情况。

（3）CT：可以看到确切的损伤部位和性质。造影 CT 对脏器的损伤形态和有无活动性出血可以提供更多有价值的信息。

(4) MRI：对脑损伤检出准确率优于 CT。

(5) 各类造影检查：对脏器有无活动性出血和损伤有极高的诊断价值。

二、休克及其护理评估

休克始于某一诱发时间，随后经历多个阶段，迅速进展至多器官功能衰竭甚至死亡，是一个连贯的病理生理学过程。休克是急性循环衰竭的临床表现，在早期患者对治疗反应较好，损伤可能被逆转，一旦进展至终末期，将发生不可逆的器官损伤甚至死亡。因此，对于休克，早期识别及干预有着至关重要的意义。

(一) 休克概述

休克（shock）是指机体在多种强烈损伤性因素作用下，有效循环血量急剧降低，组织微循环血液灌流严重不足而导致细胞损伤、重要器官功能障碍、代谢紊乱和结构破坏的急性全身性病理过程。氧输送概念建立后，休克被描述为氧输送不能满足组织代谢需要的状态。《2014 年欧洲危重病医学会休克及血流动力学监测共识》中，将休克定义为循环系统功能衰竭，即机体不能将足够氧气运输到组织器官，从而引起细胞氧利用障碍，即氧耗处于氧输送依赖阶段，并伴乳酸水平升高。

1. 休克分类

(1) 根据致病原因分类：可分为低血容量性休克、心源性休克、感染性休克、过敏性休克、神经源性休克。

(2) 根据休克始动环节分类：可分为低血容量性休克、血管源性休克、心源性休克。

(3) 根据血流动力学特征分类：可分为低血容量性休克、心源性休克、梗阻性休克和分布性休克。前三种为低排高阻型休克，而后一种为高排低阻型休克。

2. 休克病因

(1) 失血和失液：各种原因所致大量出血，如消化道大出血、创伤出血、妇科出血等；各种原因导致大量体液丢失，如腹泻、呕吐、利尿、放胸腔积液过多、放腹水过多等。

(2) 烧伤：大面积烧伤常伴有血浆大量丢失，使有效循环血量急剧减少，组织器官灌流量严重不足。

(3) 感染：身体任何部位的感染都可以成为病因，特别是年老体弱、营养不良和伴有免疫损害的人群，肝胆系、上尿路、腹腔肠道是常见的引起感染性休克的部位。

(4) 严重创伤：常因疼痛、大量失血、大面积组织坏死而引起创伤性休克，尤其在战时（战伤休克）、自然灾害和意外事故中多见。

(5) 心脏功能障碍：包括各种类型心脏疾病，如急性心肌梗死、心肌梗死并发症（如乳头肌断裂等）、急性心肌炎、心脏压塞、心房黏液瘤、严重心律失常、心脏破裂等。

(6) 过敏性休克：是由于接触致敏原而引起周围血管扩张，毛细血管扩大，血浆渗出，故而出现血压下降，组织灌注不良，可使多脏器受累，此反应属于 IgE 介导的 I 型变态反应。常见致敏因素包括药物（如抗生素、血液制品、中药制剂等）和异种蛋白（如牛奶、鸡蛋等）。

（7）神经源性休克：是由于强烈的神经刺激，如深度麻醉、创伤、剧烈疼痛等引起缓激肽、5-羟色胺等血管活性物质释放增加，血管运动中枢或交感神经通路的动脉阻力调节功能突发严重障碍，导致周围血管阻力降低，血管扩张，有效循环血量突然减少而引起的一种休克。

3. 休克的临床表现　根据休克的发病过程，其临床表现分为休克代偿期、休克抑制期及休克难治期（表 17-4）。

表 17-4　不同时期休克的临床表现

分期	程度	临床表现
休克代偿期	早期，微循环缺血期	神志清醒、精神亢奋、烦躁不安；皮肤苍白、出冷汗；心率、呼吸增快，血压常无明显表现；尿量减少
休克抑制期	中期，微循环淤血期	神情淡漠、反应迟钝，甚至意识模糊或昏迷；皮肤发绀、湿冷；脉搏细速，血压进行性下降、脉压降低；少尿，甚至无尿
休克难治期	晚期，微循环衰竭期	出现多系统器官衰竭、多器官功能不全综合征、全身炎症反应综合征

（1）休克代偿期：由于机体存在自我代偿能力，在休克早期，患者交感-肾上腺轴兴奋，中枢神经兴奋性增高，表现为精神亢奋、烦躁，皮肤苍白、湿冷，心率、呼吸增快，尿量减少。此时，如果处理及时、得当，休克可较快得到纠正，否则，病情继续发展，进入休克抑制期。

（2）休克抑制期：由于休克进一步加剧，各脏器血流灌注量下降，患者会出现神志变化，表现为神情淡漠、反应迟钝，甚至意识模糊或昏迷；出冷汗、口唇肢端发绀；脉搏细速、血压进行性下降。严重者全身皮肤、黏膜明显发绀，四肢厥冷，脉搏摸不清、血压测不出，尿少甚至无尿。若出现皮肤、黏膜瘀斑或消化道出血，提示病情已发生弥散性血管内凝血。

（3）休克难治期：当休克失代偿期持续较长时间后，休克进入难治期或不可逆，使某些脏器的微循环淤滞更加严重，由于组织缺少血液灌注，细胞处于严重缺氧和缺乏能量的状况，引起细胞自溶并损害周围其他细胞，最终引起多个器官受损。

（二）休克的护理评估

【健康史】

1. 现病史

（1）主诉：了解患者就医的主要原因、主要症状或体征，症状及体征出现的时间、持续时间、患者应对方式等。

（2）患病经过：询问患者主诉，近期有无心脏病的征象（胸痛、气短、心悸和晕厥等症状），近期有无感染征象（发热、寒战、头痛、颈项强直和精神状态改变、咳嗽、排尿困难等症状），近期有无昆虫叮咬史，近期有无液体丢失情况（呕吐、腹泻、黑便、血便、出血和多尿等症状）。

（3）治疗经过：询问患者发病前后的治疗经过，确定目前所有用药（包括药物的名称、剂量、浓度、用药时间，特别要询问最近用药），包括非处方药、违禁药和免疫抑制剂。

（4）目前状况：评估患者目前的一般情况、生命体征、病情发展与演变，潜在风险。

2. 既往史 询问既往有无心脏病、肾病、肝病、消化道溃疡、糖尿病、滥用药物、精神类疾病和近期手术史;询问有无过敏性疾病史(药物、食物过敏史和昆虫叮咬史)。

3. 生活史与家族史

(1) 个人史:是否经常接触特殊场合,经常接触某种重金属,如矿工;是否有不洁生活史;是否去过疫区,或与出入疫区人员密切接触;婚育史;吸烟、饮酒史。女性需要询问最后一次月经情况,有无腹痛和阴道出血。

(2) 饮食方式:询问患者饮食习惯,近期饮食方式是否有改变,是否进食不曾吃过的食物,是否进食不洁食物;特别询问最近一餐的食物种类及量,以及是否使用降糖药物或胰岛素。

(3) 生活方式:询问居住环境地点及与何人共同生活;生活起居状态,尤其关注近期是否有生活行为改变,以便快速判断病因。

(4) 家族史:询问健在家族近亲是否有遗传病,已故亲属死因;询问近亲是否有过此类症状或相关疾病。

【身体评估】

1. 一般状态

(1) 神志:观察是否出现淡漠、谵妄、躁动不安、昏迷等神志改变表现。

(2) 情绪:观察是否出现精神萎靡、焦虑、烦躁等异常情绪波动表现。

(3) 面色、口唇和皮肤:观察黏膜颜色是否苍白、发绀,皮肤是否湿冷。

(4) 血压:是诊断休克的主要指标。如收缩压 <90mmHg(高血压患者收缩压下降至比原来平均水平低 40mmHg 以上),脉压 <20mmHg,并有组织灌流减少的其他表现,即可诊断为休克。

(5) 脉搏:评价速率和强度。脉搏增快,可作为休克早期诊断的依据。

(6) 呼吸:应注意速率、节律及有无代谢性酸中毒引起的呼吸变化。

(7) 毛细血管充盈时间:正常的充盈时间是在 1s 内;超过 2s 为毛细血管充盈延迟,提示末梢循环状况不好;超过 3s 或者患者指(趾)甲或额部、胸骨表面,胫骨前内侧面等皮下组织表浅部位呈斑点状发红为实验阳性,说明循环功能障碍,表明肢体有动脉阻塞或已出现休克。

(8) 尿液:尿量是重要的监测指标,可以反映血液灌注情况。正常人尿量约为 50mL/h;尿量 <20mL/h 提示休克的发生;尿量维持在 >30mL/h 提示休克已经得到纠正。颅脑损伤(如垂体损伤)可引起尿崩。尿路损伤可导致无尿与少尿,判断时应注意与休克的尿量改变做好区分。

2. 面容与表情

(1) 面容:休克患者可有痛苦面容;由于原发病不同也可伴有面色发黄、青紫、惨白等不同的面容。

(2) 表情:患者可有平静、兴奋、淡漠、狂躁等异常表情。

【心理 - 社会评估】

1. 患者角色 评估患者能否适应角色转变。正确进入患者角色受到多种因素影响,如年龄、性别、职业、教育程度、经济、民族、文化信仰等。

2. 心理状态 评估患者是否存在不正当心理状态,评估异常心理状态是否与药物或自身激素异常作用有关。诱因容易去除的休克患者,面对疾病可以积极履行康复义务,大多表现为正常心理状态。而诱因未明确的休克患者,面对预后未知性,心理容易过度焦虑,并对自身疾病过度揣测甚至诱发神经官能症,影响治疗;而慢性疾病引起的休克患者容易消极,不能积极面对治疗和生活。

3. 社会 - 家庭支持系统

(1) 社会:在救治过程中以患者为中心,以救治为主,尊重患者的诉求,适当调整探视及陪护安排。

(2) 家庭:如有家人陪伴,使患者减少焦躁情绪,容易获得安全感,消除陌生环境带来的紧张、恐惧及老年人认知障碍。同时,家属也可辅助护理工作,使家属和患者都有更好的体验。对于休克情况特别严重的患者,家属都愿意多些时间去照护、陪伴。尊重患者的合法权益,对症状好转、患者配合,予以肯定和鼓励。患者家庭应尽到辅助救治责任,给予患者心理支持,促进患者康复。

【辅助检查结果评估】

1. 实验室检查结果评估

(1) 血常规:在失血性休克时,红细胞、血红蛋白和血细胞比容会下降,常于出血后数小时出现。由于失液而引起的休克则易出现血液浓缩,红细胞、血红蛋白、血细胞比容升高;烧伤、过敏性休克等由于血浆大量向血管外渗出,亦有同样的表现。在发生各种细菌性感染时,白细胞常显著升高。此外,血涂片发现幼稚细胞、疟原虫、回归热螺旋体等,可对判断休克的病因提供线索。

(2) 尿常规:休克时尿量下降,尿相对密度增加,尿渗透压升高。发生急性肾衰竭时,则尿相对密度在 1.010,尿渗透压在 350mmol/L 以上,尿钠在 40mmol/L 以上,尿肌酐 / 血浆肌酐比值降低(可小于 20)。

(3) 血液生化检查:采用相应的血液生化检查可查明病因。例如,疑有弥散性血管内凝血时,及时检查并动态观察凝血酶原时间、纤维蛋白定量、凝血酶时间等的变化。

(4) 动脉血气分析:动脉血氧分压、二氧化碳分压、pH 和重碳酸盐检测,对判断患者缺氧的程度及酸碱平衡状态很有帮助。

(5) 乳酸:乳酸测定对判断休克的严重程度和预后甚为重要。休克患者乳酸浓度越高,预后越差。

(6) 微生物学检查:疑有细菌性感染时,血培养、痰培养、伤口培养以及各种引流液和组织的培养结果对于感染性休克患者明确感染病灶、确定感染源以及后续抗生素使用均有指导意义。

2. 影像学检查

(1) 心电图和超声心动图检查:可以辅助心源性休克患者病因的确定,也可以评估患者的心脏功能,对于各种休克患者治疗方案选择有指导意义。急性心肌梗死、各种心律不齐以及急性心包炎等,均有典型性心电图改变;电解质平衡紊乱和心肌损害的心电图亦有所提示。超声心动图检查对诊断心包积液、瓣膜病变等有重要帮助。

(2) X 线检查:对休克患者必要时行床旁 X 线检查,如创伤患者是否骨折、气胸、腹腔游离气体(胃肠穿孔)等,胸部是否有肺部炎症、迁移性脓肿,心脏和大血管的外形和搏动是否异常。

3. 放射性核素扫描检查　静脉注射放射性核素扫描标记的聚合人血白蛋白聚合体

后,行肺部核素扫描,常可发现灌流缺损等阳性结果,可进一步做肺动脉血管造影,对肺动脉主干栓塞的诊断有重要意义。

三、癫痫及其护理评估

(一) 癫痫概述

癫痫是多种原因导致的脑部神经元高度同步异常放电所致的短暂性脑功能障碍,是一种反复发作的慢性脑部疾病状态。一次突然异常放电所致的神经功能障碍称为癫痫发作。癫痫以儿童、青春期及老年发病居多,严重影响着患者的生活质量。

1. 癫痫发作分类　　目前,世界范围内普遍应用的是国际抗癫痫联盟在 1981 年提出的癫痫发作分类,对经典的 1981 年国际抗癫痫联盟分类体系大幅度修改,融入了癫痫领域的新进展。1981 年和 2017 年国际抗癫痫联盟癫痫发作分类的对比见表 17-5。

表 17-5　1981 年和 2017 年国际抗癫痫联盟癫痫发作分类的对比

1981 年分类	2017 年分类
部分性发作	**局灶性起源**
● 单纯部分性发作	● 有、无意识障碍
● 复杂部分性发作	● 运动症状起病、非运动症状起病
● 部分性继发全面性发作	● 局灶性进展为双侧强直 - 阵挛
全面性发作	**全面性起源**
● 失神发作	● 运动症状起病
● 肌阵挛性发作	强直 - 阵挛发作
● 阵挛性发作	阵挛发作
● 强直性发作	强直发作
● 强直 - 阵挛性发作	肌阵挛发作
● 失张力性发作	失张力发作
	肌阵挛 - 强直 - 阵挛发作
	肌阵挛 - 失张力发作
	癫痫样痉挛发作
	● 非运动症状起病
	典型发作
	不典型发作
	肌阵挛失神发作
	眼睑肌阵挛发作
不能分类的发作	**未知起源**
	● 运动症状起病
	强直 - 阵挛发作
	癫痫样痉挛发作
	● 非运动症状起病
	行为终止
	● 不能分类的发作

2. 癫痫的病因　癫痫的发生是遗传因素和环境因素在个体内相互作用的结果。要明确诊断和治疗癫痫,需要确定病因。目前,国际抗癫痫联盟将癫痫病因分为六大类:遗传性、结构性、感染性、免疫性、代谢性及未知病因。根据病因,癫痫可分为特发性和继发性两类。特发性癫痫病因与遗传因素密切相关,可用药物控制;继发性癫痫由各种中枢神经系统结构损伤或功能异常引起。不同年龄人群往往有不同的病因。新生儿期及婴儿期:以先天以及围生期因素(缺氧、窒息、头颅产伤)、遗传代谢性疾病、皮质发育畸形等为主;儿童及青春期:以特发性(与遗传因素有关)、先天以及围生期因素(缺氧、窒息、头颅产伤)、中枢神经系统感染、脑发育异常等为主;成人期:以海马硬化、头颅外伤、脑肿瘤、中枢神经系统感染性疾病等为主;老年期:以脑血管意外、脑肿瘤、代谢性疾病、变性病等为主。

3. 癫痫的临床表现　包含症状和体征,如感觉、运动、自主神经、意识、情感、记忆、认知及行为等障碍。

(1) 强直阵挛性发作(大发作):表现为突然意识丧失,头向后仰,眼球固定、上翻或斜视,口吐白沫,牙关紧闭,面色青紫,大小便失禁,全身及局部肌肉呈强直或阵挛性收缩。强直性收缩时,肩内收,肘、腕及掌关节屈曲,拇指内收、双手握拳;髋关节稍屈曲、膝关节伸直、踝关节及足趾跖屈;呼吸节律不整,口唇、颜面及全身迅速发绀,瞳孔散大、对光反射消失。阵挛性收缩时,头部、躯干及四肢肌肉剧烈而有节律地抽动,发作停止后,呼吸恢复、发绀消失,可发生舌咬伤。

(2) 失神发作(小发作):发作时间短,事后无记忆,表现为意识短暂中断、呼之不应,停止原有动作,双目凝视。

(3) 单纯部分性发作:部分运动型发作表现为一侧口角、手指或足趾、足部肌肉发作性抽搐;部分感觉性发作常表现为口角、舌部、手指或足趾的麻木感和针刺感,也可表现为简单的幻觉;精神性发作表现为恐惧、忧郁、各种错觉及复杂幻觉。

(4) 复杂部分性发作:表现为发作起始有错觉、幻觉等精神症状。发作时,患者常做一些无意识的动作,如大吵大闹、脱衣、突然外出等。

(二)癫痫的护理评估

【健康史】

1. 现病史

(1) 患病经过:询问首次发病年龄,起病形式,有无呈间歇性发作。询问病因或诱因,如有无明显的致病或诱发因素,加重、减轻或缓解的可能原因与影响因素;发作前状态或促发因素,包括睡眠、饮酒、少眠、过度疲劳、心理压力、精神刺激、发热、体位、运动等。观察或询问主要症状和体征:发作时睁眼/闭眼、姿势、肌张力、运动症状、意识状态、舌咬伤、尿失禁等情况,发作持续时间,发作频率和严重程度。

(2) 治疗经过:了解曾经的脑电图及辅助检查结果、治疗方案及效果;此次发病时的脑电图及其他辅助检查结果;长期抗癫痫药物使用情况,包括种类、剂量、疗程、疗效、不良反应、依从性等。

(3) 目前状况:询问目前主要不适及病情变化,发作后精神症状、记忆力、情绪等状态,发作后的活动能力。

2. 既往史 询问患者有无头部外伤、脑肿瘤、内脏肿瘤以及手术史等;有无感染病史,如脑炎、结核病、寄生虫病、上呼吸道感染以及腮腺炎等;有无心脑血管病、高血压、糖尿病、胃肠道疾病、风湿病、甲状腺功能亢进症和血液病等内科疾病史;有无颈椎病和腰椎管狭窄等病史;有无过敏及中毒史;对于婴幼儿,还应询问患者母亲妊娠期情况和患儿出生情况。

3. 生活史和家族史

(1) 个人史:包括出生地及长期居留地,有无疫区旅居史、疫水接触史;有无烟酒嗜好(若有,注明时长、每天用量、是否戒除),从事职业(有无粉尘、放射性物质、毒物接触史)、文化程度等;出生至发病前智力、运动功能是否正常;有无求学困难、失业、不能驾车、被过度保护、活动受限、心理压力等;对女性患者,询问月经史。

(2) 饮食方式:如饮食喜清淡还是油腻,口味偏轻还是重,喜食肉类还是水果蔬菜等。

(3) 生活方式:包括锻炼、睡眠、业余爱好等。

(4) 家族史:如各级亲属中是否有癫痫发作或相关疾病(如偏头痛)。

【身体评估】

1. 一般状态

(1) 意识状态:神志是否清楚,是否知晓发作经过。

(2) 体格检查:观察头颅形状和大小,是否身体畸形。

(3) 局灶体征:是否有偏瘫、偏盲症状。

2. 专科评估

(1) 瞳孔:瞳孔大小及对光反射。

(2) 神经反射:有无深、浅反射异常,有无病理反射。

(3) 脑膜刺激征:有无颈项强直等。

(4) 认知障碍:有无错觉、幻觉、妄想等。

(5) 情感障碍:激动、易激惹、自控力差。

【心理 - 社会评估】

1. 患者角色 评估患者是否否认疾病;是否正视自我、接受疾病治疗,是否精神紧张、信心减弱,安心于已适应的患者角色现状;是否存在因病痛折磨产生悲观、失望等不良心境影响导致的行为异常。

2. 心理状态 评估患者是否有信心接受疾病治疗;是否因疾病发作产生悲观、失望等情绪;是否因担心发作以后无人照顾而产生焦虑和恐惧;是否因担心无法正常社交、婚育而产生自卑感。

3. 社会支持系统

(1) 家庭:评估患者家庭角色改变进展和运作是否顺利,家属是否接受患者疾病、对疾病的了解程度、对患者健康的关注度以及有无焦虑、嫌弃等心理状态,帮助家庭成员消除对癫痫患者的消极行为和反应。

(2) 社会:癫痫可以对患者身体、精神以及社会经济地位等造成严重影响。偏见和歧视态度可使患者在家庭关系、学校教育、就业、婚育等方面感到挫折和不幸。要让患者受到公正、平等的待遇,改善他们在社会中的地位和精神状态。

【辅助检查结果评估】

1. 实验室检查结果评估

(1) 血液检查:包括血常规、血糖、电解质、肝肾功能、血气等方面的检查,能够帮助查明病因。

(2) 尿液检查:尿常规及遗传代谢病筛查。

(3) 脑脊液检查:排除颅内感染性疾病。

(4) 心电图:排除某些心源性发作。

(5) 基因检测:不作为常规筛查手段,通常高度怀疑某种疾病时采用。

(6) 评估是否有因使用抗癫痫药物可能导致的严重后果。

2. 脑电图(electroencephalogram,EEG) 能够直观、便捷地反映脑电活动,是诊断癫痫最重要的手段,也是确定癫痫发作和分类最重要的辅助手段。

3. 神经影像学检查结果评估 通过 CT 和 MRI 评估有无脑结构性病变,对于癫痫、癫痫综合征诊断和分类有帮助。

第二节 创伤、休克、癫痫常用监测手段及护理要点

一、创伤的监测手段及护理要点

严重创伤患者具有患病突然、进展迅速、病情危重等特点。大量失血、低体温是导致患者死亡的重要因素,故在对创伤患者进行监测时,尤其要注意体温和血红蛋白的监测。

(一) 体温监测

体温是人体五大生命体征之一。正常体温是相对稳定的——体温中枢和神经体液共同作用,使产热和散热保持平衡。大量液体复苏、体腔暴露等原因易造成低体温。低体温、凝血功能障碍、代谢性酸中毒被称为严重创伤患者的死亡三联症,会导致凝血酶减少、血小板功能减弱、血红蛋白对氧的亲和力增加等,应积极给予保暖和复温,因此体温是创伤中重要的监测指标之一。

1. 体表温度的监测

(1) 水银体温计:测量部位为腋下、腹股沟、肛门、口腔等,插入后 5~10min 即可得出数据。优点是价格低廉、操作简单、测量精准。其缺点是测量时间长,每次使用前需要消毒,玻璃表身易碎,水银泄露后对人体有害、对环境造成污染。

(2) 电子体温计:应用热敏电阻原理设计,测量结果直接以数字形式显示。优点是使用方便,具有记忆的功能,且不含有水银,对人体和周围环境没有潜在风险。

(3) 非接触式红外线测温仪:利用红外线进行体温测量,可选择靠近额头或耳后 2~5cm 处,按下测量按钮 2~3s 后即可获得体温。此种方法安全、可靠、无接触、快速、仪器使用寿命长。但其与水银体温计测量结果的一致性仅有 78%,仅适用于初步筛查体温。

2. 核心体温 指人体内部的温度(人体胸腔、腹腔以及神经中枢温度),与体表温度相

比,稳定性更强。核心体温的监测方法可分为直接测量与间接估算。

(1) 直接测量

1) 血管内温度:肺动脉内血液温度是核心体温的金标准,常作为其他测量方式的衡量标准。经肺动脉置入漂浮导管,导管尖端带有的温度传感器可测量血管内温度。此种方式精准、可靠,可连续监测,但属于有创操作,且操作复杂、导管费用昂贵,并不适于广泛使用。

2) 膀胱温度:是将热敏电阻放在尿管内置入患者膀胱测量得到的温度。膀胱温度测量应用广泛、经济方便,规避了反复置入造成的局部组织损伤和不适感,但其温度变化易受膀胱内尿液量的影响。

3) 直肠温度:即将温度传感器探头由肛门置入 10cm 测得的温度。相较于膀胱温度测量,直肠温度测量更加灵敏,且不会受到尿液的影响,但侵入性操作会对清醒患者造成痛苦,而且温度探头不似一次性尿管热敏电阻,会反复使用,清洁、消毒步骤较多,且易发生交叉感染。粒细胞减少、直肠静脉曲张者禁测直肠温度。

4) 鼓膜温度:鼓膜周围有丰富的脑动脉血供,测量鼓膜温度能间接反映下丘脑温度,可以作为监测核心温度的一种无创方式。与血管内温度相比,鼓膜温度的准确度、是否存在滞后性仍然有待考证。测量方法为将探针经鼻孔送至鼻咽部(长度为鼻翼至同侧耳距离),可操作性强。探针柔软、小巧,但仍要注意:由于耳道结构特殊,置入过程中可能存在置入不到位或穿透鼓膜的风险;也有可能因为体位改变探针掉出耳道。

5) 食管温度:测量方法是经鼻腔或气管插管时将温度传感器管置入食管远端(32~38cm),距离左心房最近的位置为测量最佳部位。研究证明,食管温度与血管内温度偏差较小(0.1℃)。其缺点是需使用 X 线明确置入位置,一次置入成功率低,反复调整位置会增加患者不适感等。有胃底食管静脉曲张者禁测食管温度。

(2) 间接估算:通过体表温度估算核心温度。人体内温度通过血液、导热组织等传导至体表,根据热传导效应,传导过程中存在温度梯度,以类似皮肤的材质贴近皮肤,热的传导仍然遵循这个规律。通过在皮肤不同部位粘贴导热材质,根据多个径向高度不同的位置测得温度值,通过热传导定律计算得出体核温度。其优点是无侵入式操作、操作简单、价格低廉;缺点是需要多项数据,对于热敏电阻材质的选取要求较高,受个人体质影响较大。

3. 护理要点

(1) 进行侵入性操作时,如留置尿管、经肺动脉置入漂浮导管等,应严格执行无菌操作原则。

(2) 做好管路固定,在避免患者翻身、体位改变过程中发生牵拉;对躁动患者,给予保护性约束,防止非计划性拔管。

4. 注意事项

(1) 水银体温计、直肠温度传感器等可反复使用的测量工具,使用后及时消毒,避免交叉感染。

(2) 进行侵入性操作时,应动作轻柔,及时询问患者感受。

(二) 连续无创血红蛋白监测

对于创伤后合并大量出血者,需及时给予补液及输血治疗。输血指征依赖于血红蛋白的监测。连续无创血红蛋白监测是利用近红外光谱（near infrared spectroscopy，NIR）技术估算出血液中血红蛋白含量。其优点是无创、可实时监测、无需试剂、操作简单，可以用于动态监测病情变化和评估治疗后效果，可作为抢救输血管理的指导依据。

1. 护理要点

（1）无创血红蛋白监测探头安置于患者手指末端，要求患者手指自然放松，手指皮肤与探头之间以刚刚接触为准，减少局部受压影响监测结果。

（2）长时间佩戴时，应每 2h 调整 1 次指套位置，避免使局部组织产生压力性损伤，同时避免受压时间过长导致局部灌注不足而影响测量结果。

（3）探头外需加用物理避光设备，以确保结果准确。

2. 注意事项

（1）患者指甲末端不可涂色。若患者存在指甲真菌感染、指端残缺或双上肢创伤不便连接无创探头，应选用其他方法测量。

（2）无创血红蛋白监测所得结果受多种因素影响。例如，低灌注指数、低体温、强光线以及外周血管疾病和血清胆红素异常，都会对数值的准确性造成影响。对于存在上述情况者，可采用其他方式替代。

二、休克的监测手段及护理要点

休克最根本的病理生理改变是微循环功能障碍，重要脏器的微循环衰竭往往对应相应脏器组织灌注不足的表现，因此无论何种类型休克的治疗均是以改善氧利用障碍和微循环障碍为目标，恢复内环境稳定。

休克的监测，既是休克程度的监测也是治疗效果的评价。传统的休克监测主要是针对大循环，但血压正常不能排除急性循环衰竭，特别是在休克的早期，乳酸水平已经开始升高，但血压仍能维持正常。因此，随着对休克病理生理学认识的逐渐深入，监测项目更多地纳入微循环监测，更能真实地反映组织灌注水平。

（一）微循环监测

微循环是指微动脉和微静脉之间的血液循环，由毛细血管和毛细血管后微静脉组成，作为机体运送物质、能量传递的重要场所，是全身血液循环的重要组成部分。微循环的监测适用于各种类型休克，尤其对于以分布性休克为特征的脓毒症休克的液体复苏具有十分重要的意义。

1. 皮肤花斑评分　休克时，皮肤小血管收缩，影响皮肤的微循环，出现皮肤湿冷及紫罗兰红色的斑块，称为皮肤花斑，可反映皮肤微循环灌注异常。花斑从膝盖开始逐渐向大腿或小腿进展。其面积大小提示休克程度。

皮肤花斑评分表（skin mottling score，SMS）是由 Aitoufella 等人在 2011 年制作的，现广泛应用于临床研究中（表 17-6）。

表 17-6 皮肤花斑评分表

分值	花斑面积
0 分	无花斑
1 分	膝盖中心位置有小范围(硬币大小)花斑
2 分	花斑的范围不超过髌骨的上缘
3 分	花斑的范围不超过大腿的中间
4 分	花斑的范围不超过腹股沟
5 分	花斑的范围超过腹股沟

花斑评分为 0~5 分,分值越高提示微循环障碍越严重。1~2 分为早期花斑,提示已出现微循环障碍。3~5 分为典型花斑,提示微循环严重障碍,往往预后不良。

(1) 护理要点

1) 正确识别花斑:休克的皮肤花斑发生位置以膝部为中心,这与压力性损伤和冻伤的皮肤表现发生部位有所不同(压力性损伤以出现在受压部位为特征,寒冷造成的斑块为全身散在)。

2) 皮肤花斑与病情变化密切相关,应给予连续性动态评估。

(2) 注意事项:①评估时应注意保暖,切不可为了方便观察,使患者身体过分暴露;②花斑评估可作为参考项目,对病情判断给予提示,但不是客观生理指标;③不适用于深色皮肤、腿部截肢、腿部瘢痕患者。

2. 舌下微循环监测 舌下的微循环状态与内脏微循环大致相仿,可间接表现脏器微循环的状态。舌下区域容易观察。目前舌下微循环已成为临床评估微循环障碍的重要指标之一。

微血管流动指数评分(microvascular flow index, MFI):主要用于评价微循环血流的连续性和灌注情况。利用舌下微循环显微影像监测设备探头获取舌下微循环图像,将镜下图像划分为 4 个象限,对每个象限的主要血流状态计数(无血液流动 =0,间断血流 =1,血流淤滞 =2,正常血流 =3),取 4 个象限的平均值即为 MFI。舌下微循环 MFI 大于 2.9 分属于正常状态,而小于 2.6 分则提示微循环异常。

(1) 护理要点:①操作前向患者讲解操作目的和步骤,以取得配合;②采集数据前,先用等渗盐水清洁口腔分泌物,避免数据干扰;③使用一次性探头,确保"一患一探头",避免交叉感染;④对于面罩吸氧的患者,尽快完成检测,采集过程中关注其生命体征,特别是血氧饱和度的变化;⑤对于气管插管患者,须两人操作,一人采集数据,另一人辅助固定气管插管,防止发生非计划性拔管。

(2) 注意事项:①采集数据时,患者尽量取仰卧位;②选择可以开口配合的患者;③在舌下的左、中、右取 3 个部位分别采集稳定、清晰的微血管图像,每个部位至少 20s;④检测过程中,将探头轻放在舌下黏膜上,避免用力下压,以免影响局部血流,造成测量误差。

(二) 肾动脉阻力指数

肾动脉阻力指数(resistance index, RI)是一项基于超声多普勒血流速测定的反映动脉阻力的指标,自 1989 年以来,RI 逐渐用于肾脏损伤的评估中,称为肾动脉阻力指数

（renal artery resistance index，RRI），指肾内主要分支血管（段动脉、叶间动脉、弓动脉）的 RI 值，RRI 是在 B 超下测算出的参数，正常参考值范围为 0.55~0.70，可早期反映出肾脏动脉血管床阻力的变化，临床上常用于急慢性肾损伤预后的评估。休克患者全身受累的前哨器官是肾脏，以肾脏灌流为导向的血流动力学是反映休克轻重程度的重要指标。应用超声可以测量肾脏大小，对肾脏血流进行直观、动态的定性测量，计算 RI 来量化测量肾血流状态。叶间动脉到弓状动脉水平阻力指数较稳定，临床通常选取叶间动脉进行检测。

肾动脉阻力指数 =（收缩期峰流速 – 舒张期流速）÷ 收缩期峰流速。

当 RI 较高时，提示灌注不足。

1. 护理要点　①操作前，对患者进行宣教，以取得患者配合；②熟悉各指标代表的意义；③密切观察各指标数值、图形的变化，能早期识别异常指标并与医生沟通；④监测过程中，患者需更换体位，应协助患者翻身并关注其生命体征及主诉；⑤检查结束后，对患者局部皮肤做好清洁。

2. 注意事项　①保持各导线及电源连接完好；②排除干扰因素，保证数据的准确性。

（三）休克指数

休克指数（shock index，SI）是判断休克的有无及轻重的指标，能够及时反映患者血流动力学稳定情况。休克指数 = 脉率 ÷ 收缩压。脉率和收缩压在临床上是容易获得的指标，休克指数计算简单并快捷。

1. 休克指数的分级　SI<0.5 表示无休克；1.0<SI<1.5 为有休克；SI>2.0 为严重休克（表17-7）。

表 17-7　休克指数与估计失血量关系

休克指数	估计失血量
0.5~0.9	估计失血量 <500mL，失血量占全身血容量的比例 <20%
1	估计失血量 =1 000mL，失血量为全身血容量的 20%
1.5	估计失血量 =1 500mL，失血量为全身血容量的 30%
2.0	估计失血量 =2 500mL，失血量为全身血容量的 50%

2. 护理要点　①监护设备连接完好，参数设置正确，确保获得数据可靠、准确；②严密监测休克指数相关数据，若发生变化，及时告知医生。

3. 注意事项　心电监护仪的无创血压参数非即时数据，计算休克指数时，应重新测定，采用当前收缩压数值。

三、癫痫的监测手段及护理要点

癫痫是一种常见的以脑部异常放电为特征的疾病，病因复杂、表现多样，需长期治疗。为明确对其进行诊断、分型、确定局部病灶，并评价药物治疗效果，需对神经系统和血液系统等实行监测，以便更好地制订治疗计划。

（一）长程视频脑电图

长程视频脑电图监测通常是采用"禁睡"的方式诱发患者癫痫发作，以全数字化视频脑电监测仪进行脑电监测，通过与同步声像技术结合，观察和记录患者癫痫发作时的脑电图和临床表现。长程视频脑电图监测是当前诊断癫痫的一种有效办法，具有持续性、连续性的特点，不仅可以提高大脑痫样放电检出率，还能够为确定致癫痫病灶提供有效依据，帮助临床医生更加准确地进行定位和分型，为治疗和判断预后提供帮助。

1. 护理要点

（1）加强病房管理，创建舒适的监测环境：设置专用的监测室，保持监测室的安全舒适，有利于患者配合以获得高质量的脑电图描记结果。患者入院时，护士要向其本人及家属介绍监测环境及病室基本设备。

（2）实施心理护理，积极配合监测：入院时，护士须向患者做好健康宣教，让患者了解长程视频脑电图监测的意义，以及监测相关操作不会造成身体损伤，消除患者恐惧心理；要经常巡视病房，对患者提出的问题及时给予回答，使其消除顾虑从而积极配合检查。

（3）做好用药指导，提高检测阳性率：实施监测前，告知患者在监测期间停服抗癫痫药，避免患者单独活动。停药可增加诱发癫痫发作的可能性，提高长程视频脑电图捕捉发作的阳性率。监测结束后，遵医嘱指导患者服用抗癫痫药物，预防癫痫发作。

（4）强调围发作期护理：在监测过程中，护士要及时评估患者情绪，在发作前积极与患者沟通，对常规使用的抗癫痫药物予以停药，避免患者单独活动，监测结束指导患者及时口服药物，避免癫痫发作。

（5）勤巡视：护士要随时检查导线是否松开、电极有无脱落以及头皮对导电膏是否过敏等情况，若发现任何异常，应及时报告医生给予处理。

2. 注意事项　①实施监测前严格询问患者病史，严格把握适应证；②安排患者入住专设的监测室，设专职护士看护，床边备氧气、急救物品、药品。

（二）表面肌电图

表面肌电图（surface electromyography，sEMG）是应用特定的电信号采集设备，通过表面电极采集和记录等张、等长、等速肌肉活动状态下的神经肌肉电生理信号，可对神经肌肉功能进行定量和定性分析，由此推测神经肌肉的病变。表面肌电图具有安全、无痛、无创、可靠等特点。对患者进行癫痫发作时的肌电观察不仅可为临床诊断癫痫提供客观依据，还能定量检测癫痫患者肢体活动功能，帮助医生指定康复目标和评价康复疗效。

1. 护理要点　①实施监测前，了解患者病情，向患者及家属介绍表面肌电图监测的目的和方法；②实施监测前，明确所要检查的肌肉，观察皮肤表面有无破损、是否清洁，并在皮肤表面涂抹导电膏或 0.9% 氯化钠注射液；③监测过程中，安抚患者、减少焦虑，防止因紧张导致肌肉收缩；④监测完成后，清理患者皮肤，并观察有无破损。

2. 注意事项　①有心脏起搏器、心律转复设备患者不宜做表面肌电图监测；②神志不清或不能协作进行主动用力者不宜做表面肌电图监测；③检查部位有骨折、伤口未愈合或有外支架固定的患者不宜做表面肌电图监测；④皮下组织较厚的部位不宜用表面肌电图评估。

（三）抗癫痫药物血药浓度监测

癫痫是一种慢性的神经系统疾病,患者需要进行 3~5 年或更长时间的抗癫痫治疗。抗癫痫药物的血药浓度监测是保证合理用药的手段,可为抗癫痫药物的选择、剂量的调整以及毒副作用的观察提供客观指标。通过血药浓度的测定,临床医生可根据患者的个体情况,利用药代动力学的原理和方法调整药物剂量,进行个性化治疗。

1. 血药浓度监测的适用范围　①开始治疗时,通过血药浓度监测,争取在有效浓度下限水平能控制癫痫发作,避免患者服用过多药物;②根据药物浓度监测结果,决定增减药量,以控制癫痫发作或消除中毒症状;③对患者服药依从性有所怀疑或对中毒症状难以确认时,可进行需要浓度监测;④在患者服用多种抗癫痫药物、某种抗癫痫药浓度有变化时,监测血药浓度,避免药物中毒;⑤癫痫患者患胃肠疾病、肝肾疾病或妊娠时,药物代谢能力会发生变化,进行需要浓度监测有助于个体化调整药物剂量;⑥对于难治性癫痫逐步加大用药剂量时,或监测某种药物疗效时,可进行血药浓度监测。

2. 血药浓度监测的方法　抗癫痫药物的血药浓度测定方法较多,目前常用的方法有分光光度法、免疫分析法和色谱法。分光光度法简易快速,不需要特殊仪器,但是测定结果可靠性差;免疫法可直接测定样品,样本需要量少,需要专用试剂盒;色谱法的选择性高、灵敏度高、可靠性高,但技术复杂。临床上,可根据实际情况选用相应的测定方法。

3. 护理要点　①注意采血时间:应在所监测抗癫痫药物浓度最低时采血;②采血前,向患者做好解释、指导,应用交流技巧与患者沟通,观察患者面色、情绪、心理状态,询问有无晕针史,预防意外发生;③采血时,严格执行查对制度、无菌操作原则及消毒隔离制度,正确掌握血标本留取方法;④采血完毕,告知患者按压方式与时间,及时将血标本送检。

4. 注意事项　①在监测血药浓度调整个体化方案时,应在药物达到稳态血药浓度后监测,否则监测数值可能会低于实际浓度值;②对于个体患者,应确保每次监测采血时的条件相同。

第三节　创伤、休克、癫痫典型急危重症案例分析

一、胸部损伤合并脾破裂并发呼吸衰竭的临床案例

（一）患者一般信息

患者,女,25 岁。患者 1h 前在骑自行车过程中,被快速行驶的摩托车从后方撞倒,左侧身体压在自行车扶手处,由急救车送至某医院急诊科。来院时,患者神志清、呼吸困难,主诉胸部疼痛,心率 125 次 /min,呼吸 34 次 /min,血压 123/85mmHg,血氧饱和度 85%。初步诊断:车祸伤、肋骨骨折、肺挫裂伤、气胸?

（二）诊治护理过程

入院第 1 天:9 时 5 分,接诊护士向患者询问受伤情况并查看伤情。患者主诉疼痛、呼

吸困难,测量血氧饱和度85%,立即送入抢救室,给予高流量面罩吸氧10L/min。医生查体:左肺呼吸音减弱,左肋间饱满,考虑为气胸,行胸部X线检查。

9时20分,胸部X线片示左侧7~9肋骨骨折、左侧液气胸。立即行胸腔闭式引流术,引流出约50mL血性液体,使用胸带将胸部固定。

10时10分,患者自述呼吸困难缓解,痛感降低。测量生命体征:心率90次/min,呼吸24次/min,血压106/77mmHg,血氧饱和度93%。

入院第2天:13时30分,患者进行床旁活动后,自觉左上腹痛,出冷汗。护士到场后发现患者面色苍白,立即测量心率114次/min,呼吸38次/min,血压89/43mmHg,血氧饱和度96%,血糖5.4mmol/L,考虑为休克,通知医生,并开放两条静脉通路,迅速补液。查体:左上腹压痛,腹膜刺激征阳性。

13时40分,抽血查血常规,行床旁超声检查,提示脾实质破裂。

13时55分,血常规检查结果显示血红蛋白80g/L,立即进行术前准备,行急诊外科手术。

(三) 护理思考路径

◆ 胸部损伤合并脾破裂患者为什么会并发呼吸衰竭?

呼吸衰竭是各种原因引起的肺通气和/或换气功能严重障碍,以致不能进行有效的气体交换,导致缺氧伴(或不伴)二氧化碳潴留,从而引起一系列生理功能和代谢紊乱的临床综合征。本案例中,患者因车祸胸腹部受到钝性冲击而损伤。早期的呼吸衰竭由胸部损伤引起。胸内脏器最主要的是肺和心脏,所以损伤以呼吸和循环功能障碍为特征。该患者同时发生了肋骨骨折、肺挫裂伤和血气胸。胸壁损伤和肋骨骨折造成的胸壁结构不稳定以及疼痛限制患者的呼吸运动;肺挫伤时,肺泡内的毛细血管弥漫性出血,引起炎性因子在肺内聚积和释放,从而阻碍气体交换,血气胸使得正常非组织容积减少,不能维持足够的气体交换,导致急性呼吸衰竭。患者来院时呼吸困难,血氧饱和度低至85%,如不及时处理,会危及生命。因此,护士接诊胸部损伤患者,应迅速对胸部紧急评估,辨识是否有危及生命的危险因素,配合医生做好急救处置。

理论支持

胸部损伤是创伤死亡的重要因素,包括多发性损伤,主要是骨性损伤(肋骨、胸骨骨折、连枷胸)、肺挫伤或撕裂、气胸和胸腔积液,有时还包括心脏和血管创伤(主动脉夹层、心脏挫伤)或膈肌损伤。胸部损伤也经常与其他部位,特别是头部、腹部或四肢的严重损伤有关。胸外伤患者有发生急性肺损伤和急性呼吸窘迫综合征的危险。

资料来源:RAMIN S,CHARBIT J,JABER S,et al. Acute respiratory distress syndrome after chest trauma:epidemiology,specific physiopathology and ventilation strategies [J]. Anaesthesia Critical Care & Pain Medicine,2019,38(3):265-276.

◆ 如何对胸部损伤合并脾破裂患者进行胸部评估?

(1) 望诊:①呼吸频率和呼吸模式,其异常表现常是病情恶化的首要征象,需间隔一定时间后重复评估。②胸壁伤口(特别是吸吮性胸部伤口)或胸壁擦挫伤。③双侧胸廓活动是否对称、呼吸动度是否减弱,警惕伴反常呼吸的连枷胸或部分胸壁连同腹部运动的情况。一侧胸壁膨隆伴呼吸动度减弱提示张力性气胸等,呼吸动度减弱也可由疼痛、气胸或血胸引起。④颈部伤口、皮下气肿或颈部肿胀,组织内积气导致的皮下组织肿胀提示气胸可能,颈部穿透伤可能伴气胸或血胸。⑤颈静脉怒张,特别出现在低血容量时,这是一个矛盾的征象,只有在去除保护性颈托后才能发现。⑥咯血可能是气管、支气管损伤或肺挫伤的表现,也可能是由面部损伤出血引起或鼻出血经咽部咯出。

(2)触诊:①肿胀;②捻发音,提示皮下气肿;③胸壁压痛或骨折;④喉部捻发音;⑤气管移位,提示张力性气胸;⑥如果现场环境安静,有经验的医师应进行叩诊;⑦必须检查背部及腋窝,避免漏诊后壁、侧壁胸部创伤。

(3)听诊:由于现场环境混乱和噪声,听诊往往很难进行。在环境条件许可时,应在侧胸壁和腋前区听诊,避免对侧呼吸音传导造成误听。

(4)胸部 X 线片、CT 检查、创伤超声重点评估(FAST):对胸部闭合性创伤初期评估。

(5)其他:病史、动脉血气分析、血常规、心电图。

本案例中,患者受伤过程和受伤部位明确,入院后表现出低氧状态,呼吸频率快,呼吸形态改变,望诊、触诊、听诊都可发现异常改变,胸部 X 线检查提示血气胸、肺部挫伤。护士应掌握胸部紧急评估的方法,在接诊此类患者时,配合医生,有效运用评估方式判断患者病情,采取相应的急救措施。

理论支持

专家建议将以下情况作为胸部创伤严重程度判定标准:2 根以上肋骨骨折(特别是 65 岁以上),发生呼吸困难、呼吸率 >25 次 /min 或低氧血症(脉搏血氧测定法空气中 <90% 或氧气中 <95%);循环衰竭(收缩压 < 110mmHg,或 SAP 下降 >30%)。

资料来源:BOUZAT P,RAUX M,DAVID JS,et al. Chest trauma:first 48 hours management [J]. Anaesthesia Critical Care & Pain Medicine,2017,36(2):135-145.

◆ 胸部损伤患者并发呼吸衰竭时如何进行急救护理?

胸部损伤并发呼吸衰竭的急救以挽救生命为首要目的,其中气道管理和呼吸支持是第一要素,救治胸内脏器损伤是关键。应最大限度地保护和恢复器官生理功能,减少对机体的不利影响,维持生理指标稳定,同时对患者进行积极的疼痛管理。

主要的急救措施如下:

(1)气道管理:维持气道通畅;如果不能维持气道通畅及有效通气,应给予气管插管。

(2)呼吸支持:持续给予高流量吸氧,氧流量大于 10L/min。

(3)循环支持:上肢开放两条静脉通路,确保可随时快速给药。

(4)持续监护:随时评价呼吸、循环指标。

(5)纠正低效型呼吸形态:若患者存在多处肋骨骨折,可采用局部加压包扎、宽胶布固定的方法。

1)张力性气胸:如果存在血流动力学不稳定或严重呼吸代偿,应立即行胸腔抽气引流术,可采用针刺减压或开放式胸廓造口术进行胸腔减压,并持续胸腔闭式引流。

2) 开放性气胸:应使用简单的敷料封闭法来封堵胸廓破口,严密观察是否发展为张力性气胸。

3) 血气胸:若肺压缩体积大于 1/3,应放置胸腔闭式引流管,放管的位置与数量需要根据气胸和血胸的体积而定。

(6) 疼痛管理:定时对患者进行疼痛评估;对骨折患者尽快给予固定;静脉使用吗啡或氯胺酮,也可考虑给予局部麻醉剂肋间神经阻滞。在使用药物镇痛时,护士要观察患者有无不良反应,如呼吸抑制、低血压等。

理论支持

针对严重创伤患者,选择适合其年龄、发育阶段和认知功能的疼痛评估量表,定时进行疼痛评估。在患者到达院内后,继续使用与院前相同的疼痛评估量表进行疼痛评估。对于严重创伤患者,选择静脉使用吗啡作为一线止痛剂,并根据目标调整剂量。如果静脉途径没有建立,可以考虑通过雾化吸入氯胺酮或二醋吗啡。氯胺酮作为止痛剂应为二线备选方案。

资料来源:National Clinical Guideline Centre (UK). Major trauma:assessment and initial management [M]. London:National Institute for Health and Care Excellence (UK),2016.

◆ 腹部损伤患者为什么会出现失血性休克?

脾脏因其解剖及组织学特点,是腹腔内最容易受损的器官。脾脏组织含有丰富的血窦,损伤时容易发生大量出血导致失血性休克。延迟性脾破裂是外伤性脾破裂中并不罕见的一种特殊类型,发生原因包括:①真正延迟性脾破裂,腹部钝性伤使脾实质损伤,脾包膜完整,包膜下出血及血肿经过一段时间后,张力增大,造成包膜破裂,出现腹腔内大出血;②外伤后致脾包膜裂伤,血凝块堵塞裂口,待血凝块融化松解,出现腹腔内大出血;③脾实质和包膜均有裂伤,大网膜及周围脏器挤压裂口,一段时间后大网膜发生移位而出血;④脾外伤、包膜撕裂,少量出血但缓慢增多,经过一段时间,出现腹腔内出血;⑤脾实质内或包膜下血肿,经过一段时间后形成假性囊肿,破裂而发生内出血。延迟性脾破裂因早期临床征象不明显,容易出现漏诊。本案例中,患者发生车祸时,左侧胸腹受到钝性撞击造成脾脏受损。入院时,腹部查体未见阳性体征,患者无腹部不适主诉;入院 24h 后,患者突然出现失血性休克,根据阳性体征、FAST 结果及受伤时受力情况,判断为脾破裂。可见,腹部损伤“陷阱多”,早期评估时应谨慎、全面,定时重新评估,可发现隐匿的脏器损伤,避免发生大出血。

理论支持

脾脏损伤按病理解剖分类,可分为中央型破裂(脾实质深部)、被膜下破裂(脾实质周边部分)和真性破裂(累及被膜)。有时被膜下破裂及中央型破裂可转为真性破裂,称为延迟性脾破裂。

资料来源:中国医师协会介入医师分会急诊介入专业委员会,中国研究型医院学会出血专业委员会.创伤性脾出血介入治疗专家共识[J].介入放射学杂志,2020,29(7):641-649.

◆ 如何预防腹部创伤患者并发失血性休克？

腹部创伤多数是由钝性机制造成的,严重出血是患者死亡的主要原因。预防策略是基于全面、规范的腹部评估,明确出血部位和性质,采取有效的止血措施。特别强调,对于严重创伤患者,无临床症状或触诊无腹痛者也不能排除腹部损伤,对于存在钝性严重创伤或怀疑存在多发伤的成年患者,应进行全身CT扫描。依据病情变化,还可考虑重复CT扫描,以发现延迟性并发症。

腹部创伤伤情评估要点:对于可能存在腹腔内脏器损伤的患者,首先应遵循高级创伤生命支持策略和技术,基于致伤机制、伤后临床表现、辅助检查等进行动态评估;体检仍是腹部创伤评估的基础,对于主观性较强的腹膜刺激征,需要遵循"多次、多人检查"的原则;辅助检查包括生命体征、血氧饱和度和心电图监测,安置鼻胃管和导尿管后观察引流液,以及创伤超声重点评估、放射学和实验室检查;实施以避免漏诊为重要目的的手术探查被认为是降低腹部创伤后病死率和并发症发生率的关键。

理论支持

- 对于严重创伤后患者,单纯依据临床症状不能排除腹部损伤。
- 如果怀疑有腹部外伤,建议在入院时禁食。
- 怀疑腹部损伤时,建议进行胸腹增强CT扫描以确定腹部损伤。

资料来源:BOUZAT P,VALDENAIRE G,GAUSS T,et al. Early management of severe abdominal trauma [J]. Anaesthesia Critical Care & Pain Medicine,2020,39(2):269-277.

(四) 案例总结

本案例中,患者因车祸造成多发伤。多发伤的特点是伤情重、变化快、死亡率高,且容易出现漏诊和误诊。医护人员应尽量多地了解事发现场的信息,如致伤力的原因、性质、大小,作用于患者身体的部位等;系统、规范地进行全身检查,对重点受伤部位反复进行评估,明确受损脏器和损伤程度。护士在照护时,还应掌握评估方法,注意监测患者的体征和症状,聆听患者主诉,早期识别危急情况,配合医生按照优先顺序进行急救。

二、蜂蜇伤并发过敏性休克的临床案例

(一) 患者一般信息

患者,男,35岁。因被蜂蜇伤来院就诊。患者自述就诊前3h在野外被蜜蜂蜇伤左小腿外侧,受伤处剧烈疼痛,数分钟后伤口处红肿伴瘙痒,随即全身出现红色斑疹,未自行处理伤口,来院诊治。来院时,患者神志清,可自行回答问题,本人明确此次是被蜂蜇伤,具体种类不详。患者既往身体健康,否认药物过敏史、食物过敏史,无被蜂蜇伤史。

（二）诊治护理过程

入院第 1 天：14 时 15 分，入院查体示患者神志清，心率 110 次 /min，呼吸 26 次 /min，血压 120/74mmHg，血氧饱和度 98%，体温 36.5℃；受伤部位红、肿、热、痛，肿胀范围为 5cm×5cm，可见毒刺。患者主诉刺痛并瘙痒；双眼睑及颧颊部明显水肿，全身可见红色斑疹，压之不褪色；双侧胸廓对称，双肺呼吸音清晰，未闻及异常呼吸音；腹部平坦、对称，腹壁柔软，全腹无压痛、反跳痛。结合患者主诉、症状和体征，初步诊断为蜂蜇伤致急性过敏反应。给予鼻导管吸氧 2L/min，心电监护，开放静脉通路，抽血查血常规、生化全项，予葡萄糖酸钙 1g+0.9% 氯化钠 100mL 静脉输注。

14 时 21 分，患者在等待治疗过程中主诉头晕、心慌、恶心，随即面色由红润转为苍白，并出现意识模糊，双眼球上翻，四肢湿冷。生命体征：心率 132 次 /min，呼吸 34 次 /min，血压 60/34mmHg，血氧饱和度未测出。护士考虑患者发生过敏性休克，通知医生，立即予肾上腺素 0.5mg 肌内注射，0.9% 氯化钠 250mL 快速输注，地塞米松 20mg 静脉推注，高流量吸氧 10L/min。

14 时 41 分，患者意识恢复，四肢转暖。生命体征：脉率 105 次 /min，呼吸 26 次 /min，血压 96/54mmHg，血氧饱和度 95%。血常规：嗜酸性粒细胞百分比 8.6%、嗜酸性粒细胞绝对值 $0.95×10^9$/L。

14 时 45 分，外科会诊。医生对蜇伤部位进行伤口处理：用针挑出毒刺，肥皂水局部冲洗后予纱布包扎。

16 时 00 分，生化结果显示：肌酐 53μmol/L，尿酸 312μmol/L，尿素 3.70mmol/L。患者颜面部水肿消退，全身红色斑疹颜色减退。

入院第 3 天：患者左小腿伤口无红肿，无疼痛感。抽血复查生化肾功能，结果显示肌酐 47μmol/L，尿酸 218μmol/L，尿素 2.80mmol/L。24h 尿量 2 500mL，澄清淡黄色。患者出院。

（三）护理思考路径

◆ 患者为什么会出现过敏性休克？

过敏性休克是由于严重过敏引起的休克。发生于对某些变应原有超敏反应的机体，属Ⅰ型变态反应，即速发型变态反应。过敏原引起组胺、血小板活化因子（platelet activating factor，PAF）、激肽、5- 羟色胺等血管活性物质生成增多，使微血管扩张，微循环血流量增加，血管壁通透性增高，血浆外渗，回心血量急剧减少和血压下降，导致休克发生。过敏性休克最常见的诱因是食物过敏原、昆虫叮咬和药物。本案例中，患者既往无过敏史，本次发病与蜂蜇伤相关。蜂类有蜜蜂、马蜂、大黄蜂、胡蜂等，其腹部末端有一对毒螯和一根毒刺，毒刺带有生物毒素，成分为多种酶、肽类、氨基酸和生物活性胺（如组胺）等。毒刺刺破人体皮肤后释放毒素（过敏原），可引起不同程度的过敏反应。局部反应包括发红、瘙痒、刺痛和肿胀。全身反应包括一系列与刺痛部位不相邻的表现，从轻微到危及生命。过敏性休克是严重过敏反应之一。过敏原与体内特异性抗体结合，由肥大细胞、嗜碱性粒细胞释放大量过敏介质而导致全身毛细血管扩张，血管通透性增高，器官平滑肌收缩以及腺体分泌增强、血浆外渗，有效血容量下降。

> **理论支持**
>
> 　　过敏反应为蜂蜇伤后出现最早、最常见的临床表现。过敏反应的类型多为免疫球蛋白E（IgE）介导的速发型过敏反应，可发生于蜂蜇伤后的数分钟乃至数小时不等，症状可自行缓解或经治疗后好转，但过敏反应可再次发生。
>
> 　　资料来源：杨贤义，肖敏.胡蜂蜇伤规范化诊治中国专家共识[J].中华危重病急救医学,2018,30(9):819-823.

　　◆　如何识别蜂蜇伤并发过敏性休克？

　　过敏性休克是严重的全身性过敏反应，特征是累及多系统，主要临床症状包括：①皮肤黏膜表现往往是过敏性休克最早且最常出现的征兆，包括一过性皮肤潮红，周围皮痒，口唇、舌部及四肢末梢麻木感，继之出现各种皮疹，重者可发生血管神经性水肿，还可出现鼻、眼、咽喉黏膜充血、水肿等；②呼吸系统表现，如胸闷、气短、呼吸困难、窒息感、发绀等；③心血管系统表现，常可见血压迅速下降，收缩压降至90mmHg以下或比基础血压降低20%或脉压小于20mmHg，还可出现心悸、出汗、面色苍白，然后发展为四肢厥冷、发绀、脉搏细弱、心动过速及晕厥等；④神经系统表现，如头晕、乏力、眼花、神志淡漠或烦躁不安、大小便失禁、抽搐、昏迷等；⑤消化系统表现，如恶心、呕吐、腹痛、腹胀、腹泻，严重者可出现血性腹泻。

　　过敏性休克发病不可预知、进展快、危及生命，因此观察患者异常表现十分重要。本案例中，患者来院时就存在皮疹和黏膜水肿的症状，随即迅速出现低血容量状态，血压低，皮肤苍白、湿冷，责任护士发现及时、判断正确，通过抢救纠正了休克状态。因此，对于可疑过敏的患者，护士应重点巡视，注意观察患者有无过敏反应症状和休克体征，一经发现应立即给予有效应对。

> **理论支持**
>
> 　　过敏反应是一种严重的全身性超敏反应，通常发病迅速，可导致死亡。严重速发型过敏反应的特征是气道、呼吸和／或循环系统可能受到威胁生命的损害，而且可能在没有典型皮肤特征或循环休克的情况下发生。
>
> 　　资料来源：CARDONA V,ANSOTEGUI IJ,EBISAWA M,et al. World allergy organization anaphylaxis guidance 2020 [J]. World Allergy Organization Journal,2020,13(10):100472.

　　◆　过敏性休克的急救措施有哪些？

　　(1) 对症处理：①去除过敏原，立即停止可疑过敏原的接触。对于输注类药源性过敏，应立即停止输液，更换液体和管路，保持静脉通路开放；如过敏与毒虫叮咬有关，则应将毒囊或毒刺从皮肤中取出，不要挤压或压迫以免导致毒液扩散。②取平卧位，给予高流量吸氧。③保持气道通畅，如出现呕吐，保持头偏一侧并清除异物；如出现气道梗阻，随时准备气管插管或环甲膜切开术。④如出现呼吸心跳停止，立即实行心肺复苏。

（2）药物治疗

1）注射肾上腺素：肾上腺素是过敏性休克的首选抢救药物，推荐肌内注射或静脉注射的给药方式。肌内注射的部位应选择大腿中部外侧。皮下注射因局部血管收缩而吸收缓慢，不推荐采用。

2）快速液体复苏：由于外周血管扩张，需要积极给予液体复苏恢复前负荷，液体用量一般为 20mg/kg，根据患者情况调整剂量，因此护士应开放两条静脉通路，确保液体可快速输注。

3）其他药物：H_1 受体拮抗剂、$β_2$ 受体激动剂、糖皮质激素均属于过敏性休克的二线用药。

理论支持

推荐肾上腺素作为过敏性休克的首选药，并且应尽早使用，首选肌内注射，部位为大腿中部外侧，按 0.01mg/kg 给予。14 岁及以上患者单次最大剂量不超过 0.5mg，14 岁以下患者单次最大剂量不超过 0.3mg。给予浓度为 1mg/mL（1 : 1 000，等同于 1mL : 1mg 规格）的肾上腺素注射液浓度，5~15min 后效果不理想者，可重复给药。对于已发生或即将发生心跳和/或呼吸骤停的患者、在 ICU 内/手术期间已建立静脉通路并得到监护的患者，可静脉注射肾上腺素，但应注意控制浓度，并持续进行心脏、血压、呼吸等的检测。

资料来源：李晓桐，翟所迪，王强，等.《严重过敏反应急救指南》推荐意见[J]. 药物不良反应杂志，2019，21（2）：85-91.

◆ 如何预防蜂蜇伤并发过敏性休克？

对于被蜂蜇伤者，重点在于识别过敏反应和高风险患者，对于已出现症状者按照级别给予抗过敏干预；对于既往发生过严重过敏反应者应提高警惕，即使尚无临床表现也应当予以干预。

（1）评估：迅速评估患者气道、呼吸、循环及意识状况，评估有无全身过敏反应及其表现，获取详细病史，包括既往过敏史、特殊病史、服用药物史，以及蜂蜇伤后第一时间诊治情况。

（2）抗过敏治疗：对于仅出现皮肤症状的轻症患者，可给予口服抗组胺类药物，酌情使用糖皮质激素及其他抗过敏剂，短期留院观察，注意有无伴随消化系统症状、呼吸系统症状、心动过速和低血压等；肌内注射肾上腺素、抗组胺类药物，也可使用糖皮质激素及其他抗过敏剂；对于有严重过敏反应史者，应该肌内注射肾上腺素。

（3）伤口治疗：尽快完整地拔除残留的毒刺，避免毒囊中的毒液进入皮肤，加重毒性损伤；局部可采用冲洗、冰敷、使用止痒药等措施；仔细观察取出物，判断是否有其他生物蜇伤的可能。

（4）蜂毒免疫治疗（venom immunotherapy，VIT）：是主动免疫方法，既适用于被昆虫叮咬而出现全身反应的患者，防止发生危及生命的过敏反应，也适用于有既往蚊虫叮咬严重过敏史的患者，使机体获得对蜂毒的主动免疫，有效防止人体二次暴露于蜂毒液后出现更为严重的过敏反应。

VIT 大大降低了对蛰虫敏感患者全身过敏反应的风险,有效率高达 98%。被昆虫叮咬而出现全身反应的患者、存在毒液特异性 IgE 的患者,建议接受 VIT 治疗。VIT 的主要目的是防止危及生命的反应,也可减轻因昆虫叮咬引起的焦虑。

资料来源:GOLDEN DBK,DEMAIN J,FREEMAN T,et al. Stinging insect hypersensitivity [J]. Annals of Allergy,Asthma & Immunology,2017,118(1):28-54.

◆ 如何进行蜂蜇伤并发过敏性休克患者救治后的管理?

蜂蜇伤并发过敏性休克是患者遭受的不良经历,对其进行诊断和治疗后,应进行观察。患者在医院监护至少 12h,监测血压、呼吸、血氧饱和度和尿量,直到症状完全消失。患者离院时,应给予健康宣教:避免再次被蜂蜇伤,在户外运动时避免穿着色泽鲜艳的衣服,不要主动接近蜂巢和蜂类,保管好食物和饮料,避免含糖和甜味饮料外露;能够自我识别过敏反应并会紧急处理。对于有过敏高危因素者,建议随身携带肾上腺素自动注射器备用。

所有速发型过敏反应患者都应该接受速发型过敏反应相关健康教育,包括如何避免确定的诱因、辨识和监测过敏反应的体征和症状;如具备用药条件,应学会肾上腺素治疗和肾上腺素自动注射器的使用。

资料来源:SHAKER MS,WALLACE DV,GOLDEN D BK,et al. Anaphylaxis—a 2020 practice parameter update,systematic review and Grading of Recommendations,Assessment,Development and Evaluation (GRADE) analysis [J]. Journal of Allergy and Clinical Immunology,2020,145(4):1082-1123.

(四)案例总结分析

过敏反应是蚊虫叮咬造成的生物损害之一,严重者可发展至过敏性休克。其病情发展迅猛,可危及生命。因此在接诊这类患者时,不仅要针对受伤的局部进行处理,更应该观察患者是否有全身过敏反应和其他器官组织伤害。对于存在过敏反应症状者,应积极给予有效处理,特别强调肾上腺素在严重过敏反应治疗中的重要地位,及时、正确用药能够最大限度地挽救患者生命。在患者离院时,应通过健康教育,教会患者过敏反应的预防策略,降低生活中的过敏风险。

三、食管 - 胃底静脉曲张破裂出血并发失血性休克的临床案例

(一)患者一般信息

患者,男,50 岁。因呕血 300mL 由救护车送入某三甲医院急诊科就诊。院前生命体征:

心率125次/min,呼吸26次/min,血压94/48mmHg,血氧饱和度96%。患者有饮酒史30余年,确诊肝硬化12年。来院时神志清,贫血面容,初步诊断为消化道出血、失血性休克。

(二) 诊治护理过程

入院第1天:12时,患者到院后被送入抢救室。生命体征:心率130次/min,呼吸28次/min,血压90/45mmHg,血氧饱和度95%,体温36.2℃。查体:神志清;双肺呼吸音粗,未闻及啰音;心律齐,各瓣膜听诊区未闻及杂音;腹软,未及包块,肝脾未及,无压痛及反跳痛,肠鸣音4次/min,亢进;双下肢无水肿。

12时5分,立即监测生命体征,予鼻导管吸氧2L/min,上肢开放两条静脉通路,扩容补液。主要药物治疗:0.9%氯化钠500mL+醋酸奥曲肽注射液1.2g静脉滴入(速度15mL/h),0.9%氯化钠25mL+特利加压素1mg速度10mL/h静脉泵入。抽血检查生化全项、血常规、凝血六项、血型。

12时25分,血常规示白细胞计数$10.7×10^9$/L,中性粒细胞比例82.8%,血红蛋白68g/L,血细胞比容15.4%,血小板计数$88×10^9$/L。给予紧急配血,准备输血。

13时35分,患者排黑色稀便,约300mL。患者四肢湿冷,情绪焦虑、躁动,不能配合,予以安慰后无效。测心率135次/min,呼吸30次/min,血压89/54mmHg,血氧饱和度90%。

13时55分,患者再次呕血约300mL,神志转为嗜睡。心率145次/min,呼吸25次/min,血压79/47mmHg,血氧饱和度86%。复查血红蛋白48g/L。继续扩容治疗,输注悬浮红细胞400mL。联系胃镜室准备镜下止血治疗。

14时45分,患者至胃镜室进行镜下曲张静脉套扎术,对出血血管实行结扎止血。

17时25分,患者安全返回病房。患者神志清,精神差,心率98次/min,呼吸19次/min,血压99/56mmHg,血氧饱和度93%。继续监测声明体征,并给予抑酸、止血治疗,禁食水,实施外周静脉营养支持。

入院第3天:患者无再次出血征象,血红蛋白78g/L。经口进食流食。

入院第5天:血红蛋白84g/L。患者出院。对其进行饮食指导,嘱门诊就诊,规律治疗。

(三) 护理思考路径

◆ **食管-胃底静脉曲张破裂出血患者为什么会出现失血性休克?**

失血性休克多见于大血管破裂,通常在迅速失血超过全身总血量的20%时,即出现休克。严重的体液丢失,可造成大量细胞外液和血浆丢失,以致有效循环血量减少。本案例中,患者因酒精性肝硬化导致门静脉高压,造成食管-胃底静脉曲张,血管破裂出血,是最凶险的一种上消化道出血。肝硬化时,门静脉血液不易流入肝小叶的中央静脉或小叶小静脉,血流淤滞,门静脉压升高。为了将淤滞的门静脉血液疏通到体循环,门静脉系和腔静脉系间存在的交通支逐渐扩张,形成曲张的静脉,特别是食管胃底静脉丛的曲张,在门静脉高压时,其受影响最早、最大,其表面的黏膜因静脉曲张而变薄,易被粗糙食物所损伤。又由于胃液反流入食管,腐蚀已变薄的黏膜。当发生恶心、呕吐、咳嗽等使腹腔内压突然升高的情况时,门静脉压随之突然升高,导致曲张静脉破裂,发生急性大出血。临床上可表现为大量呕吐鲜血,易导致失血性休克,是上消化道出血致死率最高的病因。

理论支持

近50%门静脉高压症患者可发生食管-胃底静脉曲张,发生率与肝功能损害的严重程度有关。Child-Pugh分级A级患者仅40%有静脉曲张,Child-Pugh分级C级患者这一比例则为85%。通常情况下,静脉曲张出血的发生率为5%~15%。肝脏疾病的严重程度、内镜下曲张静脉的范围和程度以及红色征的范围是食管-胃底静脉曲张破裂出血的主要危险因素。

资料来源:中华医学会外科学分会脾及门静脉高压外科学组.肝硬化门静脉高压症食管、胃底静脉曲张破裂出血诊治专家共识(2019版)[J].中华消化外科杂志,2019,18(12):1087-1093.

◆ 如何对食管-胃底静脉曲张破裂出血并发失血性休克的患者进行紧急评估?

(1) 一般情况评估:意识(consciousness,C),正常为神志清;气道(airway,A),是否通畅、有无窒息征象;生命体征(vital signs,V),包括心率、血压、脉搏、呼吸和体温。

(2) 周围循环:皮肤(skin,S)、黏膜、口唇、甲床颜色苍白或发绀,皮肤湿冷,毛细血管再充盈时间>2~3s,提示循环功能障碍;尿量(urine volume,U)是反映组织灌注情况有效而简便的定量指标;中心静脉压(central venous pressure,C)是评估血容量和右心功能的重要指标。

(3) 出血情况:结合病史和临床表现初步判断出血部位(site,S);通过显性失血、血常规、休克指数等指标评估出血量(amount,A);观察出血的颜色和性状,评估出血性质(character,C)。

(4) 危险分级:应用英国国家早期预警评分(national early warning score,NEWS)可准确、有效地预测患者的预后。

本案例中,患者短时内消化道大量失血导致失血性休克。其临床表现为嗜睡,血压低、心率快,反映周围循环组织灌注不足。紧急评估的结果既可反映患者病情,也可用于评价低灌注纠正的效果。因此,护士在护理此类患者时,应知晓紧急评估的内容、方法以及临床意义,通过准确评估,评判患者的病情,动态了解患者的容量情况,为治疗工作提供依据。

理论支持

推荐意见:急性循环衰竭(休克)治疗过程中,应动态观察组织器官低灌注的临床表现并监测血乳酸;对急性循环衰竭(休克)患者,应立即进行血流动力学监测。有条件的医院应尽早将急性循环衰竭(休克)患者收入重症/加强监护病房。

资料来源:中国医师协会急诊医师分会.急性循环衰竭中国急诊临床实践专家共识[J].中国急救医学,2016,(1):1-8.

◆ 对于食管-胃底静脉曲张破裂出血并发失血性休克应采取哪些急救措施?

①气道:保持呼吸道通畅;患者呕血时,将其头偏向一侧或取侧卧位,避免发生窒息;如发生误吸,立即行负压吸引,并配合医生建立人工气道,给予高流量吸氧。②体位:患者应绝对卧床休息,保持安静,避免情绪激动;休克时采取中凹卧位。③禁食:一律暂时禁食、禁

饮。④监护：监测循环情况(心率、血压)；留置尿管，监测尿量；观察神志。⑤循环：迅速建立≥2 条静脉通路，留置 20~22 号静脉留置针，有条件者尽早建立中心静脉通路。⑥检验：测快速血糖，急抽血查血常规、凝血功能、血型、交叉配血、输血前常规、肾功能、电解质等，必要时监测动脉血气分析。⑦止血：根据患者自身情况可采用三腔二囊管压迫、内镜、介入以及外科手术方法进行止血。

理论支持

应迅速完成对患者气道、呼吸、循环的评估，对于出现气道、循环功能障碍的患者要进行相应的紧急处理——开放气道、气管插管、加强吸氧、机械通气和液体复苏。根据病因查找出血部位，给予手术、介入、药物等止血措施，同时监测出血征象。

资料来源：非创伤性出血急诊处理专家组. 非创伤性出血的急诊处理专家共识/意见[J]. 中华急诊医学杂志,2017,26(8):850-856.

◆ 如何评估食管 - 胃底静脉曲张破裂出血患者是否存在活动性出血？

消化道出血患者经过治疗后，仍然可能存在活动性出血，需要护士重点观察。这对评估患者病情和治疗效果非常重要。出现下列情况提示尚存在活动性出血：①呕血或黑便次数增多，呕吐物呈鲜红色或排出暗红血便，或伴有肠鸣音活跃；②经快速输液、输血，周围循环衰竭的表现未见明显改善，或暂时好转后又再恶化，中心静脉压仍有波动，稍稳定又再下降；③红细胞计数、血红蛋白测定与血细胞比容继续下降，网织红细胞计数持续增高；④补液与尿量足够的情况下，血尿素氮持续或再次增高；⑤胃管抽出物有较多新鲜血。

理论支持

食管 - 胃底静脉曲张急性活动性出血定义为：①内镜下可见食管 - 胃底静脉曲张破裂活动性出血；②已存在食管 - 胃底静脉曲张的患者出现上消化道出血表现(呕吐鲜血或血凝块，黑便，严重者合并出血性休克)，同时排除其他出血可能。

资料来源：中华医学会外科学分会脾及门静脉高压外科学组. 肝硬化门静脉高压症食管、胃底静脉曲张破裂出血诊治专家共识(2019 版)[J]. 中华消化外科杂志,2019,18(12):1087-1093.

◆ 如何预防食管 - 胃底静脉曲张破裂出血？

肝硬化门静脉高压食管胃 - 底静脉曲张患者可通过积极、规范的干预来防治曲张的血管破裂出血，有效提高生存率和生存质量。一级预防的目的是防止曲张静脉形成和进展，预防中重度曲张静脉破裂出血，防止并发症的发生；对于中、重度食管静脉曲张患者，推荐使用非选择性 β 受体阻滞剂进行药物预防或内镜下曲张静脉套扎术(endoscopic variceal ligation，EVL)预防首次静脉曲张出血。二级预防是指预防既往有食管静脉曲张出血的患者再次发生出血。对于未接受一级预防的患者，二级预防可选择非选择性 β 受体阻滞剂或内镜单独治疗或二者联合治疗；对于已接受非选择性 β 受体阻滞剂一级预防应答差的患者或不耐受者，可改为内镜治疗。如果内镜或外科手术治疗不可及，可以联合应用单硝酸异山梨酯;经颈静脉肝内门体静脉分流术、外科手术可作为 Child-Pugh A/B 级患者药物或内镜治疗失败的挽救方法,根据医院的条件和医生的经验选择;Child-Pugh C 级患者优先进入肝移植等待名单。本案例中,患者经过积极救治后,止血效果好,后期应接受规律的二级预防治疗方案,防止再次出血。护理人员应了解预防的相关内容,做好患者健康教育,使患者能有效地配合治疗。

理论支持

食管 - 胃底静脉曲张破裂出血的防治目的包括:①预防首次食管 - 胃底静脉曲张破裂出血(一级预防);②控制急性食管 - 胃底静脉曲张破裂出血;③预防再次食管 - 胃底静脉曲张破裂出血(二级预防);④改善肝脏功能储备。

资料来源:中华医学会肝病学分会,中华医学会消化病学分会,中华医学会内镜学分会.肝硬化门静脉高压食管胃静脉曲张出血的防治指南[J].中国肝脏病杂志(电子版),2016,8(1):1-18.

(四)案例总结

食管 - 胃底静脉曲张是由慢性肝病长期发展而来,曲张的血管破裂会导致出血,出血量大且迅速,可引发失血性休克,是极为凶险的疾病。因此,患有肝硬化、门静脉高压的患者,日常应通过规范、积极的治疗措施来防治出血。一旦发生破裂出血,必须应用有效的止血措施,迅速纠正休克,维持生命体征,为内镜和介入手术赢得时间和机会。因此,在照护肝硬化、门静脉高压的患者时,护士要了解该疾病的特点,做好抢救物品的准备;一旦发现患者发生血管破裂出血,立即按照抢救流程给予处置,力争最大限度地挽救患者生命。

四、脑卒中并发癫痫的临床案例

(一)患者一般信息

患者,女,89岁。因2h前突然一侧肢体无力来院就诊。患者在家时突然觉得左侧肢体无力,站立不稳,口角歪斜;无晕厥、抽搐,无恶心、呕吐,无头晕、头痛。入院后测血压226/107mmHg。查头颅CT示:右侧基底节区脑出血。患者既往患高血压20年,未规律服药,控制情况不详;无糖尿病、脑卒中病史。

(二)诊治护理过程

入院第1天:8时15分,患者入院。查体:体温36.5℃,脉率78次/min,呼吸20次/min,血压192/110mmHg,血氧饱和度98%;心肺腹部无明显异常;昏睡状态,构音稍障碍,左侧鼻唇沟浅,伸舌左偏,颈无抵抗,咽反射好;左侧上肢肌力近端Ⅲ级、远端Ⅱ级,左侧下肢肌力Ⅳ级,双侧感觉正常。左侧霍夫曼征(+),左侧巴宾斯基征(+)。给予心电监护,吸氧,开放静脉通路,20%甘露醇125mL 1次/8h静脉滴注,0.9%氯化钠250mL+乌拉地尔200mg静脉滴注(速度30mL/h)。

入 院 第 2 天:10 时 40 分,患者昏睡,脉率 72 次 /min,呼吸 23 次 /min,血压 174/102mmHg,血氧饱和度 97%。继续给予降压治疗,留置尿管,留置胃管并持续泵入肠内营养 500mL(速度 30mL/h),床头抬高 30°。

14 时 30 分,患者突发癫痫,意识丧失、四肢抽搐、牙关紧闭,约 20s 后自行缓解,生命体征恢复正常。

入院第 5 天:11 时 30 分,患者再次癫痫发作,意识丧失,全身抽搐,牙关紧闭,伴呕吐胃内容物,头偏一侧失败,给予翻身侧位,为防止舌咬伤于两齿间塞入压舌板。发作时间约 1min,缓解后患者深大呼吸,心率 143 次 /min,呼吸 45 次 /min,血压 173/103mmHg,血氧饱和度 75%。经口腔和后鼻道吸引,吸引出大量胃内容物,予高流量吸氧,氧流量 >10L/min,氧浓度 50%。暂停鼻饲。遵医嘱立即予苯巴比妥注射液 0.1g 肌内注射。复查头部 CT 示基底节出血变化不明显,较前略显吸收。

13 时 20 分,患者血氧饱和度始终维持在 70%~75%,呼吸费力,意识模糊。考虑误吸导致引起气道梗阻,行气管插管术。行喉镜探测时发现,会厌部有半截压舌板,于支气管镜下取出,建立人工气道。

14 时,患者生命体征平稳,心率 98 次 /min,呼吸 26 次 /min,血压 152/93mmHg,血氧饱和度 96%。继续给予对症治疗。

(三) 护理思考路径

◆ 脑卒中后患者为什么会出现癫痫发作?

脑卒中后癫痫(post-stroke epilepsy,PSE)是指发生脑卒中前无癫痫病史,发生脑卒中后排除脑部和其他代谢性病变,1 周之内有至少 2 次的痫性发作(间隔超过 24h),是脑卒中常见的并发症。这与脑卒中后的脑血液循环障碍、脑水肿、颅内压增高、神经元细胞代谢紊乱和大量兴奋性神经元递质释放有关。本案例中,患者既往无癫痫病史,本次因急性脑卒中入院,发生了全面 - 强直性痉挛的癫痫发作,考虑为脑卒中后癫痫。因此,护士应了解卒中是癫痫发作的一个诱因,在照护患者时,注意观察其临床表现,一旦发生癫痫发作,应予积极处理。

理论支持

脑卒中后,3%~6% 的患者在 7d 内会出现癫痫发作,12% 的患者在日后会发生癫痫。出血性脑卒中后癫痫发作发生率(10%~16%)高于缺血性脑卒中(2%~4%)。这可能与不良的功能结果和死亡率增加有关。

资料来源:HOLTKAMP M,BEGHI E,BENNINGER F,et al. European Stroke Organisation guidelines for the management of post-stroke seizures and epilepsy [J]. European Stroke Journal,2017,2(2):103-115.

◆ 如何早期识别脑卒中后癫痫发作?

脑卒中后癫痫发作的时间不定、类型多样。全身性发作常伴有不同程度的意识、运动功能障碍,严重者更有脑水肿和颅内压增高表现;单纯部分性运动发作表现为身体某部分,如颜面或口角抽动、个别手指或单侧肢体持续不停抽动。因此,需要关注患者的神志和行为。本案例中,患者分别在入院第 2 天和第 5 天发生两次癫痫发作,发作时意识丧失、四肢抽搐,临床容易识别,可及时发现和处理。护理人员应详细记录每次发作的时间和临床表现,为制订临床治疗方案提供依据。

理论支持

脑卒中后癫痫最有可能在发生脑卒中后的 24h 内发生,通常是部分发作,发作具有可变的趋势,少数患者中的会反复发作,癫痫持续状态并不常见。

资料来源:WINSTEIN CJ,STEIN J,ARENA R,et al.Guidelines for adult stroke rehabilitation and recovery:a guideline for healthcare professionals from the American Heart Association / American Stroke Association [J]. Stroke,2016,47(6):98-169.

◆ 如何预防脑卒中后的癫痫发作?

尽管癫痫是脑卒中的并发症,但是目前并不建议脑卒中患者常规预防癫痫发作。护士应密切观察患者有无癫痫的症状,如发现前驱症状,应将患者安置在安全的环境内,避免癫痫发作时周围环境对患者造成二次损伤;加强对患者的宣教,使其进行自我监控,发现异常及时就医;教家属掌握癫痫的相关知识和急救技术,一旦患者癫痫发作,可以给予妥善处理。

理论支持

推荐意见:①不推荐预防性应用抗癫痫药物;②有临床痫性发作者应进行抗癫痫药物治疗;③对于疑似痫性发作者,应考虑给予持续脑电图监测,如检测到痫样放电,应给予抗癫痫药物治疗。

资料来源:中华医学会神经病学分会,中华医学会神经病学分会脑血管病学组.中国脑出血诊治指南(2019)[J].中华神经科杂志,2019,52(12):994-1005.

◆ 如何进行脑卒中并发癫痫患者的急救处理?

癫痫发作的急救处理主要是预防意外伤害的发生。

(1)确保环境安全:癫痫发作可发生在任何地点和环境。发作时,首先要使患者脱离危险环境,周围无利器、硬物、可烫伤物等;保持卧位,头下垫柔软物,病床上床挡保护。

(2)避免骨折:不要试图通过按压肢体限制患者自我动作,如有保护性约束,应立即解开;不要强行将患者头偏向一侧,避免发生颈椎骨折。

(3)避免发生误吸:协助患者取侧卧位,清理口腔内呕吐物,有条件时可使用负压吸引,不要往口腔内塞入任何物品。当患者发生窒息时,尽快建立人工气道,确保通气。

(4)监测患者癫痫发作时的神志、肢体动作、持续时间,发作后的生命体征和神志。

本案例中,患者在癫痫发作时使用压舌板防止舌咬伤,被咬断后掉入气道内,同时胃内容物反流进入气道,导致气道梗阻,提示气道保护在癫痫急救过程中是十分重要,应采取正确措施,确保患者安全。

理论支持

癫痫发作(强直-阵挛性)的急救措施:

● 能做:①将患者慢慢放到地上;②轻轻地把患者身体摆至侧卧位;③清除周围坚硬或尖锐的东西,防止患者受伤;④在患者头下放一些柔软而平整的东西,去除眼镜;⑤松开脖子上的领带或任何可能导致呼吸困难的东西;⑥如果一次性癫痫发作超过5min,拨打急救电话。

● 不能做:①不要按住患者或试图阻止患者的动作;②不要把任何东西放到患者嘴里,否则会伤害牙齿和下颌;③不要尝试进行人工呼吸,癫痫发作后,患者会重新开始自主呼吸;④不要给患者喂水或食物,直至其完全清醒。

资料来源:National Center for Chronic Disease Prevention and Health Promotion,Division of Population Health. Seizure first aid [EB/OL].(2020-9-30)[2020-12-06]. https://www.cdc.gov/epilepsy/about/first-aid.htm.

◆ 如何预防性保护脑卒中并发癫痫患者气道?

癫痫患者的气道保护尤为重要,常见的危险因素如下,①误吸:癫痫发作时,咽反射敏感度降低,胃内容物容易反流至气道;②牙齿脱落:特别是已松动的牙齿,在用力咬合时,容易脱落,掉入气道;③保护器具,避免断裂:为防止患者舌咬伤,传统的急救措施主张在牙齿间放置物品,但在癫痫发作时强大的咬肌闭合有可能导致患者咬断塞入的东西,断裂物品容易引起窒息。强行对抗牙齿咬合,易造成牙齿和软组织损伤,也容易咬伤施救者。

在护理癫痫患者特别是发作频次高或癫痫持续状态的患者时,可采取以下措施预防性保护气道:①清醒患者需要少食多餐,鼻饲患者避免发生胃潴留,如患者胃动力不足,可给予增加胃动力药物或考虑幽门后喂养;②保持半卧位;③床旁备好负压吸引装置(处于备用状态);④如患者有松动的牙齿,可用细线将其拴住,将线固定于面颊部。

理论支持

● 对于惊厥性癫痫持续状态患者,需监测呼吸功能,如呼吸运动(频率、幅度和节律)、呼气末二氧化碳分压(气管插管患者)、脉搏氧饱和度和动脉血气等,必要时行气管插管和/或机械通气;加强肺炎的预防与治疗。

● 对于惊厥性癫痫持续状态患者,需行监测胃肠功能,特别是胃肠动力功能,必要时予以鼻肠管喂养或肠外营养支持。

资料来源:中华医学会神经病学分会神经重症协作组.惊厥性癫痫持续状态监护与治疗(成人)中国专家共识[J].中华神经科杂志,2014,47(9):661-666.

（四）案例总结

　　本案例中,患者脑卒中后并发癫痫,发作时急救措施实施有疏漏,导致患者将垫牙齿的压舌板咬断并误入气道,导致呼吸困难。脑卒中是癫痫发作的病因之一。护士在照护脑卒中患者时,应知晓有发生癫痫的风险,掌握癫痫发作的特点和正确的急救措施,特别强调在癫痫发作时做好患者气道保护,减少因癫痫发作导致二次损伤。

（孙卫楠　董晗琼　李凡）

参考文献 ◆

［1］RAMIN S,CHARBIT J,JABER S,et al. Acute respiratory distress syndrome after chest trauma:epidemiology,specific physiopathology and ventilation strategies［J］. Anaesthesia Critical Care & Pain Medicine,2019,38(3):265-276.

［2］BOUZAT P,RAUX M,DAVID JS,et al. Chest trauma:first 48 hours management［J］. Anaesthesia Critical Care & Pain Medicine,2017,36(2):135-145.

［3］National Clinical Guideline Centre(UK). Major trauma:assessment and initial management［M］. London:National Institute for Health and Care Excellence(UK),2016.

［4］中国医师协会介入医师分会急诊介入专业委员会,中国研究型医院学会出血专业委员会.创伤性脾出血介入治疗专家共识［J］.介入放射学杂志,2020,29(7):641-649.

［5］BOUZAT P,VALDENAIRE G,GAUSS T,et al. Early management of severe abdominal trauma［J］. Anaesthesia Critical Care & Pain Medicine,2020,39(2):269-277.

［6］杨贤义,肖敏.胡蜂蜇伤规范化诊治中国专家共识［J］.中华危重病急救医学,2018,30(9):819-823.

［7］CARDONA V,ANSOTEGUI IJ,EBISAWA M,et al. World allergy organization anaphylaxis guidance 2020［J］. World Allergy Organization Journal,2020,13(10):100472.

［8］李晓桐,翟所迪,王强,等.《严重过敏反应急救指南》推荐意见［J］.药物不良反应杂志,2019,21(2):85-91.

［9］GOLDEN D BK,DEMAIN J,FREEMAN T,et al. Stinging insect hypersensitivity［J］. Annals of Allergy,Asthma & Immunology,2017,118(1):28-54.

［10］SHAKER MS,WALLACE DV,GOLDEN DBK,et al. Anaphylaxis-a 2020 practice parameter update,systematic review and Grading of Recommendations,Assessment,Development and Evaluation(GRADE)analysis［J］. Journal of Allergy and Clinical Immunology,2020,145(4):1082-1123.

［11］中华医学会外科学分会脾及门静脉高压外科学组.肝硬化门静脉高压症食管、胃底静脉曲张破裂出血诊治专家共识(2019版)［J］.中华消化外科杂志,2019,18(12):1087-1093.

［12］中国医师协会急诊医师分会.急性循环衰竭中国急诊临床实践专家共识［J］.中国急救医学,2016,（1）:1-8.

［13］非创伤性出血急诊处理专家组.非创伤性出血的急诊处理专家共识/意见［J］.中华急诊医学杂志,2017,26(8):850-856.

［14］中华医学会肝病学分会,中华医学会消化病学分会,中华医学会内镜学分会.肝硬化门静脉高压食管胃静脉曲张出血的防治指南［J］.中国肝脏病杂志(电子版),2016,8(1):1-18.

［15］HOLTKAMP M,BEGHI E,BENNINGER F,et al. European Stroke Organisation guidelines for the management of post-stroke seizures and epilepsy［J］. European Stroke Journal,2017,2(2):103-115.

［16］WINSTEIN CJ,STEIN J,ARENA R,et al.Guidelines for adult stroke rehabilitation and recovery:a guideline for Healthcare professionals from the American Heart Association / American Stroke Association［J］.Stroke,2016,47(6):98-169.

［17］中华医学会神经病学分会,中华医学会神经病学分会脑血管病学组.中国脑出血诊治指南(2019)［J］.中华神经科杂志,2019,52(12):994-1005.

［18］National Center for Chronic Disease Prevention and Health Promotion,Division of Population Health. Seizure first aid［EB/OL］.(2020-9-30)［2020-12-06］. https://www.cdc.gov/epilepsy/about/first-aid.htm.

［19］中华医学会神经病学分会神经重症协作组.惊厥性癫痫持续状态监护与治疗(成人)中国专家共识［J］.中华神经科杂志,2014,47(9):661-666.

［20］李桂源.病理生理学［M］.北京:人民卫生出版社,2015.

［21］刘均娥,楼滨城.急救护理学［M］.北京:北京大学医学出版社,2008.

［22］许虹.急救护理学［M］.北京:人民卫生出版社,2016.

［23］邓辉.急危重症护理.2版［M］.北京:中国中医药出版社,2018.

［24］李春盛.急诊医学［M］.北京:高等教育出版社,2011.

［25］王伟,杨明山.神经科急症医学［M］.北京:人民卫生出版社,2014.

［26］陈孝平,汪建平.外科学.8版［M］.北京:人民卫生出版社,2013

［27］吴健锋,管向东.欧洲重症协会"休克与血流动力学共识"解读［J］.中华重症医学电子杂志,2016,2(2):110-114.

［28］李乐之,路潜.外科护理学.6版［M］.北京:人民卫生出版社,2018.

［29］张波,桂莉.急危重症护理学.4版［M］.北京:人民卫生出版社,2017.

［30］孙玉梅,张立力.健康评估.4版［M］.北京:人民卫生出版社,2018.